全国高等卫生职业教育
护理专业"十三五"规划教材

供护理、助产及相关专业使用

基础护理技术

主　编　吕月桂　王星歌　王晓燕
副主编　王　霞　杨淑蓉　刘晓慧
编　者　（以姓氏笔画排序）
　　　　马冬梅　大庆医学高等专科学校
　　　　王星歌　辽宁医药职业学院
　　　　王晓燕　周口职业技术学院
　　　　王　霞　山西职工医学院
　　　　刘晓慧　宁夏医科大学
　　　　孙慧悦　周口职业技术学院
　　　　吕月桂　周口职业技术学院
　　　　李洪霞　北京卫生职业学院
　　　　吴佳妮　上海东海职业技术学院
　　　　张红梅　周口市中医院
　　　　张　庆　安庆医药高等专科学校
　　　　张淑彦　大庆医学高等专科学校
　　　　杨淑蓉　天门职业学院
　　　　洪宝珍　安庆医药高等专科学校
　　　　崔　蓉　新疆医科大学护理学院
　　　　常丽霞　山西职工医学院

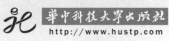

华中科技大学出版社
http://www.hustp.com

中国·武汉

内 容 简 介

本书是全国高等卫生职业教育护理专业"十三五"规划教材。

本书分为五个模块、十九个项目。五个模块包括入院护理、生活护理、基本治疗与护理、危重患者的护理、出院护理；十九个项目包括认识医院、患者入院的护理、生命体征的评估及测量技术、休息与活动、患者的安全与护士执业防护、入院护理评估、患者的清洁护理技术、压疮的护理、饮食护理、医院内感染的预防与控制、药物治疗技术、药物过敏试验法、静脉输液和输血法、排泄护理、冷热疗法、标本采集、护理相关文件的记录、危重患者的抢救和护理、出院患者护理及临终护理。

本书可供护理、助产及相关专业使用。

图书在版编目(CIP)数据

基础护理技术/吕月桂，王星歌，王晓燕主编．—武汉：华中科技大学出版社，2017.8(2023.1重印)
全国高等卫生职业教育护理专业"十三五"规划教材
ISBN 978-7-5680-3298-8

Ⅰ.①基… Ⅱ.①吕… ②王… ③王… Ⅲ.①护理-高等职业教育-教材 Ⅳ.①R472

中国版本图书馆 CIP 数据核字(2017)第 197978 号

基础护理技术	吕月桂 王星歌 王晓燕 主编

Jichu Huli Jishu

策划编辑：周 琳
责任编辑：余 琼 谢贤燕
封面设计：原色设计
责任校对：曾 婷
责任监印：周治超
出版发行：华中科技大学出版社(中国·武汉) 电话：(027)81321913
　　　　　武汉市东湖新技术开发区华工科技园 邮编：430223
录　　排：华中科技大学惠友文印中心
印　　刷：武汉市籍缘印刷厂
开　　本：787mm×1092mm　1/16
印　　张：29 插页：1
字　　数：758 千字
版　　次：2023 年 1 月第 1 版第 5 次印刷
定　　价：74.00 元

本书若有印装质量问题，请向出版社营销中心调换
全国免费服务热线：400-6679-118　竭诚为您服务
版权所有　侵权必究

全国高等卫生职业教育护理专业"十三五"规划教材

编委会

委 员（按姓氏笔画排序）

于爱霞	周口职业技术学院	张 廷	呼伦贝尔职业技术学院
叶建中	荆楚理工学院	张红菱	武汉轻工大学
付晓东	周口职业技术学院	张国栋	湖北理工学院
冯 旗	天门职业学院	陈成林	呼伦贝尔职业技术学院
吕月桂	周口职业技术学院	武新雅	周口职业技术学院
闫天杰	周口市卫生和计划生育委员会	林建荣	湖北理工学院
刘 娟	宁夏医科大学	金庆跃	上海济光职业技术学院
刘 静	武汉民政职业学院	周一峰	上海济光职业技术学院
刘玉华	呼伦贝尔职业技术学院	周晓洁	新疆医科大学护理学院
孙治安	安阳职业技术学院	赵丽丽	北京城市学院
孙桂荣	北京卫生职业学院	赵其辉	湖南环境生物职业技术学院
阳 军	天门职业学院	姚水洪	衢州职业技术学院
李相中	安阳职业技术学院	桑末心	上海东海职业技术学院
肖少华	仙桃职业学院	喻格书	湖北理工学院
但 琼	武汉铁路职业技术学院	熊安锋	天门职业学院

总 序

随着我国经济的持续发展和教育体系、结构的重大调整,职业教育办学思想、培养目标随之发生了重大变化,人们对职业教育的认识也发生了本质性的转变。我国已将发展职业教育作为重要的国家战略之一,作为高等职业教育重要组成部分的高等卫生职业教育也取得了长足的发展,为国家输送了大批高素质技能型、应用型医疗卫生人才。

为了更好地顺应我国高等卫生职业教育教学与医疗卫生事业的新形势,贯彻落实《国家中长期教育改革和发展规划纲要(2010—2020年)》中"以服务为宗旨,以就业为导向"的思想精神,以及国家《职业教育与继续教育2017年工作要点》的要求,充分发挥教材建设在提高人才培养质量中的基础性作用,同时,也为了配合教育部"十三五"规划教材建设,进一步提高教材质量,在认真、细致调研的基础上,在教育部高职高专医学类及相关医学类专业教学指导委员会专家和部分高职高专示范院校领导的指导下,我们组织了全国近40所高职高专医药院校的近300位老师编写了这套以工作过程为导向的全国高等卫生职业教育护理专业"十三五"规划教材,并得到了参编院校的大力支持。

本套教材充分体现新一轮教学计划的特色,强调以就业为导向、以能力为本位、以岗位需求为标准的原则,按照技能型、服务型高素质劳动者的培养目标,坚持"五性"(思想性、科学性、先进性、启发性、适用性)和"三基"(基本理论、基本知识、基本技能)要求,着重突出以下编写特点:

(1)紧扣新专业目录、新教学计划和新教学大纲,科学、规范,具有鲜明的高等卫生职业教育特色。

(2)密切结合最新高等职业教育护理专业课程标准,紧密围绕执业资格标准和工作岗位需要,与护士执业资格考试相衔接。

(3)突出体现"工学结合"的人才培养模式,以及课程建设与教学改革的最新成果。

(4) 基础课教材以"必需、够用"为原则，专业课程重点强调"针对性"和"适用性"。

(5) 内容体系整体优化，注重相关教材内容的联系和衔接，避免遗漏和不必要的重复。

(6) 探索案例式教学方法，倡导主动学习。

这套新一轮规划教材得到了各院校的大力支持和高度关注，它将为新时期高等卫生职业教育的发展作出贡献。我们衷心希望这套教材能在相关课程的教学中发挥积极作用，并得到读者的青睐。我们也相信这套教材在使用过程中，通过教学实践的检验和实际问题的解决，能不断得到改进、完善和提高。

全国高等卫生职业教育护理专业"十三五"规划教材编写委员会

前言

"基础护理技术"是高等卫生职业教育护理专业的基础课程及主干课程之一,是临床各科护理的基础,是护士必须掌握的基本理论、基本知识和基本技能。

近年来,随着医学科学技术的进步和护理学科的迅猛发展,基础护理理念、内容和技术不断更新。为了贯彻《国家中长期教育改革和发展规划纲要(2010—2020年)》《关于深化医教协同进一步推进医学教育改革与发展的意见》等文件精神,适应高等卫生职业教育的发展和需求,使学生更好地将所学知识用于临床护理工作,满足临床需求,我们以立德树人为根本、以服务发展为宗旨、以临床护理工作岗位需求为导向,强化临床实践教学环节,着力提升医学生解决临床实际问题的能力,在充分听取临床护理一线专家和教材使用者的意见和建议的基础上,精心编写了本书。

本书将"基础护理技术"课程以临床护理工作过程为主线,整合知识和技能,重构并序化为入院护理—生活护理—基本治疗与护理—危重患者的护理—出院护理五个模块、十九个项目和若干个任务,贯穿入院—住院—出院全过程;同时将学习内容和临床护理工作紧密结合,通过"案例引导"来引导学生学以致用,激发学生学习兴趣;另外"知识链接"适当地引入临床护理的新知识、新方法和新技术,拓宽学生视野;"直通护考"和"考点提示"紧扣护士执业资格考试大纲,覆盖相关内容的知识点,搭建执业证书绿色通道。

在编写过程中,我们得到了各编者所在学校各级领导的大力支持,在此表示感谢!由于编者学识水平和能力有限,加上时间仓促,书中难免有疏漏和不足之处,殷切希望各位同仁和读者批评指正,以便进一步修订完善。

编 者

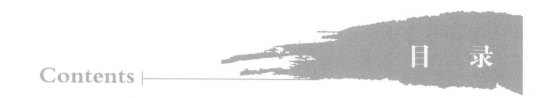

目 录

模块一 入院护理

项目一 认识医院

任务一　认识医院　　　　　　　　　　　　　　/3
任务二　认识门诊部　　　　　　　　　　　　　/6
任务三　认识病区　　　　　　　　　　　　　　/8

项目二 患者入院的护理

任务一　入院护理　　　　　　　　　　　　　　/27
任务二　运送患者的护理技术　　　　　　　　　/32

项目三 生命体征的评估及测量技术

任务一　体温的评估及测量法　　　　　　　　　/42
任务二　脉搏的评估及测量法　　　　　　　　　/52
任务三　呼吸的评估及测量法　　　　　　　　　/57
任务四　血压的评估及测量法　　　　　　　　　/61
任务五　生命体征的记录　　　　　　　　　　　/68

项目四 休息与活动

任务一 卧位与舒适 /73
任务二 休息与睡眠 /86
任务三 活动的需要 /91
任务四 疼痛护理 /97

项目五 患者的安全与护士执业防护

任务一 患者的安全 /103
任务二 保护患者安全的措施 /106
任务三 跌倒的预防及应用护理安全标识 /111
任务四 护士的职业暴露防护技术 /117

项目六 入院护理评估

任务一 入院护理评估资料的收集 /126
任务二 入院护理评估资料的记录 /129

模块二 生活护理

项目七 患者的清洁护理技术

任务一 口腔护理 /135
任务二 头发护理 /141
任务三 皮肤护理 /146
任务四 晨晚间护理 /150

项目八　压疮的护理

任务一　压疮的基本知识　/167
任务二　压疮的预防　/170
任务三　压疮的分期与护理　/173

项目九　饮食护理

任务一　营养与健康　/178
任务二　医院饮食　/180
任务三　一般饮食护理　/183
任务四　特殊饮食的护理　/186

模块三　基本治疗与护理

项目十　医院内感染的预防与控制

任务一　医院内感染的基本知识　/195
任务二　清洁、消毒、灭菌　/198
任务三　手卫生　/205
任务四　无菌技术　/209
任务五　隔离与防护　/218

项目十一　药物治疗技术

任务一　给药的基本知识　/229
任务二　口服给药法　/235
任务三　吸入给药法　/238
任务四　注射给药法　/243

项目十二　药物过敏试验法

　　任务一　青霉素过敏试验技术　　/264
　　任务二　其他药物过敏试验的方法　　/269

项目十三　静脉输液和输血法

　　任务一　静脉输液法　　/276
　　任务二　静脉输血法　　/294

项目十四　排泄护理

　　任务一　排尿护理　　/304
　　任务二　排便护理　　/317
　　任务三　排气护理　　/329

项目十五　冷热疗法

　　任务一　冷疗技术　　/334
　　任务二　热疗技术　　/343

项目十六　标本采集

　　任务一　标本采集的意义和原则　　/357
　　任务二　各种标本的采集　　/359

项目十七　护理相关文件的记录

　　任务一　护理相关文件的管理　　/373
　　任务二　护理相关文件的书写　　/376

模块四 危重患者的护理

项目十八 危重患者的抢救和护理

任务一 危重患者的病情评估及支持性护理 /395
任务二 抢救室的管理和抢救设备 /404
任务三 常用抢救技术 /406

模块五 出院护理

项目十九 出院护理及临终护理

任务一 出院护理 /435
任务二 临终护理 /437

参考文献 /449
彩图 /451

模块一 入院护理

RUYUAN HULI

项目一　认识医院

学习目标

1. 掌握医院环境中适宜的物理环境标准及调控。
2. 熟悉医院的任务、种类与分级，门诊和急诊的护理工作。
3. 了解医院的组织结构。
4. 能根据服务对象的护理内容正确铺备用床、暂空床、麻醉床。
5. 具有认真严谨的工作态度，并做到关爱患者。

任务一　认识医院

案例引导

刘某，男，45岁，主要依靠在工地打工维持一家人的生活。近日感觉下腹持续疼痛，遂去离家不远的县医院检查。检查结果显示阑尾炎。医院建议其先住院行保守治疗，必要时手术。刘某非常紧张，打电话询问在省城一高校读护理专业的女儿要不要去省城的大医院治疗，女儿已读大三，综合考虑了医院的水平、治疗费用及方便照顾父亲等方面，与父亲沟通后，刘某听取了女儿的意见决定继续在县医院接受治疗，几天后痊愈出院。问题：

1. 本案中刘某得知病情后首先询问女儿，如果你是他女儿应如何解释？
2. 刘某认识的县医院和省城的大医院有什么区别？
3. 我国医院的种类是如何划分的？

一、医院的定义和任务

（一）医院

医院是指配有一定数量的病床设施、医务人员和必要的医疗设备，医务人员运用医学理论与技术对广大民众或社会特定人群进行防病、治病的场所，并为其提供诊疗和护理服务的医疗卫生机构。

（二）医院的基本性质

国家卫生和计划生育委员会（原卫生部）于1982年1月12日颁发的《全国医院工作条例》指出："医院是治病防病、保障人民健康的社会主义卫生事业单位，必须贯彻党和国家的卫生工作方针政策，遵守政府法令，为社会主义现代化建设服务。"这是我国医院的基本性质，具有公益性、生产性、经营性等特点。

（三）医院的任务

《全国医院工作条例》指出，医院的任务是"以医疗工作为中心，在提高医疗质量的基础上，保证教学和科研任务的完成，并不断提高教学质量和科研水平。同时做好扩大预防、指导基层和计划生育的技术工作。"

1. 医疗工作　医院的医疗工作以诊疗与护理两大业务为主体，与医院医技部门密切配合，形成一个医疗整体为患者服务。医院医疗分为门诊医疗、住院医疗、急救医疗和康复医疗。门诊、急诊医疗是第一线，住院医疗是中心，住院医疗是针对疑难、复杂、危重患者进行的诊断治疗。

2. 教学和科研　医学教育和科研任务的比重可根据医院性质决定。每个不同专业、不同层次的专业人员、技术人员的培养，都必须经过学校教育和临床实践两个阶段。在职人员也需不断接受继续教育，更新知识和技术，才能适应医学科技发展的需要。临床上的许多问题都是科学研究的课题，只有开展临床研究，才能促进医学发展，提高医疗质量。

3. 预防保健　医院不仅要诊治患者，还须进行预防保健工作。各级医院要发挥预防保健功能，指导基层做好计划生育工作，进行健康教育、健康咨询及疾病普查工作，倡导健康的生活方式，加强自我保健意识，提高人民群众的生活质量。

二、医院的种类与分级

根据不同的划分条件，医院分为以下类型。

（一）按收治范围分类

1. 综合医院　综合医院是设有一定数量的病床，包括内、外、妇产、儿、眼、耳鼻喉、皮肤、中医科等各专科及药剂、检验、影像等医技部门和相应人员、相应设备的医院。对患者具有综合整体治疗、护理能力，通过医务人员的协作，解决急、难、危、重症患者的健康问题，同时还具有教学科研、预防保健等功能。

2. 专科医院　专科医院是为诊治专科疾病而设置的医院，如传染病医院、结核病防治医院、精神病防治医院、妇产科医院、眼科医院、口腔医院、胸科医院、肿瘤医院等。设置专科医院有利于集中人力、物力，发挥技术、设备优势，开展专科疾病的预防、治疗和护理。

（二）按分级管理分类

1989年，我国医院实行分级管理制度。医院分级管理是按照医院的功能和任务的不同，以及技术质量水平和管理水平、设施条件的不同，将其划分为三级（一、二、三级）、十等（每级分甲、乙、丙三等，三级医院增设特等医院）。

1. 一级医院　一级医院是直接为一定人口的社区提供医疗卫生服务的基层医院。主要指农村乡、镇卫生院和城市街道卫生院。主要功能是直接对人群提供一级预防，并进行多发病、常见病的管理,对疑难重症做好正确转诊,协助高层次医院做好住院前后的服务。

2. 二级医院 二级医院是指向多个社区提供医疗卫生服务并能承担一定教学、科研任务的地区性医院。主要指一般市、县医院及省辖市的区级医院和相当规模的厂矿、企事业单位的职工医院。其主要功能是提供医疗护理、预防保健和康复服务,参与对高危人群的监测指导,接受一级医院转诊的患者,对一级医院进行业务指导,同时进行一定程度的教学和科研任务。

3. 三级医院 三级医院是指向几个地区甚至全国范围提供医疗卫生服务的医院。主要指国家、省、市直属的市级大医院及医学院校的附属医院。其主要功能是提供全面连续的医疗护理、预防保健、康复服务和高水平的专科医疗服务,解决危重疑难病症,接受二级医院转诊的患者,对下级医院进行指导和培训,并承担教学、科研任务。

（三）按特定任务分类

按特定任务分类指有特定任务和服务对象的医院,如军队医院、企业医院、医学院校附属医院等。

（四）按所有制分类

按所有制分类可分为全民、集体、个体所有制医院三类,如中外合资医院、股份制医院等。

（五）按经营目的分类

按经营目的分类可分为营利性医院和非营利性医院两类。

（六）按地区分类

按地区分类可分为城市医院和农村医院两类。

三、医院的组织结构

虽然不同级别的医院所承担的社会职能和服务功能有所不同,但我国医院的组织机构是按照卫生和计划生育委员会统一颁布的组织编制原则规定设置的,包括两类机构,即行政管理组织机构(图1-1)和业务组织机构(图1-2)。

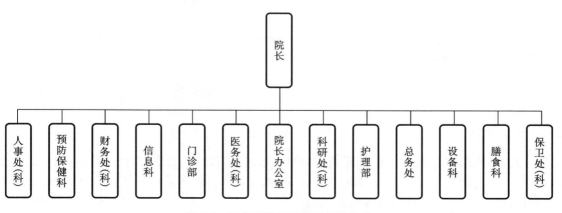

图1-1　三级医院行政管理组织机构

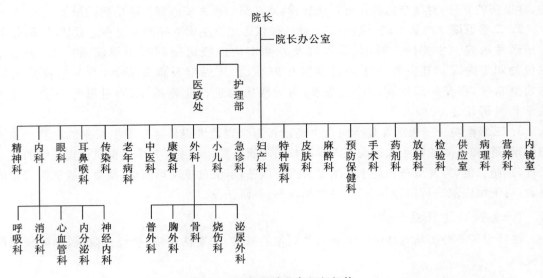

图1-2 三级医院业务组织机构

任务二 认识门诊部

案例引导

马先生,男,65岁,工程师。近日因头痛、头晕在女儿的陪同下去医院检查。到医院后,女儿认为父亲需看急诊,而马先生认为看普通门诊即可。最后,女儿尊重父亲的选择在普通门诊接受检查,经门诊医生询问及检查后,马先生与女儿都认可医生的建议并且接受了医生的治疗方案。问题:

1. 本案中马先生在门诊检查,护士需做哪些工作?
2. 门诊和急诊的工作有什么区别?

一、门诊

门诊是医院面向社会的窗口,是直接对社区居民进行诊断、治疗、预防保健、卫生宣教及行政管理等的功能部门,是医疗工作的第一线,医护人员要提供优质的服务,使患者得到及时诊断和治疗。门诊部的工作直接反映医院的质量与水平,因此医护人员应努力为患者提供优质的就医环境和服务。

（一）门诊的设置和布局

门诊工作来往人员多、病种杂、人员流动性大、季节随机性强、交叉感染发生的可能性大，因此医院要创造良好的门诊环境，以突出公共卫生、方便患者为原则，做到布局合理、备有醒目的标志和路牌，尽量美化、绿化、安静、整洁，使患者感到亲切、宽松，对医院有信任感。

门诊设有挂号处、收费处、化验室、药房、分科诊察室与综合治疗室等。诊察室应备诊察床，床前有遮隔设备；室内设洗手池，桌面整洁，各种检查用具及化验单、检查申请单、处方等应放置有序。综合治疗室内设有必要的急救设备，如氧气、电动吸引器、急救药品等。

（二）门诊的护理工作

1. 预检分诊 预检护士应热情、主动接待来医院就诊的患者，在简明扼要询问病史、观察病情的基础上，做出初步判断，给予合理分诊指导和传染病管理。做到先预检分诊、后挂号治疗，因此预检护士需由实践经验丰富的护士担任。

2. 安排候诊与就诊 患者挂号后，分别到各科候诊室依次就诊。护士应做好候诊、就诊患者的护理工作。

（1）开诊前，检查候诊、就诊环境，备好各种检查器械及用物等。

（2）开诊后，按挂号先后次序安排就诊。收集并整理初诊和复诊病历、化验单、检查报告等。

（3）根据病情测量体温、脉搏、呼吸等，并记录于门诊病历上，必要时应协助医生进行诊察工作。

（4）随时观察候诊患者病情，遇到高热、剧痛、呼吸困难、出血、休克等患者，应立即安排提前就诊或送急诊室处理；对病情较重或年老体弱者，可适当调整就诊顺序。

（5）门诊结束后，回收门诊病案，整理、消毒环境。

3. 健康教育 利用候诊时间开展形式多样的健康教育，如采用口头、图片、黑板报、电视录像或赠送有关手册等不同形式。健康教育内容可根据不同季节、不同科室、不同病种特点灵活掌握，对患者提出的问题应耐心、热情地给予解答。

4. 实施治疗 执行需在门诊部进行的治疗，如注射、换药、导尿、灌肠、穿刺等，严格执行操作规程，确保治疗安全、有效。

5. 消毒、隔离 门诊人流量大，患者集中，易发生交叉感染，因此要认真做好空气、地面、墙壁、各种用品的清洁、消毒工作。对传染病或疑似传染病患者，应分诊到隔离门诊就诊，并做好疫情报告。

6. 做好保健门诊的护理工作 护士经培训后可直接参加健康体检、疾病普查、预防接种、健康教育等保健工作。

二、急诊

急诊科是抢救生命的第一线，是医院诊治急症患者的场所，24 h 开放。必须保证当发生意外灾害事件或遇到危重患者时，能立即组织人力、物力，按照急救程序进行抢救。因此，急诊科护理组织管理和技术管理应达到标准化、程序化、制度化。急诊科护士应有良好的素质，具备各种急救抢救知识和经验，技术熟练、动作敏捷。

（一）急诊科的设置和布局

急诊科是一个相对独立的单位。一般设有预检分诊处、诊疗室、治疗室、抢救室、监护室、观察室、清创室等，此外，还配有药房、化验室、挂号室及收费室等。

急诊科要有专用通道和宽敞的出入口、醒目的标志和路标，夜间有明显的灯光；要以方便急诊患者就诊为目的和最大限度地缩短就诊前的时间为原则，以争取抢救时机；在环境方面，应光线明亮、空气流通、安静整洁。

（二）急诊的护理工作

1. 预检分诊 患者被送到急诊科，要有专人负责出迎。预检护士要掌握急诊就诊标准，做到一问、二检查、三分诊、四登记。遇有危重患者，立即通知值班医生及抢救室护士；遇有意外灾害事件，应立即报告有关部门组织抢救；遇有法律纠纷、刑事伤害、交通事故等事件，应迅速与医院保卫部门或直接与公安部门取得联系，并请家属或陪送者留下。

2. 抢救工作

（1）物品准备　要备好各种抢救设备和急救药品。一切抢救物品要做到"五定"，即定数量品种、定点安置、定人保管、定期消毒灭菌和定期检查维修。护士须熟悉所有抢救物品的性能和使用方法，并能排除一般性故障，使急救物品完好率达100%。

（2）配合抢救　严格按操作规程实施抢救措施，做到分秒必争。在医生未到之前，护士应根据病情做出初步判断，给予紧急处理，如测血压、给氧、吸痰、止血、配血、建立静脉输液通道、进行人工呼吸、胸外心脏按压等；医生到达后，立即汇报处理情况，积极配合抢救，正确执行医嘱，密切观察病情变化，为医生提供有关资料。

（3）做好抢救记录　记录内容包括患者和医生到达的时间、抢救措施落实时间（如用药、吸氧、人工呼吸等执行和停止时间）、执行医嘱的内容和病情的动态变化。记录要求字迹清晰、及时、准确。

（4）严格查对制度　在抢救过程中，如为口头医嘱则按规定执行。各种急救药品的空安瓿、输液空瓶、输血空袋须经两人核对后方可弃去。

3. 病情观察 急诊科设有一定数量的观察床置于急诊观察室，用于收治暂不能确诊或已明确诊断、病情危重但暂时住院困难者，或需短时间留观者，留观时间一般为3～7天。护理人员应对留观患者进行入室登记、建立病案，认真填写各项记录，书写留观室病情报告；对留观患者要主动巡视、密切观察，及时处理医嘱，做好晨、晚间护理，加强心理护理；做好出入室患者及家属的管理工作。

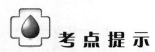

考点提示

接到急诊患者，医生未到之前，护士应该先做哪些工作？

任务三　认识病区

案例引导

张某，女，53岁，因更年期综合征住院。刚住院不久，该患者就跟病房护士反映：感觉闷热、心烦，想打开门窗，又担心同室病友不满意，且窗外的汽车、行走声较大。问题：

1. 影响该患者的环境因素有哪些?
2. 病房护士应该如何帮助张某?

一、病区的设置

病区是医护人员全面开展医疗、预防、教学、科研活动的重要基地,也是住院患者接受诊疗、护理、康复及休养的场所。

(一)病区的设置和布局

每个病区设有病室、治疗室、抢救室、危重病室、医护办公室、配膳室、盥洗室、浴室、库房、厕所、洗涤间及医护休息室、示教室等。有条件应设置健康教育室、娱乐室、会客室、健身室等。每个病区设30~40张病床为宜,每间病房设2~4张病床或单床,尽量配有卫生间。病床之间最好有屏风或布帘,以便在必要时遮挡患者。普通病室两床之间的距离不少于1 m。病区实行科主任、科护士长领导下的主治医生、护士长分工负责制。

(二)病区护理工作

临床护理的核心内容是以患者为中心,运用护理程序对患者实施整体护理,满足其生理、心理和社会的需要,促使其早日康复。在病区护理工作的主要内容可归纳为以下方面。

(1)做好迎接新患者的准备　接到住院部的通知后,病区护士应立即做好所有准备工作,包括准备合适的床单位,建立住院病历,必要时准备抢救设备和物品等。

客观评估患者健康状况、确认患者的护理问题、及时制订护理计划、全面落实护理措施、及时评价护理效果,并适时补充修改护理计划。

(2)做好入院初期的护理工作　包括迎接新患者,介绍主管医生、护士、病区环境、各种制度,入院评估,制订护理计划等。

(3)做好住院期间的护理工作　①密切观察病情:了解患者的病情变化及治疗效果;了解患者心理需求及变化,认真做好心理护理。②执行护理计划:执行医嘱,协助医生完成各项诊疗护理技术操作和抢救工作;做好患者的生活护理,满足患者舒适、清洁、安全方面的需要;开展健康教育,指导患者进行功能锻炼等活动;与患者沟通交流,及时了解患者的身心变化。

(4)做好病区消毒、隔离工作,预防医院感染的发生。

(5)做好出院、转院及死亡患者的护理工作。

(6)做好病区环境管理工作,避免和消除一切不利于患者康复的环境因素,杜绝各种差错事故的发生。

(7)严格按要求书写和保管各种护理文件。

(8)开展临床护理科研工作,不断提高临床护理的质量水平。

二、病区环境调控

人的一切活动都离不开环境,并与环境相互作用、相互依存。所有的生命系统都有一个内环境和围绕在其周围的外环境。内环境与外环境之间持续不断地进行着物质、能量、信息的交换,以维持生命并不断适应外环境的改变。内环境决定着人的健康和生命,外环境是人类生存和发展的物质基础。人的内环境包括生理、心理两方面,外环境由自然环境和社会文化环境组成,其中自然环境又包括物理环境等。

良好的环境能够帮助患者康复,促进人的健康,不良的环境则给人带来危害。作为护士应协助人们识别和避免环境中的不利因素,利用环境中的有利因素,并努力为患者创造良好的自然环境和社会环境,以维持患者的健康。

(一) 影响健康的一般环境因素

人是一个开放系统,通过内环境与外环境之间持续不断地进行着物质、能量、信息的交换,并保持着动态平衡,以维持人体的健康。当某些环境因素的变化超过人体的调节范围和适应能力时,就会引起疾病。

1. 自然环境因素对健康的影响 良好的自然环境因素是人类生存和发展的物质基础。如果自然环境发生某些改变,生态平衡遭到破坏,就会对人类健康造成直接或间接的影响,如自然灾害、环境污染、物理因素的变化等。

2. 社会环境因素对健康的影响 社会文化环境包括过去及现在所发生的事情,个人所处的文化背景、风俗、宗教、法律、经济、政治、信仰、理想、活动、人际关系、社交以及来自不同团体的压力等。

人生活在社会群体之中,不同的社会制度、经济状况、风俗习惯、文化背景、劳动条件及人际关系等社会环境因素,均可导致人们产生不同的社会心理反应,从而影响身心健康。

(二) 医院环境

患者来到医院是为了获得照顾以及治疗或缓解症状,但是每个人来到陌生的环境都需要一个适应的过程,因此,创造及维护一个适宜的物理、生物及社会文化环境对促进患者舒适与康复具有重要意义。

病区是住院患者接受诊疗、护理及康复的最重要场所。住院患者因身体健康状态欠佳,适应能力下降,对他们来说,医院环境本身就是一种应激源,因此,创造及维护一个利于患者恢复健康的病区环境尤为重要。

良好舒适的病区环境是医务人员应该为患者提供的医疗服务场所,主要包括物理环境和社会环境两部分。

(三) 病区的物理环境

1. 良好的医院物理环境应具备安全性、舒适性、整洁性、安静性等四个方面

(1) 安全性 医院的建筑、布局应符合有关标准,安全设施齐备完好,避免患者发生损伤。同时建立医院内感染监控系统,健全有关制度并严格执行,避免发生医院内感染。

(2) 舒适性 医护人员应注意医院的物理环境的调控,如空间、温度、湿度、空气、光线、音量等,以满足患者的需要,从而增加其舒适感。

(3) 整洁性 主要指病区护理单元患者及工作人员的整洁,具体应做到:①病室的陈设整齐、规格统一,物品摆放以患者需求及使用方便为原则;②患者的皮肤、头发、口腔等要保持清洁,被服、衣裤要定期更换;③工作人员应仪表端庄、服装整洁大方;④治疗后用物及时撤去,排泄物、污染物及时清除。

(4) 安静性 安静的医院环境有利于患者更好地休息,尽快康复。医院内的工作人员应自觉遵守有关的工作制度,尽量减少噪音的产生,给患者提供一个安静的休养空间。

2. 病区的物理环境因素及调控

(1) 温度 适宜的室内温度,有利于患者的休息及治疗,并令其感到舒适、安宁,减少消耗,利于散热,并可降低肾脏负担。室温过高会使神经系统受到抑制,干扰消化及呼吸功能,不利于体热的散发。室温过低,则因冷的刺激使人缺乏动力,也可能使患者在接受诊疗和护理时受凉。

一般病室温度,保持18～22 ℃的室温较为适宜。新生儿、老年人及危重患者不容易适应突然的内外环境温度的变化,对这些人应及时评估、适时处理,并维持室温在22～24 ℃为宜。

病室内应备有室温计以随时了解室温变化而加以调节。随着季节改变,会出现明显温差,尤其是冬季及夏季。除依据气温变化增减患者的盖被和衣服外,还应根据所处的地理位置和经济状况因地制宜地提供适宜的室内温度以促进患者舒适。

（2）湿度　湿度一般指相对湿度,即在单位体积的空气中,一定温度的条件下,所含水蒸气的量与其达到饱和时的含量的百分比(湿度＝空气中所含水蒸气量/饱和时水蒸气量×100%)。病室湿度一般以50%～60%为宜。

湿度过高时,细菌易繁殖,同时蒸发减少,患者出汗受到抑制,可感到气闷、尿液排出增加,对患有心、肾疾病的患者尤为不利;湿度过低时,室内空气干燥,人体会蒸发大量水分,引起口干、咽痛、烦渴等,尤其对呼吸道疾病或气管切开的患者不利。

病室应配有湿度计以便护士调节室内湿度,空气调节器是调整湿度的最好方法。在湿度过高时,可打开门窗通风换气等;湿度过低时,可使用加湿器等。另外,个人的清洁卫生非常重要。例如,当皮肤因湿度过高而潮湿时,可以清洁皮肤以促进舒适感;当湿度过低时,可使用润滑油以帮助皮肤维持适当的湿度。

（3）光线　室内的灯光亮度将影响患者的舒适感。比较弱的亮度通常有助于休息与放松。然而,因工作需要用眼睛近看或看书时间太久,则可能导致眼睛疲劳、头痛以及烦躁不安。太亮的光线尤其是当其直接照射眼睛时,会引起目眩。

日光是人类健康的要素之一。病室内应经常开启门窗,使阳光直接射入,或协助患者到户外接受阳光照射。为了保证夜间照明、平时特殊检查及治疗的需要,病室须配备大量的人工光源,其设计及照明可依其作用进行调节。楼梯、药柜、抢救室、监护室内的灯光要明亮。普通病室除一般吊灯外,还应有地灯装置,来自地板的柔和灯光既可保证夜间巡视工作,又不至于影响患者睡眠。床头灯最好是光线可调节型,其开关应放置在患者易触及的地方。此外还应备有一定数量的鹅颈灯,以适应不同角度的照明或治疗。

（4）噪音　噪音指除人的语言、音乐之外的其他声音,包括自然环境的声音、动物的声音、机器工具的声音、人的动作发出的各种声音等。人在健康状态下需要一定的声音刺激。当健康状况不良时,对声音的耐受力下降。听到突然而起的、大声的或令人注意力分散的声音,即使是健康的人都会觉得不舒服。生病、疼痛或处于压力下的人,只要听到声音不大的噪音也可能会感到不舒适。噪音强度在50～60 dB时,即能对人产生相当的干扰,长时间暴露于90 dB以上噪音的环境中,能引起头痛、头晕、耳鸣、失眠等症状。世界卫生组织规定日间医院病区较理想的声音强度在30～40 dB为宜。

环境中的声音,有些可以避免,有些则不能。护理人员应尽可能地使病室保持安静。做到"四轻",即说话轻、走路轻、操作轻、关门轻。病室的门及椅脚应钉橡胶垫,推车轮轴定时滴注润滑油以减少噪音的产生。

在减少噪音产生的同时,也应避免绝对的寂静,因为那样可能会令人产生意识模糊或完全"寂寞"的感觉。悦耳动听的音乐对人脑是良好的刺激,有条件的病室床头可增设耳机装置,医院广播室可定时向病区播放节目,也可根据患者的喜好选择收听适当的音乐、曲艺节目等,或利用电视、录像等活跃患者的疗养生活。同时,护士还应向患者及家属宣教保持病室安静的重要性,以取得配合,创造一个安静的休养环境。

（5）通风　通风换气可改变室内的温度和湿度，从而刺激皮肤的血液循环，刺激汗液蒸发及热的散失，增加患者的舒适感；通风也是降低室内空气污染的有效措施。通风效果视通风时间、温差大小、气流速度、通风面积而定。

一般情况下，开窗通风 30 min 即可达到置换室内空气的目的。通风时注意提醒患者勿吹对流风。

（6）装饰　优美的环境让人感觉舒适、愉快。病室应布置简单、整洁美观，并注意优美和悦目。医院装饰的颜色应选择适当的色彩，以淡雅素洁为宜。另外病室外和走廊可适当摆一些花卉盆景美化环境，增加患者战胜疾病的勇气；病室周围应建有树木、草坪、花坛等，供患者散步、休息、观赏等。

（7）空间　每个人都需要一个适合其成长、发展及活动的空间。儿童需要游戏活动的空间，成人需要有休息室或会客场所等，在为患者安排空间时必须考虑这些因素。病室内床距不应少于 1 m。有条件的医院可开辟一个供患者看书、会客的场所。

（四）病区的社会环境

医院是社会的一个组成部分，患者在医院内接触到的人、陈设、声音及气味等均与其他环境不同，所以，认真评估患者心理、社会方面的需求并予以满足，帮助患者尽快适应医院的社会文化环境。

1. 人际关系　人际关系是指人们在社会生活中，通过相互认知、情感互动和交往行为所形成和发展起来的人与人之间的相互关系。良好的人际关系、和睦的人际氛围有利于保持一个健康的心态，而不良的人际关系和气氛常使人感到压抑、苦闷，久而久之则不利于健康。在医院环境中，人际关系可直接或间接影响患者的康复。

（1）护患关系　护士与患者的关系是在特定条件下护士通过医疗、护理等活动与患者建立起来的一种特殊的人际关系。护患关系的实质是帮助与被帮助的关系，是医疗服务领域里的一项重要人际关系，是患者在医院社会环境中最重要的人际关系。

护患关系受诸多因素的影响，如信任危机、角色模糊、责任不明、理解差异等。护患之间的相互影响力是不平衡的，护士处于主导地位，因此应做好以下工作，以促进良好护患关系的建立。①明确护士的角色功能：护士应全面认识、准确定位自身的角色功能，认真履行角色责任和工作职责，使自己的言行符合患者对护士角色的期待。②帮助患者认识角色特征：护士应根据患者的病情、年龄、文化程度、职业、个性等特点，了解患者对新角色的认识，分析影响患者角色适应力的因素，努力帮助患者尽快适应患者角色，避免、缓解可能出现的角色不良。③主动维护患者的合法权益：维护患者的权益是护士义不容辞的责任，护士应给予高度重视，主动维护患者的合法权益。④减轻或消除护患之间的理解分歧：护士在与患者沟通时，应注意沟通内容的准确性、针对性和通俗性；根据患者的特点，选择适宜的沟通方式和语言；同时鼓励患者及时提问以确保沟通的效果。

（2）护士与患者家属的关系　患者家属是患者病痛的共同承受者，是患者的心理支持者、生活照顾者，也是治疗护理过程的参与者，是护士沟通和联络患者感情、调整护患关系的重要纽带，因此，护士不仅要与患者建立良好的人际关系，还要与患者家属保持良好的人际关系。

影响护士与患者家属关系的主要因素有角色期望冲突、角色责任模糊、经济压力过重等。护士在促进护士与患者家属关系中的作用如下：①尊重患者家属：护士对所有患者家属应给予尊重、热情接待，并给予必要的帮助和指导。②指导患者家属参与患者治疗、护理的过程：护士应主动、及时向家属介绍患者的病情，鼓励患者家属共同参与患者的治疗、护理过程，耐心解答家属的问题。③给予患者家属心理支持：护士应体谅、理解、同情患者家属的处境，帮助家属正确地认识疾病,为其提供心理支持,减轻家属的心理负担。

(3) 病友关系　住同一病室的患者,自然地构成一个群体,形成患者新的社会环境,这个社会环境气氛对每个人都有影响,积极的气氛有助于患者的健康,消极的气氛对患者的健康产生不利影响。护士应向愉快、乐观的气氛方面引导。

2. 医院规则　医院规则指医院的各种规章制度,如入院须知、探视制度等。合理的规章制度既能保证医疗护理工作的顺利进行,又能预防和控制医院感染的发生,为患者创造一个良好的休养环境,但在一定程度上对患者是一种约束,因此护士应根据患者的情况和需求,主动给予帮助,如耐心解释、取得理解,尊重探视人员,鼓励患者自我照顾,允许患者对周围环境有一定的自主权等。

3. 帮助不同情况的患者适应环境　每个个体由于年龄、文化因素、疾病种类的不同,适应医院环境的能力也有差异。护士应根据患者的具体情况,提供个体化护理,协助患者尽快适应医院环境,使其积极配合诊疗护理活动,早日康复。

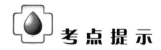

如何调控医院的物理环境?

三、床单位

床单位是指患者住院期间医疗机构为其提供的家具和设备,它是患者住院期间休息、治疗与接受护理等活动的最基本的生活单位。包括固定设备和床头墙壁上的设备。固定设备包括床、床垫、床褥、棉胎、枕芯、大单、被套、枕套、中单、橡胶中单、床旁桌、床上桌、床旁椅;床头墙壁上的设备包括照明灯、呼叫装置、供氧及负压吸引管道、多功能插座等(图1-3)。

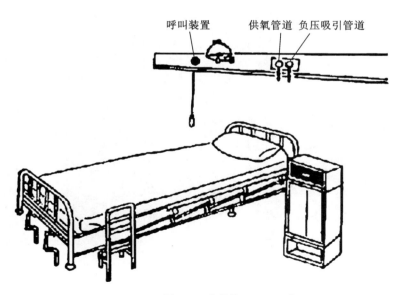

图 1-3　床单位

(一) 病床

病床是患者休息的用具,必须实用、耐用、舒适、安全。普通病床(图1-4)一般长 2 m、宽

0.9 m、高 0.6 m，床头、床尾可以抬高的手摇式床可以方便患者改变体位。床的升降功能有手工调节和电动调节两种，床的两侧有床档。临床也可选用多功能病床（图 1-5），根据患者的需要，可以改变床的高低或活动床档，变换患者的体位姿势，床脚有脚轮，便于病床移动。

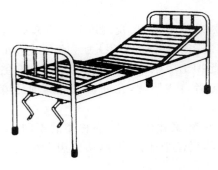
图 1-4　普通病床

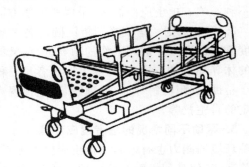
图 1-5　多功能病床

知识链接

多功能护理床

目前，市场上多功能护理床的样式很多，多数是根据患者长年卧床不起所受的痛苦和各大医院教授提出的意见研制。主要针对生活不能自理的患者、残疾人、瘫痪患者、产妇的特殊需要而设计。有电动、智能、手摇等类型，多功能手摇护理床一般适用于医院住院部每个科室。不同厂家生产的产品功能也不同，一般都具有改变床的高低或活动床档、变换患者体位姿势的功能；有的增加一些配件可具有整体左右翻身、洗发、起背防下滑、起背防侧滑、起背无挤压、上抬腿、坐立下屈腿等功能。

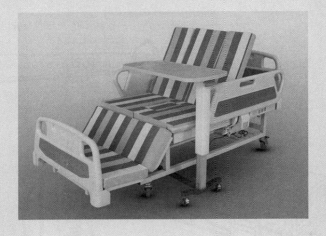

（二）床上用品

1. 床垫　床垫应坚硬，以免承受重力较多的部位凹陷。长、宽与床的规格相同，一般厚 0.1 m；垫芯可用棕丝、木棉、海绵等；应选择牢固防滑的布料制成的包布。

2. 床褥　长、宽与床垫相同，褥芯一般为棉花，包布采用棉布制作。

3. 枕芯　枕芯长 0.6 m、宽 0.4 m，内装木棉、中空棉、羽绒等，棉布做面。

4. **棉胎** 棉胎长 2.1 m、宽 1.6 m,内装棉花、中空棉、羽绒等。
5. **大单** 大单长 2.5 m、宽 1.8 m,棉布制作。
6. **被套** 被套长 2.3 m、宽 1.7 m,棉布制作。
7. **枕套** 枕套长 0.7 m、宽 0.45 m,棉布制作。
8. **中单** 中单长 1.7 m、宽 0.85 m,一般棉布制作,也可使用一次性成品。
9. **橡胶中单** 橡胶中单长 0.85 m、宽 0.65 m,两端加白布 0.4 m。

(三)其他设施

天花板上设有轨道、输液吊架,床之间有隔帘等。

四、铺床法

病区的床单位要保持清洁,床上用物须定时更换。铺床法的基本要求平、整、展、紧、实、美。常用的铺床法根据备用床(图1-6)、暂空床、麻醉床等床种的不同而不同。

(一)铺备用床

此处以铺被套式备用床为例。

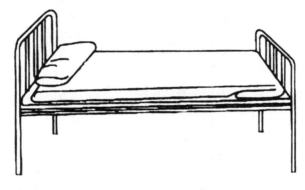

图 1-6 备用床

【目的】 保持病室内整洁、美观,准备接收新患者。

【评估】

(1)床上用品是否清洁、齐全,规格与床单位是否符合。

(2)病床单位设施是否齐全,功能是否完好。

(3)床头墙壁上的设施是否符合护理要求。如照明灯、呼叫装置是否完好;供氧及负压吸引管道是否通畅,有无漏气;是否有多功能插座;天花板上有无轨道、输液吊架,床之间有无隔帘等。

【计划】

(1)护士准备 仪容仪表规范,洗手、戴口罩。

(2)用物准备 床、床垫、大单、被套、棉胎、枕芯、枕套。

(3)环境准备 环境整洁、通风,床单位周围无人治疗或进餐。

【实施】 铺备用床(被套式)的操作步骤见表1-1。

表 1-1　铺备用床（被套式）

程序	操作步骤	要点说明
◆备物检查	∗将用物按使用顺序叠好备齐（按使用顺序自下而上放置），携用物至床旁，检查床的功能、安全、高度、床边设施、床头墙壁上的设施	
◆移开桌椅	∗移开床旁桌，距床 20 cm；移床旁椅至床尾正中距床15 cm ∗将用物放于床旁椅上	· 便于操作 · 便于取用
◆铺床 铺平床褥 铺好大单	∗必要时纵向翻转床垫 ∗铺床褥于床垫上，上端齐床头，下拉至床尾铺平 ∗将大单放于床褥正中处，大单的纵、横线与床的纵、横线对齐 ∗将大单分别向床头、床尾、近侧、对侧展开 ∗先铺近侧床头，面向床角，一手托起床垫，另一手伸过床头中线，将大单平整地塞于床垫下 ∗在距床头约 30 cm 处向上提起大单边缘，使其同床边垂直呈一等边三角形，以床为界，将三角形分为上下两半，将上半三角置于床上，把下半三角平整地塞于床垫下，再将上半三角翻下塞于床垫下，使折好的角呈 45°（图 1-7） ∗移至床尾，拉紧大单，同法铺好近侧床尾角 ∗双手拉紧大单中部，掌心向上，将大单平塞于床垫下 ∗转至对侧，同法铺好对侧大单	· 避免局部长期受压凹陷 · 对齐中线 · 身体近床边，腿呈弓步，上身保持直立，使用肘部力量，减少走动 · 使床平整、不易松散
套好被套	∗护士站位不变，将已折好的"S"形被套正面向外置于床上，封口端齐床头，开口端向床尾，纵中线与床纵中线对齐，分别向床尾、两侧展开，平铺于床上 ∗将被套开口端上层约 1/3 部向上打开，将"S"形折叠的棉胎置于被套开口处，底边与被套开口边平齐（图 1-8(a)） ∗一手持棉胎上缘中部沿中线拉至紧贴被套封口处，将竖折的棉胎对好两上角，向两边打开并与被套两边平齐（图 1-8(b)） ∗盖被上缘与床头平齐，至床尾，逐层拉平盖被，系带 ∗分别将盖被的两边向内折叠，与床沿平齐呈筒状，将盖被尾端向内折叠齐床或塞于床垫下	· 便于放棉胎 · 防盖被头端空虚 · 避免棉胎下缘滑出被套
套好枕套	∗于床尾处套枕套，四角充实，整理枕头，平放于床头，枕套开口端背门	· 保持病室美观，患者舒适
◆移回桌椅 ◆整理用物	∗移回床旁桌、椅 ∗整理用物 ∗洗手	· 保持病室美观 · 避免交叉感染

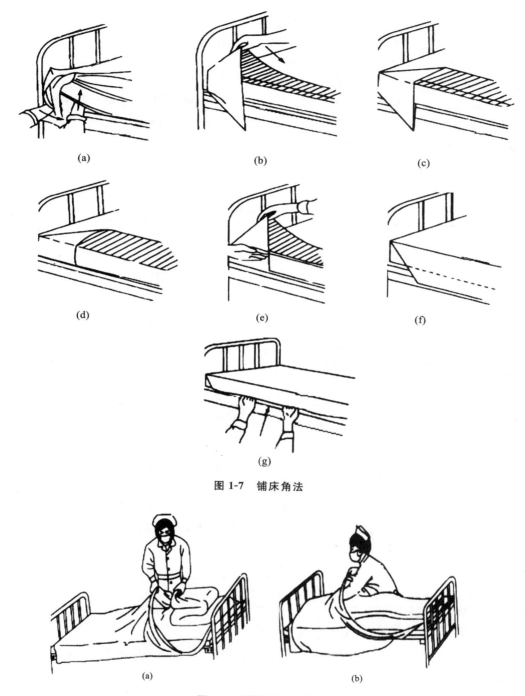

图 1-7 铺床角法

图 1-8 "S"形套被套法

【评价】
(1) 病室及床单位整洁美观,铺好的床力求平、紧、整,线齐、角实,实用。
(2) 护士操作过程流畅,没有影响周围患者的治疗和护理活动等。
(3) 护士操作时,遵循节时省力原则。

【注意事项】

(1) 床单位周围有患者进餐或治疗时应暂停铺床。

(2) 用物准备要齐全,并按使用顺序放置,减少走动次数。

(3) 操作中动作要轻稳,避免尘埃飞扬。

(4) 操作中应用节时省力原则:能升降的床应将床升起,以免腰部过度弯曲;铺床时护士身体靠近床边,上身保持直立,两腿间距离与肩同宽,两膝稍屈,两脚根据活动情况前、后、左、右分开,有助于扩大支持面、降低重心、增强身体稳定性;操作时使用肘部力量,动作平稳,有节律,连续进行;避免多余无效的动作,减少走动次数。

(二) 卷筒式套被套法

【实施】 卷筒式套被套法的操作步骤见表1-2。

表1-2 卷筒式套被套法

程序	操作步骤	要点说明
◆套被套	*将被套反面向外置于床上,封口端齐床头,开口端向床尾,被套纵中线与床纵中线对齐,分别向床尾、两侧展开,平铺于床上	• 中线对齐
	*将棉胎铺于被套上,上端齐床头	• 中线对齐
	*将棉胎与被套一并自床头卷向床尾(图1-9),再由开口端翻转至床头,于床尾处拉平棉胎与被套,系带	• 避免棉胎下缘滑出被套

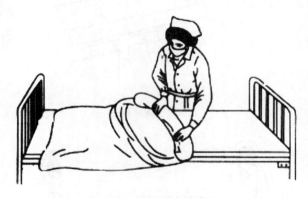

图1-9 卷筒式套被套法

(三) 铺暂空床(被套式)

此处铺暂空床(图1-10)以被套式为例。

【目的】 保持病室整洁、美观,供新入院患者或暂时离床活动的患者使用。

【评估】

(1) 住院患者的病情是否允许暂时离床活动。

(2) 新入院患者的病情、诊断、意识,是否有伤口或引流管,是否有大小便失禁等情况。

(3) 病床及床单位设施功能是否完好。

【计划】

(1) 护士准备 仪容仪表规范,洗手、戴口罩。

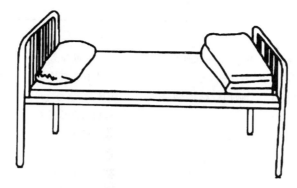

图 1-10 暂空床

（2）用物准备 同备用床，必要时备橡胶中单和中单或一次性成品。

（3）环境准备 同备用床。

【实施】 铺暂空床(被套式)的操作步骤见表 1-3。

表 1-3 铺暂空床(被套式)

程序	操作步骤	要点说明
◆备物检查	＊将用物按使用顺序叠好备齐(按使用顺序自下而上放置)，携用物至床旁，检查床的功能、安全、高度、床边设施、床头墙壁上的设施	
◆移开桌椅	＊移开床旁桌，距床 20 cm；移床旁椅至床尾正中距床 15 cm	• 便于操作
	＊将用物放于床旁椅上	• 便于取用
◆铺床	＊必要时纵向翻转床垫	• 避免局部长期受压凹陷
铺平床褥	＊铺床褥于床垫上，上端齐床头，下拉至床尾铺平	• 对齐中线
铺好大单与橡胶单、中单	＊将大单放于床褥正中处，大单的纵、横线与床的纵、横线对齐	• 身体近床边，腿呈弓步，上身保持直立，使用肘部力量，减少走动
	＊将大单分别向床头、床尾、近侧、对侧展开	
	＊先铺近侧床头，面向床角，一手托起床垫，另一手伸过床头中线，将大单平整地塞于床垫下	
	＊在距床头约 30 cm 处向上提起大单边缘，使其同床边垂直成一等边三角形，以床为界，将三角形分为上下两半，将上半三角置于床上，把下半三角平整的塞于床垫下，再将上半三角翻下塞于床垫下，使折好的角呈 45°(图 1-7)	• 使床平整、不易松散
	＊移至床尾，拉紧大单，同法铺好近侧床尾角	
	＊双手拉紧大单中部，掌心向上，将大单平塞于床垫下	
	＊橡胶单置于床上，上缘距床头 45～55 cm，中线对齐，展开；同法取、铺中单，两单边缘下垂部分同时拉紧，平整地塞于床垫下	• 保护床褥免受污染
	＊转至对侧，同法铺好对侧大单、橡胶单和中单	

续表

程序	操作步骤	要点说明
套被套	* 护士站位不变,将已折好的"S"形被套,正面向外置于床上,封口端齐床头,开口端向床尾,被套纵中线与床纵中线对齐,分别向床尾、两侧展开,平铺于床上	
	* 将被套开口端上层约 1/3 部分向上打开,将"S"形折叠的棉胎置于被套开口处,底边与被套开口边平齐(图1-8(a))	• 便于放棉胎
	* 一手持棉胎上缘中部沿中线拉至紧贴被套封口处,将竖折的棉胎对好两上角,向两边打开并与被套两边平齐(图1-8(b))	• 防盖被头端空虚
	* 盖被上缘与床头平齐,至床尾,逐层拉平盖被,系带	• 避免棉胎下缘滑出被套
	* 分别将盖被的两边向内折叠,与床沿平齐呈筒状,将盖被尾端向内折叠齐床	
	* 将盖被上端向内折 1/4,然后扇形三折与床尾平齐	• 保持病室美观,便于患者使用
套枕套	* 于床尾处套枕套,四角充实,整理枕头,平放于床头,枕套开口端背门	• 保持病室美观、患者舒适
◆ 移回桌椅	* 移回床旁桌、椅	• 保持病室美观
◆ 整理用物	* 整理用物	
	* 洗手	• 避免交叉感染

备用床改为暂空床的操作步骤见表 1-4。

表 1-4 备用床改为暂空床

程序	操作步骤	要点说明
◆ 折叠盖被	* 将备用床的盖被上端向内折 1/4,然后扇形三折与床尾平齐	• 保持病室美观,便于患者使用
◆ 铺橡胶单、中单	* 橡胶单置于床上,上缘距床头 45～55 cm,中线对齐,展开;同法取、铺中单,两单边缘下垂部分同时拉紧平整地塞于床垫下	• 保护床褥免受污染
	* 转至对侧,同法铺好对侧橡胶单和中单	
◆ 整理用物	* 整理用物	
	* 洗手	• 避免交叉感染

【评价】

(1) 同铺备用床(被套式)(1)、(2)。

(2) 病床实用、舒适、安全、方便。

(3) 用物符合病情需要。

【注意事项】 同铺备用床(被套式)。

【健康教育】

对病情允许暂时离床活动的患者,提醒活动中要注意安全,指导患者上、下床的方法。

(四)铺麻醉床

此处铺麻醉床(图1-11)以被套式为例。

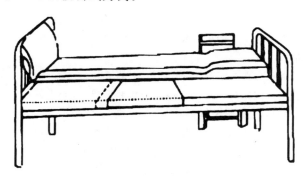

图1-11 麻醉床

【目的】

(1)便于接收和护理麻醉手术后的患者。

(2)保护床上用物不被血液或呕吐物污染。

(3)使患者安全、舒适,预防并发症。

【评估】

(1)患者的病情、诊断、手术方式、麻醉方式。

(2)手术后需要的治疗和护理物品等。

(3)病床及床单位设施功能是否完好。

【计划】

1. 护士准备 仪容仪表规范,洗手、戴口罩。

2. 用物准备

(1)床上用品 同铺备用床(被套式),另备橡胶中单和中单或一次性成品各2条。

(2)麻醉护理盘 ①无菌巾内放置:张口器、压舌板、舌钳、牙垫、通气导管、输氧导管、吸痰导管,治疗碗、镊子和纱布数块;②无菌巾外放置:血压器、听诊器、护理记录单和笔。

(3)其他 输液架、负压吸引器、氧气筒、胃肠减压器;按需备热水袋及布套、毛毯等。

3. 环境准备 同铺备用床(被套式)。

【实施】 铺床醉床(被套式)的操作步骤见表1-5。

表1-5 铺麻醉床(被套式)

程序	操作步骤	要点说明
◆备物检查	*将用物按使用顺序叠好备齐(按使用顺序自下而上放置),携用物至床旁,检查床的功能、安全、高度、床边设施、床头墙壁上的设施	
◆移开桌椅	*移开床旁桌,距床20 cm;移床旁椅至床尾正中距床15 cm	·便于操作

续表

程序	操作步骤	要点说明
◆铺床 铺平床褥 铺好大单与橡胶单、中单	* 将用物放于床旁椅上 * 必要时纵向翻转床垫 * 铺床褥于床垫上，上端齐床头，下拉至床尾铺平 * 将大单放于床褥正中处，大单的纵、横线与床的纵、横线对齐 * 将大单分别向床头、床尾、近侧、对侧展开 * 先铺近侧床头，面向床角，一手托起床垫，另一手伸过床头中线，将大单平整地塞于床垫下 * 在距床头约 30 cm 处向上提起大单边缘，使其同床边垂直成一等边三角形，以床为界，将三角形分为上下两半，将上半三角置于床上，把下半三角平整的塞于床垫下，再将上半三角翻下塞于床垫下，使折好的角呈 45°(图 1-7) * 移至床尾，拉紧大单，同法铺好近侧床尾角 * 双手拉紧大单中部，掌心向上，将大单平塞于床垫下 * 橡胶单置于床上，上缘距床头 45～55 cm，中线对齐，展开；同法取、铺中单，两单边缘下垂部分同时拉紧，平整地塞于床垫下 * 取另一橡胶单置于床，上缘平床头，下缘压在前一中单上，并展开 * 取另一中单同法铺于橡胶单上，并拉紧两单边缘，平整地塞于床垫下 * 转至对侧，同法铺好对侧大单、橡胶单和中单	· 便于取用 · 避免局部长期受压凹陷 · 对齐中线 · 身体近床边，腿呈弓步，上身保持直立，使用肘部力量，减少走动 · 使床平整、不易松散 · 保护床褥免受污染 · 颈、胸部手术或全麻后铺于床头；下肢手术时铺于床尾；非全麻时只铺手术部位即可
套被套	* 护士站位不变，将已折好的"S"形被套，正面向外置于床上，封口端齐床头，开口端向床尾，被套纵中线与床纵中线对齐，分别向床尾、两侧展开，平铺于床上 * 将被套开口端上层约 1/3 部分向上打开，将"S"形折叠的棉胎置于被套开口处，底边与被套开口边平齐(图 1-8(a)) * 一手持棉胎上缘中部沿中线拉至紧贴被套封口处，将竖折的棉胎对好两上角，向两边打开并与被套两边平齐(图 1-8(b)) * 盖被上缘与床头平齐，至床尾，逐层拉平盖被，系带 * 分别将盖被的两边向内折叠，与床沿平齐呈筒状，将盖被尾端向内折叠齐床	· 便于放棉胎 · 防盖被头端空虚 · 避免棉胎下缘滑出被套

续表

程序	操作步骤	要点说明
	*将盖被纵向三折叠于一侧床边,开口处向门	·保持病室美观,便于患者使用及将患者移至床上
套枕套	*于床尾处套枕套,四角充实,整理枕头,将枕横立于床头,枕套开口端背门	·保持病室美观,防止头部撞伤
◆移桌椅	*将床旁桌移回原处,床旁椅移至盖被折叠侧	·便于将患者移至床上
◆置麻醉盘	*将麻醉护理盘置于床旁桌上,其他用物按需妥善放置	·便于取用,以备急救时用
◆整理用物	*整理用物 *洗手	·避免交叉感染

【评价】 同铺备用床(被套式)。

【注意事项】

(1) 同铺备用床(被套式)(1)～(4)。

(2) 铺麻醉床时,应全部换为清洁被单,以保证患者舒适,预防并发症。

(3) 麻醉护理盘及其他用物应根据评估结果按需准备,以便及时实施抢救与护理。

(4) 中单要全部遮住橡胶单,避免橡胶单与患者皮肤直接接触,以保证患者舒适。橡胶单和中单按患者需要放置和使用。

直通护考

一、选择题

A1/A2型题(以下每一道考题下面有 A、B、C、D、E 五个备选答案,请从中选择一个最佳答案)

1. 需铺麻醉床的患者是(　　)。
 A. 外科新入院患者　　　　　　　　　B. 行静脉肾盂造影的患者
 C. 腰椎穿刺术后的患者　　　　　　　D. 肠梗阻待手术患者
 E. 腹腔术后患者

2. 护士为患者准备备用床的目的是(　　)。
 A. 供暂离床活动的患者使用　　　　　B. 便于接受麻醉后尚未清醒的患者
 C. 方便患者的治疗和护理　　　　　　D. 保持病室整洁,准备接收新患者
 E. 预防皮肤并发症的发生

3. 护士为患者准备麻醉床的目的是(　　)。
 A. 供暂离床活动的患者使用　　　　　B. 便于接受麻醉后尚未清醒的患者
 C. 方便患者的治疗和护理　　　　　　D. 保持病室整洁,准备接收新患者
 E. 预防皮肤并发症的发生

4. 白天病区较理想的声音强度为(　　)。

A. 55~60dB   B. 50~55dB   C. 45~50dB
D. 40~45dB   E. 35~40dB

5. 每间病室两床之间的距离不少于(　　)。
　A. 60 cm   B. 70 cm   C. 80 cm   D. 90 cm   E. 1m

6. 病室适宜的相对湿度为(　　)。
　A. 20%~30%   B. 30%~40%   C. 40%~50%
　D. 50%~60%   E. 60%~70%

7. 维护医院良好社会环境的措施是(　　)。
　A. 病室保持适宜的温度和湿度   B. 避免噪音,保持安静
　C. 医务人员仪表大方、服装整洁   D. 病室摆放绿色植物
　E. 建立良好的护患关系

8. 医院的环境包括物理环境和(　　)。
　A. 自然环境   B. 人文环境   C. 社会环境
　D. 经济环境   E. 政治环境

9. 护士对患者一视同仁,有利于建立良好的(　　)。
　A. 工作关系   B. 群体关系   C. 朋友关系
　D. 职务关系   E. 护患关系

10. 患以下哪种疾病的患者需要病室空气湿度较高？(　　)
　A. 气管切开   B. 急性胃炎   C. 心肌梗死
　D. 心绞痛   E. 风湿性心肌病

11. 保持病室安静的措施是(　　)。
　A. 工作人员在进行操作时应做到"四轻"
　B. 白天病区环境噪音标准在35~50dB
　C. 两人交谈的最佳距离是3 m
　D. 病室安装隔音罩
　E. 室内多种花草树木,减少噪音

12. 湿度过低时患者会出现(　　)。
　A. 口干舌燥   B. 胸闷、不适   C. 头晕、头痛
　D. 烦躁疲乏   E. 排尿增加

13. 需铺麻醉床的患者是(　　)。
　A. 外科新入院患者   B. 行静脉肾盂造影的患者
　C. 腰椎穿刺术后的患者   D. 肠梗阻待手术患者
　E. 腹腔术后患者

14. 在治疗性环境中,工作人员应做到"四轻",为哪"四轻"？(　　)
　A. 谈话轻、走路轻、动作轻、开门轻
　B. 说话轻、走路轻、动作轻、开门轻
　C. 说话轻、走路轻、操作轻、关门轻
　D. 谈话轻、走路轻、操作轻、开门轻
　E. 说话轻、走路轻、动作轻、关门轻

15. 湿度过高时,人体会出现(　　)。

A. 神经系统受到抑制 B. 口干舌燥、咽痛 C. 尿液排出量增加
D. 肌肉紧张 E. 出汗增多

16. 室温过高时,人体会出现( )。
    A. 肌肉紧张,产生不安 B. 神经系统受到抑制 C. 加快机体散热
    D. 促进体力恢复 E. 尿量增加

17. 一般病室温度范围应为( )。
    A. 18~22 ℃ B. 22~24 ℃ C. 24~26 ℃
    D. 26~28 ℃ E. 28~30 ℃

18. 患者,男性,77岁,因脑出血入院,患者大小便失禁,需加铺橡胶单,其上端距床头的距离为( )。
    A. 35~40 cm B. 40~44 cm C. 45~50 cm
    D. 50~53 cm E. 50~55 cm

19. 患者,男性,50岁,肺炎球菌肺炎。上午在护士陪送下前往放射科拍摄胸片,其病床应铺成( )。
    A. 备用床 B. 暂空床
    C. 麻醉床 D. 盖被扇形折叠置于床的一侧
    E. 盖被折叠成被筒,平铺于床上

20. 患者,女性,31岁,急性肠梗阻,拟行急诊手术。外科护士为其准备麻醉床,操作不正确的是( )。
    A. 输液架置于床尾 B. 中单要遮住橡胶单
    C. 盖被纵向三折置于门对侧床边 D. 枕头横立于床头,开口背门
    E. 椅子放于近门侧的床尾

21. 患者,女性,50岁,因脑外伤,需在全麻下行开颅探查术。患者手术后,护士为其准备的床是( )。
    A. 暂空床,橡胶单、中单上缘距床头30~40 cm
    B. 麻醉床,根据病情铺橡胶单及中单,中单应遮住橡胶单
    C. 备用床,床中部和床上部各加中单
    D. 暂空床,床中部和床尾部各加橡胶单、中单
    E. 麻醉床,盖被扇形折叠于床的一侧,开口向里

22. 某破伤风患者,神志清楚,全身肌肉阵发性痉挛、抽搐,病室环境要求以下哪项不正确?( )
    A. 室温18~22 ℃ B. 相对湿度50%~60%
    C. 门、椅脚钉橡皮垫 D. 保持病室光线充足
    E. 护士做到"四轻"

23. 患者,张某,大量呕血,送入急诊室,在医生未到之前,值班护士应先( )。
    A. 止血、吸氧 B. 测血压、建立静脉通道、配血
    C. 准备升压药 D. 详细询问呕血的发生过程
    E. 通知病房准备床位

24. 护士甲,业务水平较高,为人热情但脾气急躁,护患关系紧张。利于她建立良好护患关系的措施是( )。

A. 刻苦练习各项操作
B. 加强工作责任心
C. 做好患者心理护理工作
D. 学会控制自己的情绪,耐心解答患者的疑问
E. 减少与患者的交流和沟通

25. 患者,女性,28 岁。硬膜外麻醉下行剖宫产术,手术过程顺利,将返回病房。铺麻醉床时,除铺床用物外,还需准备(　　)。

A. 开口器、血压计、体温计
B. 舌钳、输液器、棉签
C. 胃肠减压器、弯盘、纱布
D. 吸痰器、治疗巾、压舌板
E. 血压计、听诊器、护理记录单及笔

26. 患儿,女性,4 个月,诊断为喘息性支气管炎,近日病情缓解,护士指导其出院后家中婴儿室的适宜温度为(　　)。

A. 18～22 ℃
B. 22～24 ℃
C. 24～26 ℃
D. 26～28 ℃
E. 28～30 ℃

27. 患者,女性,30 岁,因呼吸困难入院,诊断为支气管哮喘,护士为患者调节病室的相对湿度为(　　)。

A. 20%～30%
B. 30%～40%
C. 40%～50%
D. 50%～60%
E. 60%～70%

(二) A3/A4 型题

(28～29 题共用题干)

患者,男性,57 岁,因上呼吸道感染、支气管炎住院治疗。

28. 若病室湿度过低,患者可出现的表现是(　　)。

A. 血压升高,面色潮红
B. 呼吸道黏膜干燥、咳嗽
C. 头痛、头晕、眼花
D. 面色苍白、盗汗
E. 呼气困难、心跳加快

29. 若病室温度较高,对患者机体功能影响较小的是(　　)。

A. 消化系统功能
B. 神经系统功能
C. 呼吸系统功能
D. 泌尿系统功能
E. 肌肉张力

二、病例分析题

1. 李某,女性,26 岁。硬膜外麻醉下行剖宫产术,手术过程顺利,返回病房,家属关紧门窗,担心产妇及婴儿受凉。问题:

(1) 护士应如何对家属进行宣教?
(2) 护士应如何指导家属为产妇及婴儿创造一个良好的病室环境?

2. 张某,男性,锻炼时摔倒致小腿骨折入院,患者因不能上班工作,心情烦躁,与家属及护士都发过脾气。护士小王是张某的责任护士,业务水平较高,经过几天的努力,患者及家属都对其充满信任。问题:

(1) 建立良好护患关系的措施有哪些?影响护患关系的因素有哪些?
(2) 护士应如何与患者家属建立良好的人际关系?

(王　霞)

项目二　患者入院的护理

学习目标

1. 掌握入院程序、患者入病区后的初步护理、轮椅运送法及平车运送法。
2. 熟悉护理分级内容。
3. 了解担架运送法。
4. 能规范地完成患者入病区后的初步护理。
5. 具有认真严谨的工作态度,做到关爱患者。

患者在门诊或急诊就诊,经医生诊察后,确定需住院治疗时,由医生签发住院证,住院处护理人员协助患者办理入院手续,并护送患者进入病区。病区护士在接到患者入院通知后,即开始为患者做入院准备,与住院处护士对患者进行交接后,为患者进行入院后的一系列护理工作,帮助患者尽快适应医院环境和角色转换,了解并遵守医院规章制度,对患者的病情进行评估并采取相应的护理分级,满足患者身心需要,同时还应通过健康教育,提高患者的自理能力,促使其早日康复。

任务一　入院护理

案例引导

患者,恶心、呕吐、腹痛一天,经医生检查,诊断为"急性胃肠炎",建议其住院治疗,并开出了住院证。问题:
1. 患者拿到住院证到入住病区,需要经过哪些环节?
2. 患者到病区后,护士要为其做哪些护理工作?

入院护理是指从患者拿到住院证到入住病区,护理人员为其提供的一系列护理活动。目的是使患者尽量在最短的时间内办理好住院手续入住病区,尽快适应医院环境和角色转换,消除其紧张、焦虑等不良情绪,同时通过对患者的评估及时地对其采取相应的护理分级,满足其身心需要。

一、入院程序

入院程序是指患者持医生签发的住院证自办理入院手续至进入病区的过程。

(一) 办理入院手续

患者或家属持医生签发的住院证到住院处办理住院手续,如填写住院登记表、缴纳住院保证金、建立病历等。住院处接受患者后,根据病情通知相关病区护士做好接收患者的准备。急、危、重症患者可先安排入院或抢救,再补办入院手续。

(二) 实施卫生处置

根据患者的病情、身体状况和医院条件,进行卫生处置,如沐浴、更衣、修剪指甲等。对有虱虮者,先行灭虱处理,再行上述卫生处置;对传染病患者或疑似传染病患者,应送隔离室处置。急、危、重症患者可免于卫生处置。患者换下的衣服和不需要的物品,交由家属带回或存放于住院处。

(三) 护送患者入病区

办理手续后,住院处护士携带病历,根据患者情况采用平车、轮椅或步行等方式将患者护送至病区。途中应密切观察病情,保证患者安全,保持必要的治疗不中断,如给氧、输液等。送入病区后与值班护士交接患者病情、持续性治疗和护理措施等。

二、患者入病区后的初步护理

病区护士接到住院处通知后,患者未到病区前,即根据患者病情、性别选择病室和床位,为患者准备床单位。一般患者选择普通病室,将备用床改为暂空床,并备齐生活用品如脸盆、热水瓶、服药杯、便盆等;危、重症患者选择危重症室,并在病床上加铺橡胶单和中单,同时准备急救物品;急诊手术患者需将备用床改成麻醉床,同时准备麻醉护理盘、输液架等,根据病情酌情准备其他急救设备。

(一) 一般患者的初步护理

1. 迎接安置患者 患者进入一个陌生环境后,希望被认识、理解和尊重,护士应以热情的态度、亲切的语言接待患者,向患者介绍自己的姓名,说明自己将为患者提供的服务及职责,为患者测量体重(必要时测量身高)后将患者妥善安置到指定的病室床位休息,介绍主管医生、同室病友、病区环境、规章制度及注意事项,告知传呼对讲系统及有关设备的使用方法。

2. 通知主管医生 必要时协助体检和治疗。

3. 进行入院登记 填写入院登记本、诊断卡(一览表卡)、床头(尾)卡,并将卡片插在相应位置。

4. 入院护理评估 协助患者佩戴腕带标识,为患者测量体温、脉搏、呼吸和血压。通过入院护理评估,了解患者的身体情况、心理需要及健康问题,为制订护理计划提供依据。

5. 填写住院病历 完整填写体温单、护理记录单眉栏及入院护理评估单,在体温单上填写入院时间,绘制体温、脉搏曲线,记录呼吸、血压、身高、体重、药物过敏史等。

6. 执行入院医嘱 按医嘱做好护理分级标识(特级和一级护理——红色、二级护理——黄色、三级护理——绿色)并给予相应的治疗、护理措施,通知营养室准备膳食,指导患者留取常规标本的时间、方法及注意事项。

7. 进行健康教育 根据患者病情、受教育程度等进行相应的健康教育。

(二) 急、危、重症患者的初步护理

1. 通知医生 病区护士接到住院处通知后,立即通知主管医生做好接诊准备。

2. 准备急救用品 根据病情准备急救药物和急救设备,如氧气、吸引器、输液器具、呼吸机、监护仪、急救车等。

3. 安置患者 患者入病区后,将患者安置在已经备好床单位的危重病室,为患者佩戴腕带标识。

4. 配合抢救 密切观察病情变化,配合医生进行抢救,详细做好各种护理记录。

5. 入院护理评估 在接治患者的同时,进行入院护理评估,对意识不清、年迈体衰的老人、婴幼儿或不能正确叙述病情和需求的患者,暂留陪送人员,以便于收集评估资料。

三、护理分级

(一) 定义

1. 护理分级 护理分级是患者在住院期间,医护人员根据患者病情和(或)自理能力进行评定而确定的护理级别。

2. 自理能力 自理能力是指在生活中个体照料自己的行为能力。

3. 日常生活活动 日常生活活动(ADL)是人们为了维持生存及适应生存环境而每天反复进行的、最基本的、具有共性的活动。

(二) 护理分级

1. 护理级别 依据患者病情和自理能力分为特级护理、一级护理、二级护理和三级护理四个级别。

2. 分级方法

(1) 根据患者病情严重程度确定病情等级。

(2) 根据患者Barthel指数总分确定自理能力的等级。

(3) 依据患者病情和(或)自理能力等级,确定护理分级。

(4) 根据患者的病情和自理能力的动态变化调整护理分级。

3. 分级依据

(1) 特级护理 符合以下情况之一,可确定为特级护理。①维持生命、实施抢救治疗的重症监护患者;②病情危重,随时可能发生病情变化需要进行监护、抢救的患者;③各种复杂或大手术后、严重创伤或大面积烧伤的患者。

(2) 一级护理 符合以下情况之一,可确定为一级护理。①病情趋向稳定的重症患者;②病情不稳定或随时可能发生变化的患者;③手术后或者治疗期间需要严格卧床的患者;④自理能力重度依赖的患者。

(3) 二级护理 符合以下情况之一,可确定为二级护理。①病情趋于稳定或未明确诊断前,仍需观察,且自理能力轻度依赖的患者;②病情稳定,仍需卧床,且自理能力轻度依赖的患者;③病情稳定或处于康复期,且自理能力中度依赖的患者。

(4) 三级护理 病情稳定或处于康复期,且自理能力轻度依赖或无需依赖的患者。

(三) 自理能力分级

1. 分级 对进食、洗澡、修饰、穿衣、控制大便、控制小便、如厕、床椅转移、平地行走、上下楼梯10个项目进行评定(表2-1),将各项得分相加即为总分。根据总分,将自理能力分为重度依赖、中度依赖、轻度依赖和无需依赖四个等级(表2-2)。

表2-1 Barthel指数评定细则

项目	分值	评定细则	项目	分值	评定细则
进食	10	可独立进食	如厕	10	可独立完成(去厕所、解开衣裤、擦净、整理衣裤、冲水等)
	5	需部分帮助		5	需部分帮助
	0	需极大帮助或完全依赖他人,可留置胃管		0	需极大帮助或完全依赖他人
洗澡	5	准备好洗澡水后,可自己独立完成洗澡过程	床椅转移	15	可独立完成
	0	在洗澡过程中需他人帮助		10	需部分帮助
修饰	5	可自己独立完成(洗脸、刷牙、梳头、刮脸等)		5	需极大帮助
	0	需他人帮助		0	完全依赖他人
穿衣	10	可独立完成(穿脱衣服、系扣子、拉拉链、穿脱鞋袜、系鞋带等)	平地行走	15	可独立在平地上行走45m
	5	需部分帮助		10	需部分帮助
	0	需极大帮助或完全依赖他人		5	需极大帮助
控制大便	10	可控制大便		0	完全依赖他人
	5	偶尔失控或需要他人提示	上下楼梯	10	可独立上下楼梯
	0	完全失控		5	需部分帮助
控制小便	10	可控制小便		0	需极大帮助或完全依赖他人
	5	偶尔失控或需要他人提示			
	0	完全失控或留置导尿管			

表2-2 自理能力分级

自理能力等级	等级划分标准	需要照护程度
重度依赖	总分≤40分	全部需要他人照护
中度依赖	总分41~60分	大部分需要他人照护
轻度依赖	总分61~99分	小部分需要他人照护
无需依赖	总分100分	无需他人照护

2. 分级依据 采用Barthel指数评定量表(表2-3)对日常生活活动能力进行评定,根据Barthel指数总分,确定自理能力等级。

表 2-3 Barthel 指数评定量表

序号	项目	完全独立	需部分帮助	需极大帮助	完全依赖
1	进食	10	5	0	—
2	洗澡	5	0	—	—
3	修饰	5	0	—	—
4	穿衣	10	5	0	—
5	控制大便	10	5	0	—
6	控制小便	10	5	0	—
7	如厕	10	5	0	—
8	床椅转移	15	10	5	0
9	平地行走	15	10	5	0
10	上下楼梯	10	5	0	—

Barthel 指数总分：_____ 分

注：根据患者的实际情况，在每个项目对应的得分上划"√"。

（四）实施要求

（1）临床护士应根据患者的护理分级和医生制订的诊疗计划为患者提供护理服务。

（2）应根据患者的护理分级安排具备相应能力的护士。

知识链接

健康教育

健康教育是目前临床上最重要的护理实践活动之一。正确、适时地健康教育可以有助于护理对象对自身的健康需求和方式做出正确的决定，因此，护士必须根据护理对象的具体情况和学习愿望，确定其学习需要，运用最适当的教学策略为护理对象提供有效的健康教育。

一、健康教育的概念

健康教育是通过有计划、有组织、系统的社会和教育活动，促使人们自觉采纳有益于健康的行为和方式的活动过程。

二、住院患者健康教育的内容

此类教育主要以患者及家属为对象，利用医院的特殊环境有针对性地对他们进行健康教育，是医院内护理实践活动的重要组成部分。内容主要包括以下方面。

1. 疾病防治知识 围绕患者所患疾病，进行有关病因及发病机制、临床表现、预防措施、治疗原则、护理要点等方面的教育。

2. 检查治疗知识 主要围绕患者所做各项检查的禁忌证、适应证、检查治疗方法、配合要点、并发症预防等方面知识进行教育，同时解答相关仪器和器械检查知识、化验检查知识、介入治疗知识、手术知识及化疗与放疗知识等。

3. 合理用药知识 包括各类药物的适应证、禁忌证、服用方法、剂量、副作用等。

4. 健康行为知识 包括适应手术行为训练、上呼吸机手语训练、自我护理技巧训练、放松技术训练、家庭护理技巧训练、早期康复训练、戒烟指导、性生活指导等。

5. 康复锻炼方法　包括出院后进行的康复训练方法、节奏、时间等。
6. 定期复查时间　有些患者出院时并未痊愈，还需在出院后定期到医院进行复查，护士应告知其到医院复查的具体时间，还应告知患者及其家属出现哪些症状或不适后应时应及时跟主管医生取得联系，以保证其安全，护士也应定期随访。

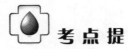

考点提示

入院程序及患者入住病区后的初步护理计划。

任务二　运送患者的护理技术

案例引导

患者，76岁，门诊诊断为"急性胰腺炎"，收入院治疗。问题：
1. 患者入住病区，需用什么方法运送？
2. 平车运送患者，需要注意什么？

一、轮椅运送法

【目的】
(1) 运送不能行走但能坐起的患者入院、检查、治疗、室外活动或出院。
(2) 协助患者离床活动，促进其血液循环和体力恢复。

【评估】
(1) 患者的体重、病情、意识状态、心理状态与躯体活动能力。
(2) 患者损伤的部位及合作程度。
(3) 轮椅性能是否良好。

【计划】
1. **护士准备**　着装规范、整洁，修剪指甲、洗手。
2. **患者准备**　了解轮椅运送的目的和注意事项，能配合操作。
3. **用物准备**　轮椅、别针、手消毒液，根据季节备毛毯，必要时备软枕。

4. 环境准备 地面平坦,移开障碍物,保证环境宽敞,便于推动轮椅。

【实施】 轮椅运送法的操作步骤见表2-4。

表2-4 轮椅运送法

程序	操作步骤	要点说明
◆放置轮椅	* 检查轮椅性能,推轮椅至床旁,椅背与床尾平齐,面向床头,翻起脚踏板,拉起车闸制动 * 如无车闸,护士站在轮椅后面固定轮椅 * 天气寒冷时将毛毯单层两边平均地直铺在轮椅上	• 确保轮椅性能正常,保证患者安全 • 防止患者受凉
◆核对解释	* 核对床号、姓名及腕带,向患者解释目的和方法	• 确认患者,取得合作
◆扶助起床	* 扶助患者坐于床缘,嘱其以手掌撑在床面上维持坐姿,协助其穿衣服和鞋袜 * 身体虚弱者,坐起后适应片刻	• 观察并询问患者有无眩晕和不适
◆扶助坐椅	* 面对患者,扶助其移至轮椅,嘱患者扶住轮椅扶手,尽量靠后坐,不可前倾 * 对于不能自行下床的患者,护士面对患者双脚分开站立,请患者双手置于护士肩上,护士双手环抱患者腰部,协助患者下床,坐入轮椅(图2-1) * 翻下脚踏板,患者脚放踏板上,手臂放于扶手上	• 保证患者安全 • 使患者足部获得支托,舒适 • 保暖,防止着凉
◆毛毯保暖	* 将毛毯上端向外翻折约10 cm围在患者颈部,别针固定;毛毯围着两臂做成袖筒,各用一别针在左、右腕部固定;围好上身,将双下肢和两脚包裹(图2-2)	
◆整理床铺	* 整理床单位,铺暂空床	• 保持病室整洁
◆协助回床	* 患者返回病室,将轮椅推至床尾,椅背与床尾平齐,制动车闸,翻起脚踏板,扶助患者下轮椅	
◆舒适体位	* 协助患者上床,取舒适体位	
◆整理床单位	* 整理床单位,观察患者病情,清洁轮椅,放回原处。洗手,必要时记录	

【评价】

(1)患者无疲劳不适感。

(2)护士动作协调、轻稳,运送患者顺利、安全。

(3)护患沟通有效,能主动配合,彼此的需要得到满足。

【注意事项】

1. 轮椅完好 定时检查轮椅性能,保持完好,方便随时使用。

2. 安全推行 推轮椅时速度要慢,避免患者感觉不适或发生意外,确保患者安全。

3. 观察询问 推行中注意观察病情,询问患者的感受。

【健康教育】

告知患者坐轮椅时应该注意的问题,嘱患者尽量靠向椅背坐稳,两手抓紧扶手,抬头挺胸,不得自行站起或下轮椅,如有不适及时示意护士。

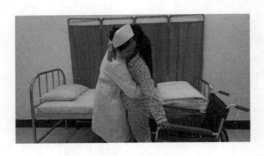

图 2-1　协助患者坐轮椅

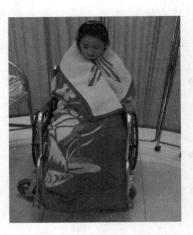

图 2-2　患者在轮椅上包裹保暖

二、平车运送法

【目的】　运送不能起床的患者入院、检查、治疗或手术。

【评估】

(1) 患者病情、体重和活动耐受能力。

(2) 患者心理状态及合作程度。

(3) 平车的性能是否良好。

【计划】

1. 护士准备　着装规范、整洁,洗手,根据患者情况决定搬运者人数。

2. 患者准备　了解使用平车运送的目的和注意事项,能够主动配合操作。

3. 用物准备　平车、褥子(用大单包好)、枕头、毛毯或棉被。若搬运骨折患者,应备木板垫于车上;若为颈椎、腰椎骨折或病情较重的患者,则备帆布中单或布中单。

4. 环境准备　地面平坦、干燥,环境宽敞,便于平车通行。

【实施】　平车运送法的操作步骤见表 2-5。

表 2-5　平车运送法

程序	操作步骤	要点说明
◆挪动法(图 2-3)		• 适用于病情许可,能在床上配合活动者
核对解释	* 核对床号、姓名及腕带,向患者解释目的、方法和注意事项	• 确认患者,取得合作
安置导管	* 妥善安置各种导管,避免脱落、受压、扭曲或液体逆流	• 保持各导管通畅

项目二 患者入院的护理

续表

程序	操作步骤	要点说明
移动准备	* 移开床旁桌、椅,松开床尾盖被 * 协助患者穿好衣服并移向床边	· 便于操作 · 便于患者靠近平车
放置平车	* 推平车紧靠床边,大轮靠床头,固定车闸或固定平车	· 防止平车移动,保证患者安全
协助上车	* 协助患者按上半身、臀部、下肢的顺序向平车挪动(回床时,先协助移动下肢,再移动上半身),根据患者病情,安置恰当卧位	· 护士抵住平车,防止平车移动
包裹保暖	* 用盖被或毛毯包裹患者,先将脚端向上反折,再反折近侧、对侧,两侧颈部反折成衣领	· 防止着凉
整理床铺	* 将床单位铺成暂空床	· 便于保持病室整洁、美观
◆一人搬运法(图 2-4)		· 适用于儿童或体重较轻且病情允许的患者
核对解释	* 核对床号、姓名及腕带,向患者解释目的、方法和注意事项	· 确认患者,取得合作
安置导管	* 妥善安置各种导管,避免脱落、受压、扭曲或液体逆流	· 保持各导管通畅
移动、松被	* 移开床尾椅,松开盖被	
放置平车	* 推平车至床旁,使平车头端与床尾呈钝角,固定平车	· 运送时患者头端卧于大轮端,促进患者舒适感
搬运患者	* 护士两膝稍屈站于床旁,一臂自患者腋下伸至其对侧肩外侧,另一臂伸入患者腿下,嘱患者双臂交叉于护士颈后部	
	* 护士托起患者移步走向平车,放低前臂,将患者轻放于平车上,用盖被包裹	· 节力
整理床铺	* 将床单位铺成暂空床	· 便于保持病室整洁、美观
◆两人搬运法(图 2-5)		· 适用于病情较轻,但自己不能活动而体重又较重者
核对解释	* 核对床号、姓名及腕带,向患者解释目的、方法和注意事项	· 确认患者,取得合作

续表

程序	操作步骤	要点说明
安置导管	*妥善安置各种导管,避免脱落、受压、扭曲或液体逆流	·保持各导管通畅
移动、松被	*移开床尾椅,松开盖被	
放置平车	*推车至床旁,使平车头端与床尾呈钝角,固定平车	·运送时患者头端卧于大轮端,促进患者舒适感
搬运患者	*护士两人站于床的同一侧,将患者双手交叉于自己胸腹部,协助其移向床边	
	*护士甲一手臂托住患者头、颈、肩部,另一手臂托住腰部;护士乙一手臂托住患者臀部,另一手臂托住腘窝	·节力
	*护士两人同时抬起患者,使其身体向自己倾斜,移步至平车边,轻轻将患者放于车上,协助其卧于平车中央	
整理床铺	*将床单位铺成暂空床	·便于保持病室整洁、美观
◆三人搬运法(图2-6)		·适用于不能自行活动和体重超重的患者
核对解释	*核对床号、姓名及腕带,向患者解释目的、方法和注意事项	
安置导管	*妥善安置各种导管,避免脱落、受压、扭曲或液体逆流	
移动松被	*移开床尾椅,松开盖被	
放置平车	*推车至床旁,使平车头端与床尾呈钝角,固定平车	
搬运患者	*护士站于床的同一侧,使患者双手交叉于自己胸腹部,协助其移向床边	
	*护士甲托住患者头、颈、肩、背部,护士乙托住患者腰部和臀部,护士丙托住患者腘窝和小腿部	
	*护士三人同时抬起患者,使其身体向自己倾斜,移步至平车边,轻轻将患者放于车上,协助其卧于平车中央	

续表

程序	操作步骤	要点说明
	* 将床单位铺成暂空床	·便于保持病室整洁、美观
◆四人搬运法(图2-7)		·适用于病情危重或颈、腰椎骨折等患者
核对解释	* 核对床号、姓名及腕带,向患者解释目的、方法和注意事项	·确认患者,取得合作
安置导管	* 妥善安置各种导管,避免脱落、受压、扭曲或液体逆流	·保持各导管通畅
放置平车	* 移开床旁边桌、椅,松开盖被,在患者腰臀部铺布中单,将平车紧靠床边	·防止平车移动,保证患者安全
搬运患者	* 护士四人分别站在床的四周,甲站床头托住患者头、颈、肩部,乙站床尾托住患者的双腿,丙、丁两人分别站于病床及平车两侧,四人紧握中单四角,同时用力,将患者移至平车中央躺好,用盖被包裹患者	·站于患者头部的护士要观察患者病情变化,护士动作须协调一致
整理床铺、协助回床	* 将床单位铺成暂空床 * 协助回床时,搬运方法与离床时相同	·便于保持病室整洁、美观

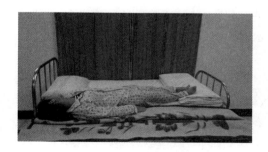

图 2-3 挪动法

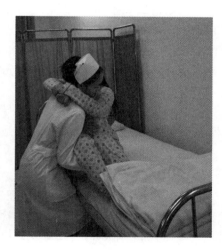

图 2-4 一人搬运法

【评价】

(1)患者无疲劳不适感。

(2)护士动作协调、轻稳,运送患者顺利、安全。

(3)护患沟通有效,能主动配合,彼此需要得到满足。

【注意事项】

1. 安置导管 搬运前后,妥善安置各种导管,避免脱落、受压、扭曲或液体逆流,保持各导管通畅。

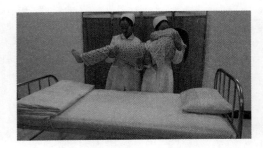
图2-5 两人搬运法

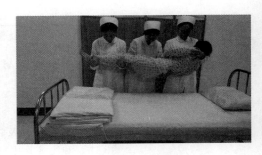
图2-6 三人搬运法

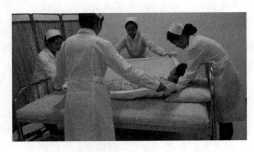
图2-7 四人搬运法

2. 省力协调 搬运时,尽量让患者身体靠近搬运者,使重力线通过支撑面,保持平衡且因缩短重力臂而省力,多人搬运动作应轻、稳,协调一致,确保患者安全。

3. 骨折固定 搬运骨折患者时,车上应垫木板,并固定好骨折部位。

4. 观察舒适 推车时,护士应站在患者头侧,便于观察病情;推平车上下坡时,患者头部应在高处一端,以免引起不适;如平车一端为大轮(固定轮),一端为小轮(万向轮),患者头部应卧于大轮端,可减少转动和颠簸带来的不适感。

5. 不可撞门 推车进、出门时,应先将门打开,不可用车撞门,避免震动患者和损坏建筑物。

【健康教育】

告知患者在搬运时尽量按护士指导的方法进行配合,以保证搬运过程的安全,在平车推动过程中,尽量保持舒适的体位,如有不适应及时示意护士。

知识链接

护理工作中人体力学的运用

人体力学是运用力学原理,研究维持和掌握平衡以及人体从一种姿势变成另一种姿势时,身体如何有效协调的一门科学。在护理工作中正确运用人体力学原理可帮助患者摆放正确的体位和姿势,避免肌肉紧张,使之舒适,促进其康复,同时还可帮助护士在操作中省力,减轻自身肌肉的紧张和疲劳,防止或减少职业损伤的发生,提高工作效率。在护理工作中人体力学的应用主要包括:①利用杠杆作用(平衡杠杆、省力杠杆、速度杠杆);②扩大支撑面;③降低重心;④减少身体重力线的偏移;⑤尽量使用大肌肉或多肌群,最小肌力做功。

三、担架运送法

由于担架位置低,使用前应先由两人将担架抬起,使之与床平齐,以便搬动患者。搬运目的、操作方法及注意事项同平车运送法。

知识链接

医用过床器

医用过床器是利用高科技材料之间的平滑滚动将患者平稳、安全地过床或移位的先进护理用具。广泛应用于手术台、病床、平车、CT台、X线检查台过床过程中,也可在康复或重症患者在被动移位、侧身、清洁等的护理中使用,避免在过床过程中发生意外或增加痛苦。它对全麻无知觉患者、危重手术后患者、骨伤及大手术后患者搬运更为方便。过床器使用方便、简单、节力、安全,极大地减轻了医护人员的劳动强度。

考点提示

搬运患者的方法及注意事项。

直通护考

一、选择题

(一) A1/A2 型题(以下每一道考题下面有 A、B、C、D、E 五个备选答案,请从中选择一个最佳答案)

1. 患者,女性,53岁,因哮喘急性发作急诊入院,护士在入院初步护理中不正确的措施是(　　)。

A. 护士简单自我介绍,消除陌生感　　B. 立即给患者氧气吸入

C. 安慰患者,减轻其焦虑感　　D. 详细介绍环境及规章制度

E. 通知医生,给予诊治

2. 经产妇,26岁,妊娠34周,阵发性腹痛,急诊检查宫口已开大4 cm,住院处护士首先应(　　)。

A. 办理入院手续　　B. 进行沐浴更衣　　C. 进行会阴清洗

D. 让产妇步行入病区　　E. 用平车送产房待产

3. 患者,女性,47岁,乳腺癌,入院后恐惧、焦虑、哭泣,应采取的护理措施是(　　)。

A. 满足患者提出的一切要求　　B. 通知医生

C. 让患者倾诉,给予安慰　　D. 允许多人陪伴

E. 遵医嘱给予镇静药

4. 患者,女性,77岁,70 kg,因冠心病不能下床活动,两名护士正确的搬运方法是(　　)。

A. 甲托背部,乙托臀部　　B. 甲托头部,乙托臀部

C. 甲托头、背部,乙托臀、腘窝部　　D. 甲托头、颈、肩、腰部,乙托臀、腘窝部

E. 甲托头、肩部,乙托臀、膝部

5. 患者,男性,40岁,急性胃穿孔入院,住院处护理人员应(　　)。

A. 填写登记表格　　B. 卫生处置　　C. 介绍医院规章制度

D. 立即护送患者入病区　　E. 了解患者有何护理问题

6. 患者,女性,46岁,急性心梗入院,住院处不合适的处置是(　　)。
   A. 不需要用的物品让家属带回　　　　　B. 平车护送患者入病区
   C. 与病区护士做好病情和物品的交接　　D. 进行卫生处置
   E. 患者钱物可由住院处按手续存放

7. 患者,男性,50岁,肺炎入院,病区护士在实施入院护理时,不正确的措施是(　　)。
   A. 将备用床改为暂空床　　　　　　　　B. 指导患者正确留取常规标本
   C. 介绍病区环境　　　　　　　　　　　D. 测量生命体征并记录
   E. 通知医生协助体检

8. 患者,男性,66岁,因突发心脏病急诊入院,意识清醒,给予吸氧,住院处护士用平车送入病房,平车运送中错误的是(　　)。
   A. 护送中注意保暖　　　　B. 注意观察病情　　　　C. 安置合适体位
   D. 暂停吸氧　　　　　　　E. 注意安全

9. 患者,女性,46岁,腰椎骨折入院,用平车送往放射科检查,运送方法正确的是(　　)。
   A. 轮椅运送　　　　　　　　　　　　　B. 一人搬运,平车上垫木板
   C. 三人搬运,平车上垫木板　　　　　　D. 四人搬运,平车上垫木板
   E. 两人搬运,平车上垫木板

10. 患儿,6岁,过敏性紫癜,现需用平车推至化验室进行化验,一人搬运时车与床的适当位置是(　　)。
    A. 车头与床尾相接　　　　B. 车头与床头平齐　　　　C. 车头与床尾呈锐角
    D. 车头与床尾呈钝角　　　E. 车头与床头呈钝角

11. 患者,男性,身高1.8 m,体重80 kg,单纯性痔切除术后,护送患者回病区的方法是(　　)。
    A. 轮椅运送　　　　　　　B. 扶助行走　　　　　　　C. 担架运送
    D. 平车三人搬运　　　　　E. 平车一人搬运

12. 患儿,1岁,单纯疝囊高位结扎术后,用平车运送回病区,在上、下坡时,正确的方法是(　　)。
    A. 上坡时头在后　　　　　B. 下坡时头在后　　　　　C. 上、下坡时头均在后
    D. 下坡时头在低处　　　　E. 上坡时头在低处

13. 患者,女性,56岁,踝关节骨折入院,在住院期间状态恢复良好,用轮椅推其进行户外活动时,不正确的方法是(　　)。
    A. 翻起脚踏板,制动车闸　　　B. 轮椅的椅背和床头平齐　　　C. 嘱患者尽量向后靠
    D. 护士站在轮椅后制动轮椅　　E. 注意保暖

(二) A3/A4型题

(14~15题共用题干)

患者,女性,16岁,因脑外伤急诊入院,烦躁不安、面色苍白、四肢厥冷,血压76/46 mmHg、脉搏110次/分。

14. 入院后首要的护理措施是(　　)。
    A. 热情接待,介绍医院环境和制度
    B. 询问病史,了解患者健康问题
    C. 安置休克卧位、测生命体征、输液,通知医生

D. 准备急救物品等待值班医生

E. 填写各种表格,完成入院护理评估单

15. 用平车运送患者至CT室检查,操作方法不正确的是(　　)。

A. 根据患者体重采用一人搬运法　　　B. 护士在患者头侧推车

C. 患者头部卧于平车大轮端　　　　　D. 输液不能中断

E. 注意保暖以免受凉

二、病例分析题

张先生,70岁,清晨起床时,家属发现其不能说话、右侧肢体也不能行动,即刻将其送往医院,经急诊医生检查,初步诊断为"脑血栓",随即为其开出住院证,从急诊收入神经内科病区。

问题:

(1) 患者办理住院手续时的程序是什么?

(2) 病区护士在接到住院处通知后,要先做哪些准备工作呢?

(3) 张先生到病区后,病区护士应怎样护理?

(4) 根据目前患者的情况,护士应从哪些方面对患者进行评估以确定其护理级别?

(5) 患者是用平车推送到病区的,护士采用几人搬运法将其移动到病床上更合适?

(吕月桂)

项目三　生命体征的评估及测量技术

学习目标

1. 掌握体温、脉搏、呼吸和血压的正常值及生理性变化。
2. 熟悉异常体温、脉搏、呼吸和血压的评估及护理。
3. 了解体温计的清洁、消毒和检查方法。
4. 能以正确的方法测量体温、脉搏、呼吸和血压。
5. 具有较强的护患沟通能力和严谨求实的工作态度,在操作过程中关心、尊重患者。

任务一　体温的评估及测量法

案例引导

患者,丁某,男性,45岁,发热一周,体温持续在39～40 ℃,门诊以发热待查于上午9:00收入院。查体:T 40.3 ℃,P 122次/分,R 28次/分,BP 135/90 mmHg。神志清楚,面色潮红,口唇干裂,体质消瘦,卧床不起,食欲差。上午9:20给予退热剂后,体温降至38.7 ℃,大量出汗,口干,下午2:30体温升至39.7 ℃。问题:

1. 患者发热呈何种热型?
2. 入院时的发热程度如何?
3. 针对该患者的情况可以采取哪些护理措施?

体温、脉搏、呼吸和血压是机体内在活动的一种客观反映,是衡量机体状况的可靠指标,临床称为生命体征。正常情况下,人的生命体征在一定范围内相对稳定且相互之间有一定的联系,而在病理情况下,其变化极其敏感。护理人员通过对患者生命体征的观察,可了解机体重要脏器的功能活动情况,了解疾病的发生、发展及转归,为预防、诊断、治疗、护理措施的制订提供依据。生命体征的观察与护理是临床护理工作重要内容之一,也是护士应掌握的基本技能。

体温一般是指人体内部（胸腔、腹腔和中枢神经）的温度，又称体核温度，温度较高且相对稳定；皮肤温度又称体表温度，因受外界环境温度的影响，各部位体表温度相差显著且低于体核温度。

一、正常体温及生理性变化

（一）体温的产生

人摄入食物后，食物中的糖、脂肪和蛋白质经胃肠道消化、吸收后，在体内通过生物氧化分解产生能量，其中50%左右转变为体热以维持体温，并不断以热能的形式散发于体外，其余的能量以化学能的形式储存于三磷酸腺苷（ATP）的高能磷酸键中供机体利用，最终仍转化为热能散发于体外。

（二）产热与散热过程

体温的相对恒定是人体产热过程与散热过程经常保持动态平衡的结果。

1. 产热过程　机体的产热过程是细胞的新陈代谢过程。人体以化学方式产热，产热的主要器官是内脏（肝脏）和骨骼肌。机体在安静状态下，热量主要来自内脏器官；而劳动或运动时，主要来自于骨骼肌。交感神经兴奋和肾上腺素、甲状腺素分泌增多都能促进细胞的分解代谢，使产热增加。

2. 散热过程　人体通过物理方式进行散热。人体最主要的散热器官是皮肤，呼吸、排尿、排便也可散发部分热量。人体的散热方式主要有四种：辐射、传导、对流和蒸发。

（1）辐射　辐射是人体以热射线的形式将体热传给外界较冷物体的一种散热方式，此种散热方式是低温环境和机体处于安静状态时主要的散热方式（约占60%），辐射散热的量和皮肤与环境温差及人体的有效辐射面积成正比关系。

（2）传导　传导是指人体将热量直接传给同它接触的温度较低物体的一种散热方式。其散热量的多少取决于与物体接触面积、温差大小和导热性能，如金属和水的热传导迅速，体热散发快；棉衣则散热缓慢，给人温暖的感觉。冰为良导热体，临床上对高热患者用冰袋、冰帽等降温措施，就是利用传导散热的原理。

（3）对流　对流是传导散热的一种特殊形式，是指通过气体或液体的流动来交换热量的一种散热方式。人体的对流散热，通常是由于空气流动将体热带走，因为人体周围总是有一层与皮肤接触的空气，当空气受热上升，其余冷空气来补充，造成空气流动，使体热发散至空间。对流散热受风速的影响很大，在体表温度与环境温度之间的温差不变的情况下，风速越大，散热越多。

只有在体表温度高于外界气温的前提下，辐射、传导、对流的散热方式才能进行，当外界气温等于或高于体表温度时，蒸发便成为体表散热的唯一方式。

（4）蒸发　蒸发是利用水分从体表汽发时吸收体热的一种散热方式，蒸发散热有不显汗和显汗两种。不显汗是指无论环境温度高低，从皮肤和呼吸道渗出的水分一直持续地被蒸发掉，这种水分蒸发称为不感蒸发，因与汗腺活动无关；显汗是指当环境温度超过30℃时，汗腺会分泌汗液，通过汗液蒸发而散发大量体热的方式，又称为可感蒸发或显性出汗。临床上对高热患者用乙醇擦浴，就是通过乙醇的蒸发而达到散热的目的。

（三）体温调节

人体温度相对恒定，体温调节包括自主性体温调节和行为性体温调节两种方式。

自主性体温调节是在下丘脑体温调节中枢控制下,随机体内外环境温度刺激,通过一系列生理反应调节机体的产热和散热,使产热和散热保持动态平衡;行为性体温调节是指机体通过一定的行为保持体温相对恒定,如人类在寒冷时拱肩缩背、踏步跺脚、生火取暖、增减衣服等均属于行为性体温调节。行为性体温调节是以自主性体温调节为基础的,是对自主性体温调节的补充。通常意义上的体温调节是指自主性体温调节。

1. 温度感受器　温度感受器可分为外周温度感受器和中枢温度感受器。外周温度感受器为存在于皮肤、黏膜和内脏中的游离神经末梢,包括热感受器和冷感受器;中枢温度感受器为存在于脊髓、延髓、脑干网状结构及下丘脑的神经元,包括热敏神经元和冷敏神经元。两者都能感受冷、热温度的变化,并将所接收到的冷、热信息传向体温调节中枢。

2. 体温调节中枢　体温调节中枢位于下丘脑。其作用是通过调节皮肤、血管的收缩活动和汗腺的分泌活动来调节体温,通过调节骨骼肌活动来控制产热和散热,通过对甲状腺和肾上腺髓质激素的分泌活动来调节机体的代谢率;通过上述复杂的调节过程,使机体在外界环境温度改变时能维持体温的相对恒定。

3. 体温调定点学说　体温调节的调定点学说认为:体温的调节类似恒温调节器,下丘脑的体温调节中枢为神经元的活动设定了一个调定点(如37 ℃),若体温偏离调定点的数值,则由反馈系统(温度感受器)将偏离信息输送到控制系统(下丘脑体温调节中枢),经过对受控系统(产热器官和散热器官)的调整来维持体温的恒定。

(四) 正常体温及生理变化

1. 正常体温　正常体温是一个温度范围,而不是一个具体的温度点。临床上通常以测量口腔、腋下和直肠的温度为标准(表3-1)。其中直肠温度最接近于人体深部温度,但在日常工作中,以测量口腔、腋下温度更为常见、方便。体温以摄氏温度(℃)和华氏温度(℉)来表示,℃与℉的换算公式如下:

$$1℃=(1℉-32)×5/9; \quad 1℉=1℃×9/5+32。$$

表3-1　成人体温正常范围及平均温度

部位	正常范围/℃	平均温度/℃
口腔(口温)	36.3～37.2	37.0
腋下(腋温)	36.0～37.0	36.5
直肠(肛温)	36.5～37.7	37.5

2. 生理性变化　体温并不是固定不变的,而是受许多生理因素的影响在一定范围内波动,波动范围一般为0.5～1.0 ℃,影响体温的生理因素如下。

(1) 昼夜差异　正常人的体温在24 h内呈周期性变化,清晨2～6时最低,下午2～8时最高。这种昼夜的节律波动可能与人体活动、代谢的相应周期性变化有关。如长时间从事夜间工作的人员可出现夜间体温上升、日间体温下降的现象。

(2) 年龄差异　不同的年龄由于基础代谢水平不同,体温也有所差异。一般儿童体温略高于成人,老年人体温偏低。新生儿尤其是早产儿由于体温调节中枢尚未发育完善,调节功能差,体温容易受环境温度的影响而变动,因此需要特别的照顾,避免环境温度过热或过冷。

(3) 性别差异　一般女性基础体温略高于同龄男性,约高0.3 ℃。成年女子的基础体温随月经周期发生规律性变化,在排卵前体温较低、排卵日最低、排卵后体温升高,这与体内孕激素水平周期性变化有关。

(4) 环境温度　一般夏季体温比冬季略高,这与机体的散热有关。另外,气流和个体暴露的范围大小亦可影响体温。

(5) 肌肉活动　活动可使骨骼肌紧张并强烈收缩,产热增加、体温升高,因此临床上测量体温应在患者安静状态下测量。

(6) 药物影响　麻醉药可抑制体温调节中枢而降低体温,所以麻醉手术时或术后一段时间,应观察患者的体温。

此外,情绪激动、精神紧张、进食等都会对体温产生影响。

二、异常体温的评估及护理

(一) 体温过高

体温过高又称为发热,发热是指机体在致热原作用下,体温调节中枢的调定点上移而导致体温升高超过正常范围。

发热是临床常见的症状,可分为感染性发热和非感染性发热两类。感染性发热较多见,主要是各种病原体如细菌、病毒、立克次氏体、真菌、螺旋体、支原体、寄生虫等感染引起的发热;非感染性发热包括体温调节中枢功能障碍引起的中枢性发热(中暑、脑出血、脑震荡、颅骨骨折等引起的发热)、变态反应性发热(风湿热、药物热、输液反应等引起的发热)、坏死组织被吸收后引起的吸收热和内分泌疾病引起的发热(甲亢)等。

1. 发热的程度判断　以口腔温度为例,发热可划分为低热(37.3～38.0 ℃)、中等热(38.1～39.0 ℃)、高热(39.1～41.0 ℃)、超高热(41 ℃以上)四种。

2. 发热的过程及症状　发热的过程一般分为三个阶段。

(1) 体温上升期　特点是产热大于散热。患者主要表现为皮肤苍白、干燥无汗、畏寒、疲乏不适,有时伴有寒战。体温上升方式有骤升和渐升两种。骤升是体温突然升高,在数小时内升至高峰,常伴有寒战,如肺炎球菌肺炎、疟疾等;渐升是指体温在数小时内逐渐上升,数日内达高峰,如伤寒等。

(2) 高热持续期　特点是产热和散热在较高水平上趋于平衡。患者主要表现为颜面潮红、皮肤灼热、口唇及皮肤干燥,呼吸加深加快,心率增快,头痛、头晕甚至惊厥、谵妄,食欲不振、恶心、呕吐、腹胀、全身不适、软弱无力等。发热持续数小时、数天、甚至数周,可因疾病及治疗效果而异。

(3) 体温下降期　特点是散热大于产热,体温恢复至正常水平。患者主要表现为大量出汗、皮肤潮湿。退热方式有骤退和渐退两种。骤退是指体温急剧下降,由于大量出汗而丧失大量液体,对于年老体弱和心血管疾病患者易出现血压下降、脉搏细速、四肢厥冷等虚脱或休克现象,护理中应严密观察,并配合医生给予及时处理;渐退是指体温逐渐下降,是较理想的降温方式。

3. 热型　将不同时间内测得的体温数值绘制在体温单上,就构成了体温曲线,各种体温曲线的形态称为热型。某些发热性疾病具有特殊的热型,通过观察可协助诊断。常见热型见图 3-1。

(1) 稽留热　体温持续在 39.0～40.0 ℃,达数日或数周,24 h 波动范围不超过 1 ℃。见于肺炎球菌肺炎、伤寒等患者。

(2) 弛张热　体温在 39 ℃以上,但波动范围大,24 h 体温差达 1 ℃以上,体温最低时仍高

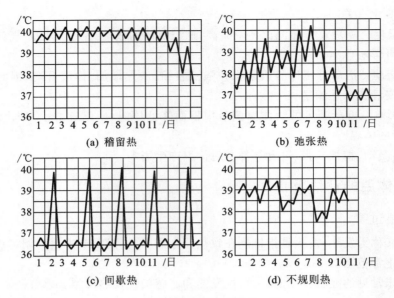

图 3-1 常见热型

于正常水平。常见于败血症、严重化脓性感染等患者。

(3) 间歇热　体温骤然升高至 39 ℃ 以上，持续数小时或更长时间，然后下降至正常或正常以下，间歇数小时、1 日、2 日不等，又反复发作，即高热与正常体温交替有规律地反复出现。常见于疟疾等患者。

(4) 不规则热　发热无一定规律，且持续时间不定。常见于流行性感冒、癌性发热、风湿热等患者。

4. 体温过高患者的护理

(1) 密切观察病情　定时测量体温，一般每日测量 4 次，高热患者应每 4 h 测量体温 1 次，待体温恢复正常 3 日后，改为每日 2 次。注意观察发热的热型、程度、临床经过、伴随症状及治疗效果等，同时密切观察患者的面色、脉搏、呼吸、血压等，如有异常及时与医生联系。

(2) 降温　可选用物理降温或药物降温方法。物理降温有局部和全身冷疗两种。如体温超过 39 ℃，可用冷毛巾、冰袋、化学制冷袋局部冷疗；体温超过 39.5 ℃ 可给予温水擦浴、乙醇擦浴全身冷疗，具体方法见冷热疗法。根据医嘱给予药物降温，使用时应注意药物的剂量，尤其对年老体弱及心血管疾病患者应防止出现虚脱或休克现象的发生。物理降温和药物降温 30 min 后复测体温 1 次，并做好记录和交班。患者出现寒战时要注意保暖。

(3) 补充营养和水分　高热患者消化吸收能力降低，而机体分解代谢增加、消耗量大，应及时给予高热量、高蛋白、高维生素、易消化的流质或半流质食物。注意食物的色、香、味，鼓励患者少食多餐以提高机体的抵抗力；鼓励患者多饮水，必要时协助饮水。不能进食者，按医嘱给予静脉输液或鼻饲以补充消耗的大量水分，并促进毒素和代谢产物的排出。

(4) 休息　休息可减少能量消耗，有利于机体的康复。低热患者应减少活动、适当休息，高热患者应卧床休息。应为患者提供室温适宜、环境安静、空气流通等合适的休养环境。

(5) 预防并发症　①口腔护理：发热患者由于机体抵抗力下降且唾液分泌减少、口腔黏膜干燥，易引起口腔溃疡、炎症及口臭等并发症的发生，护士应在清晨、餐后、睡前协助患者漱口，保持口腔清洁，使患者舒适，预防口腔并发症的发生；②皮肤护理：及时为高热患者擦干汗液，更换衣服和床单,保持皮肤的清洁、干燥,防止着凉和压疮等并发症的发生;③安全护理:高热患者出现谵妄、躁动不安时,应防止舌咬伤及坠床,必要时加床档或用约束带固定患者。

(6)加强心理护理　观察发热各阶段患者的心理状态,对体温的变化及伴随的症状予以耐心解释,尽量满足患者的需要,给予精神安慰,以缓解其焦虑、紧张的情绪。

(7)健康教育　教会患者及家属正确测量体温和简易物理降温的方法,告知患者及家属休息、营养、水分、清洁的重要性。

(二)体温过低

体温在35 ℃以下称为体温过低,亦称体温不升。常见于:①长时间暴露在低温环境中,机体由于散热过多过快而产热不能相应增加;②新生儿尤其是早产儿体温调节中枢发育不完善,产热不足,加上体表面积相对较大,散热较多而导致体温不升;③极度衰竭、重度营养不良患者,机体产热减少而致体温过低;④颅脑外伤、脊髓受损、麻醉镇静剂药物中毒等导致的体温调节中枢功能受损而导致体温不升。体温过低是一种危险的信号,常常提示疾病的严重程度和不良预后。

1. 临床分期(以口腔温度为标准)　体温过低可分为四种。①轻度:32~35 ℃。②中度:30~32 ℃。③重度:<30 ℃,可有瞳孔散大,对光反射消失。④致死温度:23~25 ℃。

2. 临床表现　皮肤苍白、四肢冰冷、口唇耳垂呈紫色、轻度颤抖、心跳呼吸减慢、血压降低、脉搏细弱、尿量减少、感觉和反应迟钝,甚至昏迷。

3. 体温过低患者的护理

(1)密切观察病情　持续监测患者体温的变化,至少每小时测量1次,直至体温恢复正常并稳定,同时注意患者呼吸、脉搏、血压的变化。

(2)保暖措施　提供合适的环境温度,以24 ℃左右为宜,新生儿可置温箱中;可给予毛毯、棉被、热水袋、电热毯等防止机体散热;给予温热饮料提高机体温度。

(3)病因治疗　积极进行病因治疗,去除引起体温过低的原因。

(4)心理护理　多与患者接触,及时发现其情绪变化,做好心理护理,同时加强健康教育。

(5)随时做好抢救准备。

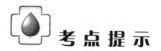

体温的正常范围、热型以及高热患者的临床表现、护理措施。

三、体温的测量

(一)体温计的种类及构造

1. 水银体温计　水银体温计(图3-2)又称玻璃汞柱体温计,是临床上最常用的体温计,分口表、肛表、腋表三种。它是一根有刻度的真空毛细玻璃管,口表和肛表的玻璃管呈三棱柱状,腋表的玻璃管呈扁平状。玻璃管末端为贮汞槽,当贮汞槽受热后,汞膨胀沿毛细管上升,其上升高度与受热程度成正比,毛细管与贮汞槽之间有一凹陷处使汞柱受冷时不致下降,以便检测温度。口表和腋表的贮汞槽较细长,而肛表的贮汞槽较粗短,可防止损伤直肠黏膜。

体温计有摄氏体温计和华氏体温计两种。摄氏体温计的刻度是35.0~42.0 ℃,每1 ℃之间分成10小格,每小格为0.1 ℃,在0.5 ℃和1 ℃的刻度处用较粗长的线标记,在37 ℃刻度处以红线标记以示醒目;华氏体温计的刻度是 94～108 ℉,每 2 ℉之间分成 10 小格,每小格为 0.2 ℉。

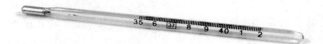

图 3-2 水银体温计

2. 电子体温计 采用电子感温探头来测量体温,温度值可直接由数字显示器显示,具有使用方便、测量准确、灵敏度高等特点。测温时,开启电源键,体温计自动校准,显示屏上出现"L℃"符号,将探头置于测温部位(可酌情选择口腔、腋下和直肠部位)。当蜂鸣器发出蜂鸣音后,再持续 3 s 即可读取所显示的体温值。电子体温计(图 3-3)有集体用电子体温计和个人用电子体温计两种。集体用电子体温计可将探头放入外套内,外套使用后丢弃,能防止交叉感染;个人用电子体温计,其形状如钢笔,使用方便、易于携带。

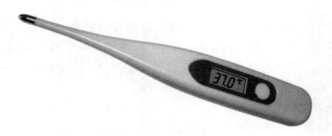

图 3-3 电子体温计

3. 可弃式体温计 一次性使用体温计,用后弃去。体温计内有若干对热敏感的化学指示点薄片,在 45 s 内能随机体的温度而变色,当颜色由白色变成蓝色或墨绿色时,即为所测得的体温值(图 3-4)。

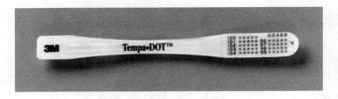

图 3-4 可弃式体温计

(二)体温计的消毒与检查

1. 体温计的消毒 为防止患者之间发生交叉感染,用过的体温计应进行消毒处理。体温计的消毒可选用 70%乙醇、0.1%过氧乙酸、含氯消毒剂或其他消毒溶液。采用有盖的容器盛装消毒溶液浸泡体温计。消毒溶液每日更换一次,容器、离心机等每周消毒一次。

体温计使用后浸泡于消毒溶液内,30 min 后取出,用离心机甩下汞柱(35 ℃以下),然后放入另一消毒溶液容器内 30 min 后取出,用冷开水冲洗,再用消毒纱布擦干,存放在清洁盒内备用。

2. 体温计的检查 在使用新体温计前或定期消毒体温计后,应经常对体温计进行检查以保证其准确性。

方法:将全部体温计的汞柱甩到35 ℃以下,于同一时间放入已测好的40 ℃以下(37～40 ℃)的水中,3 min 后取出检视;若体温计相差0.2 ℃或以上、汞柱自动下降、玻璃管有裂缝,则取出不用,将合格的体温计用纱布擦干,放入清洁容器中备用。

四、体温测量法

【目的】
(1) 判断体温有无异常。
(2) 监测体温的动态变化、热型和临床症状。
(3) 了解疾病的发生、发展规律,为疾病的诊断、治疗、护理提供依据。

【评估】
(1) 评估患者的一般情况,如年龄、性别、文化程度、意识状态、治疗情况等,便于选择适宜的测量方法。
(2) 30 min 内患者有无进食、活动、坐浴、冷热敷、情绪波动等影响体温的生理因素存在。
(3) 患者的心理状态、合作程度。

【计划】
1. 护士准备 着装整洁,举止大方,剪指甲、洗手、戴口罩。
2. 患者准备 了解目的、相关知识,并能主动配合。测量前如有运动、进食、冷热敷、坐浴、灌肠等情况应休息30 min 后再测量。
3. 用物准备 治疗盘内备一清洁干容器(内盛已消毒的体温计)、另备一盛有消毒溶液的容器(用于存放测温后污染的体温计)、消毒液纱布、干纱布、弯盘、记录本、笔、有秒针的表;若测肛温,另备润滑剂(20%肥皂水、凡士林或液体石蜡)、棉签、卫生纸。
4. 环境准备 整洁、安静、光线充足。

【实施】 体温测量法的操作步骤见表3-2。

表3-2 体温测量法

程序	操作步骤	要点说明
核对、解释	*核对患者床号、姓名、住院号,评估并做好解释	• 确认患者 • 如有影响测量体温的因素,应休息30 min 后再测量
检查	*洗手、戴口罩,检查体温计	• 体温计汞柱应甩到35 ℃以下
再次核对	*携用物至床旁,再次核对	
测量体温	*根据病情选择合适的测温方法	
◆口温		• 精神异常、昏迷、口腔疾病、口鼻手术、张口呼吸者和婴幼儿禁用

续表

程序	操作步骤	要点说明
	* 将体温计汞端斜放在舌下热窝(图3-5)	• 舌下热窝在舌系带两侧,靠近舌动脉,是口腔内温度最高的部位
	* 嘱患者紧闭双唇,用鼻呼吸,勿用牙咬体温计	• 如患者不慎咬破体温计,应立即清除玻璃碎屑,以免损伤唇、舌、口腔、食管、胃肠道黏膜。然后口服蛋清液或牛奶以延缓汞的吸收。病情允许者可服用膳食纤维食物,促进汞的排出
	* 测量时间 3 min	• 以获取准确的数据
◆腋温		• 适用于不宜口腔测温者,腋下有炎症、手术、肩关节受损或极度消瘦者不宜采用
	* 用干纱布擦干腋下汗液,将体温计汞端放于腋窝深处紧贴皮肤	• 腋下有汗液可影响所测体温的准确性
	* 指导患者屈臂过胸,夹紧体温计(图3-6)	• 小儿及不能合作者应由护士协助完成
	* 测量时间 10 min	• 因靠近体表,需较长时间才能使局部温度接近于体内温度
◆肛温		• 适用于婴幼儿和昏迷、精神异常者,腹泻、直肠或肛门手术、心肌梗死患者禁用
	* 协助患者取侧卧、俯卧或屈膝仰卧位,露出臀部	• 便于测量
		• 婴幼儿可取仰卧位,操作者以一手握住其两踝并提起,暴露肛门
	* 用润滑剂润滑肛表汞端,将体温计轻轻插入肛门3~4 cm并固定(图3-7)	• 用20%肥皂水或凡士林润滑,便于插入并避免损伤肛门、直肠黏膜
		• 小儿、躁动者专人守护,防止意外
	* 测量时间 3 min	• 卫生纸擦净肛门
消毒用物	* 取出体温计用消毒液纱布擦拭	

续表

程序	操作步骤	要点说明
准确记录	*读数,告知患者体温值并记录	• 记录在记录本上
安置患者	*协助患者穿衣,安置舒适卧位,整理床单位	• 使患者舒适
绘制曲线	*洗手,摘口罩,转记到体温单上	

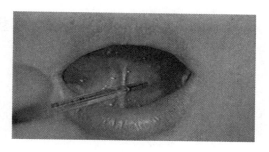

图 3-5 舌下热窝

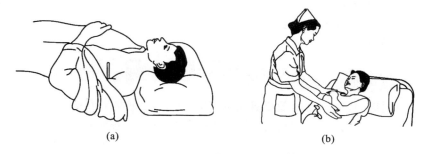

图 3-6 腋温测量法

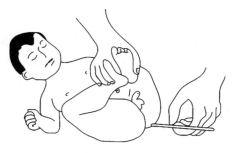

图 3-7 肛温测量法

【评价】

(1) 护士操作方法正确,测量结果准确。

(2) 测量过程中患者安全、舒适,无意外发生。

(3) 护患沟通有效,患者能理解测量体温的目的,并主动配合测量。

【注意事项】

(1) 甩体温计用腕部力量,不能触及他物,以防撞碎。

(2) 不可把体温计放于热水中清洗或沸水中煮,以防爆裂。

(3) 发现体温和病情不相符时,应在病床旁检测,必要时做对照测量。

(4) 做好体温计的清洁、消毒工作,防止发生交叉感染。

【健康教育】 指导患者和家属学会正确测量体温、检视体温读数的方法及体温异常时的护理,增强其自我护理能力。

任务二　脉搏的评估及测量法

案例引导

患者,丁某,女,65岁,临床诊断:心房纤维颤动。问题:
1. 患者可能出现何种异常脉搏?
2. 此脉搏的特点是什么?
3. 如何正确测量?

在一个心动周期中,动脉血压随心脏的舒张、收缩活动而发生周期性变化,这种周期性血压变化所引起的动脉血管的扩张与弹性回缩称为动脉脉搏,简称脉搏。

一、正常脉搏及生理性变化

(一) 脉搏的形成

当心脏收缩时,左心室将血液射入主动脉,主动脉内压力急剧上升,动脉管壁随之向外扩张;当心脏舒张时,动脉管壁弹性回缩。这种动脉管壁随着心脏的舒张、收缩而出现周期性的起伏搏动形成动脉脉搏,这种搏动在浅表的动脉可触摸到,称为脉搏。

(二) 正常脉搏及生理变动

1. 脉率　脉率是每分钟脉搏搏动的次数。正常成人在安静状态下,脉率为60~100次/分。脉率可随多种因素而发生一定的波动。

(1) 年龄　年龄越小,脉搏越快,一般幼儿比成人快,随年龄的增长而逐渐减慢,到高龄时又轻度增加。表3-3为各年龄组的平均脉率。

表3-3　各年龄组的平均脉率

年龄组	平均脉率/(次/分)	年龄组	平均脉率/(次/分)
1~11个月	120	14岁	80
1~2岁	116	20~40岁	70
4~6岁	100	40~80岁	75
8~10岁	90		

(2) **性别** 同年龄的女性脉率较男性稍快,通常每分钟相差7~8次。

(3) **活动和情绪** 运动、情绪激动可使脉率增快;休息、睡眠时脉率减慢。

(4) **药物和饮食** 使用兴奋剂、饮用浓茶或咖啡可使脉率增快;使用镇静剂、洋地黄类药物、禁食可使脉率减慢。

正常情况下,脉率和心率是一致的,脉率是心率的指示,当脉搏微弱难以测定时,应测心率。

2. 脉律 脉律是脉搏的节律,它反映了左心室的收缩情况。正常脉搏搏动均匀规则、间隔时间相等。但在正常小儿、青年人和部分成年人中,可出现吸气时脉搏增快、呼气时脉搏减慢,这称为窦性心律不齐,一般无临床意义。

3. 脉搏的强弱 脉搏的强弱取决于动脉充盈度和周围血管的阻力。正常情况下脉搏每次搏动的强弱程度相同。

4. 动脉壁的情况 正常人动脉壁光滑、柔软,并具有一定弹性。

二、异常脉搏的评估及护理

(一)脉率异常

1. 速脉 速脉指成人在安静状态下脉率超过100次/分,又称为心动过速。常见于发热、甲状腺功能亢进症、大出血、疼痛、心力衰竭、休克等患者。正常人可有窦性心动过速,为一过性的生理现象。

2. 缓脉 缓脉指成人在安静状态下脉率低于60次/分,又称为心动过缓。常见于颅内压增高、房室传导阻滞、甲状腺功能减退症等患者。正常人可有生理性窦性心动过缓,多见于运动员。

(二)脉律异常

脉搏的搏动不规则、间隔时间时长时短,称为脉律异常。

1. 间歇脉 在一系列正常规则的脉搏中,出现一次提前而较弱的脉搏,其后有一较正常延长的间歇(代偿间歇),称为间歇脉,亦称为过早搏动。常见于各种器质性心脏病、洋地黄中毒等患者。正常人在过度疲劳、精神紧张、体位改变时也偶尔会出现间歇脉。如每隔一个或两个正常搏动后出现一次过早搏动,则前者称为二联律,后者称为三联律。发生机制主要是由于心脏异位起搏点过早地发生冲动而引起的。

2. 脉搏短绌 脉搏短绌是指在同一单位时间内脉率少于心率,亦称细脉。其特点是心律完全不规则、心率快慢不一、心音强弱不等、脉搏细弱、极不规则。常见于心房纤维颤动的患者。发生机制是由于心肌收缩力强弱不等,有些心输出量少的搏动可产生心音,但不能引起周围血管的搏动,导致脉率少于心率。

(三)脉搏的强弱异常

1. 洪脉 当心输出量增加,动脉充盈度和脉压较大、外周阻力较低时,脉搏强大有力,称洪脉。见于高热、甲状腺功能亢进症、主动脉瓣关闭不全等患者。

2. 丝脉 当心输出量减少,动脉充盈度降低、脉压小和外周阻力增高时,脉搏细弱无力,扪之如细丝,称丝脉或细脉。见于大出血、休克、主动脉瓣狭窄、全身衰竭的患者。

3. 水冲脉 脉搏骤起骤落,犹如潮水涨落,称为水冲脉。主要见于主动脉瓣关闭不全、甲状腺功能亢进症、先天性动脉导管未闭和严重贫血等患者。主要由于收缩压偏高、舒张压偏低使脉压增大所致。检查方法是将患者前臂抬高过头,检查者用手紧握患者手腕掌面,可明显感知水冲脉。

4. 交替脉 交替脉是指节律正常而强弱交替出现的脉搏。交替脉为左室衰竭的重要体征之一,由左室收缩力强弱交替所引起。常见于高血压性心脏病、急性心肌梗死和主动脉瓣关闭不全等患者。

5. 奇脉 吸气时脉搏明显减弱或消失的现象称奇脉。常见于心包积液、缩窄性心包炎,是心包填塞的重要症状之一。正常人吸气时由于胸腔负压增大,回心血量增多,肺循环流量也增多,因而左心搏出量无明显影响,脉搏强弱也无明显变化。当有心脏压缩或心包缩窄时,吸气时由于右心舒张受限,回心血量减少继而影响右心输出量,致使肺静脉回流到左心房的血量减少,因而左心室输出量减少,导致脉搏减弱,甚至不能扪及。

(四)动脉壁的异常

动脉硬化时,动脉管壁变硬,失去弹性,严重时可有动脉迂曲甚至有结节,诊脉时有紧张条索感,如按在琴弦上。

(五)脉搏异常的护理

1. 密切观察病情 观察患者脉搏的频率、节律、强弱及动脉管壁的情况,观察用药的疗效及不良反应。

2. 准备急救物品 备齐抗心律失常的药物、心电监护仪、除颤器等。

3. 休息 指导患者适量活动,必要时卧床休息,以减少心肌耗氧量。

4. 心理护理 进行有针对性的心理护理以缓解患者的紧张、恐惧情绪。

5. 健康教育 指导患者保持情绪稳定,戒除烟酒,清淡饮食,定时排便,学会自我监测脉搏和观察药物的不良反应。

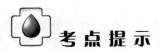

脉搏的正常值及异常脉搏的观察与护理。

三、脉搏的测量

(一)脉搏测量部位

凡表浅、靠近骨骼的大、中动脉均可作为测量脉搏的部位。常用部位见图3-8,临床上最常用的诊脉部位是桡动脉。

(二)脉搏测量的方法(以桡动脉为例)

【目的】

(1)判断脉搏有无异常。

(2)通过观察脉搏变化,可间接了解心脏状况。

(3)协助诊断,为疾病的治疗、护理、康复提供依据。

【评估】

(1)患者的一般情况、年龄、病情、治疗及测量脉搏部位的皮肤完整性和肢体活动度。

(2)有无影响脉搏测量的因素存在,如剧烈活动、情绪激动等。

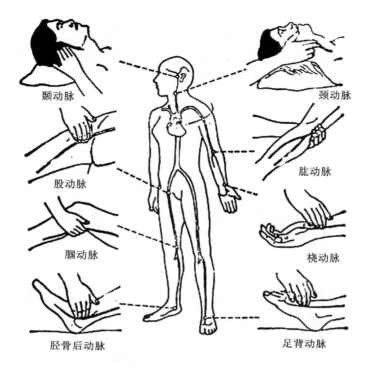

图 3-8　常用测量脉搏的部位

（3）患者的心理状况及合作程度。

【计划】

1. 护士准备　着装整洁,举止大方,剪指甲、洗手、戴口罩。

2. 患者准备　了解目的、相关知识,并能主动配合。测量前如有剧烈活动、哭闹、紧张等情况应休息 30 min 后再测量。

3. 用物准备　治疗盘内备有秒针的表、记录本、笔,必要时备听诊器。

4. 环境准备　整洁、安静、光线充足。

【实施】　脉搏测量法的操作步骤见表 3-4。

表 3-4　脉搏测量法

程序	操作步骤	要点说明
核对、解释	*核对患者床号、姓名、住院号,评估并做好解释	• 确认患者 • 如有影响测量脉搏的因素,应休息 30 min 后再测量
准备	*洗手、戴口罩	
再次核对	*携用物至床旁,再次核对	
安放手臂	*协助患者取坐位或卧位,手臂自然放于舒适位置,手腕伸展	• 患者体位舒适,便于护士测量

续表

程序	操作步骤	要点说明
测量脉搏	* 护士以示指、中指、环指的指端按压在桡动脉上,压力以能清楚地触及脉搏搏动为宜	• 不可用拇指诊脉,因拇指小动脉的搏动较强易与患者的脉搏相混淆 • 压力太大会阻断脉搏,压力太小会感觉不到脉搏
准确记录	* 计数:正常脉搏测 30 s,乘以 2	• 异常脉搏、危重患者应测 1 min
	* 如发现患者有细脉,应由两名护士同时测量,一人听心率,另一人测脉率,由听心率者发出"起""停"口令,计数 1 min(图 3-9)	• 细脉记录方法:心率/脉率/min
	* 告知患者脉搏值并记录	• 记录在记录本上
安置患者	* 安置舒适卧位,整理床单位	• 使患者舒适
绘制曲线	* 洗手、摘口罩,转记到体温单上	

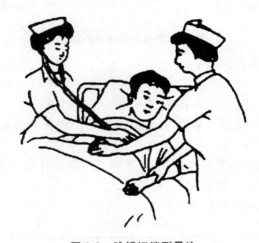

图 3-9 脉搏短绌测量法

【评价】

（1）护士操作方法正确,测量结果准确。

（2）患者能理解测量的目的,并积极配合。

（3）患者有安全感、舒适感。

【注意事项】

（1）为偏瘫患者测脉搏时,应选择健侧肢体。

（2）如脉搏细弱而触摸不清时,可用听诊器测心率 1 min。

（3）测脉率的同时,应注意脉搏强弱、节律、动脉壁弹性等,以便及时发现异常。

【健康教育】 指导患者及家属能正确判断异常脉搏,学会自我护理。

任务三　呼吸的评估及测量法

案例引导

患者,男,46岁,入院诊断为脑膜炎。入院后,患者口唇发绀,呼吸呈周期性变化,呼吸由浅慢逐渐变为深快,然后由深快转为浅慢,经过一段时间的呼吸暂停后,又开始上述变化,其形态如潮水起伏。问题:

1. 请判断该患者属于哪种呼吸?
2. 为什么会出现这种呼吸?

人体在新陈代谢过程中,需要不断地从外界摄取氧气,并排出二氧化碳,这种机体与外界环境之间的气体交换过程,称为呼吸。整个呼吸过程可分为4个既相互衔接又同步进行的阶段:①肺通气,是指肺与外界环境之间的气体交换过程;②肺换气,是指肺泡与肺毛细血管之间的气体交换,肺通气和肺换气合称为外呼吸;③气体在血液中的运输,通过血液可将氧由肺运送到组织细胞,同时二氧化碳由组织细胞运送到肺;④组织换气,也称内呼吸,指血液与组织细胞之间的气体交换,交换的结果是血液中的氧气供给组织细胞,组织细胞产生的二氧化碳向血液扩散,动脉血变成静脉血。

一、正常呼吸及生理性变化

(一) 呼吸调节

1. 呼吸中枢　呼吸中枢是指中枢神经系统内与呼吸运动的产生和调节有关的神经细胞群。它们分布于大脑皮层、间脑、脑桥、延髓和脊髓等部位。正常呼吸有赖于各级中枢的相互制约和协调,延髓和脑桥是产生基本正常呼吸节律性的部位,大脑皮层可随意控制呼吸运动。

2. 呼吸的反射性调节

(1) 肺牵张反射　由肺的扩张和缩小所引起的反射性呼吸变化,称为肺牵张反射,又称黑-伯氏反射。其生理意义是阻止吸气过深、过长,促使吸气转为呼气。

(2) 呼吸肌本体感受性反射　呼吸肌本体感受器传入冲动所引起的反射性呼吸变化,称为呼吸肌本体感受性反射。其生理意义是随着呼吸肌负荷的增加,呼吸运动也相应地增强,这在克服气道阻力上起重要作用。

(3) 防御性呼吸反射　呼吸道黏膜受刺激时,引起的一些对人体有保护作用的呼吸反射,称为防御性呼吸反射。它包括咳嗽反射和喷嚏反射,正常的咳嗽反射对呼吸道有清洁作用,喷嚏反射可以清除鼻腔中的异物,是对机体有保护作用的呼吸反射。

3. 化学性调节 动脉血氧分压(PaO_2)、二氧化碳分压($PaCO_2$)和氢离子(H^+)浓度的改变对呼吸运动的影响,称为化学性调节。当血液中 $PaCO_2$ 升高、H^+ 升高、PaO_2 降低时,都有兴奋呼吸的作用,尤以 $PaCO_2$ 的兴奋作用显著。

(二)正常呼吸与生理性变化

1. 正常呼吸 正常成人安静状态下呼吸频率为 16~20 次/分,节律规则、均匀无声且不费力(图 3-10)。呼吸与脉搏的比例为 1∶4,通常女性以胸式呼吸为主,男性及儿童以腹式呼吸为主。

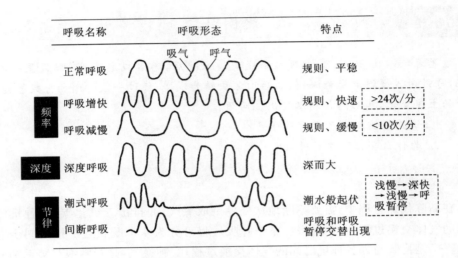

图 3-10 正常呼吸和异常呼吸频率

2. 生理性变化 呼吸会受许多生理性因素的影响而在一定范围内波动。

(1)年龄 年龄越小,呼吸频率越快,如新生儿呼吸约为 44 次/分。

(2)性别 同年龄的女性呼吸频率比男性稍快。

(3)活动 剧烈活动可使呼吸加深加快,休息和睡眠时减慢。

(4)情绪 强烈的情绪变化,如恐惧、紧张、害怕、愤怒等可刺激呼吸中枢,导致呼吸加快或屏气。

(5)其他 环境温度升高或海拔增加,均可使呼吸加深、加快。

二、异常呼吸的评估及护理

(一)异常呼吸的评估

1. 频率异常

(1)呼吸增快 成人呼吸超过 24 次/分,称为呼吸增快。见于发热、疼痛、贫血、甲状腺功能亢进症等患者。一般体温升高 1℃,呼吸大约可增加 4 次/分。

(2)呼吸减慢 成人呼吸低于 10 次/分,称为呼吸减慢。见于颅内压增高、麻醉剂和巴比妥类药物中毒等患者。

2. 节律异常

(1)潮式呼吸 潮式呼吸又称陈-施呼吸,是一种呼吸由浅慢逐渐变为深快,然后再由深快转为浅慢,随之出现一段呼吸暂停后,又开始重复上述变化的周期性呼吸。潮式呼吸的周期可长达 30 s～2 min,暂停期可持续 5～30 s。发生机制是由于呼吸中枢的兴奋性降低,只有缺氧严重、二氧化碳潴留至一定程度时,才能刺激呼吸中枢使呼吸恢复和加强;当积聚的二氧化碳呼出后,呼吸中枢又失去有效的兴奋性,使呼吸再次减弱进而暂停。这种呼吸节律的变化多见于中枢神经系统疾病,如脑炎、脑膜炎、颅内压增高、巴比妥类药物中毒等。

（2）**间断呼吸** 间断呼吸又称毕奥呼吸,是呼吸和呼吸暂停交替出现。表现为有规律的呼吸几次后,突然停止一段时间,又开始呼吸,如此周而复始。发生机制同潮式呼吸,只是更为严重,预后更不良,常在临终前发生。

3. 深度异常

（1）**深度呼吸** 深度呼吸又称库斯莫呼吸,是一种深而规则的大呼吸。见于糖尿病酮症酸中毒和尿毒症酸中毒等。

（2）**浅快呼吸** 浅快呼吸是一种浅表而不规则的呼吸,有时呈叹息样。见于呼吸肌麻痹、某些肺与胸膜疾病,如肺炎、胸膜炎、肋骨骨折等,也可见于濒死的患者。

4. 音响异常

（1）**蝉鸣样呼吸** 表现为吸气时有一种高音调似蝉鸣样的音响,多因声带附近阻塞使空气吸入发生困难所致,见于喉头水肿、痉挛、喉头异物等患者。

（2）**鼾声呼吸** 表现为呼气时发出粗糙的鼾声,由于气管或支气管内有较多的分泌物蓄积所致,多见于昏迷等患者。

5. 形态异常

（1）**胸式呼吸减弱,腹式呼吸增强** 正常情况下女性以胸式呼吸为主。当有胸部或肺部疾病时,如肺炎、胸膜炎、肋骨骨折、肋骨神经痛等,可使胸式呼吸减弱、腹式呼吸增强。

（2）**腹式呼吸减弱,胸式呼吸增强** 正常情况下男性及儿童以腹式呼吸为主。当有腹膜炎、大量腹水、肝脾极度肿大、腹腔内巨大肿瘤等情况时,由于膈肌下降受限,可使腹式呼吸减弱,胸式呼吸增强。

6. 呼吸困难 呼吸困难是指呼吸频率、节律和深浅度的异常。患者自觉空气不足、呼吸费力、胸闷、不能平卧,可出现发绀、鼻翼翕动、张口耸肩、端坐呼吸、烦躁不安等表现。临床上可分为以下三种类型。

（1）**吸气性呼吸困难** 其特点是吸气显著困难,吸气时间延长,出现三凹征(吸气时胸骨上窝、锁骨上窝、肋间隙出现凹陷)。由于上呼吸道部分梗阻,气体进入肺部不畅,吸气时呼吸肌收缩、肺内负压极度增高所致。多见于喉头水肿、喉头或气管异物等患者。

（2）**呼气性呼吸困难** 其特点是呼气费力,呼气时间延长。由于下呼吸道部分梗阻、气流呼出不畅所致。多见于支气管哮喘、阻塞性肺气肿等患者。

（3）**混合性呼吸困难** 其特点是吸气和呼气均感费力,呼吸频率快而表浅。由于广泛性肺部病变使呼吸面积减少影响换气功能所致。多见于肺部感染、大量胸水、气胸、肺不张等患者。

（二）异常呼吸的护理

1. 密切观察病情 观察患者呼吸的频率、节律、深度、声音、形态的变化,有无咳嗽、咳痰、咯血、发绀、呼吸困难及胸痛等表现。

2. 保证呼吸道的通畅 及时清除呼吸道分泌物,指导患者有效咳嗽,进行体位引流,对于痰液黏稠者雾化吸入以稀释痰液,必要时给予吸痰。

3. 吸氧　必要时给予氧气吸入。

4. 补充水分和营养　保证足够的水分,选择易于咀嚼和吞咽的食物,少食多餐,不宜过饱,避免食用产气食物以免膈肌上抬影响呼吸。

5. 休息　根据病情安置合适的体位、调节室内适宜的温度和湿度,保持空气清新,以保证患者的休息、减少耗氧量。

6. 心理护理　根据患者的不同心理状况给予针对性的心理护理,以消除患者的紧张、恐惧心理,主动配合治疗和护理。

7. 健康教育　戒烟限酒,养成规律的生活习惯。教会患者有效咳嗽及缩唇式呼吸、腹式呼吸等呼吸训练的方法。

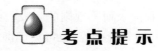

呼吸的正常值及异常呼吸的观察与护理。

三、呼吸测量法

【目的】　通过测量呼吸可以判断呼吸有无异常;同时可以了解患者呼吸功能状况,为疾病的诊断、治疗、康复、护理提供依据。

【评估】

(1)患者年龄、性别、意识、病情、治疗及心理状态和合作程度。

(2)有无剧烈活动、情绪激动等影响呼吸测量的因素存在。

【计划】

1. 护士准备　着装整洁,举止大方,剪指甲、洗手、戴口罩。

2. 患者准备　体位舒适,情绪稳定,保持自然呼吸状态。

3. 用物准备　治疗盘内备有秒针的表、记录本、笔,必要时备棉花。

4. 环境准备　整洁、安静、光线充足。

【实施】　呼吸测量法的操作步骤见表3-5。

表3-5　呼吸测量法

程序	操作步骤	要点说明
核对、解释	*核对患者床号、姓名、住院号,评估并做好解释	• 确认患者
准备	*洗手、戴口罩	• 如有影响测量呼吸的因素,应休息30 min后再测量
再次核对	*携用物至床旁,再次核对	
安置体位	*协助患者取坐位或卧位,手臂自然放于舒适位置,手腕伸展	• 患者体位舒适,便于护士测量
测量呼吸	*在测量脉搏后,仍将手按在诊脉部位似诊脉状,观察患者胸部或腹部起伏状况	• 由于呼吸受意识控制,呼吸时应避免患者察觉

续表

程序	操作步骤	要点说明
	* 以一起一伏为一次,计数 30 s,结果乘以 2 即得呼吸频率,同时观察深度、节律、声响,及有无呼吸困难	• 计数,呼吸异常者或婴幼儿应测 1 min
	* 危重患者呼吸微弱不易观察时,可用少许棉花置于患者鼻孔前,观察棉花纤维被吹动的次数,计数 1 min	
准确记录	* 告知患者呼吸值并记录	• 记录在记录本上
安置患者	* 安置舒适卧位,整理床单位	• 使患者舒适
洗手、记录	* 洗手、摘口罩,转记到体温单上	

【评价】
(1) 操作方法正确,测量结果准确。
(2) 患者能主动配合。

【注意事项】 测量呼吸时应转移患者的注意力,使其处于自然呼吸状态,以保持测量的准确性。

【健康教育】 指导患者和患者家属认识测量呼吸的重要性,学会放松精神配合测量,学会自我护理。

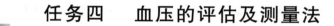

任务四 血压的评估及测量法

案例引导

患者,男,66 岁,因急性心力衰竭入院,呼吸极度困难。遵医嘱给予硝普钠静脉滴注,严密监测血压。问题:
1. 如何保证血压测量的准确性?
2. 测血压时应该注意些什么?

血压是血管内流动的血液对单位面积血管壁产生的侧压力,血压分为动脉血压、毛细血管血压和静脉血压三种,一般所说的血压是指动脉血压,如无特别注明,均指肱动脉的血压。

在一个心动周期中,动脉血压会随心脏的舒张、收缩活动而发生周期性变化。心脏收缩时,动脉血压上升,达到的最高值称为收缩压;心脏舒张时,动脉血压下降所达到的最低值称为舒张压。收缩压与舒张压之差称为脉压。一个心动周期中动脉血压的平均值称为平均动脉压,约等于舒张压加 1/3 脉压。

一、正常血压及生理性变化

(一) 血压的形成

动脉血压是在血管充盈的前提下,由心室肌收缩射血和外周阻力两者同时作用于血液而形成的血流对血管壁的侧压。在心动周期中,心室肌收缩所释放的能量,一部分以动能形式推动血液在血管中流动;另一部分形成对血管壁的侧压并以势能的形式储存于富有弹性的主动脉和大动脉的血管壁中。如果不存在外周阻力,心室收缩所释放的能量将全部表现为血液的动能,推动血液全部流至外周进入毛细血管网,而不对动脉血管壁产生侧压,也就不能形成较高的动脉血压。

由于受到外周阻力的作用,心收缩期左心室搏出的血液,只有 1/3 流至外周,其余则暂时储存于富有弹性的主动脉和大动脉内,使主动脉和大动脉进一步扩张,主动脉和大动脉血压随之上升,形成收缩压;心舒张期心室射血停止,动脉血压理应急剧下降,但由于主动脉和大动脉弹性回缩,把心收缩期储存的势能转化为动能,继续将血液推向外周,维持一定的压力,形成舒张压。

(二) 影响血压的因素

1. 心输出量 心输出量等于每搏输出量乘以心率。在心率和外周阻力不变时,如果每搏输出量增大,心收缩期射入主动脉的血量增多,血液对血管壁侧压增加,收缩压明显升高。由于动脉血压升高使血液加快流向外周,至心舒张期末,动脉内存留的血液量与前相比增加并不多,舒张压升高较少,脉压增大,因此,每搏输出量(心室肌收缩力)主要影响收缩压。

2. 心率 在每搏输出量和外周阻力不变时,心率增快,心舒张期明显缩短,心舒张期内流至外周血液减少,心舒张期末主动脉内存留的血量增多,舒张压明显升高。在心收缩期由于动脉血压升高使血流速度加快,动脉内增多的血量相对较少,收缩压升高不如舒张压明显,脉压减小,因此,心率主要影响舒张压。

3. 外周阻力 在心输出量不变而外周阻力增大时,血液向外周流动的速度减慢,心舒张期末存留在主动脉内的血量增多,因而舒张压明显升高;在心收缩期内由于动脉压升高使血流速度加快,动脉内增多的血量相对较少,收缩压的升高不如舒张压明显,脉压减小,因此,外周阻力主要影响舒张压。

此外,血液黏稠度与血流阻力成正比关系,血液黏稠度的大小主要取决于红细胞数量。严重贫血时,红细胞数量减少,血液黏稠度降低,血流阻力减小,舒张压有所下降。

4. 主动脉和大动脉管壁的弹性 大动脉管壁弹性对血压起缓冲作用,使收缩压不致过高,舒张压不致过低。动脉管壁硬化时,大动脉管壁弹性降低,缓冲血压的功能减弱,加之外周阻力增加(微小动脉硬化)使收缩压明显升高,而舒张压变化不大,脉压增大。

5. 循环血量与血管容积 正常情况下,循环血量和血管容积保持适当的对应关系,才能保持一定水平的体循环充盈压。若循环血量减少或血管容量增大均可导致动脉血压降低。

(三) 正常血压和生理性变化

1. 正常血压 正常成人在安静状态下的血压范围为收缩压 90~139 mmHg,舒张压 60~89 mmHg,脉压 30~40 mmHg。

血压也可用千帕(kPa)来表示,其换算公式如下:

$$1 \text{ kPa} = 7.5 \text{ mmHg}; \quad 1 \text{ mmHg} = 0.133 \text{ kPa}.$$

2. 生理性变化　正常人的血压经常在一个较小的范围内波动,保持着相对的恒定,但可因各种因素的影响而有所改变。

(1) 年龄　血压随年龄的增长而增高,以收缩压的升高更为显著各年龄组的血压平均值见表3-6。

表3-6　各年龄组的血压平均值

年龄	血压/mmHg	年龄	血压/mmHg
1个月	84/54	14~17岁	120/70
1岁	95/65	成年人	120/80
6岁	105/65	老年人	140~160/80~90
10~13岁	110/65		

(2) 性别　更年期之前,女性血压略低于男性,更年期后血压又逐渐升高,差别较小。

(3) 昼夜和睡眠　清晨起床前的血压最低,白天逐渐升高,傍晚血压值最高,夜间又会降低。睡眠不佳时,血压稍增高。

(4) 部位　一般右上肢血压高于左上肢,因为右侧肱动脉来自主动脉弓的第一大分支无名动脉,左侧肱动脉来自主动脉弓的第三大分支左锁骨下动脉,右侧比左侧消耗的能量少。因股动脉管径粗,血流量大,下肢血压高于上肢20 mmHg。

(5) 体位　一般站立位血压高于坐位血压、坐位血压高于卧位血压,这与重力引起的代偿机制有关。对于长期卧床或使用某些降压药物的患者,由卧位改为立位时可出现头晕、血压下降等体位性低血压的表现。

(6) 体型　高大、肥胖者血压较高。

(7) 环境　寒冷环境血压可升高、高温环境血压可下降,这与血管遇冷收缩、遇热扩张有关。

(8) 其他因素　情绪激动、剧烈运动、紧张、恐惧、兴奋、疼痛等均可使血压升高,此外,饮食、吸烟、饮酒及药物对血压也会有一定的影响。

二、异常血压的评估及护理

(一) 异常血压的评估

1. 高血压　高血压指18岁以上成年人收缩压≥140 mmHg和(或)舒张压≥90 mmHg。约95%患者的高血压是原发性高血压,约5%继发于其他疾病,称为继发性或症状性高血压,如慢性肾炎等。

2010年公布了中国高血压防治指南的新标准(表3-7)。

表3-7　血压水平分类和定义

分类	收缩压/mmHg		舒张压/mmHg
正常血压	<120	和	<80
正常高值	120~139	和/或	80~89

续表

分类	收缩压/mmHg		舒张压/mmHg
高血压：	≥140	和/或	≥90
1级高血压（轻度）	140～159	和/或	90～99
2级高血压（中度）	160～179	和/或	100～109
3级高血压（重度）	≥180	和/或	≥110
单纯性收缩期高血压	≥140	和	<90

注：当收缩压和舒张压分属于不同级别时，以较高的分级为准。

2．低血压　收缩压<90 mmHg 和（或）舒张压<60 mmHg 称为低血压。常见于休克、大量失血、急性心力衰竭等。

3．脉压的变化

（1）脉压增大　常见于主动脉瓣关闭不全、主动脉硬化、动静脉瘘、甲状腺功能亢进症等。

（2）脉压减小　常见于心包积液、缩窄性心包炎、末梢循环衰竭等。

（二）血压异常患者的护理

1．密切观察病情　密切监测患者血压的变化，观察伴随症状及药物的治疗效果、不良反应，注意有无并发症发生。

2．休息　注意休息、适当活动以改善血液循环、增强心血管功能。若血压较高应卧床休息；若血压过低应迅速安置患者平卧位，针对病因给予处理。应为患者提供室温适宜、环境安静、空气流通等合适的休养环境。

3．饮食　选择易消化、低脂、低胆固醇、高维生素、富含膳食纤维的食物，控制烟、酒、咖啡、浓茶等的摄入，根据血压的高低调整盐的摄入。

4．健康教育　教会患者测量和判断血压的方法；指导患者随时调整情绪，保持心情愉快，养成规律的生活习惯，戒烟限酒，保持大便通畅。

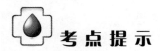

血压的正常范围及异常血压的观察与护理。

三、血压计的种类和构造

（一）血压计的种类

常用的血压计（图3-11）有汞柱式血压计（分台式和立式两种）、弹簧表式血压计、电子血压计三种。

（二）血压计的构造

血压计主要由以下三部分组成。

（1）输气球和调节空气压力的活门。

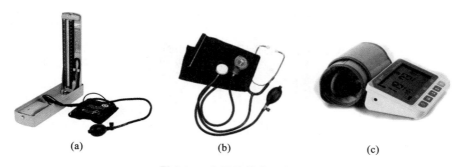

图 3-11 血压计种类示意图

（2）袖带　袖带为长方形扁平的橡胶带,长 24 cm,宽 12 cm,外层布套长 48 cm(新生儿长 5～10 cm,宽 2.5～4 cm;婴儿长 12～13.5 cm,宽 6～8 cm;儿童长 17～22.5 cm,宽 9～10 cm)。橡胶袋上有两根橡胶管,一根与输气球相连,另一根与压力表相接。

（3）测压计　①汞柱式:在盒盖内壁上固定一根玻璃管,管面上标有双刻度 0～40 kPa(0～300 mmHg),每小格为 0.5 kPa(3.75 mmHg),玻璃管上端和大气相通,玻璃管下端和贮汞槽相通,贮汞槽内装有约 60 g 汞。其特点是测量结果准确可靠,但体积较大且玻璃管易破裂。②弹簧表式:外形似表,呈圆盘状,正面盘上标有刻度及读数,盘中央有一指针以指示血压数值。其特点是携带方便,准确性差。③电子血压计:袖带内有一换能器,具有自动采样、电脑控制数字运算、自动放气程序,收缩压、舒张压、脉搏的数值直接显示在显示屏上。其特点是操作方便、清晰直观,可排除听觉不灵敏、噪音干扰等造成的误差,但准确性差。

四、血压的测量

血压的测量有两种方法,即直接测量法和间接测量法。直接测量法精确可靠,但它属于创伤性检查,故很少应用;临床上广泛使用间接测量法,它是根据血液通过狭窄的血管形成涡流时发出响声这一原理而设计的。测量血压时是以血压和大气压作比较,用血压高出大气压的数值表示血压的值。

此外血压测量法的操作过程以测上肢肱动脉血压为例。

【目的】　通过测量血压可以判断血压有无异常;同时可以了解循环系统的功能状况,为疾病的诊断、治疗、护理提供依据。

【评估】

（1）患者的年龄、病情、治疗、合作程度、心理状态等情况。

（2）有无影响血压测量的因素存在。

【计划】

1. 护士准备　着装整洁,举止大方,剪指甲、洗手、戴口罩。

2. 患者准备　了解目的、相关知识,并能主动配合。测量前如有剧烈活动、情绪激动、吸烟、进食等情况,应休息 20～30 min 后再测量。

3. 用物准备　治疗盘内备血压计、听诊器、记录本、笔。

4. 环境准备　整洁、安静、光线充足。

【实施】　血压测量法的操作步骤见表 3-8。

表 3-8　血压测量法

程序	操作步骤	要点说明
核对、解释	*核对患者床号、姓名、住院号,评估并做好解释	·确认患者 ·如有影响测量血压的因素,应休息 30 min 后再测量
检查	*洗手、戴口罩,检查血压计	·检查血压计:汞有无漏出、玻璃管有无裂损、输气球和橡胶管有无漏气
再次核对	*携用物至床旁,再次核对	
选取体位	*患者取坐位或仰卧位,使肱动脉和心脏在同一水平。坐位时平第 4 肋软骨,仰卧位时平腋中线	·如肱动脉高于心脏位置,测得血压值会偏低;反之,测得血压值会偏高
安置手臂	*卷袖、露臂,手掌向上,肘部伸直	·必要时脱衣袖,以免衣袖过紧阻碍血流而影响血压的准确性
开血压计	*放平血压计,开启贮汞槽开关	·血压计"0"点应与肱动脉、心脏位于同一水平
	*驱尽袖带内空气,平整地缠于上臂中部,袖带下缘距肘窝 2~3 cm,松紧以能放入一指为宜	
输气加压	*戴听诊器,将胸件置于肱动脉搏动最明显处,以一手固定,另一手关闭输气球气门,注气至肱动脉搏动音消失再升高 20~30 mmHg	·胸件勿塞入袖带内 ·搏动音消失即袖带内压力大于心脏收缩压,血流阻断
仔细视听	*以每秒 4 mmHg 的速度缓慢放气,同时注意动脉搏动时汞柱所指刻度,眼睛视线与汞柱的弯月面保持同一水平	·放气太慢使测得的舒张压偏高,放气太快使测得的血压值偏低 ·低于弯月面,血压读数偏高;反之,读数偏低
	*当听到第一声搏动音时汞柱所指的刻度为收缩压;当搏动音突然变弱或消失时,汞柱所指的刻度为舒张压	·第一声搏动音出现表示袖带内压力降至与心脏收缩压相等,血流能通过受阻的肱动脉 ·WHO 规定以动脉搏动音消失为舒张压

续表

程序	操作步骤	要点说明
驱气整理	*测量后,排尽袖带内空气,解下袖带整理好放入盒内,将盒盖右倾45°,使汞全部流入贮汞槽内,关闭贮汞槽开关,盖上盒盖	• 避免汞溢出
准确记录	*告知患者血压值并记录	• 记录在记录本上:收缩压/舒张压 mmHg
安置患者	*协助患者穿衣,安置舒适卧位,整理床单位	• 使患者舒适
洗手、记录	*洗手,摘口罩,转记到体温单上	• 当变音与消失音之间有差异时,可记录两个读数,方式是收缩压/变音/消失音 mmHg,如 120/80/60 mmHg

【评价】
(1) 操作方法正确,测量结果准确。
(2) 护患之间能有效沟通,患者积极配合。
(3) 患者有安全感、舒适感。

【注意事项】
(1) 需密切观察血压者,应做到四定:定时间、定部位、定体位、定血压计。
(2) 为偏瘫、肢体外伤、手术的患者测量血压应选择健侧肢体。
(3) 当发现血压听不清或异常时,应重复测量。先将袖带内气体驱尽,使汞柱降至"0"点,稍等片刻再行第二次测量,取其最低值。

【健康教育】 指导患者和家属正确使用血压计和测量血压;正确判断血压的测量结果;养成良好的生活习惯,提高自身保健能力。

知识链接

高血压患者饮食指导

(1) 应当控制体重,控制热量的摄入,糖类占全天总热量的50%~60%,少食多餐,每日4餐,避免暴饮暴食。

(2) 坚持低盐饮食,食盐摄入量每日在5 g以下。流行病学调查发现:饮食含盐量与高血压病的发生有关,日均摄钠量每增加1 g,平均收缩压升高2 mmHg,平均舒张压升高0.8 mmHg,可见低盐饮食对高血压的预防和治疗十分重要。

(3) 注意食品搭配,保证营养需求,少食高胆固醇、高脂肪食物,多食新鲜蔬菜、山芋、芹菜、韭菜或少量蜂蜜,保持大便通畅,既可保证营养需求,又可促进胃肠蠕动,起到协助降压效果。

(4) 戒掉不良嗜好,吸烟、饮酒可使交感神经活性增强,增加儿茶酚胺分泌,使机体小动脉调节机制异常,从而使血压升高,因此高血压患者应戒烟、戒酒。

任务五　生命体征的记录

案例引导

患者,张某,女,30岁,因畏寒、发热1日于下午3:20入院。查体:T 39.3 ℃,P 96次/分,R 24次/分,BP 115/70 mmHg。入院诊断:化脓性急性扁桃体炎。医嘱:二级护理、流质饮食、血常规测定 st、青霉素皮试 st、青霉素40万 U im tid、物理降温 q6h prn 等。问题:
如何根据案例资料绘制体温单?

一、体温单的绘制

体温单(彩图1)用于记录患者的体温、脉搏、呼吸及其他情况,如出入院、手术、分娩、转科或死亡时间,大便、小便、出入液量、血压、体重等,住院期间体温单排在病历最前面以便于查阅。

(一) 眉栏

(1) 用蓝黑钢笔填写姓名、科别、病室、床号、住院号、日期及住院日数等项目。

(2) 填写"日期"栏时,每页第1天应填写年、月、日,其余6天只写日。若在6天中遇到新开始的年度或月份,则应填写年、月、日或月、日。

(3) 填写"住院日数"时,从患者入院当天为第1天开始填写,直至出院。

(4) 填写"手术(分娩)后日数"栏时,用红钢笔填写,以手术(分娩)第2天为第1天,依次填写至第14天为止。若在第14天内进行第2次手术,则将第1次手术日数作为分母,第2次手术日数作为分子进行填写。

(二) 40～42 ℃横线之间

(1) 用红钢笔在40～42 ℃横线之间相应时间格内纵行填写入院、转入、手术、分娩、出院、死亡记录,除手术不写时间外,其余项目后写"于"或划一竖线,其下用中文书写时间。

(2) 顶格竖写,一格一字,竖线为两格。用中文书写时间,采用24 h制,精确到分,如"入院于十四时三十分"。

(3) 转入时间由转入病室填写。

(三) 体温曲线的绘制

(1) 体温符号　口温以蓝点"●"表示,腋温以蓝叉"×"表示,肛温以蓝圈"○"表示。

(2) 将实际测量的度数,用蓝钢笔绘制于体温单35～42 ℃之间的相应时间格内,相邻温度用蓝线相连,相同两次体温间可不连线。

(3) 物理或药物降温30 min后应重测体温,测量的体温以红圈"○"表示,画在物理降温前温度的同一纵格内,并用红虚线与降温前的温度相连,下次测得的温度用蓝线仍与降温前温度相连。

(4) 体温低于35 ℃时为体温不升,可在35 ℃线相应时间纵格内用蓝钢笔画一蓝点"●",于蓝点处向下划箭头"↓",长度不超过两小格,再与相邻温度相连。

(5) 若患者体温与上次温度差异较大或与病情不符时,应重新测量,重测相符者在原体温符号上方用蓝笔写上一小写英文字母"v"。

(6) 若患者因拒测、外出进行诊疗活动或请假等原因未能测量体温时,则在体温单40~42 ℃横线之间用红钢笔在相应时间纵格内填写"拒测""外出"或"请假"等,并且前后两次体温断开不相连。

(7) 需每2 h测1次体温时,应记录在q2h体温专用单上。

二、呼吸、脉搏、血压的记录

(一) 呼吸曲线的绘制

(1) 呼吸符号 以蓝点"●"表示。

(2) 将实际测量的呼吸次数用蓝钢笔绘制于体温单相应的时间格内,相邻的呼吸用蓝线相连,在相同两次呼吸间可不连线。

(3) 使用呼吸机患者的呼吸以"Ⓡ"表示,在体温单相应时间格内呼吸30次横线下顶格用黑色钢笔画"Ⓡ"。

(4) 呼吸与脉搏重叠时,先画呼吸符号,再用红钢笔在外画红圈"○"。

另外,也有的呼吸次数是以阿拉伯数字表示,免写计量单位,用蓝钢笔填写在呼吸栏内,相邻的两次呼吸上下错开记录,每页首记的呼吸从下开始写。

(二) 脉搏、心率曲线的绘制

(1) 脉搏、心率符号 脉率以红点"●"表示,心率以红圈"○"表示。

(2) 将实际测量的脉率或心率,用红钢笔绘制于体温单相应时间格内,相邻脉率或心率以红线相连,相同两次脉率或心率间可不连线。

(3) 脉搏与体温重叠时,先画体温符号,再在体温符号外画红圈"○"。如为肛温,则先以蓝圈表示体温,其内以红点表示脉搏。

(4) 脉搏短绌时,相邻脉率或心率用红线相连,在脉率与心率之间用红钢笔画线填满。

(三) 底栏

底栏的内容包括血压、体重、尿量、大便次数、出入液量及其他等。数据以阿拉伯数字记录,免写计量单位,用蓝钢笔填写在相应栏内。

1. 大便次数

(1) 每24 h记录一次,记前1天的大便次数,从入院第2天开始填写,每天记录1次。

(2) 大便符号 未解大便以"0"表示。大便失禁或人工肛门以"※"表示。灌肠以"E"表示,灌肠后排便以E作分母、排便次数作分子表示,如"1/E"表示灌肠后排便1次;"$1^2/E$"表示自行排便1次,灌肠后又排便2次;"4/2E"表示灌肠2次后排便4次。

2. 尿量

(1) 记录前 1 天 24 h 的尿液总量,从入院第 2 天开始填写,每天记录 1 次。

(2) 小便符号 导尿以"C"表示;小便失禁以"※"表示。例如,"1500/C"表示导尿患者排尿 1500 mL。

3. 出入液量 记录前 1 天 24 h 的出入总量,分子为出液量、分母为入液量,也有的体温单将入液量和出液量分栏记录。

4. 体重 以 kg 为单位填入。一般新入院患者应记录体重,住院患者每周测量体重 1 次,并记录;病情危重或卧床不能测量的患者,应在体重栏内注明"卧床"字。

5. 血压 以 mmHg 为单位填入。新入院患者应记录血压,住院患者每周至少应记录血压 1 次。1 天内连续测量血压时,则上午血压写在前半格内,下午血压写在后半格内;术前血压写在前面,术后血压写在后面。

6. "其他"栏 作为机动根据病情需要填写,如特殊用药、腹围、药物过敏试验等。

7. 页码 用蓝钢笔逐页填写。

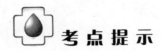

体温单的绘制方法。

直通护考

一、选择题

A1/A2 型题(以下每一道考题下面有 A、B、C、D、E 五个备选答案,请从中选择一个最佳答案)

1. 测血压时,应该注意( )。
   A. 测量时血压计"0"点与心脏、肱动脉在同一水平
   B. 固定袖带时应紧贴肘窝,松紧以能放入一指为宜
   C. 放气速度应慢,约 2 mmHg/s
   D. 听诊器胸件应塞在袖带内便于固定
   E. 测量前嘱患者先休息 10~20 min

2. 脉压增大常见于( )。
   A. 主动脉瓣关闭不全 B. 缩窄性心包炎 C. 心包积液
   D. 肺心病 E. 心肌炎

3. 测血压时,松开气门使汞柱缓慢下降,听到第一声搏动音时,袖带内压力( )。
   A. 大于心脏收缩压 B. 等于心脏收缩压 C. 小于心脏收缩压
   D. 等于心脏舒张压 E. 小于心脏舒张压

4. 吸气性呼吸困难多见于( )。
   A. 喉头水肿患者 B. 代谢性酸中毒患者 C. 支气管哮喘患者
   D. 呼吸中枢衰竭患者 E. 慢性阻塞性肺疾病患者

5. 适宜测量口腔温度的是( )。
   A. 幼儿 B. 躁狂者 C. 呼吸困难者 D. 极度消瘦者 E. 口、鼻手术者

6. 高热持续期的特点是( )。
   A. 产热大于散热　　　　　　B. 产热持续增加　　　　　　C. 散热持续减少
   D. 散热增加而产热趋于正常　　E. 产热和散热在较高水平上趋于平衡

7. 患者,男性,64 岁,高血压、冠心病史 5 年,入院血压 195/135 mmHg,经治疗后稍有下降,但时有波动,患者精神紧张、焦虑,护理中不妥的操作是( )。
   A. 测得患者血压偏高时应保持镇静
   B. 向患者介绍高血压的保健知识
   C. 安慰患者,保持稳定乐观的情绪
   D. 将血压计刻度面向患者以便患者观察
   E. 测后与原基础血压对照后做好解释

8. 患者,男性,45 岁,多次测得血压均为 125/85 mmHg,应考虑患者为( )。
   A. 低血压　　B. 高血压　　C. 脉压大　　D. 正常血压　　E. 临界高血压

9. 患者,男性,30 岁,持续高热 3 周,护士在评估过程中,发现患者体温降至 36 ℃,患者神志清醒,请分析退热期的特点( )。
   A. 产热多于散热　　　　　　　　B. 散热大而产热少
   C. 产热和散热趋于平衡　　　　　D. 散热增加,产热趋于正常
   E. 散热和产热在较高水平上平衡

10. 患者,女性,60 岁,因肺炎入院,体温 39.5 ℃,在退热过程中护士应注意监测患者情况,提示可能发生虚脱的症状是( )。
    A. 皮肤苍白、寒战、出汗　　　　B. 头晕、恶心、无汗
    C. 脉搏、呼吸渐慢,无汗　　　　D. 脉速、四肢湿冷、出汗
    E. 脉速、面部潮红、无汗

11. 患者,男性,25 岁。中暑后体温上升至 40.5 ℃,面色潮红,皮肤灼热,无汗,呼吸、脉搏增快,护士为其进行物理降温,再次测量体温的时间是( )。
    A. 15 min 后　　B. 20 min 后　　C. 30 min 后　　D. 40 min 后　　E. 60 min 后

12. 患者,女性,30 岁。因"冠心病,心房纤颤"入院,护理体检时,体温 37.2 ℃,心率 120 次/分,脉率 90 次/分,呼吸 20 次/分,血压 100/70 mmHg。患者的脉搏为( )。
    A. 洪脉　　B. 速脉　　C. 细脉　　D. 丝脉　　E. 缓脉

13. 患者,男性,50 岁。腹泻,体温 39～40 ℃,持续数日,诊断为"细菌性痢疾"。此患者体温热型为( )。
    A. 不规则热　　B. 间歇热　　C. 弛张热　　D. 稽留热　　E. 波浪热

14. 患者,男性,25 岁,在高温环境下工作时突然体温上升至 40.5 ℃持续 4 h,面色潮红,皮肤灼热,无汗,呼吸、脉搏增快,判断此时的临床表现属于( )。
    A. 低热上升期　　　　　　B. 高热上升期　　　　　　C. 退热期
    D. 中度热上升期　　　　　E. 高热持续期

15. 患者,女性,43 岁。因头晕、头痛原因待查入院,医嘱测血压,tid。为其测血压时,应该( )。
    A. 定血压计、定部位、定时间、定护士
    B. 定血压计、定部位、定时间、定听诊器
    C. 定听诊器、定部位、定时间、定体位

D. 定血压计、定部位、定时间、定体位

E. 定护士、定部位、定时间、定体位

16. 患者,女性,67岁。结肠癌入院2个月,现患者出现大量腹水,全身水肿,呼吸急促,端坐呼吸,近1周出现癌性发热。请推断该患者出现的发热热型属于(　　)。

　　A. 稽留热　　　B. 弛张热　　　C. 回归热　　　D. 间歇热　　　E. 不规则热

17. 患者,女性,2岁。因误服安眠药中毒,意识模糊不清,呼吸微弱、浅而慢、不易观察,护士应采取的测量方法是(　　)。

　　A. 观察患者腹部起伏,一起一伏为一次

　　B. 先测患者脉率,将数值除以4得出呼吸次数

　　C. 用手放在患者鼻孔前感觉呼吸气流,再计数

　　D. 测脉率后保持诊脉姿势,观察患者胸部起伏次数

　　E. 用少许棉花置于患者鼻孔前观察棉花飘动次数,再计数

18. 患者,男性,70岁。测口温时不慎将体温计咬碎,护士应立即采取的措施是(　　)。

　　A. 催吐　　　　　　　　　B. 洗胃　　　　　　　　　C. 口服缓泻剂

　　D. 口服蛋清液　　　　　E. 清除口腔内玻璃碎屑

19. 患者,男性,40岁。诊断为"疟疾"。发热时体温可骤升到39 ℃以上,然后很快降至正常,2天后再次发作,属于(　　)。

　　A. 弛张热　　　B. 稽留热　　　C. 间歇热　　　D. 不规则热　　　E. 中等热

20. 某患者,呼吸微弱,左半身偏瘫,呈昏迷状态,观察其生命体征正确的方法是(　　)。

　　A. 测口温,右上肢血压、脉搏,听呼吸音

　　B. 测腋温,左上肢血压、脉搏,看胸部起伏

　　C. 测腋温,右上肢血压、脉搏,置少许棉花于鼻孔前观察呼吸

　　D. 测口温,右上肢血压、脉搏,置少许棉花于鼻孔前观察呼吸

　　E. 以上均不对

二、病例分析题

1. 患者,王某,男性,54岁,因"意识不清半小时"来院就诊,既往有高血压病史,平车入病房,入院时患者意识模糊、烦躁不安,遵医嘱予监测生命体征。问题:

　　(1) 护士测量血压时应注意什么?

　　(2) 如何对高血压患者进行健康教育?

2. 患者,张某,女性,67岁,既往有"风湿性心脏病、二尖瓣狭窄、房颤"病史,今天因"反复胸闷、心悸、气喘加重2天"入院,血压190/125 mmHg。问题:

　　(1) 如何准确测量患者的脉搏?

　　(2) 如果患者出现脉搏异常,对于这种情况护士应该如何护理?

(杨淑蓉)

项目四 休息与活动

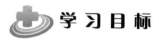 学习目标

1. 掌握基本卧位的适用范围、机体活动能力分级和疼痛患者的护理措施。
2. 熟悉各种卧位的更换方法,睡眠时相、周期,影响睡眠的因素,常见的睡眠障碍的表现和疼痛的性质。
3. 了解常见卧位的基本要求、休息和活动的意义及影响疼痛的因素。
4. 能以正确的方法协助患者更换卧位。
5. 能正确运用护理措施促进患者休息和睡眠。
6. 具有认真严谨的工作态度、高度的责任心,在操作过程中关心、体贴、爱护患者,保证患者的舒适与安全。

任务一 卧位与舒适

 案例引导

患者,男,60岁,因上腹部疼痛3天伴恶心、呕吐由急诊收治入院。诊断为"急性胆囊结石",立即在硬膜外麻醉下进行了胆囊切除术。手术顺利,术后安全返回病房。
问题:
1. 术后患者回到病房,护士应让患者采取何种卧位?为什么?
2. 6 h后应让患者采取何种卧位?为什么?

舒适和安全是人类最基本的要求,不同的卧位会直接影响到舒适感。健康人在自然的状态下有能力改变卧位来满足自己舒适的需求,但是在患病情况下,由于疾病本身的原因或者为满足检查的需要而采取某种卧位会导致患者处于不舒适的状态。因此,护士为患者安置卧位时要采取合适的护理措施,既能满足患者舒适的需求又能满足安全的需求。

一、卧位的性质

卧位是指患者休息和为了满足检查与治疗所采取卧床的姿势。给患者安置适当的卧位不仅可以促进患者的舒适感和安全感,还可以预防由于长期卧床导致的并发症。护士应熟知各种卧位的安置方法,指导并协助患者采取正确、舒适和安全的卧位。

(一)舒适卧位的基本要求

1. 卧位姿势 卧位姿势符合人体力学原理,增加支撑面积、降低重心使身体的各个负重部位均匀地承载体重,关节肌肉处于功能位,在身体空隙部位放置软枕,促进患者感觉舒适、安全。

2. 更换卧位 至少每2h更换卧位姿势1次,对于特殊患者,如极度消瘦及水肿的患者,应适当增加翻身次数,避免局部皮肤长期受压。

3. 活动身体 根据病情循序渐进地让患者进行全身关节、肌肉的活动,防止关节、肌肉僵硬。

4. 受压部位 患者更换卧位时,对于长期受压的局部皮肤应给予适当的按摩,促进局部血液循环,预防压疮的发生。

5. 保护隐私 适当地遮盖患者,注意保暖,尊重患者的隐私权。

(二)卧位的类型

(1)根据卧位的自主性,可以将卧位分为主动卧位、被动卧位和被迫卧位3种。

①主动卧位:患者意识清醒,有改变卧位的能力,可以根据自己的意愿随意改变体位,使自身处于最舒适、最放松的状态,一般见于恢复期患者或病情较轻的患者。

②被动卧位:患者已丧失改变卧位的能力,只能被动地接受他人安置的卧位,见于昏迷、瘫痪或癌症晚期极度虚弱的患者。

③被迫卧位:指患者意识清醒,且有改变卧位的能力,为了缓解疼痛或者配合检查、手术而被迫采取的卧位,如妊娠时胎膜早破的患者被迫采取头低足高位。

(2)按照卧位的稳定性,可以分为稳定性卧位和不稳定性卧位2种。

①稳定性卧位:支撑面积广、重心低、稳定性好,是患者可以感觉到安全、舒适的卧位,临床上尽量采取这种卧位。

②不稳定性卧位:支撑面积少、重心高、稳定性差,这种卧位使患者感觉不舒适且易疲劳,尽量避免这种不稳定性卧位。

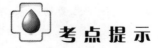

卧位的类型。

二、常用卧位

(一)仰卧位

仰卧位又称平卧位,是一种自然放松的休息姿势。患者仰卧,头下放软枕,双手自然放置于身体两侧,两腿平放于床上。根据检查或病情的需要,仰卧位可以分为去枕仰卧位、中凹卧位(休克卧位)和屈膝仰卧位。

1. 去枕仰卧位

(1) 姿势　患者平躺于床上,枕头横放立于床头,双手自然放置于身体两侧,两腿平放于床上(图4-1)。

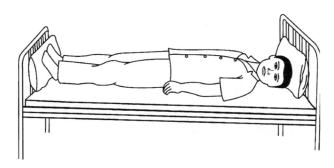

图 4-1　去枕仰卧位

(2) 适用范围　适用于椎管内麻醉或脊髓腔穿刺后 6 h 之内的患者,可以预防因脑脊液外漏导致的低颅压性头痛。

2. 中凹卧位(休克卧位)

(1) 姿势　患者平躺于床上,头胸抬高10°～20°、下肢抬高20°～30°,为了促进患者感到舒适,可在膝下垫一软枕(图4-2)。

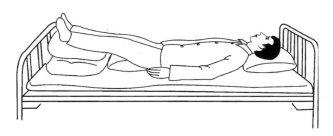

图 4-2　中凹卧位

(2) 适用范围　适用于休克患者,抬高头胸部可保持呼吸道通畅,利于呼吸,从而改善缺氧症状;抬高下肢,可促进血液回流、增加心输出量、缓解休克症状。

3. 屈膝仰卧位

(1) 姿势　患者平躺于床上,头下垫软枕,两臂自然放置于身体两侧,两膝屈曲并向外分开(图4-3)。

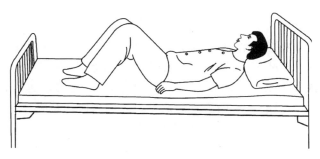

图 4-3　屈膝仰卧位

(2)适用范围　屈膝仰卧位适合于:①腹部检查的患者:利于患者腹部肌肉放松,便于检查。②导尿、会阴冲洗的患者:便于暴露操作部位。

(二)侧卧位

1.姿势　患者侧卧,双臂屈曲,一手放于胸前,另一手放于枕边,一腿稍稍伸直,另一腿弯曲,在两膝之间、胸腹部、背部各放置一软枕,以增加身体的支撑面积,使卧位稳定,促进患者感到安全、舒适(图4-4)。

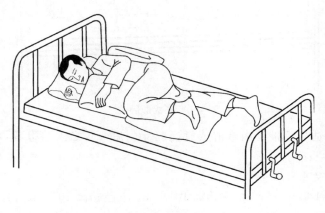

图4-4　侧卧位

2.适用范围

(1)灌肠或检查　肛门、胃镜等检查,暴露操作部位,便于操作。

(2)臀部肌内注射　给患者进行肌内注射时,患者一腿伸直、另一腿弯曲,利于注射部位的肌肉放松,便于注射。

(3)预防压疮　与其他卧位相互交替,可以避免局部组织长期受压导致血液循环不良,引起压疮。

(三)半坐卧位

1.姿势

(1)摇床法　将患者床头摇起,抬高上半身,再适当摇起下肢,防止患者下滑。同时可在床尾放一软枕,增加支撑面积,使患者感到舒适(图4-5)。

(2)靠背架法　将一靠背架放置在患者上半身床垫下,双腿屈曲,用大单包裹住枕芯放于患者双膝下,大单两端系在床沿,防止患者下滑,床尾足下垫软枕以促进患者舒适(图4-6)。

2.适用范围

(1)头面部及颈部手术后的患者,可以减少局部出血。

(2)心肺疾病引起呼吸困难的患者,采取半坐卧位时可以借助重力的作用使部分血液滞留在下肢或盆腔,回心血量减少,从而减轻肺淤血及心脏负荷;另外,半坐卧位可以使膈肌下降、胸腔容积增大、腹腔脏器对心肺的压力减轻、肺活量增加、呼吸困难的情况得到改善。

(3)腹部、盆腔手术后或有炎症的患者采取半坐卧位可以使腹腔渗出液积聚在盆腔、防止渗出液逆流引起膈下感染,从而促进感染的局限。因为盆腔、腹膜抗感染能力较强,而吸收能力较弱,这样可以防止炎症扩散和毒素吸收,减轻中毒反应。另外,腹部手术后的患者采取这种半坐卧位可以使腹部肌肉放松,减轻腹部切口的张力、缓解疼痛,利于切口愈合。

(4)处于恢复期体质虚弱的患者,逐渐适应卧位的变化,向站立位过渡。

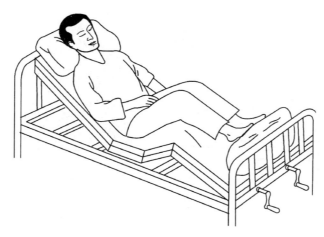

图 4-5　半坐卧位（摇床法）

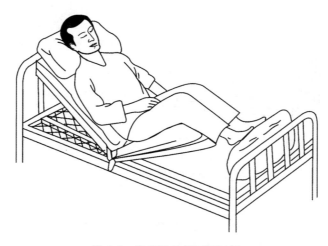

图 4-6　半坐卧位（靠背架法）

（四）端坐卧位

1. 姿势　患者坐起，在半坐卧位的基础上用靠背架将床头抬高 70°～80°，使患者上身能后靠于床上，也可以在床上放置一个床上桌，桌上放一软枕，患者可以伏于桌上休息（图 4-7）；此外，将患者下肢抬高 15°～20°，必要时加床档防止患者坠床，确保患者安全。

2. 适用范围　左心衰竭、急性肺水肿、支气管哮喘急性发作的患者，由于极度呼吸困难而被迫采取端坐卧位。

（五）俯卧位

1. 姿势　患者俯卧，两臂屈曲放于头的两侧，两腿伸直，胸下、髋部及踝部各放一软枕，头偏向一侧（图 4-8）。

2. 适用范围

（1）腰背部检查或配合胰胆管造影检查时。

（2）脊椎手术或腰背、臀部有伤口，无法平卧或侧卧的患者。

（3）胃肠胀气导致腹痛时采取俯卧位可以使患者腹腔容积增加，缓解胃肠胀气导致的疼痛。

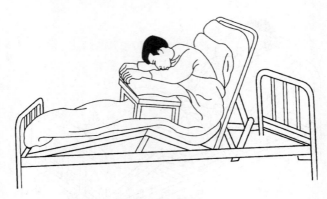

图 4-7 端坐卧位

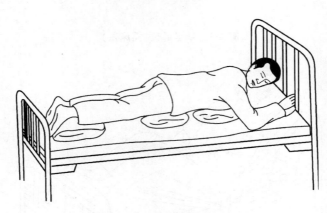

图 4-8 俯卧位

（六）头低足高位

1. 姿势 患者仰卧,头偏向一侧,床尾的床脚用支撑物垫高 15～30 cm,为了保障患者安全,可将一软枕横立于床头,防止头部碰伤(图 4-9)。

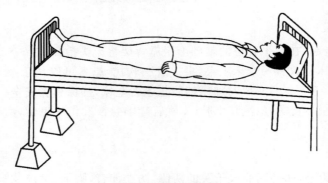

图 4-9 头低足高位

2. 适用范围

(1) 肺部分泌物引流　利于痰液咳出。

(2) 妊娠时胎膜早破　防止脐带脱垂。

(3) 跟骨牵引或胫骨结节牵引　利用人体的重力作为反牵引力。

(4) 十二指肠引流　需同时采取右侧卧位,促进胆汁的引流。

（七）头高足低位

1. 姿势　患者仰卧，床头的床脚用支撑物垫高15～30 cm，为了保障患者安全、舒适，可将一软枕横立于床尾，防止因重力作用，患者下滑导致足部碰撞床尾而引起不适感(图4-10)。

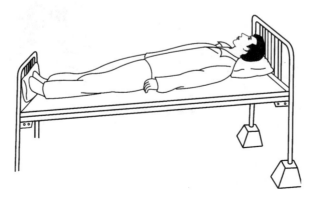

图4-10　头高足低位

2. 适用范围

（1）颅骨牵引　颅骨骨折的患者牵引，可利用重力作为反牵引力。

（2）颅脑损伤或颅骨手术的患者　可减轻颅内压，预防脑水肿。

（八）截石位

1. 姿势　患者卧于检查台上，双腿分开架于支腿架上，支腿架上放置软垫、衬垫，臀部齐检查台边缘，双手放置在胸前或身体两侧(图4-11)，采取此种卧位时，应注意保护患者隐私，注意遮盖及保暖。

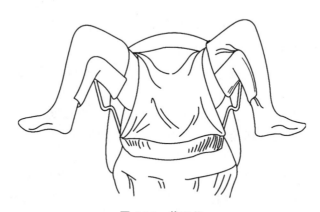

图4-11　截石位

2. 适用范围

（1）会阴及肛门检查、手术、治疗的患者，如妇科检查、阴道灌洗的患者。

（2）产妇分娩。

（九）膝胸卧位

1. 姿势　患者跪卧于床上，大腿与床面垂直，胸部紧贴于床面，腹部悬空，臀部翘起，头偏向一侧，双手放于头的两侧(图4-12)。

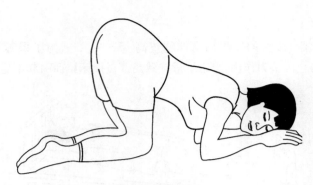

图 4-12 膝胸卧位

2. 适用范围

(1) 肛门、直肠镜等检查或治疗时。

(2) 纠正胎位不正或子宫后倾。

(3) 促进产后子宫复原。

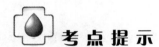

卧位的摆放姿势及适用范围。

三、卧位的更换方法

长期卧床患者局部组织持续受压,导致血液循环障碍,易发生压疮;呼吸道分泌物不易咳出,易发生坠积性肺炎。此外,由于患者长期卧床还易出现消化不良、便秘、肌肉萎缩等不良反应。因此,护理人员应定时为患者更换体位,使患者有舒适感及避免并发症的发生。

(一) 协助患者移向床头法

【目的】 协助滑向床尾而行动不便的患者移向床头,提高患者的舒适度。

【评估】

(1) 患者的年龄、病情、体重、治疗情况、心理状态及配合程度。

(2) 患者的躯干及四肢的活动程度、伤口及引流管的情况。

【计划】

1. 护士准备 护士着装整洁,举止大方,修剪指甲、洗手、戴口罩。

2. 患者准备 患者及家属了解操作的目的,能积极配合护士的操作。

3. 用物准备 根据情况准备软枕等用物。

4. 环境准备 环境整洁、安静、光线充足。

【实施】 协助患者移向床头法的操作步骤和要点说明见表 4-1。

表 4-1 协助患者移向床头法

程序	操作步骤	要点说明
◆核对	*床号、姓名、住院号	• 确认、评估患者,使其建立安全感,取得合作

续表

程序	操作步骤	要点说明
◆解释	*向患者及家属解释操作目的、过程及配合事项	• 说明操作要点
◆固定	*固定床脚轮	
◆安置	*将各种引流管妥善安置,必要时将盖被折叠至床尾或一侧	• 避免引流管脱落、打折或扭曲
◆移动	1.一人协助法(图4-13) *协助患者仰卧屈膝,双手握住床头栏杆,也可搭在护士肩部或抓住床沿 *护士靠近床侧,两腿适当分开,一手托住患者肩背部,另一手托住患者臀部 *护士在托患者的同时,嘱患者两脚蹬床面,挺身上移	• 适用于体重较轻的患者 • 注意节力
	2.二人协助法 *协助患者仰卧屈膝,双手握住床头栏杆,也可搭在护士肩部或抓住床沿 *护士分别站在床的两侧,两人两手交叉托住患者头部与患者肩背部,或一人托住患者颈肩部及腰部,另一人托住患者臀部及腘窝部,两人同时抬起患者移向床头 *护士在托患者的同时,嘱患者两脚蹬床面,挺身上移	• 适用于病情较重或体重较重的患者 • 患者头部予以托持
◆检查	*检查并安置患者肢体各个关节,使其处于功能位,并妥善固定好引流管	• 避免管道的打折、扭曲、脱落,保持通畅
◆整理	*安置卧位,放回枕头,协助患者取舒适卧位,洗手	• 避免交叉感染

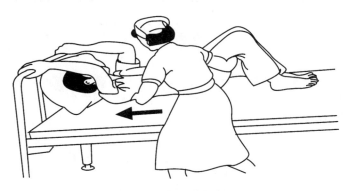

图4-13 一人协助患者移向床头

【评价】

(1)患者配合操作,感到舒适、安全。

(2)患者上移达到一定位置。

(3) 护患沟通有效。

【注意事项】

(1) 注意保护患者头部,防止其头部碰撞床头栏杆而受伤。

(2) 若患者身上带有各种导管时,应先将导管安置妥当,翻身后检查导管有无脱落、移位、扭曲、受压,保持通畅。

(3) 两人协助患者移向床头时,动作应协调、用力要平稳。

【健康教育】

(1) 告知患者或家属移向床头的目的,稳定患者情绪,使其积极配合操作。

(2) 告知患者或家属向床头移动过程中如有不适及时报告护士。

(二) 协助患者翻身侧卧法

【目的】

(1) 改变患者姿势、增加舒适感。

(2) 满足治疗和护理要求。

(3) 预防压疮、坠积性肺炎等并发症。

【评估】

(1) 患者的年龄、病情、体重、治疗情况和心理状态。

(2) 患者的躯干及四肢的活动程度、伤口及引流管的情况。

(3) 患者需要更换卧位的原因,患者及家属对更换卧位操作方法的了解程度及配合能力等。

【计划】

1. 护士准备 护士着装整洁,举止大方,剪指甲、洗手、戴口罩。

2. 患者准备 患者及家属了解操作的目的,能积极配合护士的操作。

3. 用物准备 根据情况准备软枕、床档等用物。

4. 环境准备 环境整洁、安静、光线充足,必要时进行遮挡。

【实施】 协助患者翻身侧卧法的操作步骤和要点说明见表 4-2。

表 4-2 协助患者翻身侧卧法

程序	操作步骤	要点说明
◆核对	*床号、姓名、住院号	• 确认、评估患者,使其建立安全感,取得合作
◆解释	*向患者及家属解释操作目的、过程及配合事项	• 取得合作
◆安置	*患者仰卧位,双肘屈曲,双手侧放于腹部,妥善固定各个引流管	• 避免引流管脱落、打折或扭曲
◆协助翻身	1. 一人翻身法(图 4-14) *先将枕头移向近侧,然后将患者的肩部、臀部移向近侧,再将患者的双下肢移近并屈曲 *一手扶肩、另一手扶膝轻轻推患者转向对侧,背向护士,用软枕将患者的背部、胸前和双膝之间垫好,使之感到安全、舒适	• 适用于体重较轻的患者 • 注意节力原则,患者尽量靠近护士,缩短重力臂达到省力目的 • 不可推、拖、拉、拽患者,以免擦破患者皮肤

续表

程序	操作步骤	要点说明
	2. 二人翻身法	• 适用于病情较重或体重较重的患者
	* 甲、乙两位护士站在患者同侧,先将枕头移向近侧,一人托住患者颈肩部和腰部,另一人托住患者臀部和腘窝部,两人同时抬起患者移向近侧(图4-15)	• 患者头部予以托持 • 两人的动作应协调、轻稳
	* 两位护士分别扶住患者肩部和腰部、臀部和膝部,轻轻使患者转向对侧,用软枕将患者的背部、胸前和膝部垫好	• 扩大支撑面,确保患者感到安全、舒适、稳定
◆检查、安置	* 检查并安置患者肢体各个关节,使其处于功能位,并妥善固定好引流管	• 避免管道的打折、扭曲、脱落,保持通畅
◆整理	* 整理床单位、洗手、记录	• 避免交叉感染,记录翻身时间及皮肤情况

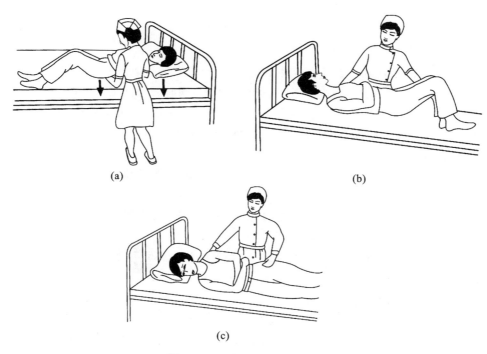

图 4-14　一人协助患者翻身法

【评价】

(1) 患者配合操作,感到舒适、安全,局部皮肤受压情况得到缓解。
(2) 护士动作轻稳、协调性好、节时省力。
(3) 护患沟通有效。
(4) 管道放置合理,各个引流管引流通畅,无打折、扭曲、脱落等不良事件发生。

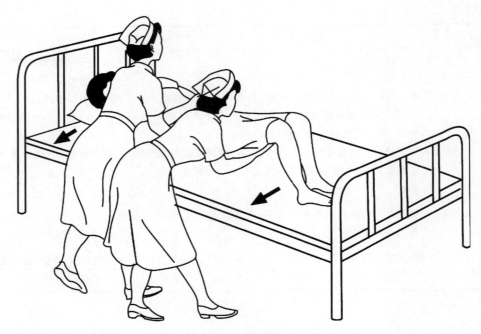

图 4-15 两人协助患者翻身法

【注意事项】

（1）根据患者的病情和皮肤受压情况确定翻身间隔时间。若发现患者皮肤有红肿或破损，应及时处理，并酌情增加翻身次数，记录于翻身卡上，同时做好交接班工作。

（2）应先将患者身体抬离床面后再行进一步操作，切忌拖、拉、推、拽等动作，以免造成人为的皮肤擦伤；若为两人协助翻身，应注意动作的协调、轻稳。

（3）特殊患者应特殊处理：

①若患者身上带有各种导管，应先将导管妥善安置，变换卧位后仔细检查，以保持管道通畅。

②为手术后患者翻身前，应先检查伤口敷料是否干燥、有无脱落，翻身后注意伤口不可受压。

③颅脑手术后的患者取健侧卧位或平卧位，翻身时注意不可剧烈翻转患者头部以免引起脑疝，导致患者突然死亡。

④牵引的患者翻身时不可放松牵引。

⑤有石膏固定或有较大伤口的患者，翻身后应使用软垫支撑，防止肢体或伤口的受压。

（4）护士应注意节力原则，使重力线通过支撑面来保持平衡，同时缩短重力臂而起到安全、省力的作用。

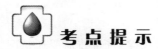

考点提示

更换卧位的注意事项。

【健康教育】

（1）告知患者及家属更换卧位的目的，稳定患者情绪，使其积极配合操作。

（2）指导长期卧床患者及家属至少每2h更换一次卧位,以预防压疮等并发症的发生。

> **知识链接**
>
> ### 痰液的体位引流
>
> 1. 痰液体位引流的适应证　痰液体位引流主要适应证为支气管扩张症和肺脓肿,慢性化脓性支气管炎或其他痰多不易排出者也可考虑应用。
> 2. 痰液体位引流的禁忌证
> (1) 意识不清、高龄不能有效配合或痰液涌出可能引起窒息者。
> (2) 明显呼吸困难或缺氧者。
> (3) 肺癌、肺结核有出血倾向或支气管扩张、肺脓肿伴咯血者。
> (4) 严重心脑血管疾病或咳嗽反射明显降低者。
> 3. 准备
> (1) 首先要了解患者的病史,观察其痰量和性状。
> (2) 进行体格检查,特别注意胸廓、脊柱有无畸形,肺部有无浊音区和干、湿啰音等。
> (3) 阅读胸片和CT片,掌握病变部位和范围。
> (4) 事先要向患者讲清体位引流的作用和操作方法,解除患者的顾虑和恐怖心理,取得患者的合作。
> 4. 体位摆放　具体体位见表4-3。
>
> 表4-3　体位摆放
>
> | 病灶部位 | | 引流体位 |
> | --- | --- | --- |
> | 右上叶 | 尖段 | 坐位,按病灶部位向前、向后或侧向倾斜 |
> | | 前段 | 仰位,右侧稍垫高 |
> | | 后段 | 左侧卧位,向腹侧旋转45° |
> | 左上叶 | 尖后段 | 坐位,按病灶部位向前、向右微倾斜 |
> | | 后段 | 仰卧,胸腹向右转45° |
> | 右中叶 | 内、外侧段 | 仰卧,胸腹向左转45° |
> | | 背段 | 俯卧,头低足高位 |
> | 肺下叶 | 前基底段 | 仰卧,头低足高位 |
> | | 侧基底段 | 患侧向上侧卧,头低足高位 |
> | | 后基底段 | 俯卧,头低足高位 |
>
> 5. 注意事项
> (1) 制订每例患者体位引流的操作顺序,尽量减少患者的活动量,以免患者过于疲劳。
> (2) 勿在餐后操作,以防引起恶心、呕吐,甚至误吸。
> (3) 近期经受手术者,应在远离切口部位叩击或免除叩击;痰中带血者,亦应免除叩击。

任务二　休息与睡眠

案例引导

护士小张值夜班时发现李阿姨情绪低落、焦虑不安难以入睡。在和患者沟通中，了解到李阿姨担心自己的疾病预后不好，再加上不适应医院的环境，总是睡不好，睡着了又经常被夜间响声吵醒。问题：

1. 患者失眠的原因是什么？
2. 作为值班护士小张应该采取何种措施促进患者睡眠？

休息是人类生存和发展最基本的生理需要，同时也是维持身体健康，使机体的生理和心理处于最佳状态的必备条件。护士应利用一切可能的条件为患者创造一个安静、舒适的休息环境，促进其睡眠，进而利于疾病的早日康复。

一、影响睡眠的因素

睡眠，是休息的一种形式。人的一生中有三分之一的时间都是在睡眠中度过的，睡眠可以消除疲劳、恢复体力、保护大脑、恢复精力、增强免疫力。所以良好的睡眠可使机体的精力和体力得到恢复，有助于保持良好的觉醒状态，使大脑随时处于准备接受体内外信息刺激的状态，维持有效的工作能力。

（一）生理时钟

每个人的生活作息接受生理时钟的控制，失眠的原因常是生理时钟紊乱，或是环境因素，如工作上轮三班制、出国旅游造成时差的人等，只要能正确调整生理时钟即可解决。

（二）药物的影响

有许多药物都会影响睡眠，如某些感冒药成分会令人昏昏欲睡（含抗组胺类药物），安眠药可帮助入睡，有些精神科药物有镇静安眠作用，部分抗高血压的药和治疗气喘的药物则会干扰睡眠等。喝酒会导致睡眠型态紊乱，喝茶及含咖啡因的饮品等则有提神作用。

（三）精神因素

紧张、焦虑、追求完美、急性子的人对环境的刺激较为敏感，对刺激的反应也比较强烈，精神上就不容易放松，因而易引起失眠。睡眠是相对较敏感的活动，若情绪激动、遭遇突发的生活事件都容易导致人失眠。另外，一些精神上的问题，如神经官能症、忧郁症、躁郁症的患者也会有睡眠方面的障碍。

（四）环境因素

环境噪音过大、光线太亮、温度太热或太冷、湿度太高、对环境不熟悉等都会引起睡眠问题。如睡眠不错的人生病住院后，虽然身体疲累，也会因其他患者的呻吟、护士每隔数小时量一次血压和输液的不便等开始出现失眠的情况。当外在环境改善时，失眠也就改善了。

（五）年龄

一般说来，儿童的睡眠时间长且睡得深，而老年人的睡眠易中断且睡眠浅。老年人经常抱怨失眠，除了与正常的睡眠生理因素有关外，也与老年人身体易发疾病和长期服药有关（如某些抗高血压的药物会干扰睡眠）。

（六）体质因素

一般人平均睡眠时间为 7~8 h；有人所需睡眠时间比较少，一天 3~4 h 的时间；有人则需要每晚 10 h 的睡眠。

二、睡眠的时相与周期

（一）睡眠的发生机制

目前认为在脑干尾端存在能引起睡眠和脑电波同步化的中枢。这一中枢向上传导可作用于大脑皮层（有人称之为上行抑制系统），并与控制觉醒状态的脑干网状结构上行激动系统的作用相对抗，从而调节着睡眠与觉醒之间的相互转化。

（二）睡眠的生理特点

睡眠时许多生理功能都会发生变化，如听、嗅、视、触等功能暂时性减退，骨骼肌反射活动和肌张力减弱，同时伴有一系列自主神经功能的改变，表现为血压下降、心率减慢、体温下降、代谢降低、呼吸变慢等。

（三）睡眠的时相

正常睡眠是由两个交替出现的不同时相组成：一个时相称为慢波睡眠，又称非快速动眼睡眠或正相睡眠；另一个时相称为快波睡眠，又称快速动眼睡眠或异相睡眠，睡眠过程中两个时相相互交替。

1. 慢波睡眠 慢波睡眠（NREM）是正常人所必需的，伴有慢速眼球运动、全身肌肉放松，但肌肉仍保持一定的紧张度，可分为以下四个时期。

（1）第一期　入睡期（Ⅰ期）：此期为过渡时期，仅维持几分钟，是所有睡眠时期中睡得最浅的一期，容易觉醒。这一期，生命体征与新陈代谢逐渐减慢，全身肌肉开始放松。

（2）第二期　浅睡期（Ⅱ期）：此期睡眠程度加深，但仍然容易被唤醒，全身功能继续变慢，肌肉进一步放松。持续 10~20 min。

（3）第三期　中度睡眠期（Ⅲ期）：此期肌肉完全放松，生命体征数值逐渐下降，身体很少移动，难以被唤醒。持续 15~30 min。

（4）第四期　深度睡眠期（Ⅳ期）：此期肌肉完全放松、无法移动、极难被唤醒。基础代谢率进一步下降，分泌大量的生长激素加快组织修复。遗尿和梦游均发生在此期。大约持续 10 min。

2. 快波睡眠 此期身体各种感觉进一步减退,唤醒阈值提高,肌肉处于完全放松的状态,有时会有间断阵发性的表现,如血压升高、心率和呼吸加快、眼球快速运动等。有些疾病容易在夜间发作,如心绞痛、哮喘等或许与快波睡眠出现的间断阵发性表现有关。快波睡眠有利于精力的恢复,对于情绪上的平复十分重要。同时与婴幼儿的神经系统的发育有密切关系。

总之,睡眠是人体最基本的生理需求,具有特殊的意义。无论是慢波睡眠还是快波睡眠(REM)都是人体必需的,慢波睡眠有利于体力的恢复,而快波睡眠利于精力的恢复。在工作、生活、学习中二者缺一不可。

(四)睡眠周期

在正常状况下,每一个睡眠周期都含有60~120 min不等的有顺序的睡眠时相,平均是90 min,儿童交替周期较成人短,大约60 min。成人每晚平均有4~6个睡眠时相周期(图4-16)。

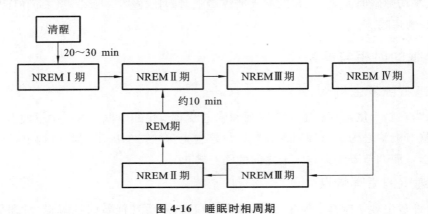

图4-16 睡眠时相周期

机体在正常入睡后前20~30 min逐渐由慢波睡眠的入睡期进入浅睡期和中度睡眠期,后经深度睡眠期返回到中度睡眠期和浅睡期,再由浅睡期进入快波睡眠,整个过程持续约10 min,再次进入浅睡期,如此周而复始。

在每个睡眠周期中,随着睡眠的进行每一时相所占时间比例也会发生变化。随着睡眠的进行,快波睡眠会逐渐延长,相反慢波睡眠的中度和深度睡眠时间会相应缩短。越到睡眠后期,快波睡眠持续时间越长。两种睡眠都可以直接转化为觉醒状态,但觉醒状态下一般只能进入慢波睡眠,而不能很快进入快波睡眠。

三、常见睡眠障碍的表现

(一)失眠

失眠是睡眠障碍中最常见的一种,主要表现为入睡困难或睡眠难以维持的一种状态。患者醒后常伴有多种不适症状,如疲乏、昏昏欲睡、黑眼圈、精力不集中、易于激动、常打哈欠、工作与学习效率下降等。可分为原发性失眠和继发性失眠两种。原发性失眠是一种慢性综合征,主要与慢波睡眠时相减少有关;继发性失眠主要与精神紧张、对环境不适应、身体障碍有关。

(二)睡眠过度

睡眠过度表现为睡眠时间过多或长期处于想睡觉的状态。睡眠过度的患者,一般睡眠周期仍然是正常的,但是总的睡眠时间较长,可持续几小时或几天,比较难以被唤醒。目前发病机制尚不清楚,通常认为与进食失调、病态肥胖有关。可发生于患有脑部疾病或糖尿病、镇静药用量过大者,也可见于患有严重抑郁、焦虑等心理疾病者,患者通过睡眠逃避日常生活的紧张和压力。

(三)发作性睡眠

发作性睡眠为一种不可抗拒的睡眠发作,大多病因未明。除正常睡眠外,可在任何时间或场所(如行走、谈话、进食和劳动中等)入睡,不可自制。每次持续数分钟至数小时,可一日发作数次。好发于青壮年男性。像正常睡眠中一样,很容易将患者从睡眠发作中唤醒。虽然发作性睡眠常在环境单调、令正常人也会入睡的情况下发生,但也可以发生在具有危险性的情况下(如正在驾车行进的途中)。发作性睡眠中有70%的人会出现猝倒的现象,表现为肌力部分或完全丧失,导致严重的摔伤。大概25%的患者发生发作性睡眠时,会出现生动的幻听和幻觉。从睡眠发作中醒来时患者可能感到精神振作,可是数分钟后又重新突然入睡。

(四)睡眠呼吸暂停

睡眠呼吸暂停综合征是一种睡眠时呼吸停止的睡眠障碍,指在连续7 h睡眠中发生30次以上的呼吸暂停,每次气流中止10 s以上(含10 s),或平均每小时低通气次数(呼吸紊乱指数)超过5次而引起慢性低氧血症及高碳酸血症的临床综合征。睡眠呼吸暂停可分为中枢神经性、阻塞性及混合性三种。临床上以阻塞性呼吸暂停最常见。

1. 阻塞性睡眠呼吸暂停　咽喉部的软组织松弛而造成上呼吸道阻塞,呼吸道缩窄导致睡眠时呼吸暂停。阻塞性睡眠呼吸暂停往往出现在严重地、频繁地、用力地打鼾或喘息后。患者常表现为白天感觉疲劳和过度睡意,夜间睡眠减少、觉醒次数增加、睡眠质量下降等。

2. 中枢神经性睡眠呼吸暂停　呼吸中枢神经曾经受到中风及创伤等损害而出现障碍,不能正常传达呼吸的指令致睡眠呼吸机能失调。患者常诉失眠或过度睡意、夜间睡眠中易被唤醒等。

3. 混合性睡眠呼吸暂停　在一次睡眠呼吸暂停过程中,开始出现中枢神经性睡眠呼吸暂停,继之出现阻塞性睡眠呼吸暂停。

(五)异态睡眠

异态睡眠指在睡眠中出现一些异常行为,如梦游症、梦呓(说梦话)、夜惊(如在睡眠中突然骚动、惊叫、心跳加快、呼吸急促、全身出汗、定向错乱或出现幻觉等)、梦魇(做噩梦)、磨牙、不自主笑、肌肉或肢体不自主跳动等。这些发作性异常行为不是出现在整夜睡眠中,而多是发生在一定的睡眠时期中。如梦游和夜惊多发生在慢波睡眠的第三、四期;而梦呓则多见于慢波睡眠的中期,甚至是前期;磨牙、不自主笑、肌肉或肢体不自主跳动等多见于慢波睡眠的前期;梦魇多在快波睡眠出现。

四、促进睡眠的护理措施

(一)满足患者的身体舒适的需要

人只有在舒适和放松的前提下才能保持正常的睡眠,因此,护士应积极采取措施从根本上消除影响患者身体舒适和睡眠的因素。在睡前帮助患者完成个人卫生护理、避免衣服对患者身体的刺激和束缚,避免床褥对患者舒适度的影响,可选择合适的卧位、放松关节和肌肉、保证呼吸的通畅、控制疼痛及减轻各种躯体症状等措施。

(二)减轻患者的心理压力

轻松愉快的心情有助于睡眠,相反,焦虑、不安、恐惧和忧愁等情绪会影响睡眠。护士要善于观察并掌握观察的方法和技巧,及时发现和了解患者的心理变化,与患者共同讨论影响睡眠的原因,针对不同年龄的患者的心理特点给予个性化的护理,解决患者的睡眠问题。如果患者入睡困难,护士应尽量转移患者对失眠问题的注意力,指导患者做一些放松的活动来促进其睡眠。

(三)创造良好的睡眠环境

控制病房的温度、湿度、空气、光线及声音,减少外界环境对患者感官的不良刺激。病室内保持适宜的温度,一般冬季为18~22 ℃,夏季为25 ℃左右;湿度保持在50%~60%;护士应将影响睡眠的噪音降到最低程度,包括治疗及处置的声音、器械碰撞声、卫生间流水声、开关门声等,并降低电话铃声、监护仪器报警声的音量,工作人员应避免穿硬底鞋,降低说话及走路的声音,保证病房门的紧密性并在患者睡眠时关闭。

(四)合理使用药物

对使用安眠药的患者,护士必须掌握安眠药的种类、性能、应用方法、对睡眠的影响及副作用,并注意观察患者在服药期间的睡眠情况及身心反应,及时报告医生予以处理。

(五)建立良好的睡眠习惯

护士与患者共同讨论、分析影响睡眠的生理、心理、环境、生活方式等因素,鼓励患者建立良好的生活方式及睡眠习惯,帮助患者消除影响睡眠的自身因素。良好的睡眠习惯包括以下方面。

1. 适时休息与活动 根据人体的生物节律性调整作息时间,合理安排日间活动,白天应适当锻炼,避免在非睡眠时间卧床,晚间固定就寝时间和卧室,保证人体需要的睡眠时间,不要熬夜。

2. 饮食 睡前可以进食少量易消化的食物或热饮料,防止饥饿影响睡眠,但应避免饮用咖啡、浓茶、可乐以及含酒精的刺激性饮料,或摄入大量不易消化的食物。

3. 诱导睡眠 睡前可以根据个人爱好短时间地阅读、听音乐或做放松操等促进睡眠,视听内容要轻松、柔和。

(六)做好晚间护理

为促进患者舒适入睡,就寝前应做好晚间护理,包括协助患者洗漱、排便、更衣、整理床单位等,帮助患者采取舒适的卧位,注意检查患者身体各部位的引流管、伤口、敷料、牵引等引起患者不舒适的情况,并及时给予处理。

(七)睡眠障碍的护理措施

对发作性睡眠的患者,遵医嘱选择药物治疗,护士应指导患者学会自我保护,注意发作前兆,减少意外发生,告诫患者禁止从事高空、驾车、水上作业等工作,避免发生意外;对于睡眠呼吸暂停的患者,护士应指导其采取正确的睡眠姿势,以保证呼吸道通畅;对梦游症患者应采取各种防护措施,将室内危险物品移开、锁门,避免发生危险。

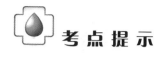

促进睡眠的护理措施。

知识链接

阿森斯(AIS)失眠量表

填表人：　　　　　　填表日期：　　　　　　　　试验进度：

本表主要用于记录您对遇到过的睡眠障碍的自我评估。对于以下列出的问题，如果过去1个月内每星期至少发生3次在您身上，就请您在相应的"□"上打"√"。

1. 入睡时间（关灯后到睡着的时间）
　□没问题　□轻微延迟　□显著延迟　□延迟严重或没有睡觉
2. 夜间苏醒
　□没问题　□轻微影响　□显著影响　□严重影响或没有睡觉
3. 比期望的时间早醒
　□没问题　□轻微提早　□显著提早　□严重提早或没有睡觉
4. 总睡眠时间
　□足够　□轻微不足　□显著不足　□严重不足或没有睡觉
5. 总睡眠质量（无论睡多长）
　□满意　□轻微不满　□显著不满　□严重不满或没有睡觉
6. 白天情绪
　□正常　□轻微低落　□显著低落　□严重低落
7. 白天身体功能（体力或精神，如记忆力、认知力和注意力等）
　□足够　□轻微影响　□显著影响　□严重影响
8. 白天思睡
　□无思睡　□轻微思睡　□显著思睡　□严重思睡

量表共有8个条目，每条从无到严重分为0、1、2、3四级评分
（总分小于4：无睡眠障碍；如果总分在4～6：可疑失眠；如果总分在6分以上：失眠）。

任务三　活动的需要

　　　　　　　　　　案例引导

急诊室上午10时收治了一名女性患者，该患者因得知丈夫车祸去世的消息，一

时难以接受而昏倒,中午12时患者醒后发现四肢无法活动、完全不能站立。患者在入院前无器质性疾病。问题:

1. 患者暂时无法活动的原因是什么?
2. 请分析该患者目前肌力处于几级。
3. 护士应该采取哪些护理措施提高患者的活动能力?

活动是人的基本需要之一,对维持健康很重要。人们通过身体活动维持呼吸、循环、消化及骨骼肌的正常功能;通过思维活动来维持智力和意识的发展。人们通过这些活动满足各个层次的需求,使其身心受益,维持身心健康。

一、活动受限的原因和对机体的影响

(一) 活动受限的原因

1. 疼痛 许多疾病引起的疼痛都会限制患者的活动,最常见的是手术后患者因刀口疼痛而主动或被动限制活动以减轻疼痛;另外,类风湿性关节炎患者为避免关节活动时疼痛,会被动地减少活动,特别是容易形成某种特定的姿势。

2. 运动、神经系统功能受损 运动、神经系统功能受损可造成暂时性的或永久性的运动功能障碍,如脑血管意外、脊髓损伤造成的中枢性神经功能损伤,导致受损神经支配部分的身体出现运动障碍;另外,重症肌无力、肌肉萎缩的患者也会出现明显的活动受限,甚至不能活动。

3. 运动系统结构改变 肢体的先天畸形或残障等直接或间接地限制了患者的正常活动。另外,由于疾病造成的关节肿胀、增生、变形等也会影响机体的正常活动。

4. 营养状况的改变 由于疾病造成的严重营养不良、虚弱无力等患者,因不能提供身体活动所需的能量而限制了活动;反之,过度肥胖的患者也会出现身体活动受限。

5. 损伤 肌肉、骨骼、关节的器质性损伤,如扭伤、挫伤、骨折等都伴有身体活动能力的下降。

6. 精神心理因素 极度忧郁或某些精神病患者,在思维异常的同时伴有活动能力下降,如抑郁性精神分裂症患者、木僵患者等,正常活动明显减少。

7. 某些医护措施的执行 有时为治疗某些疾病而采取的医护措施也会限制患者的活动。为防止处于昏迷状态的患者因躁动出现意外,须对其加以约束;某些骨科患者在牵引和使用石膏绷带的过程中,会限制其活动范围,甚至需要制动。

(二) 活动受限对机体的影响

1. 对皮肤的影响 活动受限或长期卧床的患者,易形成压疮。

2. 对运动系统的影响 对某些患者来说,限制活动的范围和强度是必要的,但如果骨骼、关节和肌肉组织长期处于活动受限的状态,机体则会出现腰背疼痛、肌张力减弱、肌肉萎缩、骨质疏松、骨骼变形及关节僵硬、挛缩、变形等并发症。

3. 对心血管系统的影响

(1) 体位性低血压 又叫直立性低血压,是长期卧床的患者由于体位的改变而出现低血压症状,如从平卧位突然转为直立,或长时间站立发生的脑供血不足出现眩晕等。

（2）静脉血栓　病变主要累及四肢浅静脉或下肢深静脉。患者长期卧床，腿部肌肉萎缩、血流速度减慢、血小板黏滞性增加，导致下肢静脉血液淤积形成血栓。栓子脱落栓塞于肺部血管，导致肺部损伤甚至死亡。

4. 对呼吸系统的影响　主要表现为限制有效通气和影响呼吸道分泌物排出，最终导致坠积性肺炎的发生。

5. 对消化系统的影响　由于活动量的减少和疾病的消耗，患者常出现食欲减退、厌食、摄入的营养物质减少，不能满足机体需要量，甚至会出现严重营养不良；另外，由于摄入纤维和水分减少、肠道的蠕动功能减慢，或者不习惯在床上排便，都可能使患者出现便秘。

6. 对泌尿系统的影响

（1）排尿困难　正常情况下，当人体处于站姿或坐姿时，会使会阴部肌肉放松，同时肌肉下压刺激排尿；当处于卧位时，重力的引流作用消失，尿液排出不畅，出现排尿困难。

（2）尿潴留　若长期排尿困难，大量尿液长期存留在膀胱，导致逼尿肌过度伸展，会形成尿潴留。

（3）泌尿道结石及感染　机体活动减少，血液中游离的钙浓度增加，造成尿液中钙浓度升高；同时，由于尿潴留，正常排尿对尿道的冲洗减少，大量细菌繁殖，上行到膀胱、输尿管和肾，进而形成泌尿道结石及感染。

7. 对心理状态的影响　患者长期卧床，常出现焦虑、恐惧、失眠、愤怒、挫败感等。

二、患者活动的评估

（一）一般情况

患者一般资料包括年龄、性别、文化程度、职业、个人习惯等。对于患者活动的评估，年龄决定机体活动的需要及耐受程度；性别使运动方式及强度产生区别；文化程度和职业有助于护士对患者活动态度及兴趣做出合理的分析和判断；个人习惯有助于护士针对性地做出判断，如不抽烟者要比抽烟者活动能力强，因为抽烟会降低身体组织细胞利用氧的能力。

（二）心、肺功能状态

机体对氧的需要量会随着活动而增加，并会代偿性地出现心率、呼吸加快，血压升高，给呼吸和循环系统造成压力及负担。当患者患有呼吸系统和循环系统疾病时，过度的活动会加重原有疾病，甚至会诱发心搏骤停。因此在活动前，护士应认真评估患者的脉搏、血压、呼吸等指标，根据情况指导其进行合适的活动及制订适宜的活动量。

（三）骨骼肌肉状态

机体进行活动时必须要具备健康的骨骼组织和良好的肌力。肌力是指肌肉的收缩力量，可以通过特定的肌肉群的收缩能力来判断肌力。肌力程度一般分为6级。

0级　完全瘫痪，肌力完全丧失，不能做任何自由运动。

1级　可见肌肉轻微收缩，但无肢体活动。

2级　肢体能在床上平行移动，但不能抬起。

3级　肢体可以克服地心引力，能抬离床面，但不能对抗阻力。

4级　肢体能做对抗外界阻力的运动，但肌力减弱。

5级　肌力正常，运动自如。

（四）关节功能状况

关节功能状况评估可以通过患者自己移动关节的主动运动和护士协助患者移动关节的被动运动来观察患者各个关节的活动范围有无受限，是否存在僵硬、变形，活动时关节有无响声或疼痛不适症状等。

（五）机体活动能力

通过对患者日常活动情况的评估来判断其活动能力，如对患者的坐、站、行走、穿衣、打扮、洗漱等情况进行评估。机体活动能力可分为5级。

0级　完全能独立，可自由活动。

1级　需要使用设备或器械（如拐杖、轮椅等）。

2级　需要他人帮助、监护和教育。

3级　既需要有人帮助，又需要设备和器械。

4级　完全不能独立，不能参加活动。

（六）患者目前的病情

评估患者目前所患疾病的类型、程度及进展。根据患者的疾病程度，给予合理活动程度及量的指导，也利于疾病治疗。对于活动完全受限的患者，护士应给予患者被动的活动方式，预防其肌肉萎缩；对于慢性病的患者，病情对活动的影响较小，护士应鼓励患者进行主动运动以促进疾病的早日康复。

（七）社会心理状况

患者的心理状况对顺利完成活动具有极大的影响，如患者患病后常会出现情绪低落、焦虑、恐惧等心理阴影，可影响日常的活动。护士应及时评估患者的心理状况，适时予以开导，消除其紧张不安、焦虑、恐惧的负面情绪，保持良好的心情，促进其对活动的兴趣是完成有效活动的必要前提；其次，还要积极调动患者的社会支持系统，指导家属或好友给予患者充分的理解和支持，共同完成活动计划。

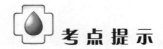

肌力程度分级。

三、协助患者活动

（一）选择合适的卧位

患者卧床时，卧位应舒适、稳定，全身尽可能放松，以减少肌肉和关节的紧张。各种卧位详见本项目任务一。

（二）保持脊柱的正常生理弯曲和各关节的功能位置

各关节应尽量保持于功能位，防止关节畸形和功能丧失。对于长期卧床的患者，护士应在其颈部和腰部用软枕支托，若病情允许，应该经常变换卧位，局部皮肤给予适当按摩，促进血液循环；同时指导患者增强腰背肌的锻炼，使其脊柱的生理功能及活动范围处于正常状态，防止关节畸形和功能丧失。

（三）维持关节的活动性

一般患者卧床2周就足以产生重要肌肉群和关节囊、关节韧带的挛缩畸形。可见，强调早期关节活动度的训练是极其重要的。

关节活动范围是指关节运动时所通过的运动弧。关节活动范围练习，又称ROM练习，是指根据每一特定关节可活动的范围来对此关节进行屈曲和伸展的运动，是维持关节可动性、防止关节挛缩和粘连形成、恢复和改善关节功能的有效的锻炼方法。

ROM练习可分为主动性ROM练习和被动性ROM练习两种。每天应做2～3次ROM练习。

1. 主动性ROM练习　主动性ROM练习是指个体可以独立完成全范围关节活动。患者消耗自己的能量移动身体各个部分，既可维持关节功能，又可保持肌肉力量。适用于病情较轻，可以移动身体的患者。

2. 被动性ROM练习　被动性ROM练习是指机体依靠外力才能完成全范围关节活动。对于活动受限的患者应尽早开始ROM练习，每天2～3次。此运动可在给患者进行翻身、清洁护理和更换卧位时进行，既省时，又能观察患者病情变化。

（四）肌肉的等长练习和等张练习

肌肉收缩有等长收缩和等张收缩两种形式。因此，可将肌肉运动分为等长练习和等张练习两大类。

1. 等长练习　等长练习可增加肌肉的张力而不改变肌肉的长度，因为不伴有明显的关节运动，故又称静力练习。当膝关节完全伸直定位后，做股四头肌的收缩松弛运动，即为等长收缩练习，一般用于骨科患者，可以加强肌肉力量的锻炼，预防肌肉萎缩，增加肌力。

2. 等张练习　等张练习是指对抗一定的负荷做关节的活动锻炼，同时也可锻炼肌肉收缩，最为常用。因伴有大幅度关节运动，肌纤维长度发生变化，又称动力练习。适用于各种原因造成的肌肉萎缩或肌力减退，但关节制动者禁用。

知识链接

提高关节活动度训练方法

1. 肩关节

（1）屈曲、伸展　肩关节的屈曲是由肩肱关节与肩胛、胸廓关节以2∶1的比例协同完成的复合运动，即肩关节屈曲180°实为肩肱关节屈曲120°及肩胛、胸廓关节外旋60°的组合。再进行肩关节屈伸训练时，训练者一手握患者腕关节使其呈背伸位，拇指外展、手指伸展、手掌向上，另一手扶持患者肘关节使其呈伸展位，在完成肩关节屈曲和伸展时，应禁止使用牵拉手法，对患者应轻轻地向关节盂方向按压，并在运动过程中将其肩胛骨向前上方托起，随上肢进行运动。急性期患者，屈曲仅完成正常活动的50%即可，随着上肢功能的恢复，逐渐扩大关节的活动范围。

（2）内收、外展　肩肱关节外展，最初30°时是由肩肱关节单独完成的，当其继续外展时，是与肩胛、胸廓关节以2∶1的比例协同完成的，即肩关节的180°外展是由肩肱关节外展120°和肩胛、胸廓关节外旋60°组合运动的结果。因此，在进行肩关节外展、内收运动训练时，训练者一手固定患者腕关节使其背伸、拇指外展、手指伸展，另一手扶持其肩胛骨下角，在上肢外展的同时使肩胛骨下角向上旋转。

(3) 内旋、外旋　患者取仰卧位,肩关节外展80°,肘关节屈曲90°。训练者一手固定肘关节,另一手握持腕关节,以肘关节为轴,前臂向前、向后运动,完成肩关节的内旋、外旋训练。

2. 肘关节

(1) 屈曲、伸展　训练者一手握持患者腕关节上方,另一手固定其肱骨远端,在完成肘关节屈曲的同时前臂旋后,屈曲可达135°,完成肘伸展的同时前臂旋前,伸展可达0°～5°。

(2) 旋前、旋后　训练者一手握持患者侧腕关节使其背伸,另一手固定其肱骨远端,使肘关节屈曲90°固定在体侧,防止旋后,旋前时出现肩关节内收、外展和屈曲、伸展的代偿运动。进行从掌心向下与地面平行的位置至掌心向上与地面平行的180°旋转,再做返回方向的旋转。

3. 腕关节　训练者一手固定患者前臂,另一手四指握其掌面,拇指在手背侧,完成腕关节背伸70°、掌屈90°和桡偏25°、尺偏55°的被动运动,以防止腕关节出现掌屈、尺偏为主的挛缩。

4. 手指关节　被动活动手指关节时,可以四指同时训练,也可以单个手指训练。训练者一手在患者患侧手的尺侧固定,另一手四指在其患侧手的背侧,拇指在患侧手掌侧使掌指关节完成屈曲90°、伸展30°～45°的运动。

5. 髋关节、膝关节

(1) 屈曲、伸展　患者仰卧位,训练者一手托患者膝关节后方,另一手托其足跟进行髋、膝关节的屈曲。然后在髋关节屈曲状态下完成膝关节伸展运动,最后完成髋关节伸展运动。

(2) 内旋、外旋　患者仰卧位,下肢呈伸展位,训练者一手固定患者膝关节上方,另一手固定其踝关节上方,完成下肢轴位的旋转,足尖向外侧为髋关节外旋,也可让髋关节呈屈曲位,训练者一手握持患者小腿近端,另一手固定其足跟,以髋关节为轴,向内、外侧摆动小腿,完成髋关节的外旋、内旋运动。

(3) 内收、外展　患者仰卧位,训练者一手托患者膝关节后方,前臂支撑其大腿远端,另一手握足跟,在髋关节轻度屈曲的状态下,完成髋关节的外展运动,然后返回原位置。

6. 踝关节

(1) 背屈、跖屈　患者仰卧位,下肢伸展。进行背屈时,一手固定患者踝关节上方,另一手固定其足跟,在牵拉跟腱的同时,利用训练者的前臂屈侧推压足底;跖屈时,固定患者踝关节上方的手移动到足背,另一手将其足跟上提。

(2) 内翻、外翻　患者仰卧位,下肢伸展。一手固定患者踝关节,另一手进行内、外翻运动。

任务四　疼痛护理

案例引导

患者,男,70岁,退休教师,直肠癌晚期。患者已化疗三次,目前正进行第四次化疗,夜间护士小张巡视病房时,发现该患者主诉疼痛难忍,伴有呻吟,无法入睡。

问题:

1. 护士小张应采取何种措施缓解患者的疼痛?
2. 小张应向患者及家属进行哪些健康教育?

疼痛是引起患者不舒适最常见、最严重的原因之一,是最常见的临床症状之一。当机体感受到疼痛时,提示其健康受损。疾病的发生、发展与转归与疼痛有着密不可分的关系,其也是治疗与护理效果评价的重要指标。因此,护士应掌握疼痛的相关知识,帮助患者减轻或缓解疼痛,增加患者的舒适感。

一、疼痛的原因及影响因素

(一)疼痛的原因

1. 温度刺激　过高或过低的温度作用于体表均会引起组织损伤,如烫伤、冻伤等,受损的组织释放组胺等化学物质刺激神经末梢而引起疼痛。

2. 化学刺激　化学物质如强酸、强碱可直接刺激神经末梢导致疼痛。化学灼伤还可使受损组织细胞释放化学物质,再次作用于痛觉感受器,使疼痛加剧。

3. 物理损伤　如刀割、针刺、碰撞、身体组织受牵拉及肌肉受压、挛缩等均可使局部组织受损,刺激神经末梢而引起疼痛。绝大部分物理损伤引起的缺血、淤血、炎症等都会促使组织释放致痛物质,使疼痛加剧并使疼痛时间延长。

4. 病理改变　疾病造成的体内某些管腔堵塞,组织缺血、缺氧,空腔脏器过度扩张,平滑肌痉挛或过度收缩,局部炎症浸润等均可引起疼痛。

5. 心理因素　心理状态不佳,如情绪紧张或低落、愤怒、悲痛、恐惧等都能引起局部血管收缩或扩张而导致疼痛。心理因素最常见的会引起神经性疼痛。另外,机体疲劳、睡眠不足、用脑过度也会导致功能性头痛。

(二)影响疼痛的因素

1. 年龄　年龄是影响疼痛的重要因素之一。随着年龄的变化,个体对疼痛的主观感觉是不一样的,婴儿不如成年人对疼痛的敏感性强,随着年龄的增长,疼痛的敏感性也随之增加,但老年人对疼痛的敏感性又随身体机能的下降而逐渐减退。

2. 社会文化背景　患者所生活的社会环境和文化背景可影响其对疼痛认知的评价,如在推崇勇敢与隐忍精神的文化氛围中,患者更善于耐受疼痛。

3. 个人经历　包括以往的疼痛经验、对疼痛的态度以及对疼痛原因的理解。经历过手术疼痛的患者,对于第二次手术所产生的不安情绪,会使其对痛觉格外敏感。

4. 注意力　个体对疼痛的注意程度会影响其对疼痛的感觉。当注意力集中于某件事上可适当减轻疼痛的感觉。

5. 情绪　情绪可影响患者对疼痛的反应。积极向上的情绪可以缓解疼痛,而消极的情绪可以加剧疼痛。

6. 疲乏　患者疲乏时,对疼痛的感觉加剧、耐受性降低,尤其是慢性疾病的患者尤为明显;当机体精力充沛时,疼痛感减轻。

7. 个体差异　对疼痛的耐受程度和表达方式常因个体的性格和所处环境的不同而有差异。自控力和自尊心较强的患者对疼痛的耐受性强,而表达能力较强的患者对疼痛的耐受性较弱。

8. 社会支持系统　疼痛患者更需要家属的支持、帮助或保护。强大的社会支持系统可以在患者不适时给予支持、鼓励和帮助,从而减轻患者的疼痛感。

9. 治疗及护理因素　许多治疗和护理会导致患者疼痛,如各种注射、输液、换药等。护士对患者的疼痛评估不当、护理措施不及时同样会使患者疼痛感增强。护士对患者用药解释不够,患者对止痛药存在认识误区,担心药物成瘾或副作用,未能及时使用镇痛药也会使疼痛加剧。

二、疼痛的护理

(一)疼痛的评估

疼痛是个体的主观感受,存在个体差异,影响因素很复杂,不同的个体对疼痛的表达不一样,所以护理疼痛患者时难以做到准确评估。护士不能根据自己对疼痛的理解和体验去判断患者疼痛的性质及程度。患者是唯一有权利描述自我疼痛性质及程度的人。因此在给疼痛患者护理时,护士应仔细聆听患者的主诉,详细询问病史,通过全方位的观察和体验等方法对患者的疼痛进行评估。

1. 评估的内容

(1) 一般情况　了解患者的姓名、性别、年龄、职业、文化背景、民族、信仰、家庭情况等。

(2) 疼痛的部位　询问患者疼痛的具体部位,明确疼痛部位是固定、局限性的还是在逐渐或突然扩大。

(3) 疼痛的时间　疼痛开始的时间是间歇性还是持续性的、持续的时间、有无周期性规律。

(4) 疼痛的性质　疼痛有刺痛、烧灼样痛、牵拉痛、胀痛、酸痛、绞痛等,描述疼痛性质时最好使用患者自己的语言表达,可以准确表达出患者疼痛时的真实感受。

(5) 疼痛的表达方式　每个人对疼痛的表达都不一样。儿童常表现为哭泣、面部表情和躯体动作。成人常使用语言或通过保护性卧位表现出来。护士应通过观察患者这些表现来判断、评估患者对疼痛的感受。

(6) 疼痛的因素　评估导致患者疼痛的各种因素,如温度、卧位、伤口等。

(7) 疼痛对患者的影响　观察当患者疼痛时是否有其他全身相应症状的出现。

2. 评估的工具

(1) **文字描述评分法**　将一条直线分为 5 个等份，0＝无痛、1＝微痛、2＝中度疼痛、3＝重度疼痛、4＝剧痛。让患者选择合适的数字代表自己疼痛的程度。

(2) **数字评分法**　将一条直线分为 10 个等份，其中一端"0"表示无痛，另一端"10"表示剧痛，患者可以根据自己对疼痛的感受选择一个代表性数字来表达自我疼痛程度（图 4-17）。

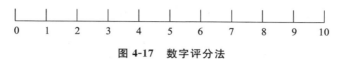

图 4-17　数字评分法

(3) **视觉模拟评分法**　在白纸上画一条粗直线，通常为 10 cm，有可滑动的游标，在线的两端分别附注词汇，一端为"无痛"，另一端为"剧痛"，患者可根据自己所感受到的疼痛程度在直线上某一点做一记号，以表示疼痛的强度及心理上的感受程度（图 4-18）。

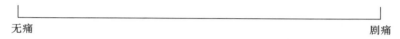

图 4-18　视觉模拟评分法

(4) **面部表情量表法**　适用于任何年龄，无特定文化背景要求，特别是对老年人、小孩及表达能力丧失或欠佳的患者进行疼痛评估较为准确和方便。它由 6 个脸谱组成，患者可根据自己的疼痛程度，选择一个能表达自己疼痛感受的面孔（图 4-19）。

图 4-19　面部表情图

（二）疼痛的护理

1. 解除疼痛刺激源　如外伤引起的疼痛等护士应根据情况采取止血、包扎、固定等措施；胸腹部手术后因为咳嗽、深呼吸引起伤口疼痛，护士应协助患者按压伤口后，再鼓励其咳痰和深呼吸，避免刺激性因素，保持环境安静、舒适。

2. 药物止痛　药物止痛是临床解除疼痛的主要、常用的手段。给药途径可有口服、注射、外用、椎管内给药等。止痛药分为非阿片类和阿片类两大类。非阿片类止痛药如阿司匹林、布洛芬、止痛片等，具有解热止痛、抗炎功效。多数情况，非阿片类止痛药物对于中等程度的疼痛，如牙痛、关节痛、头痛、痛经等，疗效好、副作用少（此类药大多对胃黏膜有刺激，宜饭后服用）。对于一般性疼痛的患者而言，常规剂量的非阿片类止痛药和阿片类止痛药的止痛效果无明显差别。阿片类止痛药如吗啡、哌替啶等，用于难以控制的疼痛止痛效果好，经常与非阿片类止痛药联合应用，这样不仅可以有效镇痛，还能相对地减少阿片类止痛药的使用量。但长期使用阿片类的药物有成瘾性和呼吸抑制的副作用，应观察用药后的疗效。对于慢性疼痛的患者，应掌握其疼痛发作的规律，合理用药，一般最好在疼痛发作前给药，这比疼痛发作时给药的量要少，且效果好。

对于癌症疼痛的处理，目前临床上普遍采用 WHO 所推荐的三阶梯疗法。其主要目的是逐渐升级、合理使用镇痛药，以达到缓解疼痛的目的。

癌症疼痛药物止痛治疗的五项基本原则如下。

(1) 口服给药　口服为最常见的给药途径。对不宜口服患者可用其他给药途径,如吗啡皮下注射,患者自控镇痛,较方便的方法有透皮贴剂等。

(2) 按阶梯用药　按阶梯用药指应当根据患者疼痛程度有针对性地选用不同强度的镇痛药物。

①第一阶段:对于轻度疼痛的患者,可选用非阿片类药物,如阿司匹林、布洛芬、对乙酰氨基酚等。

②第二阶段:当患者中度疼痛时或应用非阿片类药物无效时,可选用弱阿片类药物,如可卡因和曲马朵等药物。

③第三阶段:对于重度疼痛和剧烈的癌性疼痛的患者,可选用强阿片类药,如吗啡、哌替啶、美沙酮等,并可合用非甾体抗炎药物。在使用阿片类药物的同时,合用非甾体抗炎药物可以增强阿片类药物的止痛效果。

(3) 按时用药　按规定时间间隔规律性地给予止痛药。按时给药有助于维持稳定、有效的血药浓度。目前,缓释药物临床使用日益广泛,强调以缓释阿片类药物作为基础用药的止痛方法,在出现暴发性疼痛时,可给予速释阿片类药物。

(4) 个体化给药　个体化给药指按照患者病情和癌痛缓解药物剂量制订个体化用药方案。使用阿片类药物时,由于个体差异,阿片类药物无理想的标准用药剂量,应当根据患者的病情使用足够剂量的药物使疼痛得到缓解。同时,还应鉴别是否有神经病理性疼痛的性质,考虑联合用药可能。

(5) 注意具体细节　对使用止痛药的患者要加强监护,密切观察其疼痛缓解程度和机体反应情况,注意药物联合应用的相互作用,并及时采取必要措施尽可能减少药物的不良反应,以期提高患者的生活质量。

3. 心理护理

(1) 尊重并接受患者对疼痛的反应,建立良好的护患关系。护士不能以自己的体验来评判患者的感受。

(2) 向患者解释疼痛的原因、机理,介绍减轻疼痛的措施有助于减轻患者焦虑、恐惧等负面情绪、缓解疼痛压力。

(3) 通过参加有兴趣的活动,如看报、听音乐、与家人交谈、深呼吸、放松按摩等分散患者对疼痛的注意力,以减轻疼痛。

(4) 尽可能地满足患者对舒适的需要,如帮助变换卧位,减少压迫;做好各项清洁卫生护理;保持室内环境舒适等。

(5) 做好家属的工作,争取得到家属的支持和配合。

4. 中医疗法　如通过针灸、按摩等方法来活血化瘀、疏通经络,这些方法有较好的止痛效果。

5. 物理止痛　应用冷、热疗法可以减轻患者的局部疼痛,如采用热水袋、热水浴、局部冷敷等方法缓解疼痛。

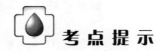

疼痛患者的护理措施。

知识链接

患者自控镇痛法

患者自控镇痛是 70 年代初问世的一种镇痛技术,基于 PCA 治疗方案。1976 年英国佳士比公司生产第一台 PCA 泵,随着计算机技术与医学的紧密结合,90 年代初微电脑 PCA 泵才在临床逐渐广泛应用。标准 PCA 即是患者感觉疼痛时按压启动键通过由计算机控制的微量泵向体内注射设定剂量的药物,其特点是在遵循"按需止痛"原则的前提下减少医务人员操作,减轻患者心理负担,具有一定的优越性。在医生设置的范围内,患者自己按需调控注射止痛药的时机和剂量,达到不同患者、不同时刻、不同疼痛强度下的镇痛要求,并可以使药物在体内持续保持最小药物镇痛浓度,相比传统的大剂量低频给药法,PCA 这种小量、频繁给药的方式镇痛效果更好,也更安全。

直通护考

一、选择题

A1/A2 型题(以下每一道考题下面有 A、B、C、D、E 五个备选答案,请从中选择一个最佳答案)

1. 全麻患者急诊手术后返回病房,此时护士应为其安置（　　）。
   A. 半坐卧位　　B. 头高足低位　　C. 去枕仰卧位　　D. 膝胸位　　E. 屈膝仰卧位

2. 下列哪项是睡眠障碍中最常见的一种?（　　）
   A. 失眠　　　　　　　　B. 睡眠过度　　　　　　　C. 睡眠呼吸暂停
   D. 发作性睡眠　　　　　E. 梦游症

3. 腰麻后头痛的主要原因是（　　）。
   A. 术中血压下降　　　　B. 脑脊液外漏　　　　　　C. 颅内压增高
   D. 迷走神经亢进　　　　E. 精神因素

4. 患者,张某,女,30 岁,胆囊结石手术后第一天,应该给予何种卧位?（　　）
   A. 俯卧位　　B. 半坐卧位　　C. 截石位　　D. 侧卧位　　E. 头低足高位

5. 患者,李某,男,反复咳嗽、咳痰五年余,近三年来,劳累后心悸、气促。入院时有明显发绀、呼吸困难,应采取（　　）。
   A. 仰卧位　　B. 侧卧位　　C. 中凹卧位　　D. 端坐位　　E. 头高足低位

6. 患者,王某,女,入院诊断为慢性细菌性痢疾,需行灌肠治疗,护士应指导患者采取（　　）。
   A. 仰卧位　　B. 中凹卧位　　C. 左侧卧位　　D. 右侧卧位　　E. 膝胸位

7. 患者,李女士,上午将行子宫切除术,术前需留置导尿管,护士在操作过程中应为患者安置的体位是（　　）。
   A. 去枕仰卧位　　　　　B. 屈膝仰卧位　　　　　　C. 膝胸位
   D. 头高足低位　　　　　E. 头低足高位

8. 患者,李某,男,50 岁,因在工地干活不小心从脚手架上失足滑下,致下肢活动障碍,目

前经积极治疗后,肢体能抬高床面但不能对抗阻力,为6级肌力中的哪一级?(　　)

A．1级　　　B．2级　　　C．3级　　　D．4级　　　E．5级

9．患者,王某,男,60岁,消瘦,因下楼梯时不慎摔下致胫骨骨折,现无法下床活动,下列哪项不是导致患者活动受限的原因?(　　)

A．疼痛　　　　　　　　B．神经系统损伤　　　　　　C．骨骼、肌肉、关节损伤

D．营养不良　　　　　　E．高血压早期

10．患者,张某,男,71岁,痔疮术后第一天,夜间诉疼痛难忍,无法入睡,当值班护士发现这一症状后,其处理方法有哪些?(　　)

A．分散注意力　　　　　B．药物镇痛　　　　　　　　C．温水坐浴

D．让患者尽量忍受　　　E．ABC

11．患者,郑某,男,入院诊断为阿米巴痢疾,需行灌肠治疗,护士应指导患者采取(　　)。

A．仰卧位　　B．中凹卧位　　C．左侧卧位　　D．右侧卧位　　E．膝胸位

二、病例分析题

夜间急诊室接受了一位主诉剧烈腹痛2 h,同时伴有黑便的40岁男性患者。经医生查体及一些相关辅助检查,诊断为"急性胃穿孔",随即在全麻下行胃穿孔修补术。手术顺利,术后安返病房。请思考:

(1)患者回病房后护士应给其安置何种卧位?为什么?

(2)术后第二天患者诉切口疼痛,此时护士应给其安置何种卧位?

（张　　庆）

项目五　患者的安全与护士执业防护

学习目标

1. 掌握保护具的使用目的及操作中的注意事项，影响患者安全的因素，职业损伤的有害因素及其对人体的影响，预防患者跌倒的措施。
2. 熟悉医院常见的不安全因素，引起患者跌倒的因素，生物性损伤、锐器伤、化疗药物损伤及负重伤产生的原因及预防措施。
3. 了解护理职业防护的管理以及护理职业防护的意义。
4. 能针对医院内常见的不安全因素采取有效的防范措施，正确选择和科学使用各种保护具，做到科学、安全的工作。
5. 具有认真严谨的工作态度，并做到关爱患者，严格护理操作规程，确保患者和自身的安全。

安全是人类的基本需要，也是护理工作的基本需要。患者的安全与护士的职业安全共同构成护理安全。随着社会的进步和医疗卫生事业的发展，安全已成为患者就医最直接、最重要的要求之一，护理安全管理也成为提高护理质量的首要保证。因此，为患者和医务人员提供一个既安全又能体现人文关怀的环境和氛围对维护医院的正常工作秩序和社会治安起着重要的作用。

任务一　患者的安全

案例引导

患者，张某，女，20岁，因面部烧伤入院，焦虑、烦躁。问题：
1. 作为该患者的责任护士，应从哪几个方面评估患者的安全问题？
2. 面对可能存在的安全问题，请从一个方面出发制订护理措施。

患者安全是医院管理中最重要的课题之一，没有患者安全就谈不上护理质量。不注重患者安全,很可能对患者造成直接的、无法挽回的后果,甚至危害患者的生命。如果在护理服务过程中患者的安全无法得到保障,则医院管理也无任何意义可言。因此,必须从新的高度、新的角度认识患者的安全问题。依据美国国家患者安全机构的定义:患者安全是指在健康照护的过程中,避免、预防并减轻不良事件造成的伤害。

一、影响患者安全的因素

(一)医护人员因素

影响患者安全与否的首要因素是护理人员素质高低、人员配备情况,当护理人员的素质达不到护理职业要求时,就可能造成言语、行为不当,给患者身心带来安全隐患。

1. 业务素质不高 护理人员因业务知识不足、技术水平低下、操作不熟练、工作经验不足等导致操作失误或操作错误;对新技术应用或新设备使用不熟练,不能完成较复杂的操作;不能及时、准确地观察、判断病情,不能对患者进行有效的抢救和护理等因素都可能对患者的安全构成威胁。

2. 法律意识淡薄 护理人员法律意识淡漠,不注意保护患者隐私;执行医生口头医嘱不规范;忽视患者的权益,未及时履行告知义务;发现错误未及时报告,采取补救措施不及时等导致护患纠纷。法律意识淡薄也表现在护理文件记录上,如主、客观资料不清,不能正确评估病情;护理记录和医疗病情记录不符;护理记录的真实性、及时性、准确性不够;抢救患者时未及时记录等。这些因素导致在发生医疗纠纷时护理记录单不能提供有效的法律依据。

3. 工作责任心不强 护理工作中护士精力不足,对职业产生厌倦;违反各种操作规程或规章制度。如不严格遵守交接班制度;不按分级护理制度巡查病房;观察病情不认真,不能及时发现患者的病情变化,如患者的坠床、摔伤、烫伤、自杀等情况;护理人员上班脱岗或延误、遗漏治疗,不按时巡视病房;加药不彻底,安瓿中残留药液;不严格遵守无菌操作原则等。

4. 护患沟通不够 护理人员缺乏与患者沟通的主动性、缺乏沟通交流技巧等。如护士与患者沟通时措辞不当、语气生硬,对患者和家属的问题解释不清,特别是在用药咨询、费用咨询时,缺乏沟通技巧,导致患者误解、不满,甚至发生护患纠纷。

(二)技术因素

主要指由于护理人员技术水平低或不熟练、操作失误或操作错误、忽视细节性观察、违反操作常规、业务知识欠缺、临床经验不足、缺乏应急能力及应急性处理的经验等对患者安全构成威胁。护理工作量大、复杂程度高、技术要求严的项目内容增多不仅增加了护理工作人员的压力,而且还可导致护理工作中承担的技术风险加大,影响护理安全。

(三)管理因素

管理制度不完善、业务培训不到位、管理监督不得力、人力资源配备不合理、设备物资管理不完善、交接班制度不严格等均能影响护理安全。

(四)环境因素

1. 医院的基础设施、病区物品配置存在不安全因素 如医院的药品和物品质量不合格、失效、变质;护理物品数量不够充足、质量不能保证;设备性能不完善,不能达到规范标准;急诊科物品放置不能达到"五定";地面过湿、过滑导致患者跌倒、骨折;不能及时使用保护具导致患者坠床、抓伤;冷热时间过长导致患者冻伤、烫伤等。

2. 环境污染所致的隐性不安全因素 消毒隔离制度措施不严密导致院内交叉感染;昆虫

叮咬导致过敏性伤害,发生传染性疾病。

3. 医用危险品使用不当　易燃易爆物品(如氧气、乙醚、乙醇等)易导致烧伤;各种电器治疗易导致电伤;高压氧治疗易导致气压伤;放射治疗易导致放射性皮炎、皮肤溃疡等。

4. 病区治安管理不严　病区治安管理不严可发生偷盗丢失案件、丢失婴儿案件、威胁生命健康案件,这些会给患者带来经济损失及身心的不安全感。麻醉药因管理不严而丢失易导致吸毒案件发生。

（五）患者因素

患者因素包括患者的心理素质、对疾病的认知程度及承受力等,如患者擅自改变输液滴数、不按医嘱服药、不遵医嘱控制饮食、不定期复查、不配合治疗及护理操作等。

二、患者安全需要的评估

在医院中,医务人员要及时评估是否有现存的或潜在的影响患者安全的因素,同时还要评估患者的自我保护能力及其影响因素,确保患者处于安全状态。对患者的评估可分为以下两个方面。

（一）患者方面

（1）精神状态是否良好、意识是否清楚、是否有安全意识。

（2）是否因年龄、身体状况或意识状态而需要安全协助或保护。

（3）感觉功能是否正常、是否舒适、是否能满足自理的需要。

（4）是否有影响安全的不良嗜好,如吸烟等。

（二）治疗方面

（1）患者是否正在使用影响精神、感觉功能的药物。

（2）患者是否正在接受氧气治疗或冷、热治疗。

（3）患者是否需要给予行动限制或身体约束。

（4）病房内是否可使用电器设备,患者床旁是否有电器设备。

在评估患者的安全需要后,护士可针对具体情况采取预防保护措施,为患者建立和维护一个安全、舒适的环境。

三、医院常见的不安全因素及防范

（一）物理性损伤及防范

物理性损伤包括机械性、温度性、压力性及放射性损伤等。

1. 机械性损伤　常见有跌倒、撞伤等原因所致的损伤。(详见本项目任务三)

2. 温度性损伤　常见的有热水袋、热水瓶所致的烫伤,冰袋、制冷袋等所致的冻伤;各种电器如烤灯、高频电刀等所致的灼伤,易燃易爆品如氧气、乙醚及其他气体所致的各种烧伤等。其防范措施如下。

（1）护士在应用冷、热疗法时,应严格按照操作规程进行,注意听取患者的主诉及观察其局部皮肤的变化,如有不适应及时处理。

（2）对于易燃易爆品应强化管理,并加强防火教育,制订防火措施,护士应熟练掌握各类灭火器的使用方法。

（3）医院的电路及各种电器设备应定期进行检查维修。对患者自带的电器设备,如收音机、电动剃须刀等,使用前应进行安全检查,并对患者进行安全用电的知识教育。

3. 压力性损伤 常见的有因长期受压所致的压疮,因高压氧舱治疗不当所致的气压伤;因石膏和夹板固定过紧形成的局部压疮等。

4. 放射性损伤 主要由放射性诊断或治疗引发,常见的有放射性皮炎、皮肤溃疡坏死,严重者可致死亡。其防范措施如下。

(1) 保持接受放射部位皮肤的清洁、干燥,防止皮肤破损,应避免一切物理性刺激(如用力擦拭、搔抓、摩擦、暴晒即紫外线照射等)和化学性刺激(如外用刺激性药物、肥皂擦洗等)。

(2) 正确掌握放射性治疗的剂量和时间。

(3) 尽量减少患者身体不必要的暴露,保证照射区标记的准确性。

(二)化学性损伤及防范

化学性损伤通常是由于药物使用不当或错用引起。护理人员应加强药物知识学习,在用药治疗过程中应注意常用药物的保管,严格执行"三查八对"原则,注意药物之间的配伍禁忌,注意观察药物的不良反应等。

(三)生物性损伤及防范

生物性损伤包括微生物及昆虫对人体的损害。医院病区人流量大、病种复杂,存在很多的潜在感染因素,应积极采取各种措施预防医院感染,定期进行消毒、灭菌效果监测。

(四)心理性损伤及防范

心理性因素包括患者对疾病的认识与态度、医护人员对患者的行为和态度及医护人员的言谈或举止等。如个别医护人员在言语或行动上对患者不够尊重、缺乏耐心、交谈时言语不当,从而造成患者对疾病、治疗等产生误解,导致病情的加重,这些均可影响患者的心理,甚至会导致患者的心理损伤。医护人员应以高质量的医疗行为取得患者的信任,与患者建立良好的关系,并帮助患者与周围人群建立和谐的人际关系。此外,护士还应注意对患者进行有关疾病知识的健康教育,并指导患者采取积极乐观的态度对待疾病。

 任务二　保护患者安全的措施

 案例引导

患者,女,60岁,因"糖尿病酮症酸中毒"由急诊入院,表现为烦躁不安、恶心、呕吐、头痛、头晕,血糖17.6 mmol/L,尿酮呈强阳性。问题:

1. 患者烦躁不安,无法配合治疗,为防止患者受伤,护士应为其采用何种保护措施?

2. 在实施过程中,护士应该如何向患者及家属解释?

在临床工作中,护士经常会遇到躁动、自制力差、意识模糊、行动不便等具有潜在安全隐患的患者。为了保护患者的安全,应综合考虑患者及家属的生理、心理及社会等方面因素,采取必要的安全措施,全面维护患者的健康,提高其生活质量。

一、保护具的种类及应用

保护具是通过限制患者的身体或者身体的某个部位用以维护患者的安全及治疗、护理效果的各种器具,包括床档、约束带、支被架等。

【目的】 限制患者身体或肢体活动,确保患者安全;保证各种诊疗和护理顺利进行。

【评估】
(1)患者年龄、性别、体重、病情、肢体活动能力及有无外伤等影响安全的因素。
(2)患者及家属的意识状态、合作程度、心理反应等。

【计划】
1. 护士准备 着装整洁,举止大方,剪指甲、洗手、戴口罩。
2. 患者准备 了解保护具使用的目的、相关知识,并能主动配合。
3. 用物准备 床档、约束带、支被架、棉垫等。
4. 环境准备 环境安静、舒适、安全,注意保暖。

【实施】 保护具使用的操作步骤和要点说明见表5-1。

表5-1 保护具的使用技术

程序	操作步骤	要点说明
◆床档的使用	*多功能床档:从床尾取出床档,插在床两侧边缘(图5-1) *半自动床档:根据需要升降床档(图5-2) *全自动床档:使用按钮控制床档的升降(图5-3)	• 不用时固定在床的两侧 • 指导患者及家属正确使用,防止挤压患者肢体 • 预防患者坠床
◆约束带的使用	*宽绷带约束:用宽绷带打成双套结(图5-4),套在衬垫包裹的手腕或踝部外,稍拉紧,然后将绷带头端固定在床缘上 *肩部约束带 1.约束带法 将肩部约束带(图5-5)的袖筒套于患者肩部,两胸口的细带在胸口打结固定,将下面的两条长带固定于床头(图5-6),必要时将枕头横立于床头 2.大单法 将斜折的长条大单放在患者肩背部,将其两端由腋下经肩前绕至肩后,从横在肩下的袋子下穿过,再将两端系于床头横栏上	• 防止皮肤受损 • 用于固定手腕及踝部 • 松紧度以能容一指、不影响血液循环为宜 • 在需约束的地方加衬垫 • 用于固定患者肩部,限制患者坐起

续表

程序	操作步骤	要点说明
	* 膝部约束带 1. 约束带法 将膝部约束带(图 5-7)横放于两膝上,宽带下的两头带各固定于一侧膝关节,然后将宽带两端系于床缘上(图 5-8) 2. 大单法 将长条大单横放于两膝下,并穿过膝下的横带拉向外侧,压住膝部,固定大单两侧于床缘	• 用于固定患者膝部,限制患者的下肢活动 • 膝部约束带宽 10 cm、长 250 cm
	* 尼龙搭扣约束带 将约束带放于关节处,对合约束带上的尼龙搭扣,松紧适宜,将系带系于床缘	• 用于固定手腕、上臂、膝部、踝部
◆ 支被架的使用	* 将支被架放于需要支撑的被子下,使患者的肢体处于正常的功能位置(图 5-9)	• 用于肢体瘫痪或极度衰弱者,防止足下垂、压疮等,也用于烧伤患者进行暴露疗法需保暖时
◆ 整理、记录	* 观察受约束肢体的末梢血液循环,如皮肤的温度、颜色等;并注意倾听患者的主诉 * 整理用物,记录	• 防止约束过紧而加重肢体血液循环障碍

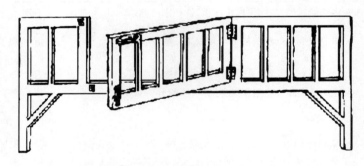

图 5-1 多功能床档

【评价】

(1) 患者安全、舒适,无坠床、自伤等意外发生。

(2) 保护具选择合理、应用准确,无操作损伤。

(3) 患者及家属了解使用保护具的目的,并能配合。

【注意事项】

(1) 对于小儿、高热、谵妄、昏迷及危重患者,为了防止患者发生坠床、撞伤、抓伤的意外,护士应对患者使用约束带,但在使用约束带前应先取得患者或家属的知情同意,同时注意维护患者的自尊。

(2) 保护性制动措施只能短期使用,并保持关节处于功能位。注意患者的卧位舒适,要经常更换卧位。

(3) 约束部位需要放衬垫,松紧宜合适,一般 2 h 放松一次。每隔 15～30 min 观察局部皮

项目五　患者的安全与护士执业防护

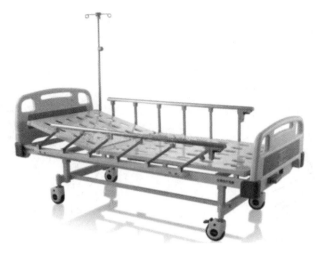

图 5-2　半自动床档

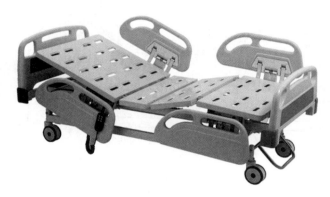

图 5-3　全自动床档

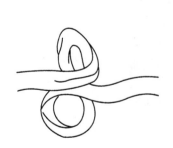

图 5-4　宽绷带双套结

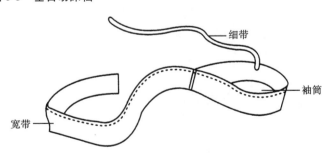

图 5-5　肩部约束带

肤颜色和血液循环情况,必要时应按摩局部以促进血液循环,如发现脉搏异常、肢端变冷、苍白麻木及皮肤肿胀、破损时,应立即松开,报告医生。

（4）做好记录,详细记录使用保护具的原因、起止时间、观察结果、采取的护理措施等。

【健康教育】

（1）向患者及家属说明保护具使用过程中护士会定期观察约束带的松紧度及局部血液循环情况。

（2）告知患者不要用力挣扎或摩擦约束带,以免造成损伤。

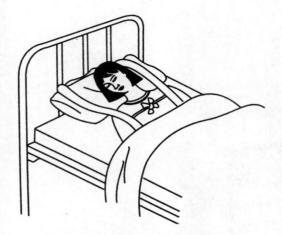

图 5-6 肩部约束带约束固定法

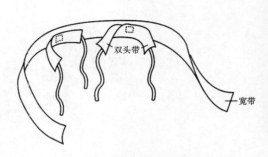

图 5-7 膝部约束带

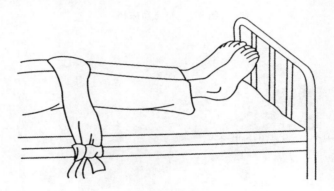

图 5-8 双膝固定法

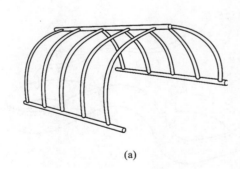

(a)

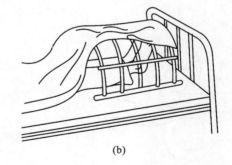

(b)

图 5-9 支被架

考点提示

保护具的使用方法及注意事项。

任务三 跌倒的预防及应用护理安全标识

案例引导

患者,女,76岁,因肺源性心脏病入院,夜间上厕所不小心滑倒导致股骨颈骨折。

问题:

1. 分析患者跌倒的原因。
2. 股骨颈骨折术后,护士应怎样对其进行关于跌倒的健康指导?

一、跌倒的预防

跌倒是指突然出现不自主的、非故意的体位改变而倒在地上或更低的平面上。跌倒是可以预防的,跌倒的预防需要多学科的合作,首先要识别跌倒的高危因素,制订标准的预防策略,实施个性化的干预,重视比较轻的损伤或者没有损伤的跌倒,同时要增强患者生活中的活动能力,提高其生活质量、减少再次跌倒的风险。

(一)跌倒的危害

简单来说,跌倒的危害有软组织损伤、骨折、生活质量下降、颅内出血及害怕再次出血等。具体说来,主要有如下几点。

1. 躯体伤害 骨质疏松症是第四位常见的慢性疾病,也是老年人最常见的骨骼疾病,更是老年人跌倒后易发生骨折的最常见和最主要的原因,骨折是老年人跌倒最大、最危险的伤害,严重危害着老年人的健康。

2. 心理伤害 跌倒会伤害人的尊严和自信,特别是在其他人面前跌倒,并且需要他人搀扶时。如果出现骨折,患者生活将不能自理,完全依靠别人,精神上很压抑,情绪也会非常低落。这样就会造成身体功能直线下降。患者跌倒后的恐惧心理会降低他们的活动能力和导致其活动范围减小,严重者甚至最终会危及患者生命,这种情况在临床上被称作卧床休息综合征。

3. 经济负担 跌倒是造成医疗保健费用居高不下的原因之一,与跌倒相关的损伤费用占65岁以上老年人的所有医疗开销的6%,会给患者家庭和社会带来沉重的经济负担。

4. 继发损伤 患者在跌倒骨折后,通常需要长期卧床,由此易产生一系列的并发症,如卧床致患者肌肉萎缩、骨质疏松、关节痉挛等功能减退,长期卧床也会导致压疮、坠积性肺炎、泌尿道感染等。有高血压病、脑血管病、糖尿病、冠心病等慢性病患者一旦跌倒再站起来的机会大大减小,轻者致肢体残疾,重者甚至导致死亡。

(二）跌倒的原因

跌倒的原因大致可以分为生理因素、病理因素、药物因素和环境因素四个方面。

1. 生理因素 肌肉逐渐萎缩、骨质的变化、泌尿系统的改变，特别是老年男性出现前列腺增生会有尿频的症状，都可增加跌倒的概率。视觉、听觉、触觉、前庭及本体感觉及传入中枢神经系统的信息都可直接影响机体的步态和平衡功能。

2. 病理因素 精神状态异常、意识丧失，如昏厥或癫痫发作、抑郁严重等；认知障碍；骨关节疾病（图 5-10），如骨质疏松等；眼部疾病；贫血、脱水、低氧血症、电解质紊乱等都可导致跌倒的发生。

3. 药物因素 很多药物可以影响人的神志、精神、视觉、步态、平衡等方面而引起跌倒。可能引起跌倒的药物包括：神经类药物（如抗抑郁药、抗焦虑药、催眠药、抗惊厥药、安定药等）、心血管类药物（如抗高血压药、利尿药、血管扩张药等）以及其他药物（如降血糖药、非甾体类抗炎药、镇痛药、多巴胺类药物、抗帕金森病药等）。

4. 环境因素 主要有室内照明不足、床和家具高度不合适、日常用品摆放不当、卫生间无扶栏把手、光滑的室内装潢和地面、步行途中过多的障碍物、不合适的鞋子和助行器以及独居等因素，这些都是老年人容易滑倒的危险因素。

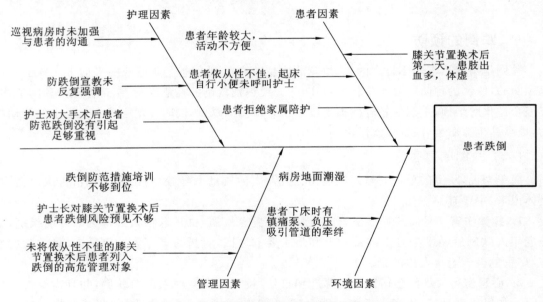

图 5-10 关节外科患者跌倒不良事件的原因分析

（三）跌倒的特征分析

跌倒大多与患者的年龄、遵医行为依从性差、过高的自我估计能力、患者自尊心太强不愿意麻烦他人、护士人力不足（特别是中午及夜间）、患者在病情好转过程中对跌倒认识不全面或者重视不够、护士过度依赖陪护或家属等相关。夜间跌倒发生时间多在凌晨 1 点到凌晨 7 点，与老年人习惯在此时间起床饮水、如厕、活动较多有关，提示值班护士应增加巡视，多关注患者，及时提供帮助。

（四）预防跌倒的安全管理

建立跌倒事件的专项管理制度，如预防跌倒的安全管理制度等；对跌倒的风险进行评估和筛查,对筛查出来的结果和患者的跌倒风险因素进行针对性的预防;加强对护士、患者家属、陪护的培训和环境因素的管理,发生跌倒之后及时上报和监测、评价。

1. 护士培训　护士是防范跌倒最重要的环节,加强护士培训,提高其安全意识和责任感,使之充分意识到引起患者跌倒的实质性因素,在临床工作中加强防范措施。培训的重点为对引起患者跌倒的危险因素、护理因素、疾病因素、个人因素认识及风险管理等方面全面加强指导。

2. 对患者、家属、陪护进行培训　患者、家属、陪护在预防跌倒中起着积极作用,加强教育培训,纠正跌倒防不胜防的错误观念,使之充分认识跌倒及预防跌倒的基本护理知识和技能,主动配合医疗护理工作,对防范策略的开展有着重要的意义。

3. 环境因素的管理　环境设施不完善与患者的自身因素共同作用增加了跌倒发生的危险性,而环境因素是较容易通过各种改善、维护等措施而得到控制的部分,因此,重视环境和设施的维护可减少跌倒的发生。

（五）跌倒后的处理

（1）病情观察,协助医生进行全身检查,确定有无损伤、损伤的类型和程度。

（2）针对损伤的程度给予相应的护理措施。

（3）安慰、疏导患者对跌倒产生的恐惧感,鼓励患者早期活动,防止卧床休息综合征的发生。

（4）定期给患者做健康评估,尤其是跌倒风险的评估,避免给患者使用不适当的药物,指导患者采取正确的生活方式与行为,改善整体状况,保证营养均衡,预防骨质疏松。

二、识别易跌倒的高危人群及安全措施的使用

（一）识别易跌倒的高危人群

易跌倒的高危人群包括双下肢乏力、坐轮椅、生活部分自理;认知障碍、健忘;行动困难、四肢震颤、有幻觉;特殊疾病状态,如虚弱、发热、疲倦、进食少、脱水等患者。

（二）安全措施的使用

1. 跌倒高危人群的评估　跌倒的评估是一项连续性的工作,贯穿于患者住院的始终,根据患者的病情变化,随时评估存在的危险因素,及时采取防范措施。管理者需要更新管理理念,打破常规思维模式,改变以往发生跌倒时总是考虑患者、陪护、护士个人的过失而治标不治本的管理理念,从系统方面分析根本原因,寻找改善的契机,通过建立并实施预防患者跌倒的安全模式,加强各环节监控管理,保证各项预防措施落实到位,有效降低患者跌倒发生率。

（1）询问病史　了解患者是否存在跌倒的风险,如年龄大于65岁、听力下降、记忆力和认知功能障碍、夜间视力下降、精力减退或疲劳、精神错乱、外周感觉减退、头晕、白内障或青光眼、体位性低血压、尿失禁或尿频尿急、步态不稳、平衡障碍、中风或帕金森病等。

（2）回顾患者的用药史　麻醉药、镇静催眠药、抗焦虑或抑郁药、降压或利尿药、扩血管药、维生素及钙剂等,这些药物都可影响患者的神志、精神、视觉、步态、平衡、血压等,易引起患者跌倒;三环类抗抑郁药和选择性5-羟色胺再摄取抑制剂、精神运动性阻滞均可引起患者意识混乱,是导致患者跌倒的重要因素。用此类药物种类越多,发生跌倒的危险性越大。

（3）环境安全的评估　评估能威胁到患者安全的卫生保健设施风险因素,如房间的光线、呼叫器放置位置、床铺过高、座椅过低、走廊有台阶及障碍物等。

（4）功能评估　功能评估包括基本日常生活活动,如吃饭、穿衣、洗澡等。

2. 告知 告知患者及家属、陪护患者跌倒的问题所在、跌倒的危害性以及可防、可控的措施,在病房内张贴预防跌倒的措施或者发放资料。对于有心脑血管疾病、骨关节和肌肉疾病和视力减退的跌倒高危人群,应加强健康教育,提高宣教有效性及患者的依从性。

3. 物品配备齐全 生活用品和呼叫铃伸手可及,床栏功能完好,尿壶置于病床同一高度,备有可供选择的便盆、坐厕架等,任何需要下床完成的活动使用呼叫铃,使用辅助工具如轮椅、拐杖、坐厕椅等。

4. 人力配备和合理的安排 根据患者的认知、遵医行为适当安排床位,完全不配合或者精神有异常的患者需要专人看护,征求患者和家属的意见安排活动时间。

5. 心理疏导 了解患者的呼叫是否得到了及时的解决,了解护士的态度,关注患者的心理动态,对存在的问题进行改进并告知护士。

6. 合理用药 尽量减少复方用药,及时停药;建议对患者进行药物与跌倒之间关系的健康教育,有助于正确用药;骨关节炎的患者可采取止痛和物理疗法。

7. 骨质疏松患者的管理 跌倒所致的损害中危害最大的是髋部骨折。补充钙剂、晒太阳等可适当增加骨密度。研究发现,高危人群中每天摄入 1000 mg 钙剂、800 IU 维生素 D 可以减少跌倒的发生。建议绝经期妇女必要时进行激素替代治疗,以降低跌倒后的损伤。

8. 视力损伤患者的管理 居室的照明设施应充足;尽量不使用浅色家具,尤其是玻璃或是镜面玻璃家具;看电视、阅读时间不可过长,避免用眼过度;外出活动最好在白天进行,指导患者正确使用助行器;每半年至一年接受一次视力检查。

9. 直立性低血压的预防 患者在长期卧床的情况下,突然起床很容易出现直立性低血压,有可能发生跌倒。护士应指导患者醒来躺在床上半分钟,慢慢起来,在床沿坐半分钟,两条腿下垂床沿后等半分钟,然后再起床进行走动。患者一旦出现不适症状应马上就近坐下或搀扶其上床休息,再由卧位转为坐位,坐位转为立位时,速度要缓慢,改变体位后先休息 1~2 min。

10. 环境安全 环境改造应坚持无障碍观念,病房使用矮床,患者应住在距离护士站近的地方,室内家具的高度和摆放位置应合理,移走对行走造成障碍的物体,保持地面平坦、干燥,厕所应铺防滑垫,走道安装把手以及合适的行走辅助工具。室内应光线充足,过道、卫生间以及床头等处设置夜间局部照明设施。患者应穿适合自己脚形、防滑的鞋具和合适的衣服。

知识链接

预防跌倒十知

(1) 行动不便、虚弱得无法自我照顾、视力下降的患者,请家属在旁陪伴,协助活动。

(2) 下床时请慢慢起身,特别是您在服用某种特殊药物时,如降压药、安眠药等。

(3) 当您需要协助时,请按呼叫铃,护士会来到您身边。

(4) 保持地面干燥,如地面弄湿,及时请工作人员处理。

(5) 将您的物品收纳于柜中,保持走道畅通。

(6) 卧床时请拉起床栏,特别是患者躁动不安、意识不清时。

(7) 请穿上合适尺码的衣裤,以免绊倒。

(8) 将您的生活用品放在您容易取到的地方。

(9) 病房保持灯光明亮,使您行动更方便。

(10) 上厕所时如您有需要,请按呼叫铃。

三、护理安全标识的应用

在目前医学的已知和未知领域中,医疗服务的不良事件层出不穷,直接威胁着患者安全。为了创造一个安全的环境,医院护理安全标识的使用就显得尤为重要。

(一)护理安全标识的概述

护理安全标识是指医院为预防患者在住院过程中由于生理、病理、心理、社会、环境等诸多不确定因素或难以预料的意外的发生而采用特殊制作的各种有针对性、科学性的标准记号,以防范护理缺陷的发生。在护理活动中使用护理安全标识不仅仅从客观上可起到提醒和警示的作用,它更是一种具体的管理手段。临床上各种具体的护理安全标识包括:人员标识、管道标识、药物警示标识、环境标识、器材器械标识、沟通标识、特殊饮食与特殊体位标识等,可达到提高工作效率和护理管理水平的目的(图5-11)。

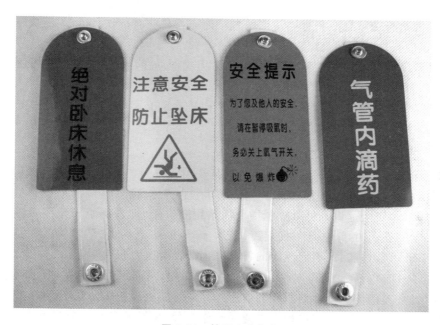

图 5-11 护理安全标识

1. 人员标识 人员标识包括患者标识和工作人员标识。在临床护理工作中可通过病号服、床头卡、腕带、一览表、等级护理等形式进行划分,特别是对住院患者、新生儿、手术患者、危重患者、特殊患者(如残疾人、智障者、无名氏等)加以标识。

(1)患者标识 可通过系腕带的方式进行识别。危险或意外标识应用不同颜色的绸带折叠成蝴蝶结状,并将其固定于床头设备醒目处。

(2)工作人员标识 原则上应在工作服及工作卡上对护士长、护士及卫生人员的职务、职称加以区分。

2. 管道标识 采用一次性粘贴胶式标签,用于指出出入患者体内的管道。

(1)颜色标识 红色标签贴于输入患者体内的管道,蓝色标签贴于引流至体外的管道。黄色标签贴于既可输入体内又可引流至体外的管道。

(2) 书写格式　标签上第一行需注明管道名称,第二行需注明置管人姓名、置管时间。

(3) 标识部位　胃肠减压管标识贴于鼻胃管上,距离负压吸引连接处20 cm处;鼻饲管标识贴于距接口处20 cm处;深静脉置管使用贴膜配套标识,贴于肝素帽前端醒目处,并固定于皮肤上;气囊导尿管标识贴于气囊分叉处;胸腔闭式引流管标识贴于管道上与床沿平齐处;膀胱造瘘管标识贴于距离管道连接处20 cm处。

3. 药物警示标识　使用长方形塑料标牌,采用悬挂的方式,用底色及文字颜色来区分,包括药物过敏标识、特殊用药标识及内用、外用区分标识。特殊静脉用药输注状态时在标识牌下段贴上书签贴,第一行注明药物名称,第二行注明滴速、用药时间。滴速需根据病情进行调整,在调整后及时修改滴速。若使用注射泵,可将标签直接贴于注射器空筒后端,药物使用完毕后需及时更换。

4. 环境标识　采用黄底黑字三角形标牌,包括无烟区域标识、工作区域标识、防滑防跌倒标识等。

5. 器材、器械标识　急救车、接线板、氧气筒、插头等器材应有是否处于备用状态标识;器材、器械浸泡时应标识;治疗、护理中使用的各类消毒物品应有标识;医院内感染预防过程中的运作环节标识应按国家相关规定来执行。

6. 沟通标识　采用白底红字方形标牌,可悬挂或者直立,如"您三查七对了吗""您还有治疗未完成,回病房后请呼叫护士""护士在病房"标识等。

7. 特殊饮食与特殊体位标识　特殊饮食可采用白纸红字卡片插于床头卡,特殊体位标识可采用白底红字方形标牌系绑于床尾。

(二) 护理安全标识的意义

(1) 安全标识可以达到流程示意和操作规范作用。护士在操作过程中,清晰、简洁的护理标识可以提示护士注意护理服务细节。特殊用药挂上特殊药物符号、需要控制补液速度的挂上控制滴速的护理安全标识等可以提示护士注重用药安全,把各种不安全因素控制在实施护理操作之前。如"发药时,请一床一发,仔细核对床号,问患者姓名、核对腕带,有问题,请核对医嘱确认""整理医嘱请注意:不能确定的特殊医嘱请再与医生联系"等。

(2) 规范醒目的安全标识可以起到警示和提醒作用,保证患者在住院期间的安全,提高了护理服务质量,并对整体护理起到积极的作用。同时也能提高护士的安全意识,增加护理人员在工作中的护理风险意识,提醒护理人员遵循操作规程,是保证患者安全就医的重要手段。

(3) 护理标识是护患沟通的桥梁。患者外出时,使用与患者有关的各类检查注意事项的护理联系标识,根据不同的内容放置不同的护理联系标识。患者回病房后,能及时与护士联系,护士也能及时将注意事项告知患者,同时能根据患者的不同情况做好健康宣教,通过护患沟通提高患者的满意度。

(三) 护理安全标识的使用

(1) 静脉滴注氯化钾、升压药等特殊药物时,将标识挂于输液器茂菲氏滴管上方,以提醒护士注意输液滴速,定期监测血压,告知患者及家属不能擅自调节输液滴速,保证用药安全。

(2) 在使用的管道上贴上管道标识,告知患者及家属相关的注意事项。将导管风险程度分成三类管理:高危险、中危险、低危险三类,并有相应的标识、评估时间和具体要求。评估内容包括留置时间、部位、深度、固定、是否通畅、局部情况、护理措施等,并记录,发生导管脱落、拔除各类导管也需做记录。

(3)对新入院患者进行评估,主班护士在24 h内填写首次护理记录,评估患者基本情况,包括药物过敏史、跌倒史等,根据评估情况挂放相关标识,如腕带识别标识、当心跌倒标识等。

(4)在走廊、电梯间、洗手池、卫生间等公共场所设置一些安全提醒标识和沟通标识。

(5)在隔离病房门口悬挂明显的隔离标识,以帮助患者、家属及医护人员采取相应的措施进行防范。

在临床应用过程中,护理安全标识系统已经逐步形成了具有决策、执行、监督、咨询、反馈等功能并持续改进的循环管理系统。其通过对各种护理问题的反馈和改进,不断地对护理安全标识系统进行修订和完善,匹配与之相关的流程和制度,实现护理质量的持续改进。

任务四 护士的职业暴露防护技术

案例引导

护士,王某,26岁,在消化内科病房工作。在为乙肝患者采血时,不慎被污染的针头扎伤手指。问题:

1. 该护士应采取哪些紧急措施处理伤口?
2. 在护理工作过程中,护士应如何预防锐器伤?

在护理工作过程中,护士可能会受到各种各样职业性有害因素的伤害,如何更好地、更有效地保护自身是每一个护士必须学会的技能。护士对各种职业性有害因素的认识、处理及防范应具备基本的知识和能力,从而可以维护个人安全和健康。

一、护理安全控制

(一)护理职业损伤的有关因素

1. 生物性因素 生物性因素是指医务人员在从事规范的诊断、治疗、护理及检验等工作过程中,意外沾染、吸入或食入了病原微生物或含有病原微生物的污染物。生物性因素是影响护理职业安全最常见的职业性有害因素。生物性因素主要有以下三类。

(1)物品表面的病原微生物 医院是患者的聚集地,医院环境中的物体表面成为了各种病原微生物(如葡萄球菌、白假丝酵母菌、冠状病毒等)的栖身之地,若不及时有效地进行清洁与消毒,它们在物品表面可存活数小时到数年。护士经常暴露在这样的环境中,随时都有可能沾染病原微生物而成为被感染者或新的传播者。

(2)空气中传播的病原微生物 包括分枝杆菌、麻疹病毒、水痘-带状疱疹病毒等。

(3)血源性病原微生物 护士在进行侵袭性操作时,很有可能因为锐器伤或血液、体液飞溅而通过破损的皮肤或黏膜感染这一类病原微生物,如乙型肝炎病毒(HBV)、丙型肝炎病毒(HCV)、艾滋病病毒(HIV)等。

2. 化学性因素 化学性因素是指接触化疗药物、麻醉剂、消毒剂等造成的刺激、烧伤、神经毒性、致癌等不同程度的损伤。

(1) 常用消毒剂 如甲醛、过氧乙酸、戊二醛及含氯消毒剂等会刺激皮肤、眼睛及呼吸道,引起皮肤过敏、流泪、恶心、呕吐、气喘等症状。经常接触还会引起结膜灼伤、上呼吸道炎症、喉头水肿和痉挛、化学性气管炎或肺炎等;长期接触会造成肝脏损害和肺纤维化,甚至会损害中枢神经系统,表现为头痛及记忆力减退等。

(2) 常用化疗药物 如环磷酰胺、氮芥、阿霉素、丝裂霉素、氟尿嘧啶、铂类药物及紫杉醇等。长期接触的化疗药物,在防护不当的情况下可通过皮肤接触、吸入或食入等途径给护士带来一些潜在危害。长期小剂量接触可因蓄积作用而产生远期影响,不但引起白细胞下降和自然流产率高,而且还有致癌、致畸及脏器损害等危险。

(3) 麻醉废气 短时间吸入麻醉废气可引起护士头痛、注意力不集中、应变能力差及烦躁等症状;长时间吸入麻醉废气,在体内蓄积后可以产生慢性氟化物中毒、遗传性影响及对生育功能的影响。

(4) 其他 体温计、血压计、水温计等是常用的护理操作用品,其中的汞是医院常见又极易被忽视的有毒因素。漏出的汞如果处理不当可对人体产生神经毒性和肾毒性作用。

3. 物理性因素 常见的物理性因素包括锐器伤、负重伤、放射性损伤及温度性损伤等。

(1) 锐器伤 锐器伤是最常见的职业性有害因素之一,而感染针刺伤是导致血源传播性疾病的最主要因素,其中最常见、危害性最大的是乙型肝炎及艾滋病。同时,针刺伤也可对护士造成极大的心理伤害,使之产生焦虑和恐惧,甚至影响护理职业生涯。

(2) 负重伤 在日常工作中,护士的体力劳动较多、劳动强度较大,特别是在为患者翻身、搬运过程中,当用力不当或弯腰姿势不正确时,容易造成腰部损伤,引发腰椎间盘突出症;长时间站立和走动还可引起下肢静脉曲张等。

(3) 放射性损伤 在日常工作中,护士常接触到紫外线、激光等放射性物质,如果防护不当可导致不同程度的皮肤、眼睛受损等不良反应。在为患者进行放射性诊断和治疗过程中,如果护士自我防护不当会造成机体免疫功能障碍,严重者可导致血液系统功能障碍或致癌。

(4) 温度性损伤 常见的温度性损伤有热水袋、热水瓶等所致的烫伤;易燃易爆物品如氧气、乙醇等所致的烧伤;各种电器的使用,如红外线烤灯、频谱仪及高频电刀等所致的灼伤等。

4. 心理社会因素 目前,我国各级医院普遍存在护士数量与患者数量比例相对不足的现象。随着医学模式和健康观念的转变,护士的工作不再是单纯的执行医嘱,同时还承担着护理者、管理者、教育者、科研者及协调者等角色,护士常处于超负荷的工作状态。同时,由于人们观念的差异,某些患者对护理工作存在偏见,导致护患关系紧张,护士在处理护患矛盾时存在紧张情绪。长时间超负荷工作以及紧张的工作环境使护士容易发生机体疲劳性疾病,并产生心理疲劳,进而引发一系列的心理健康问题。

(二) 护理安全控制的管理

1. 健全各项制度 医院要不断完善各种规章制度并认真组织学习和落实。针对医院护理安全质量现有的问题,结合医院的实际情况制订相应的预防与控制措施,规范护理工作流程。实行"护理部—科护士长—病区护士长"三级目标管理责任制,护理部设立安全领导小组,经常组织检查;科室成立安全监控小组,随时报告相关问题,形成上通下达的护理安全监控网络,采取积极的防范措施,最大限度地减少乃至杜绝患者与护士不应有的生命威胁和健康损害。

2. 加强各个环节的管理力度　将护理安全管理制度、查对制度、交接班制度、分级护理制度、护理文件质量监控制度、抢救工作制度、差错事故等级报告制度、病房消毒隔离管理制度、新业务新技术准入制度、输血查对制度等列为十项关键制度并加强管理力度。加强急诊科、产房、重症监护室、手术室等医院高风险科室的管理;加强技术骨干的培养和管理,强化质量管理;加强对新参加工作人员、责任意识淡薄的工作人员、实习以及进修人员的教育和管理;加强急危重症患者、疑难病患者、大手术患者、预后不良患者、新入院患者和采用新技术治疗患者等关键患者的管理。节假日时,值班人员容易思想放松、警惕性降低,导致护理差错的发生,抓好节假日管理,提高护士的警惕性、减少护理安全隐患。

3. 加强护理安全相关的教育与培训　增强安全意识,通过经常性的安全教育和职业道德教育将规章制度学习与安全教育融合进职业道德教育,增强护理人员的责任意识、风险意识,使护理人员明白良好的职业道德是护理安全的基础、严格执行规章制度是护理安全的保证。积极引导护理人员学法、懂法、知法、用法,认真剖析护理工作中存在的法律问题,充分认识违法的严重后果,维护护患双方的合法权益;认真书写护理记录,确保护理文件的科学性、真实性、及时性、完整性。加强对护理人员的基础知识、基本理论、基本技能的系统化培训和考核;合理安排护理人员参加各种护理专题会议,学习新知识、新观念和新的服务理念。

4. 合理配置人力资源　护理人员少、工作任务重,导致护理人员身心疲惫、烦躁、焦虑等是构成医院不安全因素的重要原因。合理配置人力资源,使护理人员数量与临床实际工作量相匹配,并结合护理人员的自身条件、业务能力、工作资历等因素,合理构建护理梯队,保证护理安全。

5. 重视护患沟通　护理人员要注重社会科学、人文科学和心理学等知识的学习,提高人文素养。提高沟通能力,在工作中合理使用保护性语言,避免误解和纠纷;分析患者心理,主动和患者与家属沟通,有针对性地加强人文关怀,及时让患者了解病情、治疗方案和预后等,提高患者自身的安全感和遵医行为。对重病、久病、意志消沉的患者给予精神上的支持与安慰,对有自杀倾向的患者增加巡视次数,管理好危险物品与药品,严格交接班,保证患者安全。

6. 加强医院系统化管理　医院相关医技科室和后勤保障部门的服务要能够保证临床护理工作的需要;医院环境、布局设施和工作流程符合医院感染控制规范要求;仪器设备、设施有专人维护,定期检修,保证正常使用。

二、护理职业防护

(一)职业防护的相关概念

1. 职业性损伤　职业性损伤是指作业者在工作过程中,因职业性有害因素所致的各种损害,包括工伤和职业性疾病。

2. 职业暴露　职业暴露是指由于职业关系而暴露在危险因素中,从而有可能损害健康或危及生命的情况。

3. 职业防护　职业防护是指针对可能造成机体损伤的各种职业性有害因素采取有效措施,以避免职业性损伤的发生,或将损伤降到最低程度。

4. 护理职业防护　护理职业防护是指在护理工作中采取多种有效措施,使护理人员免受职业性损伤因素的侵袭或将其所受伤害降到最低程度。

（二）护理职业防护的意义

1. 科学有效地规避护理职业风险 护理人员应加强护理职业防护知识的学习以及规范化培训，严格遵守护理操作规程、规范执业行为，有效地控制职业性危险因素，从而保护自身不受侵害。

2. 提高护士职业生命质量 通过对护理职业防护知识的学习和有效运用，可以使护理人员的健康得以维护，有效减轻其心理压力，增强社会适应能力，从而提高护理人员的职业生命质量。

3. 营造和谐的护理工作环境 良好安全的护理职业环境可以增加护理人员的职业满意度，有较强的安全感和成就感，能够形成对职业的认同感，从而缓解护士工作过程中产生的心理压力，改善精神卫生状况，提高工作的适应能力，营造和谐的护理工作环境。

（三）常见的护理职业损伤及预防措施

1. 生物性损伤 临床护理工作中各类病原微生物（如细菌、病毒、真菌等），它们经血液、呼吸道、消化道、皮肤等途径进入护士体内可能会引发感染性疾病，这种损伤称为生物性损伤。通过采取综合性防护措施可减少护士感染 HBV、HCV 或 HIV 的机会。

1) 生物性损伤的原因 ①发生在与针刺伤有关的操作中，主要原因是污染的针头刺伤或其他锐器伤，而针刺伤最容易发生在针头使用后的丢弃环节。②发生在接触血液和体液的操作中，主要原因是处理工作台面、地面及墙壁的血液、体液前未先进行消毒，而是直接擦洗；在进行接触血液、体液的操作时未戴手套；抢救患者时，护士的手或衣服可能接触患者的血液或体液后未及时采取有效的防护措施（特别是手部有破损时）；或发生意外，如患者的血液、分泌物溅入护士的眼睛、鼻腔或口腔中；在为患者实施心肺复苏时，护士徒手清理口腔内的分泌物及血液、口对口人工呼吸等。

2) 生物性损伤的预防措施

（1）洗手 护士在接触患者前后，特别是接触患者的血液、排泄物、分泌物及污染物品前后，无论是否戴手套都要洗手。

（2）避免直接接触患者的血液或体液 护士应常规实施职业性防护，防止皮肤、黏膜与患者的血液、体液接触。常用的防护措施包括手套、口罩、护目镜及隔离衣等。例如，当护士接触患者血液或体液、有创伤的皮肤黏膜，进行体腔及血管的侵入性操作或在接触和处理被患者体液污染的物品和锐器时，均应戴手套操作。当护士在处理患者的血液、分泌物及体液等有可能溅出的操作时，特别是在行气管内插管、支气管镜及内镜等检查时应戴口罩和护目镜。当护士的身体有可能被患者的血液、体液、分泌物和排泄物污染，或进行特殊手术时应穿隔离衣。

（3）安全处理锐器 严格按照操作规程处理针头、手术刀及安瓿等锐器，大多数锐器伤是可以避免的。另外，选用安全性能好的护理用品，如无针头的用品、具有安全保护性装置的用品、个人防护用品及锐器收集器等。

（4）医疗废物及排泄物的处理 使用过的一次性医疗用品和其他固体废弃物，均应放入双层防水、防污袋中，密封并贴上特殊标记，送到指定地点由专人处理。排泄物及分泌物等倒入专用的密闭容器内，经消毒后排入污水池或下水道内。

2. 锐器伤 锐器伤是一种由医疗锐器（如注射器针头、缝针、各种穿刺针、静脉输液针头、手术刀、剪刀及安瓿等）造成的意外伤害，是导致护士发生血源性传播疾病最主要的职业性因素。

1) 锐器伤的原因　护士对锐器伤的危害性认识不足,缺乏防护知识的系统教育;在使用锐器进行护理操作时,粗心大意、技术不熟练及操作不规范等均会造成锐器伤;在手术工作中使用的锐器较多,传递频繁及传递不规范极易造成自伤或伤及他人;护理人力配备不足及工作量过大导致护士压力过大,操作时精力不集中导致误伤;防护用品不到位等原因都会导致锐器伤的发生。除了护士的因素,个别患者(如酗酒、精神病患者等)的不合作也会让护士在操作过程中产生紧张情绪而导致操作失误发生锐器伤。

2) 锐器伤的预防措施　锐器伤防护的关键是建立锐器伤防护制度,加强安全教育、提高自我防护意识、使用安全工具、规范操作行为、做好预防接种、完善防护措施等。

(1) 改变危险行为,增强自我保护意识　禁止徒手分离被污染的针头和注射器;禁止用手弯折针头;禁止回套护针帽;禁止直接传递锐器;禁止徒手携带裸露针头等锐器物;禁止消毒液浸泡针头,及时将使用后的针头等锐器丢弃到锐器收集器中;禁止直接接触医疗垃圾。

(2) 规范操作程序和方法,加强锐器使用中的防护　在护理操作过程中,要保持室内光线明亮;使用安瓿制剂时,先用砂轮划痕,再垫无菌纱布掰开安瓿,以防损伤皮肤;抽吸药液时,严格使用无菌针头,抽吸后立即单手套上针帽;器械传递时操作要娴熟规范,手术中锐器需用弯盘或托盘传递等。

(3) 加强医疗废弃物管理,建立医疗锐器处理流程　护理工作中应将接触患者后的锐器直接放入利器盒内,以防刺伤;严格执行医疗垃圾分类标准,锐器应放在特定场所,不应与其他医疗垃圾混放;封好的锐器物容器在搬离病房前应有明确标识。

(4) 做好预防工作,发生锐器伤后能正确处理　应迅速用健侧手从近心端向远心端挤压,挤出伤口部位的血液,避免在伤口局部来回挤压,否则可产生虹吸现象,易将污染血液回吸入血管内增加感染机会;用肥皂水彻底清洗伤口并用流水冲洗伤口 5 min;用 0.5% 聚维酮碘、70% 乙醇消毒伤口;向主管部门汇报并填写锐器伤登记表;评估患者损伤的性质和程度,根据患者血液中含病毒的多少和伤口的深度、暴露时间、范围进行评估,做相应的处理;加强暴露后的心理咨询,有效降低护理人员职业暴露引起的心理伤害。

(5) 重视护理人员身心健康,加强健康管理　合理安排工作时间,避免超负荷工作,减少锐器伤的发生;建立护士健康档案,定期为护士进行体格检查,必要时接种相应疫苗;建立损伤登记上报制度;建立受伤员工监控体系,追踪伤者健康状况等。

3. 化疗药物损伤　化疗是指治疗病原微生物和寄生虫所引起的感染性疾病以及肿瘤采用的一种治疗方法。化疗药物在杀伤肿瘤细胞、延长肿瘤患者生存时间的同时,也可通过直接接触、呼吸道吸入及消化道摄入等途径给经常接触它的护士带来一定的潜在危害。这些潜在危害与其接触的剂量有关,大量接触化疗药物可对人体造成毒性反应以及某些远期的潜在危害。

1) 化疗药物损伤的原因　在为患者准备化疗药物过程中可能发生的药物接触常发生在药物稀释中的振荡时;在注射操作过程中,静脉药物前的排气或注射时针头连接不紧密导致药液外溢;处理使用后的化疗药物过程中可能发生药物接触,用过的化疗药物空瓶或剩余药物处理不当可污染工作环境或仪器设备;直接接触化疗患者的排泄物、分泌物或其他污染物,如患者的粪便、尿液、呕吐物、唾液及汗液中均含有低浓度的化疗药物,其污染被服后,如果处理不当,也可使护士接触到化疗物品。

2) 化疗药物损伤的防护措施　应遵循两个基本原则:一是要减少与化疗药物的接触,二是要减少化疗药物污染环境。

(1) 建立健全的隔离保护制度　化疗药物实行中心配药,建立健全化疗药物配制、执行、污染物品处理等过程中的隔离保护制度,优化配药操作流程。可设专门的化疗配药中心,在专用层流柜内配药,操作台面应覆盖一次性防渗透的护垫或吸水纸以吸附飞溅的药液,避免药液蒸发造成空气污染等。

(2) 充分利用安全防护用具　配制前用流水洗手,为防止操作过程中从呼吸道吸入化疗药物,需戴一次性防护口罩、面罩、帽子、工作服外罩以及一次性防渗透隔离衣。对皮肤有刺激性或可直接被吸收的化疗药物,操作时要选择防护作用较好的聚乙烯手套,必要时在其外面加戴一双乳胶手套。

(3) 严格规范化疗药物的配制和使用过程　如在割锯安瓿前应轻弹其颈部,将附着的药液弹至瓶底。掰开安瓿时,需垫无菌纱布,避免药粉、药液、玻璃碎渣飞溅,防止划破手或手套;在溶解粉剂药物时,溶媒沿瓶壁缓慢注入,待药粉浸透后摇动或抽吸,防止粉末溢出,瓶装药液稀释后,立即抽出瓶内空气,以防瓶内压力过高导致药液从针眼处溢出;从药瓶中吸取药液后,用无菌棉球或纱布裹住瓶塞,再撤针头,防止拔出针头的瞬间药液外溢;配药后,用清水擦拭操作柜内和台面,脱去手套后用肥皂和流水彻底洗手。在化疗操作时,穿隔离衣、戴手套、戴口罩及圆顶帽、防护眼镜;输化疗药物时,输液管要先用配制化疗药物的溶剂预冲,以降低药液外溢和药液雾化的危险;若从茂菲氏滴管加药,应先用无菌棉球或无菌纱布围在滴管开口处,加药速度不宜过快,防止药液溢出,操作完毕彻底洗手。

(4) 严格污物管理　凡与化疗药物接触过的物品,必须收集在专用的密闭垃圾桶中,有明显的警示标志,统一处理;处理污物时,要戴帽子、口罩及手套,处理完后彻底洗手。

(5) 化疗药物污染的处理　如果化疗药物外溅,应立即标明污染范围,避免他人接触;如果药液溢到桌面或地上,应立即用吸水毛巾或纱布吸附;若为粉剂则用湿纱布轻轻擦抹,并用肥皂水擦洗污染表面后,再用75%乙醇擦拭。

(6) 加强护士的健康管理　护士应进行专业培训,掌握相应的防护知识和技能,增强职业危害的防护意识,主动实施各项防护措施。接受化疗药物的护士应定期体格检查,每隔2个月检查肝功能、血常规及免疫功能等。妊娠护士应避免接触化疗药物,以免出现流产、胎儿畸形、死胎等。

4. 负重伤　负重伤是指护士由于职业关系经常需要搬动重物,当身体负重过大或用力不合理时,所导致的肌肉、关节或骨骼的损伤。

1) 负重伤的原因

(1) 工作强度大　临床护士工作强度大,如搬运患者、为患者翻身、协助患者下床等。另外,为了适应快节奏的临床工作,护士常处于高度紧张状态,随时准备处理突发事件。因此,护士的身体负荷过重、用力不合理或不当、长时间站立工作等,均可使腰部受损,导致一系列负重伤的发生,如职业性腰背痛、腰椎间盘突出症、下肢静脉曲张等。

(2) 长期蓄积性损伤　损伤是护士发生腰椎间盘突出症的常见病因,长期蓄积性损伤是其重要的诱发因素。护士在进行护理操作时,弯腰、扭转动作较多,对腰部损伤较大。长期蓄积性损伤可导致腰部负荷进一步加重。另外,急性腰部损伤也容易引发腰椎间盘突出症。

2) 负重伤的预防措施

(1) 加强锻炼,提高身体素质　加强腰部锻炼是预防负重伤的重要措施,如健美操、广播体操、太极拳、慢跑、游泳及瑜伽等。锻炼可提高机体免疫力、肌肉的柔韧性,增加骨关节活动度,防止发生负重伤。

(2) 保持正确的工作姿势　在护理工作中,应注意保持正确的身体姿势,良好的身体姿势不仅可以预防职业性腰背痛的发生,还可延缓腰椎间盘突出症的发生,如站立或坐位时,尽可能腰背挺直,使脊柱支撑力增大,避免过度屈曲引起腰部韧带劳损,减少身体重力对腰椎的损伤;半弯腰或弯腰时,应两足分开使重力落在髋关节和两足处,降低腰部负荷。弯腰搬重物时,应先伸直腰部、再屈髋下蹲,后髋及膝关节用力,随后挺腰将重物搬起。

(3) 经常变换工作姿势　护士在工作中,应避免长时间保持一种体位和姿势,要定时变换体位以缓解肌肉、关节及骨骼疲劳,减轻脊柱负荷。另外,护士也要避免剧烈活动,以防腰部肌肉拉伤等。

(4) 使用劳动保护工具　在工作中,护士可以佩戴腰围等保护用品以加强腰部稳定性。腰椎间盘突出症急性期疼痛加重时坚持佩戴腰围,卧床休息时解下。腰围只有在活动、工作时使用,其他时间最好不用,以免长时间使用造成腰肌萎缩、产生腰背痛等。

(5) 促进下肢血液循环　长时间站立工作可导致下肢血液回流受阻而发生下肢静脉曲张。为了预防下肢静脉曲张的发生,在站立工作时护士应注意避免长时间保持同一姿势,经常变换体位、姿势或进行适当轻微活动,以促进下肢血液循环;站立时可让双下肢轮流支撑身体重量,并可适当做踮脚动作,促进小腿肌肉收缩,减少静脉血液淤积;工作间歇可尽量抬高下肢或做下肢运动操以促进血液回流;穿弹力袜或捆绑弹力绷带可以促进下肢血液回流、减轻或消除肢体沉重感和疲劳感。

(6) 养成良好的生活习惯　提倡卧硬板床休息,并注意床垫的厚度要适宜;在家做家务时,注意避免长时间弯腰活动或尽量减少弯腰次数;减少持重物的时间及重量,防止负重伤的发生。

(7) 科学合理饮食　多食用一些含钙、蛋白质、B族维生素以及维生素E的食物,科学合理的饮食可以扩张血管,促进血液流动,消除肌肉紧张,有效缓解疼痛,解除肌肉疲劳。

考点提示

护理职业性损伤的相关概念及预防措施是什么?

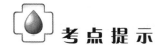

直通护考

一、选择题

A1/A2型题(以下每一道考题下面有A、B、C、D、E五个备选答案,请从中选择一个最佳答案)

1. 固定患者膝部,限制下肢活动用(　　)。
   A. 宽绷带　　　　　　　　B. 尼龙搭扣约束带　　　　　　C. 膝部约束带
   D. 肩部约束带　　　　　　E. 床档

2. 以下负重伤的预防措施不正确的是(　　)。
   A. 加强锻炼,提高身体素质　　　　　　B. 使用劳动保护用品
   C. 促进上肢血液循环　　　　　　　　　D. 养成良好的生活习惯
   E. 科学合理饮食

3. 使用约束带时,应重点观察(　　)。

A. 神志是否清楚　　　　　B. 体位是否舒适　　　　　C. 衬垫是否合适
D. 约束带是否牢固　　　　E. 局部皮肤颜色与温度

4. 为限制患者手腕和踝部的活动，可用宽绷带打成(　　)。
   A. 外科结　　B. 死结　　C. 滑结　　D. 单套结　　E. 双套结

5. 使用约束具时，应注意保持患者肢体处于(　　)。
   A. 患者舒适的位置　　　　　　　　B. 患者喜欢的位置
   C. 接受治疗的强迫位置　　　　　　D. 容易变换的位置
   E. 功能位置

6. 不需要保护具的患者为(　　)。
   A. 分娩后产妇　　　　　B. 昏迷患者　　　　　C. 高热患者
   D. 躁动患者　　　　　　E. 妄想患者

7. 护士发生锐器伤后容易引起血源性传播疾病，其中最为常见、危害最大的是(　　)。
   A. 结核病　　　　　　　B. 肝炎及艾滋病　　　　C. 梅毒
   D. 疟疾　　　　　　　　E. 弓形虫病

8. 患者，男性，40岁，肝性脑病昏迷前期，用宽绷带固定手腕部，1h后护士发现局部颜色发紫，此时护士应立即(　　)。
   A. 报告医生　　　　　　B. 继续观察　　　　　　C. 解除约束
   D. 局部按摩　　　　　　E. 局部垫海绵垫

9. 某护士在急诊科工作13年，由于工作长期处于紧张状态，在患者行动不便时还要协助搬运患者，劳动强度较大，经常感到身心疲惫。近期腰部不适感加重，检查为腰椎间盘突出症。导致其损伤的职业因素属于(　　)。
   A. 化学性因素　　　　　B. 生物性因素　　　　　C. 放射性因素
   D. 机械性因素　　　　　E. 心理因素

10. 患者，女性，因肺源性心脏病急诊入院，后转入病房，护士为她登记腕带信息，其内容应不包括(　　)。
    A. 姓名、性别　　　　　B. 床号、住院号　　　　C. 年龄
    D. 本人、亲属电话号码　E. 临床诊断、过敏史

11. 张护士在做操作前、用药前、输血前等诊疗活动时，辨别患者的一种必要手段应为(　　)。
    A. 床头卡　　B. 腕带　　C. 病历　　D. 入院证　　E. 手环

12. 患儿张某，左上肢烫伤，Ⅱ度烫伤，面积达10%，入院后经评估需使用保护具，下列哪项不正确？(　　)
    A. 使用前须取得患者或家属的同意、理解
    B. 属于保护性制动措施，只能短期使用
    C. 将患者右上肢外展，固定于身体右侧
    D. 约束带下应有衬垫，且松紧适宜
    E. 经常观察约束部位的皮肤温度和颜色

13. 患者钱某，双腿不慎被开水烫伤，其选用的保护具可考虑为(　　)。
    A. 支被架　　　　　　　B. 床档　　　　　　　　C. 肩部约束带
    D. 腕部约束带　　　　　E. 踝部约束带

14. 护士小李在为艾滋病患者输液拔针后,不慎被针头划破其左手,其处理措施不妥的是( )。

A. 用肥皂水、流动自来水反复冲洗伤口

B. 由近心端向远心端挤出损伤处的血液

C. 0.5%碘伏消毒伤口

D. 立即抽血做相关病毒血清学检查

E. 立即按揉伤口,减少出血

15. 护士小王,在为患者配制化疗药物时,不慎将药物洒落于台面上,处理方法不妥的是( )。

A. 立即标明污染范围
B. 若为药粉立即用湿纱布轻轻抹擦
C. 若为药液立即用吸水毛巾吸附
D. 立即脱掉手套用清水冲洗台面
E. 告知他人避免接触

二、病例分析题

1. 李护士,26岁,在肿瘤科病房工作。某日,在配制化疗药物时,不慎将药物溅到眼睛里。请思考:

(1) 该护士应立即采取哪些紧急措施处理化疗药物的暴露?

(2) 配制化疗药物时应该采取哪些防护措施?

2. 患者,张某,男,60岁,因呼吸困难、口唇发绀、烦躁不安由急诊入院,诊断为"风湿性心脏病合并心力衰竭"。请思考:

(1) 为了缓解症状,患者应采取何种体位?

(2) 次日,患者出现了烦躁不安,为防止患者受伤,护士应采取何种保护措施?

(孙慧悦)

项目六 入院护理评估

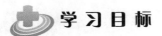

1. 掌握入院护理评估的内容及记录方法。
2. 熟悉入院护理评估的方法及分类。
3. 了解入院护理评估的目的。
4. 将护理评估的方法运用于护理实践中,能对患者的资料进行全面的收集,正确完成入院护理评估。
5. 树立科学的护理工作态度,牢记护理程序是护理人员的工作方法,护理评估的思维是做好护理工作的关键,做到关爱患者、护患沟通有效。

护理程序是将理论应用于实践的一种工作方法和思维方法,体现了护理工作的科学性、专业性和独立性,展示了护理的服务内涵、职业行为和专业形象,是护理走向成熟的标志。

入院护理评估单排在护理病历的首页,是患者入院后首次进行的、初步的、系统的护理评估记录。主要内容为患者的一般情况、简要病史、护理体检、生活状况及自理程度、心理、社会方面的状态等。

评估是一个有目的、有计划、系统地、连续地收集资料的过程。护理评估是护理程序的开始,是了解、沟通、建立良好护患关系的第一步,通过入院评估时护士良好的语言、动作神态、交流技能等既可以全面收集资料,又能建立起融洽的护患关系,为以后做好护理工作、进一步缩短护患之间的距离打下良好基础;评估又是一个连续的过程,从护士与护理对象的第一次见面开始,直到护理照顾结束,始终贯穿于整个护理过程之中。

任务一 入院护理评估资料的收集

案例引导

患者,男,52岁,工人。半月前发热,体温不详,近一周来,体温升高明显,出现乏

力、食欲差,皮肤上发现有淤点、淤斑,即来院就诊,以"急性白血病"收入院。问题:

1. 护士应怎样收集患者资料?
2. 护士应收集患者哪些资料?

知识链接

护理程序

护理程序是以促进和恢复人类健康为目标所进行的一系列有目的、有计划的护理活动,是以系统论为框架,科学地确认问题和解决问题的思维方法和工作方法,是一个综合的、动态的、具有决策和反馈功能的过程。不仅适用于患者,也适用于健康人、家庭和社区,是防病、治病、促进人类健康的科学方法。

护理程序由评估护理对象的健康状况、确认护理诊断、制订护理计划、实施护理措施和评价护理效果五个步骤组成。

一、入院护理评估资料的收集

1. 收集资料的目的

(1) 为做出正确的护理诊断提供依据。
(2) 为制订合理的护理计划提供依据。
(3) 为评价护理效果提供依据。
(4) 为护理科研积累资料。

2. 资料的来源

(1) 护理对象本人:护理对象本人是资料的直接来源和主要来源。
(2) 护理对象的家庭成员或与护理对象关系密切的人员:如配偶、子女、朋友、邻居、同事、保姆等。当护理对象是婴幼儿、病情危重或精神异常等患者时,家庭成员或关系密切者将成为资料的主要来源。
(3) 其他健康保健人员:如医生、理疗师、营养师和其他参与护理对象的医疗、护理、心理、营养治疗的各类健康服务人员。
(4) 护理对象的病历及各种检查报告。
(5) 医疗护理文献。

3. 入院护理评估资料的分类

(1) 主观资料　主观资料指护理对象对其健康状况感受的描述,即护理对象的主诉,如"我头痛得厉害""我喘不过气来""我觉得浑身没劲""我感到很害怕""我感觉我活不了多久了"等。

(2) 客观资料　客观资料是护理人员通过观察、体格检查或借助医疗仪器和实验室检查所获得的资料,如护士看到的患者表情、面色、体位,测量到的体温、脉搏、血压,触摸到的腹部肿块,实验室检查口腔黏膜有真菌生长等资料。

4. 入院护理评估资料的内容　主要包括四部分:一般资料评估、生活状况及自理程度评估、体格检查及心理社会方面的评估。根据评估内容填写入院护理评估单。

(1) 一般资料：包括护理对象的姓名、性别、年龄、职业、民族、籍贯、婚姻状况、文化程度、宗教信仰、家庭住址、联系方式等。

(2) 现在健康状况：包括本次患病情况、目前主要健康问题、日常生活型态等。

(3) 既往健康状况：包括既往病史、婚育史、住院史、手术史、过敏史、传染病史、用药史、有无特殊嗜好等。

(4) 家族史：家庭成员有无与护理对象类似的疾病或家族遗传病史。

(5) 护理体检的检查结果：包括生命体征、意识状况、营养状况、身体各系统的阳性体征等。

(6) 近期实验室及其他检查的结果。

(7) 目前治疗和用药情况。

(8) 心理状况：包括对本次患病的看法和态度，对治疗与康复的认识，患病后精神、行为及情绪的变化，护理对象的性格类型、应对能力等。

(9) 社会情况：包括护理对象在家庭中的地位、家庭成员的态度、经济状况、社会支持系统状况等。

(10) 近期的应激事件：如是否与家人或他人发生较大矛盾、冲突，或有离婚、丧偶、失业、家人生病以及乔迁、升学、就业、晋升等事件的发生。

5. 收集资料的方法 通过观察、交谈、护理体检及查阅有关记录等方法收集护理对象健康状况的资料。

1) 观察法 观察法是护士运用感官（眼、耳、鼻、手等）或借助一些辅助器具如血压计、听诊器、体温计等获取资料的方法。

(1) 视觉观察 视觉观察是通过视觉观察病情、了解护理对象一般情况的一种检查方法，如观察护理对象的外貌、步态、精神及意识、皮肤黏膜、呼吸状况、引流液的颜色、大小便的性质等。

(2) 触觉观察 触觉观察是通过手的感觉来判断患者某些器官或组织的物理特征的一种检查方法，如脉搏的节律和速率、皮肤的温度和湿度、肿块的位置及表面性质等。

(3) 听觉观察 听觉观察是通过听觉辨别护理对象的各种声音，如护理对象的语调、呼吸的声音、咳嗽声音等，护士还可借助听诊器听心音、呼吸音及肠鸣音等。

(4) 嗅觉观察 嗅觉观察是通过嗅觉辨别发自护理对象体表、呼吸道、胃肠道或呕吐物、排泄物等的异常气味，以判断疾病的性质和变化。

2) 交谈法 护士与护理对象及其家属之间的交谈是一种有目的的活动，可使护士获得有关护理对象病情和心理反应的资料，也可使护理对象及其家属获得有关病情、检查、治疗和康复的信息以及心理支持，同时也有助于建立良好的护患关系。

(1) 交谈方式 通过交谈了解护理对象的健康状况是获取主观资料的途径。交谈方式有正式交谈和非正式交谈两种。正式交谈是事先通知护理对象的有计划的交谈，如入院评估时的资料收集；非正式交谈是指护士日常工作中与护理对象的随意而自然的交谈。护士应同样重视非正式交谈的内容，因为从中可得到护理对象真实的想法和感受。在交谈中护士应注意运用沟通技巧，与护理对象建立相互信任的关系。

(2) 交谈的注意事项 ①选择安静、舒适、不受干扰、有利于谈话的环境，使护理对象在轻松、较少压力的情况下，陈述自己内心的感受。②说明交谈的目的及需要的时间，使护理对象有充分的心理准备。③引导护理对象抓住交谈的主题，但不要随意打断对方。④避免使用护理对象难以理解的医学术语，问话要符合对方的身份和文化程度。⑤避免暗示性和刺激性的提问,如"服药后你感觉好多了吧?""你怎么还躺在床上?"等。⑥注意倾听,与护理对象保持目光接触,适当使用非语言沟通技巧,如点头、会意的微笑等,以鼓励护理对象继续叙述。⑦尊重护理对象的隐私,其不愿表述的内容不得追问、逼问或套问。⑧在护理对象极度痛苦或不舒适时,不宜交谈。⑨交谈完毕,应对所交谈内容做一小结,并征求对方意见和致谢。

3)护理体检　是收集客观资料的方法之一,是护士运用视、触、叩、听、嗅等方法,对护理对象生命体征及身体各系统进行的检查。护理体验应以交谈中发现的问题为重点,收集有关客观资料,作为确立护理诊断的依据。

4)查阅有关记录　查阅护理对象的医疗病历、护理病历、实验室及其他检查结果。

(二)整理分析资料

将收集到的资料进行整理、分析,避免重复或遗漏。

1. 整理资料　将收集到的资料进行整理;对一些有疑点的资料须重新调查、确认,补充新资料,剔除对健康无意义或无关的部分,以利于集中注意要解决的问题。

2. 通过分析,发现问题

(1)将整理的资料与正常值进行比较以发现异常所在,同时还应考虑到人的个体差异性,根据不同年龄段、不同背景条件,全面地进行分析、比较,找出具有临床意义的线索。

(2)找出相关因素和危险因素,为确立护理诊断、选择护理措施打下基础。如患者主诉为"我最近体重不断增加",护士须从其年龄、食欲、饮食、精神状况、工作情况、日常活动情况等方面查找原因;又如偏瘫患者,应考虑到因肢体不能活动可引起压疮、肌肉萎缩等危险因素产生。

任务二　入院护理评估资料的记录

(1)记录应做到及时、客观、真实、准确、完整,无涂改、无错别字。

(2)主观资料尽量用患者的原话,并加上引号,如"我头晕得厉害",避免护士的主观判断和结论。

(3)客观资料要求使用医学术语,描述应具体、确切。

(4)记录时避免使用"好、坏、佳、尚可、正常、增加、明显"等无法衡量的词语,如"患者睡眠明显不足",可根据患者的情况记录为"患者每天睡眠时间为 3 h,白天感觉疲乏"。

入院护理评估单

(一)一般资料

姓名:邓×× 　性别:　男　 年龄:48　 职业:公务员　 民族:汉族

籍贯:武汉　 婚姻:已婚　 文化程度:大学　 宗教信仰:无

联系地址:×××××××××　 联系人:张×× 　电话:123456789

主管医生:赵×× 　主管护士:宋×× 　收集资料时间:2017 年 10 月 18 日 15:00

入院时间:<u>2017年10月18日</u>　入院方式:步行　扶行　轮椅　平车√

入院诊断:<u>心肌梗死</u>

入院原因(主诉和简要病史):<u>心前区持续疼痛2 h,出冷汗,有濒死感,舌下含化消心痛后疼痛未缓解。</u>

既往史:<u>冠心病</u>

过敏史:无√　有(药物_____　食物_____　其他_____)

家族史:高血压√　冠心病　糖尿病　肿瘤　癫痫　精神病

传染病_____　遗传病_____　其他_____

(二) 生活状况及自理程度

1. 饮食

基本膳食:普食√　软食　半流质饮食　流质禁食

食欲:正常√　增加　亢进_____日/周/月　下降/厌食_____日/周/月

近期体重变化:无√　增加/下降_____公斤/_____月(原因_____)

其他_____

2. 睡眠/休息

休息后体力是否容易恢复:是√否(原因_____)

睡眠:正常　入睡困难√　易醒　早醒　多梦　噩梦　失眠

辅助睡眠:无√　药物　其他方法_____

其他_____

3. 排泄

排便:<u>1次/天</u>　性状<u>黄色软便</u>　正常√/便秘/腹泻/失禁

排尿:<u>5次/天</u>　颜色<u>淡黄色</u>性状　澄清尿量<u>2000</u>mL/24 h 尿失禁

4. 烟酒嗜好

吸烟：无偶尔吸烟　经常吸烟√<u>30</u>年　<u>10</u>支/天　已戒_____年

饮酒/酗酒：无　偶尔饮酒　经常饮酒√　<u>20</u>年<u>300</u>mL/天　已戒_____年

5. 活动

自理：全部　障碍√　(进食　沐浴/卫生√　穿着/修饰　如厕√)

步态：稳√　不稳(原因_____)

医疗/疾病限制：医嘱卧床√持续静滴　石膏固定　牵引　瘫痪

6. 其他_____

(三) 体格检查

T <u>37.3</u> ℃　P <u>92</u>次/分　R <u>25</u>次/分　BP <u>140/90</u> mmHg

身高<u>176</u> cm　体重<u>85</u> kg

1. 神经系统

意识状态:清醒√　意识模糊　嗜睡　谵妄　昏迷

语言表达:清晰√　含糊　语言困难　失语

定向能力:准确√　障碍(自我　时间　地点　人物)

2. 皮肤黏膜

皮肤颜色:正常√　潮红　苍白　发绀　黄染

皮肤温度：温√ 凉 热
皮肤湿度：正常√ 干燥 潮湿 多汗
完整性：完整√ 皮疹 出血点 其他_____
压疮（Ⅰ/Ⅱ/Ⅲ度）（部位/范围_____）
口腔黏膜：正常√ 充血 出血点 糜烂 溃疡 疱疹 白斑
其他：_____

3. 呼吸系统
呼吸方式：自主呼吸√ 机械呼吸
节律：规则√ 异常 频率：22次/分
深浅度：正常√ 深 浅
呼吸困难：无√ 轻度 中度 重度
咳嗽：无√ 有
痰：无√ 容易咳出 不易咳出痰（色_____量_____黏稠度_____）
其他_____

4. 循环系统
心率：规则√ 心律不齐 心率 92 次/分
水肿：无√ 有（部位/程度_____）
其他：_____

5. 消化系统
胃肠道症状：恶心 呕吐（颜色_____性质_____次数_____总量_____）
嗳气 反酸 烧灼感 腹痛（部位/性质_____）
腹部：软√ 肌紧张 压痛/反跳痛 可触及包块（部位/性质_____）
腹水（腰围_____）
其他：_____

6. 生殖系统
月经：正常 紊乱 痛经 月经量过多 绝经
其他：_____

7. 认知/感受
疼痛：无 有√（部位/性质 <u>心前区压榨性疼痛</u>）
视力：正常√ 远/近视 失明（左/右/双侧）
听力：正常√ 耳鸣 重听 耳聋（左/右/双侧）
触觉：正常√ 障碍（部位_____）
嗅觉：正常√ 减弱 缺失
思维过程：正常√ 注意力分散 远/近期记忆力下降 思维混乱
其他：_____

（四）心理社会方面
1. 情绪状态：镇静 易激动 焦虑√ 恐惧√ 悲哀 无反应
2. 就业状态：固定职业√ 丧失劳动力 失业 待业

3. 沟通：希望与更多的人交往　语言交流障碍　不愿与人交往√
4. 医疗费用来源：自费　劳保　公费√医疗保险　其他
5. 与亲友关系：和睦√　冷淡　紧张
6. 遇到困难最愿意向谁倾诉：父母　配偶√　子女　其他

（五）入院介绍

负责自己的医生和护士的姓名、病室环境、病室制度（查房、开饭、探望、熄灯时间等）、大便和尿常规标本留取法。

直通护考

选择题

A1/A2型题（以下每一道考题下面有A、B、C、D、E五个备选答案，请从中选择一个最佳答案）

1. 患者，男性，46岁，神志清醒，因身体不适在家人及同事的陪伴下入院治疗，护士收集资料的主要来源是（　　）。
   A. 患者　　　B. 患者家人　　　C. 患者同事　　　D. 医生　　　E. 门诊病历

2. 患者，女性，32岁，因头痛、头晕入院，护士为其进行护理评估，属于主观资料的是（　　）。
   A. 患者的感受　　　　　　　　　　　B. 实验室检查的结果
   C. 护士用手触摸到的感觉　　　　　　D. 护士用眼睛观察到的资料
   E. 对其进行身体评估得到的资料

3. 患者，男性，56岁，哮喘，护士收集的资料中属于主观资料的是（　　）。
   A. 体温37.2℃　　　　　　B. 端坐体位　　　　　　C. 口唇发绀
   D. 患者感觉喘不过气来　　E. 肺部听诊有哮鸣音

4. 患者，男性，71岁，因呼吸窘迫综合征入院，护士通过触觉观察获得的资料是（　　）。
   A. 意识状态　　　　　　B. 脉搏的节律　　　　　　C. 呼吸的频率
   D. 营养状态　　　　　　E. 皮肤的颜色

5. 患者，男性，36岁，以"急性阑尾炎"收入院，入院观察患者呈急性病容，蜷曲体位，这种收集资料的方法属于（　　）。
   A. 视觉观察法　　　　　　B. 触觉观察法　　　　　　C. 嗅觉观察法
   D. 听觉观察法　　　　　　E. 味觉观察法

6. 患者，男性，67岁，高血压病，护士收集资料后记录不正确的是（　　）。
   A. 自诉头晕得厉害　　　　B. 食欲欠佳　　　　　　　C. 每日睡眠不足5 h
   D. 神志清楚，语言表达流畅　E. 血压178/105 mmHg

7. 患者，男性，72岁，有冠状动脉粥样硬化病史，因突然情绪激动出现心绞痛。此时，护士收集资料不应采取的方式是（　　）。
   A. 观察　　　B. 交谈　　　C. 体格检查　　　D. 查阅资料　　　E. 核实

（王晓燕）

模块二

生活护理

SHENGHUO HULI

项目七　患者的清洁护理技术

学习目标

1. 掌握口腔护理、头发护理、皮肤护理、晨晚间护理和卧有患者的床铺更换床单法的注意事项。
2. 熟悉口腔护理、头发护理、皮肤护理、晨晚间护理和卧有患者的床铺更换床单法的用物准备。
3. 了解口腔护理、头发护理、皮肤护理、晨晚间护理和卧有患者的床铺更换床单法的目的，常用口腔疾病的用药。
4. 能以正确的方法完成口腔护理、头发护理、皮肤护理、晨晚间护理和卧有患者的床铺更换床单法的操作。
5. 具有认真严谨的工作态度，并做到关爱患者，能适时地运用语言性沟通，使患者较好地配合完成护理操作。

任务一　口腔护理

案例引导

患者，王某，女，21岁，患者神志清醒，头部外伤入院，口腔有厌氧菌感染，医嘱口腔护理，每日三次。问题：

1. 口腔厌氧菌感染应用什么漱口溶液？
2. 如何为患者进行口腔护理？

口腔是病原微生物侵入人体的主要途径之一。正常人口腔中有大量的细菌存在，其中部分为致病菌，当身体健康时，由于机体抵抗力强，进行饮水、进食、刷牙、漱口等活动时，可对细菌起到一定的清除作用，所以很少发病。当患病时，机体抵抗力下降，饮水、进食减少，细菌可在口腔中迅速繁殖,发生口腔炎症、溃疡、腮腺炎、中耳炎等疾病,还可致口臭,影响食欲及消化功能,导致其他并发症的发生。长期使用抗生素的患者,由于菌群失调又可诱发真菌感染。所以,保持口腔清洁十分重要。护理人员应认真评估并判断患者的口腔卫生状况,指导患者进行日常口腔清洁活动,以保证良好的口腔卫生状况。对于机体衰弱和存在功能障碍的患者,应协助其完成口腔护理。

一、口腔卫生指导

与患者讨论口腔卫生的重要性,定时检查患者口腔卫生情况。指导患者为减少龋齿的发生,养成每日晨起、睡前刷牙,餐后漱口的习惯。刷牙可去除食物残渣,减少细菌藏匿和繁殖。同时,还能促进牙龈的血液循环,从而保持牙龈的健康、稳固。睡觉前不应食入对牙齿有刺激性或腐蚀性的食物,减少食用含精制糖类及碳水化合物的食物。当患者口腔出现过度干燥时,应鼓励其多饮水。对患者每日的口腔清洁应给予以下的指导。

(一)清洁用具选择

清洁用具有牙刷、牙线和牙膏等。应尽量选用外形较小、刷毛软硬适中、表面光滑的牙刷。已磨损或硬毛牙刷清洁效果不佳,且易致牙龈损伤,故刷毛软化、散开、弯曲后不应使用。牙刷应每3个月更换1次,牙膏应无腐蚀性。药物牙膏有脱敏、防蛀的作用,可根据需要选用;牙膏不宜常用一种品牌,应轮换使用。

(二)刷牙方法指导

1. 上下颤动刷牙法 将牙刷毛面轻轻放于牙齿及牙龈沟上,刷毛与牙齿呈45°角,快速环形来回震颤;每次只刷2～3颗牙齿,刷完一处再刷邻近部位;前排牙齿的内面,可用牙刷毛面的顶端震颤刷洗;刷牙齿咬合面时,刷毛与牙齿平行来回刷洗;刷完牙后,再刷舌面(图7-1)。每次刷牙时间不少于2 min。

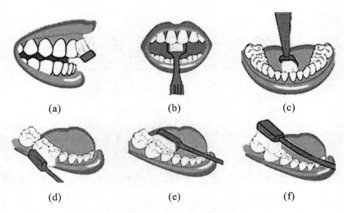

图 7-1 上下颤动刷牙法

2. 牙线剔牙法 尼龙线、丝线、涤纶线均可用做牙线材料。剔牙时,可直接将牙线嵌入两齿之间,用力弹出;或直接将牙线缠绕于两手指第一关节处,以拉锯式将牙线嵌入两齿之间,用力弹出(图7-2)。每日剔牙2次,最好餐后剔牙。

3. 义齿的清洁与护理 白天应佩戴义齿,以增进咀嚼功能,并保证有良好的口腔外观。晚上将义齿取下,使牙床得到休养。义齿取下后应泡于有标记、加盖的冷水杯中,每日换水1次。不可将义齿放入热水中,不可用乙醇等消毒液清洗,以免变色、变形和老化。义齿也会积

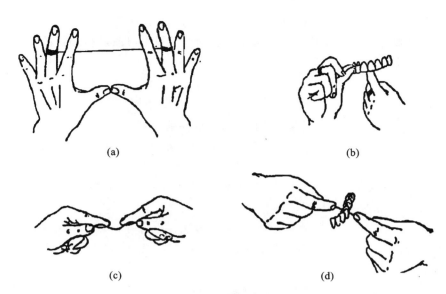

图 7-2 牙线剔牙法

聚食物残渣和碎屑,故餐后应清洗义齿,其刷牙方法同真牙。每次取下义齿后,可用温水漱口,使用质软的尼龙小牙刷或纱布,刷洗口腔各处,包括舌面。

知识链接

> WHO 口腔健康标准:牙齿清洁、无龋洞、无疼痛感,牙龈颜色正常、无出血现象。

二、口腔护理技术

根据患者病情和口腔情况,选用合适的口腔护理溶液,为患者进行口腔护理。一般每日 2~3 次。

【目的】

(1) 保持口腔清洁、湿润、舒适,预防口腔感染等并发症。

(2) 防止口臭、口垢,促进食欲,保持口腔正常功能。

(3) 观察口腔黏膜和舌苔的变化,以及特殊的口腔气味,提供病情变化的动态信息。

【评估】

1. 患者的病情 对禁食、高热、昏迷、危重、鼻饲、大手术后、口腔疾病及生活不能自理的患者,应每日给予特殊口腔护理 2~3 次。如果病情需要,应酌情增加次数。

2. 患者的口腔情况

(1) 口唇 色泽、湿润度,有无干裂、出血、疱疹等。

(2) 口腔黏膜 颜色、完整性,有无溃疡、出血、疱疹、脓液等。

(3) 牙龈 颜色,有无溃疡、肿胀或萎缩、出血、脓液等。

(4) 牙齿 是否齐全,有无义齿、龋齿、牙结石、牙垢等。

(5) 舌 颜色、湿润度,有无溃疡、肿胀或齿痕,舌苔颜色及厚薄等。

(6) 腭部 悬雍垂、扁桃体的颜色,有无肿胀及异常分泌物等。

(7) 口腔气味　有无异常气味,如烂苹果味、肝臭味、大蒜味等。

3. 患者心理状态及合作态度　了解患者原有的口腔卫生习惯,拥有的口腔卫生方面的知识,患者的自我护理能力。

> **知识链接**
>
> **特殊口腔气味与疾病的关系**
>
> 酸臭味:呼出的气味有酸臭味,多见于进食过多而引起的消化不良,表示胃中有积食。
>
> 腥臭味:肺脓肿、支气管扩张合并感染时,患者除咳出大量脓痰外,呼出气体中常带有一种难闻的腥臭味。
>
> 尿臊味:可见于严重的肾病患者,患者呼出气体中有特殊的尿臭或氨的气味。
>
> 烂苹果味:如果口中常有像烂苹果样的气味(酮体气味),则多半是糖尿病酮症酸中毒的特征性表现。
>
> 肝臭味:在呼气时似泥土味、果味,提示肝脏疾病,多见于肝功能严重损害导致的肝性脑病患者。
>
> 大蒜味:从各种有机磷农药中毒者口中可闻到一种特殊的大蒜样气味。

【计划】

1. 操作者准备　洗手、戴口罩,熟悉口腔卫生的相关知识和口腔护理的操作方法,向患者解释口腔卫生的重要性,口腔护理的目的和注意事项。

2. 用物准备

(1) 治疗盘　内盛治疗碗(内盛含有漱口溶液的湿棉球、弯血管钳、镊子)、压舌板、治疗巾、弯盘、杯子(内盛漱口溶液)、吸水管、手电筒、棉签、纱布等,必要时备张口器。

(2) 外用药　按需准备,如液体石蜡、锡类散、冰硼散、新霉素、西瓜霜、金霉素甘油、制霉菌素甘油等。

(3) 常用漱口溶液　见表 7-1。

表 7-1　口腔护理常用漱口溶液

溶液名称	浓度	作用
氯化钠溶液	0.9%	清洁口腔、预防感染
过氧化氢溶液	1%~3%	遇有机物时,放出新生氧,抗菌除臭,适用于口腔有溃烂、坏死组织者
硼酸溶液	2%~3%	酸性防腐剂,有抑菌作用
碳酸氢钠溶液	1%~4%	碱性药剂,用于真菌感染
呋喃西林溶液	0.02%	清洁口腔,广谱抗菌
乙酸溶液	0.1%	用于铜绿假单胞菌感染
洗必泰(氯己定溶液)	0.01%	清洁口腔,广谱抗菌

续表

溶液名称	浓度	作用
甲硝唑溶液	0.08%	用于厌氧菌感染
复方硼酸溶液		除臭、抑菌
中药漱口溶液		清热、解毒、消肿、止血、抗菌

知识链接

常用口腔疾病的用药

西瓜霜:用于咽喉部炎症,清凉、润喉。
锡类散、冰硼散:用于口腔溃疡,清热、解毒、消炎、止痛。
液体石蜡:用于口唇干裂,可起到滋润和保湿的作用。
口腔涂膜剂:用于治疗口腔杂症、口腔溃疡等。

【实施】 口腔护理技术的操作步骤见表7-2。

表7-2 口腔护理技术

程序	操作步骤	要点说明
◆操作前准备		
护士素质	* 着装整洁、举止端庄、语言柔和、态度和蔼	
核对医嘱	* 核对医嘱,抄写治疗单,两人核对签名	
评估患者	* 自我介绍,核对患者姓名、床号、手腕带	
	* 病情、治疗情况、卫生习惯、自理能力等	• 根据口腔黏膜的情况选择用药,如有义齿要取下
	* 口腔黏膜状况,有无义齿	
	* 意识状态、心理反应、对口腔护理的认知、合作程度	
知情同意	* 向患者介绍口腔护理的相关知识,讲解目的、操作过程、不适感觉及配合要点,征得同意(昏迷患者与家属沟通)	• 便于操作,确认患者
环境准备	* 舒适、安静,拉围帘	
护士准备	* 洗手、戴口罩	
用物准备	* 备齐用物,制备棉球	• 操作前查对,便于操作后查对
◆操作过程		
患者准备	* 操作前核对患者姓名、床号、手腕带	
	* 头向一侧偏或侧卧,床头抬高15°	• 便于分泌物及多余水分从口角流出,防止反流造成误吸
	* 颈下铺巾,放弯盘(弯盘小弯部朝向患者)	
观察口腔	* 操作中核对患者姓名、床号、手腕带	
	* 擦口唇、漱口(昏迷患者禁忌),使用压舌板撑开面颊(上下左右都要按序撑开),必要时用张口器	• 昏迷患者禁漱口,以免引起窒息

续表

程序	操作步骤	要点说明
	* 观察口腔(有无出血点、溃疡、真菌感染以及特殊气味) * 有活动义齿者取下用纱布包裹浸在冷开水中	• 用冷水刷洗,浸在冷开水中备用
擦洗口腔	* 夹取及拧干棉球	• 镊子与血管钳的位置呈 90°
	* 棉球湿度适宜	• 以免溶液吸入呼吸道
	* 擦洗方法顺序:左外侧→右外侧→左上内→左上咬合面→左下内→左下咬合面→左颊部→右上内→右上咬合面→右下内→右下咬合面→右颊部→上硬腭→舌面→舌下	• 颊部弧形擦洗,勿触及咽喉部,以免引起恶心,一个棉球擦洗一个部位 • 口腔擦洗方法见图 7-3
漱口、观察	* 根据病情选用不同的漱口溶液,协助患者漱口 * 观察口腔	
口腔涂药	* 溃疡涂药:锡类散、冰硼散或西瓜霜 * 真菌感染涂药:制霉菌素 * 口唇干裂:润唇膏或液体石蜡 * 擦干面颊部 * 操作后核对患者姓名、床号、手腕带	• 有无出血点、溃疡、真菌感染以及棉球遗留
安置患者	* 整理床单位,安置舒适体位	• 确保患者的舒适、安全
◆操作后处置 物品处理	* 呼叫器置于可触及位置,告知注意事项 * 清理用物,归还原处 * 处理物品,分类毁形 * 洗手,脱口罩	

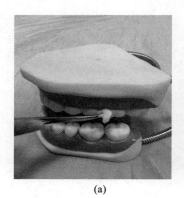
(a)

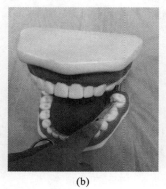
(b)

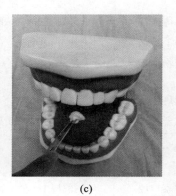
(c)

图 7-3 口腔擦洗方法
(a)外侧面上下擦洗;(b)咬合面螺旋形擦洗;(c)舌面 Z 字形擦洗

【注意事项】

(1) 擦洗时动作要轻柔,特别是对凝血功能不良的患者,要防止碰伤口腔黏膜及牙龈。

(2) 昏迷患者禁忌漱口。使用张口器协助患者张口,方法应正确,以免损伤牙齿。

(3) 擦洗时必须使用血管钳夹紧棉球,每次夹取一个,防止棉球遗留在口腔内,棉球蘸漱口溶液时不可过湿,以防患者将溶液吸入呼吸道。

(4) 操作前后要清点棉球,棉球要包裹住止血钳的头端。

(5) 应协助有活动义齿患者将义齿取出,妥善放置,待口腔护理后清洗,重新戴上。

(6) 传染病患者的用物按照消毒隔离原则处理。

【健康教育】

(1) 向患者讲解保持口腔卫生的重要性,正确选择口腔护理用具及刷牙方法。

(2) 患者获得口腔卫生保健的知识与技能,保持口腔无异味。

(3) 鼓励并协助有自理能力的患者及时漱口、定时刷牙,养成良好的口腔卫生习惯。

 考 点 提 示

口腔气味以及对应的疾病,口腔漱口溶液的选择,口腔护理注意事项。

任务二 头发护理

 案例引导

患者,男,30岁。因股骨颈骨折卧床治疗1周。其由于卧床时间较长,致使头皮屑较多,头发凌乱。问题:

1. 护士应选择哪种方法为患者进行头发的清洁护理?
2. 头发护理过程中应注意什么?

头发护理是人们日常清洁卫生的一项重要内容,也是维持患者舒适的重要护理操作之一,头面部是人体皮脂腺分布最多的部位,汗液、皮脂、灰尘常黏附于毛发、头皮,形成污垢,散发出难闻气味,还可导致脱发和其他皮肤疾病。当患者病重、生活不能自理时,护理人员应为患者或协助患者做好头发护理,以维持头发的清洁和健康。

一、头发护理技术

（一）床上梳头

【目的】

（1）使头发整齐、清洁,去除头皮屑,减少感染的机会。

（2）按摩头皮,促进头部血液循环,促进头发的生长和代谢。

（3）促进患者舒适,增进身心健康,建立良好的护患关系。

【评估】

（1）患者的病情、自理能力、梳头习惯。

（2）患者的心理反应,对相关知识的了解及合作程度。

（3）患者头发的分布、长度、浓密程度,有无头虱、头皮破损及其他病变。

【计划】

1. 操作者准备　洗手,需要时戴口罩,熟悉护发相关知识,向患者解释头发护理的重要性。

2. 患者准备

（1）了解梳头的目的、方法、注意事项及配合要点。

（2）病情允许时,可坐起或取半坐卧位。

3. 用物准备　治疗盘内备梳子、治疗巾、纸袋、发圈或发夹、30％乙醇,必要时备电吹风。

4. 环境准备　调节室温,酌情关闭门窗,备屏风。

【实施】　床上梳头的操作步骤见表7-3。

表7-3　床上梳头

程序	操作步骤	要点说明
◆操作前准备		
护士素质	*着装整洁、举止端庄、语言柔和、态度和蔼	
评估患者	*自我介绍,核对姓名、床号、手腕带	
	*患者的病情、自理能力、头发状况、合作程度等	
	*患者头发的分布、浓密程度、长度及卫生情况,有无损伤等	
知情同意	*介绍头发护理的相关知识,讲解目的、操作过程,取得患者的合作与信任	• 使患者理解配合
环境准备	* 宽敞、明亮、无异味,酌情关闭门窗	
护士准备	* 洗手	
用物准备	*"三擦",备齐用物	
◆操作过程		
患者准备	*携用物至床旁,核对患者床号及姓名	• 便于操作,确认患者
	*协助患者取坐位或半坐卧位	
	*将治疗巾铺于患者的肩上,如果患者只能平卧,铺治疗巾于枕上,将患者头转向一侧	• 避免头发和碎屑掉落在枕头或床单上

续表

程序	操作步骤	要点说明
床上梳头	* 将头发从中间分成两股,护士用一手扭住一股头发,另一手持梳子,由发梢逐渐梳理至发根 * 长发或打结不易梳理时,可将头发绕在手指上,用30%乙醇湿润打结处,再慢慢梳理开来,避免过度牵拉,使患者感到疼痛 * 同法梳理另一股头发 * 梳完后根据患者的情况,可将长发编成辫子或扎成束	• 梳头时尽量使用圆钝齿的梳子,以防损伤头皮;发质较粗、烫发、卷发者可选用齿间较宽的梳子 • 发辫不要太紧,以免引起疼痛
◆操作后处置 整理用物	* 再次核对,协助患者取舒适卧位 * 将脱落的头发缠绕成团置于纸袋中,撤去治疗巾,协助患者取舒适卧位,整理床单位,清理用物	

【注意事项】

(1) 采用圆钝齿的梳子,烫发者或头发较多者可选用齿间较宽的梳子,以免损伤头皮。

(2) 梳发时,动作应轻柔,避免牵拉过度引起患者疼痛。

(3) 发辫不可扎得过紧,以免影响头皮血液循环或者使患者感觉不舒适。

【健康教育】

(1) 指导患者正确的梳头方法,让患者保持心情愉悦。

(2) 指导患者如何观察头皮,出现异常如何处理。

(二) 床上洗发

【目的】

(1) 清除头皮屑和污垢,保持头发清洁,使患者舒适,促进身心健康。

(2) 按摩头皮,促进血液循环,促进头发的生长和代谢。

(3) 建立良好的护患关系。

【评估】

(1) 患者的病情、生命体征及意识情况。

(2) 患者的自理能力、心理反应、对相关知识的了解及合作程度。

(3) 患者头发的分布、长度、浓密程度,以及有无头虱、瘙痒、头皮破损及其他病变。

【计划】

1. 操作者准备　衣帽整洁,洗手,需要时戴口罩。

2. 患者准备

(1) 了解洗发的目的、方法、注意事项及配合要点。

(2) 按需要给予便器,协助患者排便。

3. 用物准备　治疗盘内盛小橡胶单、大毛巾、中毛巾2条、小毛巾、治疗巾、眼罩(或纱布和胶布)、棉球2个、弯盘、别针(或夹子)、洗发液、梳子、30%乙醇、纸袋、小镜子、热水桶(内盛40~45 ℃热水)、量杯、污水桶等,需要时备电吹风、护肤霜(患者自备)、马蹄形垫,另备洗发器。

4. 环境准备　安全、保暖,调节室温至22~26 ℃。

【实施】 床上洗发的操作步骤见表 7-4。

表 7-4 床上洗发

程序	操作步骤	要点说明
◆操作前准备		
护士素质	* 着装整洁、举止端庄、语言柔和、态度和蔼	
评估患者	* 自我介绍,核对姓名、床号、手腕带	
	* 患者的病情、治疗情况、卫生习惯、自理能力、头发的清洁程度等	
	* 意识状态、心理状态、对床上洗发的认知、合作程度	
知情同意	* 介绍洗发的相关知识、目的、操作过程	• 使患者理解配合
	* 嘱其排空膀胱	
环境准备	* 关闭门窗,调节室温至 22~26 ℃,拉围帘	
护士准备	* 洗手,戴口罩	
用物准备	* 备齐用物	
◆操作过程		
患者准备	* 携用物至床旁,核对患者床号、姓名及手腕带	• 便于操作,确认患者
	* 铺小橡胶单,大毛巾垫枕上,松领,颈部围治疗巾	• 保护床单、枕头、衣服不被沾湿
	* 移患者上身至床边,头部置于马蹄形垫内(图 7-4),或置于量杯底部、盖眼、塞耳	• 防止操作中水流进入眼中和耳部
清洗头发	* 操作中核对姓名、床号、手腕带	
	* 松开头发,将热水桶内的温水倒入量杯	
	* 用量杯内的温水慢慢湿润头发,尽量不冲湿头皮	
	* 将头发均匀涂上洗发液,由发际至脑后门部反复揉搓,同时用指腹轻轻按摩头皮	• 按摩可促进头部的血液循环
擦干头发	* 一手抬起头部,另一手洗净脑后部头发	
	* 用温水冲洗头发直至冲干净	• 头发上残留洗发液会使头发变得干燥,刺激头发和头皮
	* 观察病情	
	* 取下眼部的纱布和耳内的棉球	
	* 解下颈部治疗巾,擦去头发上的水分	
	* 用毛巾包好头发,擦干面部	• 及时擦干头发,避免患者着凉感冒
	* 电吹风吹干头发	
	* 操作后核对姓名、床号、手腕带	
安置患者	* 整理床单位,安置舒适体位	
◆操作后处置		
物品处理	* 呼叫器置于可触及处	

续表

程序	操作步骤	要点说明
	* 告知注意事项	
	* 清理用物,归还原处	
	* 分类处理	
	* 洗手,脱口罩	

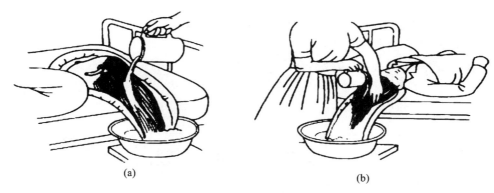

图 7-4 将头部置于马蹄形垫内

【注意事项】

(1) 护士为患者洗发时,应运用人体力学原理,身体尽量靠近床边,保持良好的姿势,避免劳累。

(2) 在洗发过程中要随时观察病情变化,如发现面色、脉搏、呼吸有异常时,应立即停止操作。

(3) 注意室温和水温,及时擦干头发,防止患者受凉。

(4) 防止水流入耳及眼内,避免沾湿衣服和床单。

(5) 衰弱患者不宜洗发。

(6) 洗发时间不宜过久,以防头部充血和疲劳,引起不适。

(7) 如果发现患者有头虱应立即进行灭虱处理,以防传播。

【健康教育】

(1) 向患者讲解头发清洁的目的。

(2) 指导患者选择合适的洗发液。

(3) 指导患者及其家属获得头发卫生保健的知识与技能。

二、头发的保养

(一) 定期洗发

定期洗发是保养头发最基本的方法,一周洗发 2~3 次为宜。

(二) 正确梳发

先要选择合适的梳子,短发应从发根梳至发梢,长发先从发梢逐段梳理至发根,每日梳发 2~3 次,每次 5 min。

(三) 洗发、护发用品的选择

选择合适的洗发、护发用品。

(四) 护发的方法

(1) 洗发最好晾干,如用电吹风,温度不宜过高。
(2) 女孩束发不宜过紧。
(3) 烫发与染发次数不宜过多。
(4) 冬季对头发保暖,夏季防晒。
(5) 经常按摩头皮。

(五) 全身养护

(1) 保持良好的心态,长期压力过大会导致脱发、白发。
(2) 饮食合理,经常吃黑色食物。
(3) 睡眠充足,生活规律,劳逸结合。

任务三 皮肤护理

案例引导

李某,女,60岁,洗澡时不慎跌倒致踝部骨折,卧床近一周。冬季因天气干燥皮屑较多。问题:

1. 患者应选择哪种沐浴方式?
2. 床上擦浴过程中应注意什么?

皮肤的新陈代谢迅速,其代谢产物有皮脂、汗液、脱落的表皮碎屑,能与外界细菌及尘埃结合成污垢,黏附于皮肤表面,若不及时清除,可刺激皮肤引起不适,降低皮肤抵抗力,破坏皮肤的屏障作用,成为细菌入侵的门户,造成各种感染。

皮肤护理可促进皮肤的血液循环,增强皮肤的排泄功能,预防皮肤感染和压疮等并发症的发生,满足患者清洁和舒适的需要。

一、淋浴或盆浴

淋浴或盆浴适用于病情较轻,一般情况良好,能够自行完成沐浴过程的患者,护理人员应根据患者的需要与病情来选择沐浴的方式、时间及次数,并给予适当帮助。

【目的】

(1) 保持患者皮肤清洁、干燥,使患者舒适。
(2) 促进患者皮肤的血液循环,增强皮肤的排泄功能,预防皮肤感染和压疮等并发症。

(3) 使患者肌肉放松,维持良好的精神状态。
(4) 观察患者皮肤情况有无异常,为临床诊治提供信息。

【评估】
(1) 患者的整体状况、自行沐浴的能力。
(2) 患者的清洁习惯,皮肤清洁程度,皮肤完整性等。
(3) 患者及家属对皮肤清洁知识的了解程度和要求。

【计划】
1. 操作者准备 确定沐浴患者、沐浴时间及方式。
2. 用物准备 清洁衣裤、防滑拖鞋、毛巾 2 条、浴巾、香皂、脸盆、洗发液和沐浴液等。
3. 患者准备 向患者解释沐浴的目的,做好沐浴前的准备。沐浴需在进食 1 h 后进行,以免影响消化。
4. 环境准备 调节室温到(24±2)℃,水温维持在 40～45 ℃,也可按患者习惯调节。

【实施】 淋浴或盆浴的操作步骤见表 7-5。

表 7-5 淋浴或盆浴

程序	操作步骤	要点说明
◆操作前准备		
解释说明	*向患者讲解有关注意事项,如呼叫铃的使用,水温调节方法,不可用湿手触摸电源开关,贵重物品妥善放置等	
调节温度	*室温(24±2)℃,水温 40～45 ℃	• 防止患者受凉或烫伤
送入浴室	*送患者进入浴室,浴室不闩门,可在门外挂牌示意	• 确保患者的安全,注意沐浴时间,及时询问
◆操作后处置		
整理用物	*患者洗浴后应进行浴室整理	

【注意事项】
(1) 妊娠 7 个月以上的孕妇禁用盆浴。创伤、衰弱、患心脏病需要卧床休息的患者均不宜淋浴或盆浴。
(2) 饭后 1 h 后才能沐浴,以免影响消化。
(3) 防止患者受凉、烫伤、晕厥、滑倒等意外情况发生。
(4) 沐浴时间不可过久,盆浴时浸泡时间不得超过 20 min,浸泡过久,易导致疲劳。
(5) 如果患者发生晕厥,应立即抬出、平卧、保暖,立即通知医生并配合处理。
(6) 传染病患者的沐浴,根据病种按隔离原则进行。

【健康教育】
(1) 告知患者沐浴的目的及重要性。
(2) 指导患者沐浴的注意事项,出现异常情况如何处理。

二、床上擦浴

床上擦浴适用于长期卧床、活动受限、病情较重、生活不能自理的患者。

【目的】

(1) 保持皮肤清洁、干燥,使患者舒适。

(2) 促进皮肤的血液循环,增强皮肤的排泄功能。

(3) 活动肢体,防止肌肉挛缩和关节僵硬。

【评估】

(1) 患者的病情及自理能力,皮肤的清洁程度,皮肤有无异常改变等。

(2) 患者的清洁习惯,对清洁卫生知识的了解程度。

(3) 患者是否需要使用便器。

【计划】

1. 操作者准备　修剪指甲、洗手、戴口罩。

2. 用物准备　治疗车上备脸盆,水桶2个(1个盛50~52℃热水,另1个接污水用);治疗盘内备清洁被服、大毛巾、浴巾、香皂、小剪刀、梳子、润肤剂、小毛巾2条、50%乙醇;屏风或围帘,必要时备便盆、便盆巾等。

3. 患者准备　病情稳定,全身状况较好,了解皮肤清洁的重要性。

4. 环境准备　调节室温至22~26℃,屏风遮挡,保护隐私,确保安全。

【实施】　床上擦浴的操作步骤见表7-6。

表7-6　床上擦浴

程序	操作步骤	要点说明
◆操作前准备		
护士素质	*着装整洁、举止端庄、语言柔和、态度和蔼	
评估患者	*自我介绍,核对姓名、床号、手腕带	
	*病情、治疗情况、卫生习惯、自理能力等	
	*皮肤的清洁程度	
知情同意	*意识状态、心理反应、对床上擦浴的认知、合作程度	
	*介绍护肤的相关知识,讲解目的、操作过程、不适感觉及配合,征得同意(昏迷患者与家属沟通)	• 饭后不宜立即床上擦浴,因为热水会刺激皮肤血管扩张,使消化系统血流减少,影响消化器官正常功能
环境准备	*关闭门窗,调节室温至22~26℃,拉围帘或摆屏风,请无关人员离开	• 防止患者受凉,保护患者隐私
护士准备	*洗手、戴口罩	
用物准备	*备齐用物	
◆操作过程		
患者准备	*操作前核对姓名、床号、手腕带	

续表

程序	操作步骤	要点说明
	＊根据病情放平床头及床尾支架,松开床尾盖被,将脸盆放于床旁桌上,倒热水入盆至2/3满,测试水温	
	＊擦洗方法为先用涂香皂的小毛巾擦洗各部位,再用湿毛巾擦去皂液,清洗小毛巾后再次擦洗,最后用浴巾边按摩边擦洗	
头颈部擦洗	＊手测试水温适合(50～52 ℃) ＊将微湿的小毛巾叠成手套状(图7-5)洗面、颈部 ＊洗眼时由内眦到外眦擦拭,然后擦洗额部、颊部、鼻翼、人中、耳后、下颔,直至颈部,用较干毛巾再依次擦洗一遍	● 注意擦净耳廓、耳后及皮肤皱褶处
上肢、躯干擦洗	＊协助患者脱下衣服,在擦洗部位下铺大毛巾,按顺序擦洗两上肢、胸腹部,温水泡手	● 先脱近侧,后脱远侧;如有外伤,先脱健侧,后脱患侧 ● 执行操作时,护士应站于擦浴一侧,一侧擦洗完后,转至另一侧,注意添加热水 ● 注意洗净腋窝、女患者乳房下部、指缝 ● 注意洗净脐部
背部的擦洗	＊协助患者侧卧,背向护士,依次擦洗后颈部、背臀部,擦洗后进行背部按摩,为患者换上清洁衣物	● 先穿对侧后穿近侧;先穿患侧后穿健侧
下肢擦洗	＊协助患者平卧,脱裤,擦洗下肢、冲洗会阴;将脸盆移至足下,脸盆下垫大毛巾,洗净双足擦干,换上清洁裤子 ＊擦洗完毕,可在骨骼隆突处用50%乙醇做按摩,涂擦润肤剂;根据需要修剪指(趾)甲,为患者梳发	● 注意洗净腹股沟、趾间
安置患者	＊整理床单位,安置舒适的卧位	
◆操作后处置		
物品处理	＊呼叫器置于可触及处 ＊告知注意事项 ＊清理用物,归还原处 ＊分类处理,洗手、脱口罩 ＊记录执行时间及护理效果	
护理记录		

【注意事项】

(1) 遵循节力原则,两脚稍分开,重心在身体中央或稍低处,拿盆时使盆尽量靠近身体,以

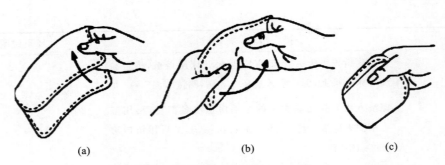

图 7-5 将微湿的小毛巾叠成手套状

减少体力消耗。

(2) 根据水温和擦洗部位，及时更换或添加热水，更换脸盆和毛巾。

(3) 擦洗过程中注意观察患者病情变化及皮肤有无异常，患者出现寒战、面色苍白等情况时，应立即停止擦洗，给予适当处理。

(4) 操作时，注意保护患者，维护患者自尊，尽可能减少暴露，防止受凉。

(5) 女患者会阴部应采用冲洗法。

(6) 擦浴时间不宜过久(不宜超过 20 min)，极度衰弱患者不宜床上擦浴。

【健康教育】

(1) 告知患者床上擦浴的目的。

(2) 让患者及家属获得床上擦浴的知识及技能。

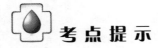

床上擦浴的要点。

任务四 晨晚间护理

案例引导

患者，章某，55 岁，神志清醒。行"胃大部切除术"后，已卧床 2 日。问题：

1. 做晨晚间护理的目的是什么？
2. 晨晚间护理过程中应注意什么？
3. 晨晚间护理包括哪些项目？

晨晚间护理是根据人们的生活习惯，满足患者日常清洁需要的护理措施。根据病情需要，护理人员为危重、昏迷、高热、瘫痪、大手术后或年老体弱等不能自理的患者，于晨间及晚间所进行的生活护理，称晨晚间护理。生活能自理患者的晨晚间护理，可在护理人员的指导或协助下进行。

一、晨间护理

晨间护理是基础护理的一项重要工作。晨间护理可以使病房整洁、美观，患者舒适，减少并发症的发生，护理人员应每日早晨给患者进行晨间护理，特别是对于生活无法自理的患者。晨间护理一般在清晨诊疗工作前完成。

【目的】

(1) 使患者清洁、舒适，预防并发症的发生。

(2) 观察了解患者的病情，为诊断、治疗和护理提供依据。

(3) 保持病床、病房的整洁和美观。

(4) 进行心理护理及卫生宣传，满足患者心理需求，增进护患沟通。

【评估】

(1) 患者的病情、心理反应、自理能力、合作程度及清洁需要。

(2) 患者口腔情况。

(3) 患者衣物及床单位的清洁程度和皮肤受压情况。

(4) 患者是否需要便器。

【计划】

1. 操作者准备 修剪指甲、洗手、戴口罩。

2. 用物准备 治疗盘内放口腔护理包、压疮护理用品，治疗车内放清洁被服、扫床用具、便盆等。

3. 患者准备 脸盆、漱口用具、毛巾、肥皂、梳子、一次性尿布等。

4. 环境准备 酌情开窗通风。

【实施】 晨间护理的操作步骤见表 7-7。

表 7-7 晨间护理

程序	操作步骤	要点说明
◆操作前准备		
护士素质	*着装整洁、举止端庄、语言柔和、态度和蔼	
评估患者	*自我介绍，核对姓名、床号、手腕带	
	*患者的病情、自理能力、治疗情况、合作程度等	
	*患者全身体表清洁程度	
知情同意	*介绍皮肤护理的相关知识，讲解目的、操作过程	·使患者理解配合
环境准备	*嘱其排空膀胱	
护士准备	*关闭门窗，调节室温至 22~26 ℃；拉围帘	
用物准备	*洗手、戴口罩	

续表

程序	操作步骤	要点说明
◆操作过程		
患者准备	* 备齐用物	• 便于操作,确认患者
	* 携用物至床旁,核对患者床号及姓名	
	* 协助排便	
	* 刷牙、漱口(口腔护理)	
	* 洗脸、洗手	
	* 枕上垫巾梳头	
	* 协助翻身,检查皮肤受压情况	
	* 导管固定、通畅,管壁清洁	
◆操作后处置		
整理用物	* 整理床单位,整理病室,酌情开窗通风	• 按需更换衣、被、床单
	* 呼叫器置于可触及处	
	* 清理用物,归还原处	
	* 分类处理	
	* 洗手,脱口罩	

二、晚间护理

为了给患者创造良好的睡眠环境,护理人员应认真进行晚间护理。特别是对于危重患者,通过护理可减轻和消除白天因诊治疾病所致的痛苦,以及亲友探视带来的疲劳。

【目的】

(1) 保持病房、病床的整洁,空气清新,使患者清洁、舒适,易于入睡。

(2) 观察和了解患者病情,预防并发症的发生。

【评估】

(1) 患者的病情、心理反应、自理能力、合作程度及清洁需要。

(2) 患者口腔情况。

(3) 患者衣物及床单位的清洁程度及皮肤受压情况。

(4) 患者睡眠情况,是否需要便器。

【计划】

1. 操作者准备 修剪指甲、洗手、戴口罩。

2. 用物准备 治疗盘内放口腔护理包、压疮护理用品,治疗车内放清洁被服、扫床用具、便盆等。

3. 患者准备 脸盆,漱口用具、毛巾、肥皂、梳子、一次性尿布等。

4. 环境准备 酌情开窗通风。

【实施】

晚间护理的操作步骤见表 7-8。

表7-8　晚间护理的操作步骤

程序	操作步骤	要点说明
◆操作前准备		
护士素质	*着装整洁、举止端庄、语言柔和、态度和蔼	
评估患者	*自我介绍，核对姓名、床号、手腕带 *患者的病情、自理能力、治疗情况、合作程度等 *患者全身体表清洁程度	
知情同意	*介绍皮肤护理的相关知识，讲解目的、操作过程 *嘱其排空膀胱	• 使患者理解配合
环境准备	*关闭门窗，调节室温至22~26 ℃；拉围帘	
护士准备	*洗手、戴口罩	
用物准备	*备齐用物	
◆操作过程		
患者准备	*携用物至床旁，核对患者床号及姓名 *协助排便 *刷牙、漱口（口腔护理） *洗脸、洗手 *清洗会阴、泡脚 *协助翻身，检查皮肤受压情况 *导管固定、通畅，管壁清洁 *观察病情，进行心理护理和健康教育 *烦躁患者加用床档、使用约束带，注意保暖	• 便于操作，确认患者
◆操作后处置		
整理用物	*整理床单位，整理病室，酌情开窗通风 *呼叫器置于可触及处 *操作后核对姓名、床号、手腕带 *清理用物，归还原处 *分类处理 *洗手，脱口罩	• 按需更换衣、被、床单

【注意事项】

(1) 患者清洁，体位舒适、安全，无压疮发生。

(2) 床单位平整、清洁，病房整洁，空气清新。

(3) 水温（50℃）和室温（22~26℃）适宜，冬季开窗时注意保暖。

(4) 注意观察病情的变化。

三、卧有患者的床铺整理法及更换床单法

(一) 卧有患者的床铺整理法

【目的】
(1) 保持病床平整、舒适,预防压疮。
(2) 保持病室整洁、美观。

【评估】
(1) 患者病情,有无活动限制,心理反应及合作程度。
(2) 床单位的清洁程度。
(3) 病室环境是否安全、保暖,患者有无其他需要。

【计划】
1. **护士准备** 洗手、戴口罩、着装整齐。
2. **用物准备** 床刷及床刷套等。
3. **环境准备** 病室内无患者进餐或治疗,按季节调节室内温度。

【实施】 卧有患者的床铺整理法的操作步骤见表7-9。

表 7-9 卧有患者的床铺整理法

程序	操作步骤	要点说明
◆操作前准备用物准备		
用物准备	*备齐用物携至患者床旁	
核对解释	*再次向患者解释操作的目的和配合方法,酌情关闭门窗	·取得患者的理解和合作;注意保护患者隐私,避免受凉
◆操作过程		
	*移开床旁桌于离床20 cm处,床旁椅移于床旁桌边	·留取一定空间,便于护士操作
	*放平床头和床尾支架,意识不清者设床档;调整床的高度至方便操作的位置	·保护患者安全,防止坠床 ·避免过度弯腰,减轻疲劳
	*松开床尾盖被,把枕头移向对侧,并协助患者背向护士侧卧,盖好被子	·注意遮盖患者,防止受凉
	*从床头至床尾松开近侧各层床单	
	*取床刷扫净中单、橡胶单上的渣屑,分别搭在患者身上,然后从床头至床尾扫净大单上的渣屑	·注意扫净枕下及患者身下的渣屑,以免影响患者的舒适
	*将大单、橡胶单、中单逐层拉平铺好	

续表

程序	操作步骤	要点说明
	* 协助患者翻身侧卧于扫净侧,转至对侧以同样的方法扫净中单、橡胶单、大单上的渣屑,并拉平铺好各层	• 注意观察患者,并询问患者有无不适
	* 协助患者平卧,整理盖被。棉胎上缘与被套封口端平齐,尾端塞于床垫下或内折与床尾平齐	• 注意保护患者安全 • 如果患者能够配合,可请患者抓住被套两角方便操作。避免被头空虚患者受凉
	* 取下枕头,拍松后放回患者的头下	• 使患者睡卧舒适
◆操作后处置	* 移回床旁桌、椅,根据病情摇起床头和膝下支架	• 使床单位整洁、美观、规范
	* 整理床单位,帮助患者取舒适卧位,打开窗户	• 空气流通,减少室内空气中的微生物数量,保持病室内空气新鲜

【注意事项】
(1) 病室内有患者进餐或治疗时应暂停整理床铺。
(2) 用物准备要齐全,并按使用顺序放置,减少走动次数。
(3) 操作中保证患者安全、舒适。必要时使用床档,防止患者变换体位时坠床。
(4) 若两人配合操作,注意动作应协调一致。
(5) 操作中注意与患者交流,随时观察患者的反应,一旦病情发生变化,应立即停止操作。

【健康教育】
(1) 向患者解释整理床铺的重要性,以取得配合。
(2) 告知患者在整理床铺过程中,如有不适应立即向护理人员说明,防止意外发生。
(3) 告知患者被褥若被伤口渗出液、尿液、粪便等污染,应通知护理人员及时更换。

(二) 卧有患者的床铺更换床单法

【目的】 同卧有患者的床铺整理法。
【评估】 同卧有患者的床铺整理法。
【计划】
1. 护士准备 洗手、戴口罩、着装整齐。
2. 用物准备 清洁大单、中单、橡胶单、被套、枕套、床刷及套(略湿润)等,需要时准备清洁衣裤和便器。
3. 环境准备 病室内无患者进餐或治疗,按季节调节室内温度。
【实施】 卧有患者的床铺更换床单法的操作步骤见表7-10。

表 7-10　卧有患者的床铺更换床单法

程序	操作步骤	要点说明
◆操作前准备		
用物准备	＊备齐用物携至患者床旁	
核对解释	＊再次向患者解释操作的目的和配合方法，酌情关闭门窗	·取得患者的理解和合作；注意保护患者隐私，避免受凉
◆操作过程		
	＊移开床旁桌于离床 20 cm 处，床旁椅移于床旁桌边	·留取一定空间，便于护士操作
	＊放平床头和床尾支架，意识不清者设床档；调整床的高度至方便操作的位置	·保护患者安全，防止坠床 ·避免过度弯腰，减轻疲劳
	＊松开床尾盖被，把枕头移向对侧，并协助患者背向护士侧卧，盖好被子	·注意遮盖患者，防止受凉
更换床单	**侧卧更换床单法**(图 7-6)	
	＊松开床尾盖被，枕头移向对侧，协助患者背向护士侧卧	
	＊从床头至床尾松开近侧各层床单	
	＊中单污染面向内翻卷塞于患者身下，扫净橡胶单上的渣屑，然后将橡胶单搭在患者身上；再将大单污染面向内翻卷塞于患者身下，扫净床褥	
	＊将清洁大单中线与床中线对齐，正面向上铺在床褥上，将近侧大单展开，对侧一半大单塞入患者身下，按铺床法铺好近侧大单	·对侧一半大单正面向内卷
	＊放下橡胶单，清洁中单中线对齐铺于橡胶单上，卷对侧中单塞于患者身下，将近侧橡胶单、中单拉紧一并塞入床垫下	·包紧床角，使病床平整，舒适
	＊请患者平卧，护士转向对侧，移枕头于患者头下并协助患者背向护士侧卧于铺好一侧	·注意观察患者，并询问患者有无不适 ·注意保护患者安全
	＊松开各层床单，取出污中单放在床尾，扫净橡胶单，搭于患者身上，取下污中单及大单放于护理车下层（或污衣袋内）	·大单污染面向内折叠，污中单不可丢在地上

续表

程序	操作步骤	要点说明
	* 从床头至床尾扫净床褥，取下床刷套放于护理车下层（或污衣袋内），床刷放于护理车上层	
	* 从患者身下取出清洁大单，展开拉紧铺好，再展开橡胶单和中单拉紧铺好	
	平卧更换床单法（图7-7）	· 适用于病情不允许翻身侧卧的患者
	* 先松开大单、橡胶单和中单	· 两人操作时注意协调配合
	* 一手托起患者的头部，另一手取出枕头，拆下枕套放于护理车下层，枕芯放于椅子上，将床头大单、橡胶单和中单卷成筒状塞在患者肩下	
	* 将卷成筒状的清洁大单放在床头，对齐床中线，铺好床头大单	· 用物准备时，将大单横卷成筒状，方便操作
	* 抬起患者上半身，将污大单、橡胶单和污中单一起从患者的肩下卷至臀下，同时将清洁大单也拉至臀下	· 骨科患者可利用牵引架上的拉手抬起上半身体
	* 放下患者的上半身，抬起患者的臀部迅速撤下污大单、橡胶单和污中单，将清洁大单拉至床尾，展平铺好。污大单、污中单放于护理车下层（或污衣袋内），橡胶单放在椅背上	· 注意观察患者的面色、脉搏、呼吸等情况，注意保暖
	* 将大单中部边缘拉紧，塞入床垫下	
	* 铺好一侧的橡胶单和中单，另一半塞入患者的身下，转至对侧，拉出患者身下的橡胶单和中单，展平铺好	
	* 套好枕套，轻轻拍松，置于患者的头下	
	* 协助患者平卧	· 先套好枕套，减轻患者的不适
	* 铺清洁被套于盖被上，打开被套尾端开口，从污被套里取出棉胎（S形折叠）放于清洁被套内，套好被套，棉胎上缘与被套封口端平齐，拉平棉胎和被套，两侧边缘向内折叠与床沿平齐，尾端塞于床垫下或内折与床尾平齐	· 如果患者能够配合，可请患者抓住被套两角，方便操作，避免被头空虚 · 注意保护患者避免受凉 · 使床单位整洁、美观、规范
◆ 操作后处置		
	* 移回床旁桌、椅，根据病情摇起床头和膝下支架	· 使患者睡卧舒适 · 保持卧位的稳定性，方便患者

续表

程序	操作步骤	要点说明
	* 整理床单位,帮助患者取舒适卧位,打开窗户	• 空气流通,减少室内空气中的微生物数量,保持病室内空气新鲜

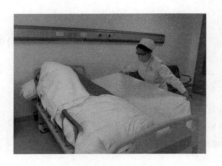

图 7-6　侧卧更换床单法

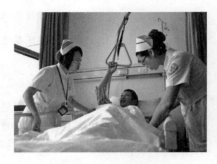

图 7-7　平卧更换床单法

【注意事项】　同卧有患者的床铺整理法。

【健康教育】　同卧有患者的床铺整理法。

知识链接

床垫套铺床法

　　目前有的医院已将过去的大单改为床垫套铺床。床垫套是按床垫的大小制作,四个角用纽扣或系带固定。操作方法是将床垫套的中线对齐床的中线,展开床套,从床头向床尾分别拉紧四个角并固定在床垫和床褥的四个角上,此法操作简单,节约时间和体力。

拆床单法

(1) 移开床旁桌和床旁椅。

(2) 拆下枕套,置于治疗车的下层或污衣袋内,枕芯放在椅子上。

(3) 一手抬起近侧的床垫,另一手从床头向床尾依次松开各单,展开近侧的盖被;转至对侧,同法松开各单,展开盖被。

(4) 松解被套尾端的系带,打开被套尾端,从尾端开口处将棉胎一侧纵行向上折叠,同法折叠另一侧的棉胎。

(5) 手持棉胎的前端,呈 S 形折叠拉出,放于椅子上。

(6) 将大单、被套由两侧和两端向内卷起,放置于治疗车的下层或污衣袋内。

(7) 枕芯、棉胎放于床尾,移回床旁桌和床旁椅。

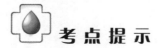

考点提示

晨晚间护理的要点,卧有患者的床铺更换床单法的操作注意事项。

直通护考

一、选择题

(一) A1/A2型题(以下每一道考题下面有A、B、C、D、E五个备选答案,请从中选择一个最佳答案)

1. 下列口腔护理的目的哪项不妥?(　　)
   A. 保持口腔清洁　　　　　　　　　　B. 消除口臭、口垢
   C. 清除口腔内一切细菌　　　　　　　D. 观察口腔黏膜和舌苔
   E. 预防口腔感染

2. 口腔pH值低时易发生(　　)。
   A. 真菌感染　　　　B. 铜绿假单胞菌感染　　　　C. 病毒感染
   D. 溃疡　　　　　　E. 出血

3. 为长期应用激素患者做口腔护理时,应注意观察(　　)。
   A. 口腔黏膜有无溃疡　　　　　　　　B. 口腔有无特殊的气味
   C. 口腔黏膜有无真菌感染　　　　　　D. 口腔黏膜有无出血点
   E. 口唇有无干裂

4. 去除口臭宜选用的漱口液是(　　)。
   A. 生理盐水　　　　B. 复方硼酸溶液　　　　C. 1%～4%碳酸氢钠溶液
   D. 2%～3%硼酸溶液　　E. 0.1%乙酸溶液

5. 为昏迷患者口腔护理用张口器时应(　　)。
   A. 从门齿处放入　　B. 从尖齿处放入　　　　C. 从臼齿处放入
   D. 从双唇处放入　　E. 从上下腭处放入

6. 为昏迷患者做口腔护理时下列哪项是正确的?(　　)
   A. 患者取仰卧位　　　　　　　　　　B. 用血管钳夹紧棉球擦拭
   C. 多蘸漱口水　　　　　　　　　　　D. 擦洗后漱口
   E. 不必取下活动义齿

7. 为昏迷患者进行口腔护理时不需要准备的用物是(　　)。
   A. 张口器　　B. 吸水管　　C. 血管钳　　D. 棉球　　E. 弯盘

8. 为危重患者做口腔护理时,取下的活动义齿应(　　)。
   A. 浸于热水中备用　　　　　　　　　B. 浸于清水中备用
   C. 浸于乙醇中备用　　　　　　　　　D. 浸于复方硼酸溶液中备用
   E. 浸于碳酸氢钠溶液中备用

9. 口腔护理后的用物处理方法是(　　)。
   A. 过氧乙酸浸泡后清洗　　　　　　　B. 高压灭菌后再清洗
   C. 先刷洗干净再消毒　　　　　　　　D. 日光下暴晒后清洗
   E. 使用一次性用物后及时弃去

10. 口唇干裂患者口腔护理后可涂(　　)。
    A. 西瓜霜　　B. 锡类散　　C. 冰硼散　　D. 金霉素软膏　　E. 液体石蜡

11. 口腔有铜绿假单胞菌感染的患者应选用的漱口溶液是(　　)。

A. 0.02%呋喃西林溶液 B. 1%～3%过氧化氢溶液
C. 2%～3%硼酸溶液 D. 0.1%乙酸溶液
E. 1%～4%碳酸氢钠溶液

12. 血小板减少性紫癜患者做口腔护理时应特别注意(　　)。
   A. 涂甲紫 B. 棉球不可过湿 C. 取下义齿
   D. 动作轻稳勿伤黏膜 E. 擦拭时勿触及咽部

13. 需进行特殊口腔护理的患者为(　　)。
   A. 阑尾切除术后3天患者 B. 急性胃炎患者
   C. 股骨骨折患者 D. 脾手术前患者
   E. 脑出血昏睡状态患者

14. 下列哪种患者不需进行特殊口腔护理?(　　)
   A. 昏迷患者 B. 禁食患者 C. 高热患者
   D. 口腔疾病患者 E. 足外伤患者

15. 关于溃疡性口腔炎的护理措施中错误的是(　　)。
   A. 口腔护理用2%的碳酸氢钠溶液 B. 清洗后涂5%金霉素鱼肝油
   C. 进餐前可局部涂2%利多卡因溶液 D. 患儿奶具、玩具等应消毒
   E. 患儿宜进食温凉的流质饮食

16. 徐先生,60岁,患白血病住院治疗,护士为其做口腔护理时,发现舌尖有一小血痂,下列的护理方法中有错误的一项是(　　)。
   A. 将血痂皮去除,涂药 B. 观察口腔黏膜变化
   C. 用过氧化氢溶液漱口 D. 轻轻地擦拭口腔各面 E. 观察舌苔情况

17. 王女士,55岁,连续应用抗生素达半个月,其口腔黏膜出现白色溃疡面,可考虑为(　　)。
   A. 病毒感染 B. 口腔白斑 C. 口腔真菌感染
   D. 口腔寄生虫感染 E. 口腔铜绿假单胞菌感染

18. 患者,王某,男性,65岁,糖尿病酮症酸中毒,处于昏迷状态,护士在为其做口腔护理时应特别注意(　　)。
   A. 动作轻柔 B. 禁忌漱口 C. 先取下义齿
   D. 夹紧棉球 E. 口腔异味

19. 患者,张某,呼出的气体有大蒜味,该患者可能是什么问题?(　　)
   A. 酮症酸中毒 B. 有机磷农药中毒 C. 肝性脑病
   D. 尿毒症 E. 支气管扩张

20. 患者,王某,女性,30岁,诊断为再生障碍性贫血,检查发现唇及口腔黏膜有散在淤点,轻触出血,护士为其进行口腔护理时应特别注意(　　)。
   A. 先取下义齿 B. 夹紧棉球 C. 动作轻柔
   D. 禁忌漱口 E. 患处涂冰硼散

21. 患者,男性,60岁,患有支气管扩张,因感冒后出现咳嗽、气急入院,护士对支气管扩张的患者进行口腔护理是为了(　　)。
   A. 去除口臭 B. 减少感染的机会 C. 促进唾液分泌
   D. 使痰液易咳出 E. 减少痰量

22. 护士小王是5名患者的责任护士,在以下几个患者中不宜做口腔护理的是( )。
   A. 高热患者　　　　　　B. 昏迷患者　　　　　　　C. 禁食患者
   D. 有口腔疾病者　　　　E. 能自行刷牙者
23. 患者因脑炎入住神经内科ICU,护士在为该患者进行口腔护理操作中,错误的是( )。
   A. 张口器从臼齿之间放入　　　　　　B. 棉球不可过湿
   C. 用血管钳夹紧棉球,两侧各用一个棉球　　D. 口唇干裂可涂液体石蜡
   E. 取下义齿,用冷水刷洗
24. 赵老先生,因急性肺炎高热入院,为其做口腔护理时发现口腔内有溃疡,应选择的药物是( )。
   A. 藿香散　　B. 抗生素粉剂　　C. 冰硼散　　D. 小苏打粉　　E. 制霉菌素粉
25. 为卧床患者进行床上洗发,适宜的水温是( )。
   A. 28～32 ℃　B. 40～45 ℃　C. 45～50 ℃　D. 20～22 ℃　E. 50 ℃以上
26. 卧床患者的头发已纠结成团时欲湿润梳通头发可用( )。
   A. 温水　　B. 生理盐水　　C. 油剂　　D. 百部酊　　E. 30%乙醇
27. 灭头虱药液的主要成分是( )。
   A. 过氧乙酸　　B. 乙酸　　C. 乙醇　　D. 食醋　　E. 百部酊
28. 为卧床患者进行床上洗发时,室内温度宜调至( )。
   A. 18～20 ℃　B. 20～22 ℃　C. 22～26 ℃　D. 24～28 ℃　E. 28～30 ℃
29. 下列哪项不是床上洗发的目的?( )
   A. 清除头皮屑和污垢　　B. 促进患者的身心健康　　C. 促进血液循环
   D. 促进头发的生长和代谢　　E. 治疗头皮疾病
30. 下列哪项不是床上梳头的目的?( )
   A. 清除头皮屑和污垢　　B. 促进患者的身心健康　　C. 促进血液循环
   D. 促进头发的生长和代谢　　E. 为诊疗病情提供依据
31. 患者,男性,57岁,因发现皮下包块就诊,护士接诊时发现患者存在头虱,遂给予灭头虱操作,以下操作正确的是( )。
   A. 穿隔离衣,戴手套　　　　　　　　B. 女患者应动员剃去头发
   C. 灭虱液擦遍头发,用手反复揉搓头发5 min　　D. 12 h后取下包裹头发的帽子
   E. 更换患者衣裤,进行高压蒸汽灭菌处理
32. 患者,张某,女性,70岁,因股骨颈骨折卧床治疗一周,为其床上洗发过程中,患者突然感到心慌、气促、面色苍白且冷汗,护士应立即( )。
   A. 请患者做深呼吸,放松　　　　　　B. 让患者听轻音乐
   C. 加速完成洗发　　　　　　　　　　D. 通知医生
   E. 停止操作,让患者平卧
33. 患者,男性,46岁,重症肌无力术后,由于患者大量出汗,头发出现异味,护士给予患者床上洗发,床上洗发的注意事项不正确的是( )。
   A. 注意室温　　　　　　　　　　　　B. 注意水温
   C. 用棉花塞两耳并戴上眼罩　　　　　D. 避免沾湿衣服和床铺
   E. 患者的面色有异,休息片刻继续清洗

34. 在给一留有长发的卧床女患者进行头发护理时,做法不正确的是( )。
    A. 让患者仰卧,头转向一侧　　　　　B. 将头发从中间分两股
    C. 左手紧握一股头发　　　　　　　　D. 右手持梳由发梢逐段梳至发根
    E. 若头发纠结可用 50% 乙醇湿润后再梳

35. 患者,女性,64岁,肺癌术后。患者此次入院接受第三次化疗,头发脱落明显,可指导患者在梳发中,将梳下的落发( )。
    A. 包好保存　　　　　B. 置于垃圾袋中　　　　　C. 置于盆中
    D. 置于污水桶中　　　E. 焚烧

36. 患者,女性,43岁,因重症肌无力入院,行胸腺切除术,术后患者入住 ICU,呼吸机辅助呼吸,患者头发因卧床、出汗等较凌乱,梳头时发现患者头发打结难以梳理,先使用液体湿润头发再梳理,护士可使用( )。
    A. 温水　　　B. 30% 乙醇　　　C. 液体石蜡　　　D. 润发乳　　　E. 食醋

37. 患者,女性,60岁,乳腺癌根治术后,因患者无法举起双手,护士在晨间护理时帮助患者梳理头发。下列梳理头发的目的哪一项不正确?( )
    A. 刺激局部的血液循环　　　　　　　B. 促进头发的代谢
    C. 去除污垢和脱落的头发　　　　　　D. 促进清洁、舒适
    E. 预防感冒

38. 某护士为入院的患者进行灭头虱操作,使用了百部酊灭头虱,那么该护士应将头发包裹多长时间后再洗发?( )
    A. 6 h　　　B. 12 h　　　C. 24 h　　　D. 48 h　　　E. 72 h

39. 患者,女性,40岁,卧床,护士为其洗发,下列操作不正确的是( )。
    A. 病室温度在 24 ℃ 左右　　　　　　B. 水温为 40～45 ℃
    C. 用指甲揉搓患者的头发和头皮　　　D. 观察患者面色及有无不适
    E. 洗发时用棉球塞患者双耳、纱布盖双眼

40. 患者沐浴的最佳时间是( )。
    A. 饭前 30 min　B. 饭后 30 min　C. 饭前 60 min　D. 饭后 60 min　E. 活动 15 min 后

41. 患者一般全身状况良好者,可行淋浴或盆浴。沐浴时错误的是( )。
    A. 4 个月以上的孕妇禁用盆浴　　　　B. 须在进食 1 h 后进行
    C. 调节室温到 22 ℃ 以上　　　　　　D. 调节水温维持在 40～45 ℃
    E. 浴室不应闩门,并示"正在使用"的挂牌

42. 住院患者自行沐浴时,下列哪项不妥?( )
    A. 水温调节在 40～45 ℃　　B. 饭后马上即可进行　　C. 浴室不应闩门
    D. 入浴时间太长应予以询问　　E. 教会患者使用浴室内的呼叫器

43. 为卧床患者床上擦浴时下列操作错误的是( )。
    A. 调节室温至 24℃ 左右　　　　　　B. 遮挡患者,按需要给予便盆
    C. 脱衣应先脱对侧后脱近侧　　　　　D. 外伤患者先脱健侧后脱患侧
    E. 擦浴后骨突处用 50% 乙醇做按摩

44. 给一位左上肢有外伤的患者床上擦浴,下列哪项正确?( )
    A. 自外眦向内眦擦拭眼部　　　　　　B. 脱上衣时先脱左肢
    C. 擦毕按摩骨突处　　　　　　　　　D. 穿上衣时先穿右侧

E. 擦洗动作要轻慢
45. 床上擦浴的水温是（　　）。
   A. 50～52 ℃　　B. 38～42 ℃　　C. 40～45 ℃　　D. 45～50 ℃　　E. 32～36 ℃
46. 淋浴或盆浴的水温应调节至（　　）。
   A. 38～42 ℃　　B. 40～45 ℃　　C. 50～52 ℃　　D. 45～50 ℃　　E. 32～36 ℃
47. 为卧床患者进行擦浴时时间不能超过（　　）。
   A. 10 min　　B. 15 min　　C. 20 min　　D. 25 min　　E. 30 min
48. 为患者进行按摩背部及受压部位时应选择（　　）。
   A. 30％乙醇　　B. 50％乙醇　　C. 75％乙醇　　D. 95％乙醇　　E. 以上都不正确
49. 床上擦浴的目的是（　　）。
   A. 使患者清洁、舒适　　　　B. 增进皮肤的排泄功能　　　　C. 观察病情
   D. 使皮肤美观　　　　E. 预防压疮
50. 护士小梅为卧床患者更换床单，操作中错误的一项是（　　）。
   A. 松开被尾，协助患者翻身至对侧　　　　B. 松开近侧各层床单
   C. 扫净橡胶单塞患者身下　　　　D. 自床头至床尾扫净床垫
   E. 换各层单，逐层拉平铺好
51. 护士进行晨间护理的内容不包括（　　）。
   A. 协助患者排便，收集标本　　　　B. 协助患者进行口腔护理
   C. 发放口服药物　　　　D. 整理床单位　　　　E. 问候患者
52. 晚间护理的目的是（　　）。
   A. 提醒陪护人员离开病室　　　　B. 保持病室美观、整洁
   C. 保持患者清洁舒适　　　　D. 做好术前准备
   E. 进行卫生宣教
53. 晚间护理的内容包括（　　）。
   A. 经常巡视病房，了解患者睡眠情况　　　　B. 协助患者排便，收集标本
   C. 整理病室，开窗通风　　　　D. 协助患者进食
   E. 发放口服药物
54. 晨间护理的目的不包括（　　）。
   A. 保持患者清洁、舒适　　　　B. 保持病室美观、整洁　　　　C. 进行卫生宣教
   D. 为诊断、治疗提供依据　　　　E. 发放口服药
55. 晨间护理和晚间护理应分别放在（　　）。
   A. 诊疗开始前，晚饭后　　　　B. 诊疗开始后，晚饭前
   C. 诊疗开始前，下午4点后　　　　D. 诊疗开始前，晚饭后
   E. 诊疗开始前，临睡前
56. 协助重症患者晨间护理时，下列哪项不正确？（　　）
   A. 协助患者排便　　　　B. 协助患者更换被服
   C. 与患者沟通交流，了解患者心理变化　　　　D. 给予患者喂口服药
   E. 适当开窗通风
57. 卧床患者更换床单法的目的不包括（　　）。
   A. 保持患者的清洁　　　　B. 预防压疮

C. 使患者感觉舒适 D. 为诊疗提供依据

E. 保持病室整洁

58. 卧床患者更换床单的注意事项中哪项是错误的？（　　）

A. 操作过程中动作轻柔 B. 注意保暖

C. 特殊感染的被服按规定处理 D. 防止患者坠床

E. 移开床旁桌20 cm，床旁椅15 cm

59. 给卧床患者更换床单时哪项物品不需要带？（　　）

A. 床刷　　　B. 干净的病服　　C. 大单　　　D. 被套　　　E. 体温计

60. 患者，章某，女性，38岁，手术后探望的人比较多，睡眠欠佳，术后恢复受到影响。护士晚间查房及时为患者进行了相应的护理，其中不妥的是（　　）。

A. 协助患者生活护理 B. 调节室内灯光 C. 消除噪音

D. 关门窗 E. 禁止家属探望

61. 患者，女性，65岁。股骨颈骨折，身体虚弱，生活不能自理，为患者做晨间护理的最佳顺序为（　　）。

A. 用便器—皮肤护理—扫床—口腔护理

B. 口腔护理—用便器—皮肤护理—扫床

C. 扫床—用便器—皮肤护理—口腔护理

D. 皮肤护理—扫床—用便器—口腔护理

E. 用便器—口腔护理—皮肤护理—扫床

62. 护士小林，在为昏迷患者进行口腔护理时，下列哪项物品不需要带？（　　）

A. 口腔护理包 B. 压疮护理包 C. 便器

D. 梳子 E. 干净的衣裤

63. 患者，男性，50岁，胃大部切除术后，护士给予患者更换床单，在床单更换中患者突然出现面色苍白、心跳加速，因立即采取的方法是（　　）。

A. 请患者做深呼吸，放松 B. 让患者听音乐

C. 加速完成更换床单 D. 通知医生

E. 立即停止操作

64. 护士小张在为卧床患者整理床铺时，下列哪项是不正确的？（　　）

A. 将大单、橡胶单、中单逐层拉平铺好

B. 从床尾至床头扫净大单上的渣屑

C. 必要时使用床档，防止坠床

D. 发现病情变化，立即停止操作

E. 减少过多的翻动和暴露患者，以免疲劳和受凉

（二）A3/A4型题（以下每一道考题下面有A、B、C、D、E五个备选答案，请从中选择一个最佳答案）

（65～67题共用题干）

患者，钱某，女性，15岁，因脓毒血症使用了较长时间的抗生素，现口腔黏膜有乳白色片状白膜。

65. 该患者发生了何种细菌感染？（　　）

A. 葡萄球菌 B. 肺炎球菌 C. 真菌

D. 大肠杆菌　　　　　　　　　　E. 链球菌

66. 为该患者做口腔护理时可选用的漱口溶液是(　　)。
A. 生理盐水　　　　　　　　　　B. 复方硼酸溶液
C. 0.02%呋喃西林溶液　　　　　D. 1%～4%碳酸氢钠溶液
E. 0.1%硼酸溶液

67. 该漱口溶液的属性是(　　)。
A. 抑菌剂　　B. 广谱抗菌剂　　C. 清洁剂　　D. 碱性剂　　E. 酸性剂

(68～70题共用题干)
患者,女性,58岁,因车祸导致昏迷,护士小王根据医嘱为该患者进行口腔护理。

68. 镊子与血管钳进行绞棉球时,下列哪项是正确的?(　　)
A. 镊子与血管钳呈45°　　　　　B. 镊子与血管钳呈30°
C. 镊子与血管钳呈60°　　　　　D. 镊子与血管钳呈90°
E. 镊子与血管钳呈180°

69. 以下擦拭舌苔时的手法哪项是正确的?(　　)
A. 螺旋形擦拭　B. Z字形擦拭　C. 上下擦拭　D. C字形擦拭　E. 不擦拭

70. 擦拭左边口腔时,下列哪项操作方法正确?(　　)
A. 左外侧→右外侧→左上内→左上咬合面→左下内→左下咬合面→左颊部
B. 左外侧→右外侧→左上内→左下内→左上咬合面→左下咬合面→左颊部
C. 左外侧→左上内→左上咬合面→左下内→左下咬合面→左颊部→右外侧
D. 左外侧→右外侧→左上内→左上咬合面→左下内→左颊部→左下咬合面
E. 右外侧→ 左外侧→左上内→左上咬合面→左下内→左下咬合面→左颊部

(71～72题共用题干)
患者,女性,55岁。截瘫,生活不能自理。护士协助床上擦浴。

71. 擦浴顺序正确的是(　　)。
A. 脸、颈部,上肢、胸腹部,颈、背臀部,会阴部,双下肢、踝部、双足
B. 会阴部,脸、颈部,上肢、胸腹部,颈、背臀部,双下肢、踝部、双足
C. 脸、颈部,上肢、胸腹部,会阴部,颈、背臀部,双下肢、踝部、双足
D. 脸、颈部,上肢、胸腹部,颈、背臀部,双下肢、踝部、双足,会阴部
E. 脸、颈部,会阴部,上肢、胸腹部,颈、背臀部,双下肢、踝部、双足

72. 以下注意事项中,正确的是(　　)。
A. 严禁擦洗腹股沟　　　　　　　B. 严格消毒隔离原则
C. 操作过程中,两腿并拢　　　　 D. 水盆远离身体,防止污水溅到身上
E. 出现寒战、面色苍白等变化,立即停止擦洗

73. 患者,女性,75岁,因股骨骨折行牵引已2周,护士在为其床上擦浴,过程中患者突然感到寒战、心慌等,且面色苍白、出冷汗,护士应立即(　　)。
A. 请家属协助擦浴　　　　　　　B. 加快速度边保暖边完成擦浴
C. 边擦洗边通知医生　　　　　　D. 鼓励患者做张口呼吸
E. 停止操作让患者平卧

74. 患者,女性,46岁,因患乳腺癌,右侧乳房切除术后一天,护士协助其更换上衣时应(　　)。

A. 先脱患侧,先穿健侧　　B. 先脱患侧,先穿患侧　　C. 先脱健侧,先穿患侧
D. 先脱健侧,先穿健侧　　E. 双侧衣袖同时穿上

75. 患者,男性,71岁,因股骨头骨折长期卧床,护士欲为患者进行床上擦浴,床上擦浴的室温应调至(　　)。

A. 10~14 ℃　　B. 14~18 ℃　　C. 18~22 ℃　　D. 22~26 ℃　　E. 22~30 ℃

二、病例分析题

1. 患者,张某,25岁,神志清醒。"蛛网膜下腔出血"入院后第二天,医嘱暂禁食,体质、病情等方面无明显变化。请分析:

(1) 如何为患者进行口腔护理的健康宣教?

(2) 口腔护理过程中应注意什么?

2. 患者,张某,35岁,车祸致踝部骨折,卧床近三天,因天热导致出汗较多。请分析:

(1) 患者应选择哪种方法洗发?

(2) 为患者进行洗发过程中应注意什么?

3. 患者,周某,60岁,女性,嗜睡。心脏搭桥术后第一天,暂在监护室内观察,当日体温38.5℃,出汗较多,胃纳欠佳,四肢活动正常。请分析:

为患者进行床上擦浴过程中的注意事项是什么?

4. 患者,张某,30岁,车祸致"颅脑损伤",卧床两天。请分析:

如何为患者做晨间护理?

(吴佳妮)

项目八　压疮的护理

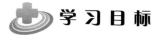

学习目标

1. 掌握压疮的概念、发生的原因、预防措施、临床分期及其护理措施。
2. 熟悉压疮的好发部位、发生压疮的高危人群。
3. 了解压疮的皮肤状况评估方法。
4. 具有严谨求实的工作态度,确保患者安全。

任务一　压疮的基本知识

案例引导

患者,女,72岁,脑出血、右侧肢体瘫痪、大小便失禁。护士晨间护理时发现该患者骶尾部红、肿,解除压迫后红、肿不消退。问题:
1. 该患者出现了什么问题? 护士应如何处理?
2. 如何防止这种情况发生?

压疮是临床上常见的并发症之一,压疮本身不是原发疾病,大多是由于原发疾病未经良好护理而造成的损伤。压疮的发生会给患者增加痛苦、加重病情、延长病程,严重者可引起败血症而危及患者生命。

一、皮肤状况评估

1. 颜色与温度　评估患者皮肤的颜色和温度可了解皮肤的血液循环情况及有无感染、压疮等情况。如皮肤颜色苍白、四肢冰凉,常见于休克患者;局部受压皮肤红、肿、热、麻木或触痛,表明受压局部处于压疮Ⅰ期。

2. 感觉与弹性　当皮肤对温度、压力和触摸存在感觉障碍时,表明皮肤有广泛性或局限性损伤。一般老年人或脱水患者,皮肤弹性较差。例如,局部受压皮肤呈紫红色,弹性差,皮下出现硬结,有痛感,表明压疮处于Ⅱ期。

3. 完整性与清洁度　通过检查皮肤有无皮疹、水疱、破损,观察皮肤的湿润度、污垢和油脂情况,嗅患者身体的气味来评估皮肤的完整性和清洁度。例如,受压局部表皮水疱破溃、创面有脓液,甚至有臭味,则表明压疮已达到Ⅲ期。

二、压疮的概念

压疮又称为压力性溃疡,是由于局部组织长期受压引起血液循环障碍,发生持续缺血、缺氧、营养不良而导致软组织的溃烂和坏死。

三、压疮发生的原因

(一) 力学因素

1. 压力　压力是局部组织遭受的垂直压力,引起压疮的最主要原因是局部组织承受持续性压力。当人坐、卧在某一物体上时,人体的重力作用于该物体,并产生对该物体的压力,而物体也同时对人体产生大小相等、方向相反的压力。由于该力作用点是人与物体的接触点,接触点面积越小,局部压强越大,当压强超过皮肤内的毛细血管的压强值时便会导致毛细血管血流受阻。研究提示,若外界施予局部的压强超过终末毛细血管压强的2倍,且持续1～2 h,即可阻断毛细血管对组织的灌流,引起组织缺氧;若受压超过2 h,组织则会发生不可逆损害,从而发生压疮。压疮的形成与压力的大小和时间的长短都有密切关系。压力越大,持续时间越长,发生压疮的概率就越高。

2. 摩擦力　摩擦力是指相互接触的两个物体在接触面上发生的阻碍相对运动的力。摩擦力作用于皮肤时,易损害皮肤的保护性角质层而使皮肤屏障作用受损,致使病原微生物易于入侵皮肤。在组织受压缺血的情况下增加了压疮发生的风险。摩擦力主要来源于皮肤与衣、裤或床单表面逆行的摩擦阻力,尤其当床面不平整(如床单或衣裤有皱褶或床单有渣屑等)时,皮肤受到的摩擦力会增加。患者在床上活动或坐轮椅对,皮肤随时可受到床单和轮椅表面的逆行的摩擦阻力。搬运患者时,拖、拉动作也会产生摩擦力而使患者皮肤受到损伤。皮肤擦伤后,如果再受到汗、尿、粪或渗出液的浸渍,更容易发生压疮。

3. 剪切力　剪切力是由两层相邻组织表面间的滑行而产生的进行性相对移位所引起,由压力和摩擦力相加而成,与体位有密切关系。如患者处于半坐卧位时,骨骼及深层组织由于重力作用向下滑行,而皮肤及表层组织由于摩擦力的缘故仍停留在原位,从而导致两层组织间产生牵拉而形成剪切力。剪切力发生时,因由筋膜下及肌肉内所供应皮肤的毛细血管被牵拉、扭曲、撕裂,阻断了局部皮肤、皮下组织、肌层等全层组织的血液供应,引起血液循环障碍而发生深层组织坏死,形成剪切力性溃疡。由剪切力造成的严重伤害早期不易被发现,且多表现为口小底大的伤口。

一般来说,压疮的发生都是由以上2～3种力的共同作用而引起。

(二) 局部潮湿或排泄物刺激

皮肤经常受潮湿、摩擦(如大小便失禁、床单皱褶不平、床上碎屑等)因素的物理性刺激,抵抗力降低。皮肤经常受到汗液、尿液及各种渗出引流液等物质的刺激变得潮湿,因被软化而抵抗力下降,削弱了皮肤的屏障作用;此外,尿液和粪便中化学物质的刺激使皮肤酸碱度发生改变,致使表皮角质层的保护能力下降,皮肤组织破溃,且容易继发感染。此外,皮肤潮湿会增加摩擦力,进而加重皮肤损伤。

(三) 活动障碍

使用石膏绷带夹板时,夹板内衬垫放置不当、石膏内不平整或有渣屑、矫形器械固定过紧或肢体有水肿时,致使肢体血液循环受阻,从而导致压疮发生;活动障碍多由神经损伤、手术麻醉或制动造成,自主活动能力减退或丧失使患者局部组织长期受压,血液循环障碍而发生压疮。感觉受损可造成机体对伤害性刺激反应障碍,保护性反射迟钝,长时间受压后局部组织坏死而导致压疮发生。

(四) 营养状况

营养状况是压疮形成的内因。全身出现营养障碍时,营养摄入不足,蛋白质合成减少,皮下脂肪减少,肌肉萎缩。一旦受压,骨骼隆突处皮肤要承受外界压力和骨骼隆突本身对皮肤的挤压力,受压处因缺乏肌肉和脂肪组织保护而容易引起血液循环障碍,出现压疮。过度肥胖者卧床时体重对皮肤的压力较大,因而容易发生压疮;机体脱水时皮肤弹性变差,在压力或摩擦力作用下容易变形和受损,水肿皮肤因弹性和顺应性下降而易受损伤,同时组织水肿使毛细血管与细胞间距离增加,氧和代谢产物在组织细胞间的溶解和运送速度减慢,影响皮肤血液循环而容易导致压疮发生;贫血使血液输送氧气的能力降低,一旦循环受阻更易造成组织缺氧,由此引发压疮。全身营养不良或水肿、肌肉萎缩、受压处缺乏保护、长期发热及恶病质都易导致压疮发生。

(五) 其他

机体活动和感觉障碍、年龄、体温过高、急性应激因素等也是导致压疮发生的原因。

四、压疮的好发部位

人平卧在平板上,身体只有某些部分与平板接触,整个身体的重力分散在这些接触点上,使接触点上的软组织受到压迫,承受压力大的部位即是压疮容易发生的部位。这些部位多在受压和缺乏脂肪组织保护、无肌肉包裹或肌层较薄的骨骼隆突处以及皮肤皱褶处,其中以骶尾部最为多见,且与卧位(图 8-1)有着密切的关系。

1. **平卧位** 易发生于枕部、肩胛、肘部、脊椎椎体隆突处、骶尾部、足跟及足趾处。
2. **侧卧位** 易发生于耳廓、肩峰、肋部、髋部、膝关节内外侧、足跟以及内外踝处。
3. **俯卧位** 易发生于面颊和耳廓部、肩部、女性乳房、男性生殖器以及肋缘突出部、髂前上棘、膝部和足趾部等位置。
4. **坐位** 易发生于坐骨结节处。

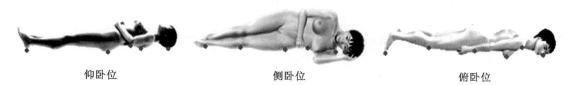

仰卧位　　　　　　　侧卧位　　　　　　　俯卧位

图 8-1　压疮的好发部位

任务二　压疮的预防

一、危险因素的评估

对于长期卧床的患者来说,压疮是一个很容易发生,但同时也是通过良好的护理可以避免发生的问题。为此,护士应首先评估患者发生压疮的危险性,再采取相应的措施。

（一）高危人群

1. 老年人　机体活动减少,皮肤松弛、干燥,缺乏弹性,皮下脂肪萎缩、变薄,皮肤易损性增加。

2. 身体肥胖和瘦弱者　肥胖者体重过重,承受的压力过大;瘦弱者营养不良、受压处缺乏肌肉组织和脂肪组织保护。

3. 营养不良或水代谢紊乱者　长期营养不良,肌肉萎缩,皮下脂肪变薄,皮肤与骨骼间的充填组织减少,压疮发生的危险性增加;机体脱水时,皮肤弹性变差,在压力或摩擦力的作用下容易变形;而水肿的皮肤,由于弹性、顺应性下降,更容易受损伤,同时组织水肿使毛细血管与细胞间距离增加,氧和代谢产物在组织细胞中的溶解和运送速度减慢,皮肤出现营养不良而容易发生压疮。

4. 疼痛者　为避免疼痛而处于强迫体位,机体活动减少,局部组织受压过久。

5. 意识状态改变或感觉障碍患者　意识迷糊、神志混乱或昏迷的患者意识不到改变体位的必要性,自理能力下降,皮肤破溃的可能性增加;皮肤感觉功能障碍可使人体对痛觉、不舒适的症状不敏感,不会及时移动身体缓解压力;糖尿病、脊髓损伤等患者可发生感觉神经病变,因而容易发生压疮。

6. 应用矫形器械　石膏的固定和牵引限制了患者身体或肢体的运动,特别是石膏固定后会对肢体产生压力,粗糙的表面摩擦皮肤使患者容易发生压疮。如果矫形器械固定过紧或肢体水肿,容易使肢体血液循环受阻而发生压疮。

7. 大小便失禁者　皮肤经常受潮湿、摩擦等因素的刺激。

8. 发热患者　体温升高,机体新陈代谢率增高,细胞对氧的需要增加。加之局部组织受压,使已有的组织缺氧更加严重。此外,高热常引起患者大量出汗。因此,伴有高热的严重感染患者有组织受压的情况时,发生压疮的概率升高。

9. 使用镇静剂者　自身活动减少,局部组织受压过久。

10. 手术者　患者持续手术时间大于 2 h。

（二）危险因素

护士可采用压疮危险因素评估表来评估患者形成压疮的高危因素,常用的评估表有 Norton 压疮风险因素评估量表和 Braden 危险因素评估量表。

Norton 压疮危险因素评估量表(表 8-1)是目前公认的用于预测压疮发生的有效评分方

法,特别适用于老年患者的评估。评估内容包括患者身体状况、精神状态、活动能力、灵活程度及失禁情况5个方面。总分值为5~20分,分值越少,提示发生压疮的危险性越高;评分≤14分,提示患者有发生压疮的危险,建议采取预防措施。由于此评估表缺乏营养状态的评估,故临床使用时需补充相关内容。

表8-1 Norton压疮风险因素评估量表

项目/分值	4	3	2	1
身体状况	良好	一般	不好	极差
精神状态	思维敏捷	无动于衷	不合逻辑	昏迷
活动能力	可以走动	需协助	坐轮椅	卧床
灵活程度	行动自如	轻微受限	非常受限	不能活动
失禁情况	无失禁	偶有失禁	经常失禁	二便失禁

Braden危险因素评估量表(表8-2)也是用来预测压疮发生的较为常用的方法,对压疮高危人群具有较好的预测效果,且评估简便、易行。评估内容包括患者感觉、潮湿、活动力、移动力、营养、摩擦力和剪切力6部分。总分值为6~23分,分值越少,提示发生压疮的危险性越高;评分≤18分,提示患者有发生压疮的危险,建议采取预防措施。

表8-2 Braden危险因素评估量表

项目/分值	1	2	3	4
感觉	完全受限	非常受限	轻度受限	未受限
潮湿	持续潮湿	潮湿	有时潮湿	很少潮湿
活动力	限制卧床	坐位	偶尔行走	经常行走
移动力	完全无法移动	严重受限	轻度受限	未受限
营养	非常差	可能缺乏	充足	丰富
摩擦力和剪切力	有问题	有潜在问题	无明显问题	—

二、压疮的预防措施

预防压疮的关键在于消除其发生的危险因素,因此,要求护士在工作中做到七勤:勤观察、勤翻身、勤按摩、勤擦洗、勤更换、勤整理、勤交班。

（一）避免局部组织长期受压

1. 定期翻身 鼓励和协助躯体移动障碍的患者至少每2h翻身一次,并视患者病情及局部受压情况及时调整。循证研究证实,30°侧卧较90°侧卧更有利于分散压力、降低皮肤受损的可能。因此,建议给患者翻身侧卧时,使用特制的三角翻身枕(图8-2)将角度维持在30°。为保证翻身的正确性和不间断,应建立翻身卡(表8-3)。每次翻身后,应观察皮肤有无水肿、发热或发红。电动旋转床和翻身床可以较为轻便地帮助患者转换卧位,从而减轻护士的工作强度。

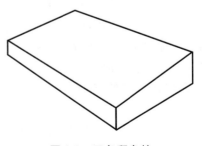

图8-2 三角翻身枕

表 8-3　翻身卡

姓名：_____　　床号：_____

日期/时间	卧位	皮肤情况及备注	执行护士签名

2. 保护骨隆突处和支持身体空隙处　使用特殊的床或床垫，如气垫褥、水褥、羊皮褥等可使支撑体重的面积加大而减少局部受压，达到预防压疮的作用，但这些措施不能替代定期的翻身；支被架可减轻被褥对足部的压迫；用棉褥或软枕铺在床垫上留出空隙，有利于保护骨骼隆起处皮肤。

3. 避免摩擦力和剪切力　在给患者翻身或搬运患者时，应将患者的身体抬离床面，避免拖、拉、推等动作，防止损伤皮肤。对长期卧床的患者，床头抬高不超过30°，以减少剪切力的发生；半坐卧位时注意防止身体下滑。足跟、足踝等易受摩擦损伤处可贴透明膜、皮肤保护膜等以保护皮肤，但对皮肤薄且脆弱者不适用。

4. 正确使用固定用具　对使用石膏、夹板、牵引等治疗的患者，衬垫应平整、松软适度，尤其要注意骨隆突部位的衬垫，要仔细观察局部皮肤和肢端皮肤颜色改变的情况，认真听取患者的反应，适当予以调节。

（二）避免局部理化因素刺激

（1）保持皮肤清洁和干燥，避免用肥皂、含乙醇的用品清洁皮肤，以免引起皮肤干燥或使皮肤残留碱性残余物；对大小便失禁者应用温水及时清洗会阴和臀部，更换尿垫或床单，以减少尿液或粪便对皮肤的刺激；在骶尾部皮肤处贴可透湿、透气的皮肤保护膜也可减少排泄物对皮肤的刺激；高热出汗患者须及时擦干汗液，并更换衣物和床单。

（2）床单、被服应经常更换，每日进行整理，以保持清洁、干燥、平整、无碎屑、无皱褶。不让患者直接卧于橡胶单或塑料布上；婴儿要勤换尿布。

（3）协助患者更换卧位时，不可拖、拉、推，将患者身体抬起后再翻动。

（4）严禁使用破损的便盆。若患者使用便盆，先抬起患者臀部，再放便盆，切不可硬塞、硬拉，以防擦损皮肤。必要时在便盆边缘垫以软纸或布巾。

（三）促进皮肤血液循环

对长期卧床患者，应每日进行主动或被动的全范围关节运动练习，以维持关节活动性和肌张力，促进肢体血液循环，减少压疮发生；实施温水浴，在清洁皮肤的同时可刺激皮肤血液循环。患者变换体位后，对局部受压部位进行适当按摩，改善该部位血液循环，预防压疮发生。但需要注意的是，对于因受压而出现反应性充血的皮肤组织则不主张按摩，因此时软组织已受到损伤，若按摩可造成组织血液下流，导致深部组织损伤。

（四）改善机体营养状况

营养不良既是导致压疮发生的原因之一，又是直接影响压疮进展和愈合的因素。合理膳食是改善患者营养状况、促进创面愈合的重要措施。因此，在病情允许的情况下，可给予压疮高危人群高热量、高蛋白及高维生素饮食，保证正氮平衡，增强机体抵抗力和组织修复能力，促进创面愈合。维生素 C 及锌对伤口愈合具有重要作用，对于易发生压疮的患者应适当给予补充。另外，水肿患者应限制水和盐的摄入，脱水患者应及时补充水和电解质。

（五）健康教育

患者及其家属的有效参与是预防压疮的重要措施之一。护士应帮助患者和家属了解预防压疮的重要性，教给他们关于压疮的基本知识，使其能够检查易发部位的皮肤状况并做出正确判断，能够利用简便可行的方法来减轻皮肤受压程度，并能够按计划进行身体的活动。

任务三　压疮的分期与护理

一、压疮的分期和临床表现

压疮的发生是一个渐进的过程，目前根据压疮的病理生理变化、发展过程和严重程度，可分为四期。

（一）淤血红润期（Ⅰ期）

此期为压疮的初期，局部皮肤出现暂时性血液循环障碍，表现为红、肿、热、痛或麻木（图 8-3）。解除压力 30 min 后，皮肤颜色仍不能恢复正常。此期为可逆性改变，若及时去除诱因，加强预防措施，可阻止压疮的发展。

（二）炎性浸润期（Ⅱ期）

红肿部位继续受压，血液循环仍不改善，静脉回流受阻，局部静脉淤血，皮肤表皮与真皮之间发生损伤或坏死。受压部位呈紫红色，皮下有硬结，表皮常有水疱，极易破溃（图 8-4）。水疱破溃后表皮脱落显露潮湿、红润的创面，患者感觉疼痛。此期若及时解除受压，改善血液循环，清洁创面，仍可防止压疮进一步发展。

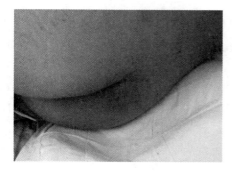

图 8-3　淤血红润

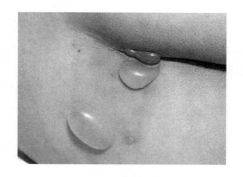

图 8-4　炎性浸润

（三）浅度溃疡期（Ⅲ期）

各层皮肤破坏，损伤可达皮下组织，但肌肉、肌腱和骨骼尚未暴露。主要表现为表皮水疱扩大破溃，真皮层创面有黄色渗出液，如感染后表面有脓液流出，浅层组织坏死，形成溃疡

(图 8-5),剧烈疼痛。此期压疮的深度依解剖部位而异,如缺少皮下组织的耳廓、枕部、脚踝部等的溃疡较表浅,而脂肪肥厚区域的压疮往往发展为很深的溃疡。

(四) 坏死溃疡期(Ⅳ期)

坏死溃疡期为压疮的严重期。主要表现为坏死组织浸入真皮下层和肌层,脓性分泌物增多,坏死组织呈黑色,有臭味,感染向周围深部组织扩散(图 8-6),可达骨骼,严重者细菌及毒素入血可引起败血症,造成全身感染,甚至危及患者生命。

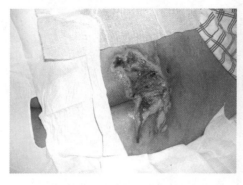
图 8-5 浅度溃疡期

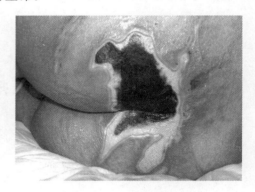
图 8-6 坏死溃疡期

二、压疮的护理措施

压疮采用以局部治疗为主、全身治疗为辅的综合性治疗措施。

(一) 全身治疗

全身治疗包括积极治疗原发病、补充营养和进行全身抗感染治疗等。良好的营养是创面愈合的重要条件,因此,应平衡饮食,增加蛋白质、维生素及微量元素的摄入。对长期不愈的压疮,可静脉滴注复方氨基酸溶液;低蛋白血症患者可静脉输入血浆或人血白蛋白;不能进食者采用全胃肠外营养治疗,以满足机体代谢需要。此外,遵医嘱给予抗感染治疗预防败血症的发生。同时加强患者的心理护理,消除不良心境。

(二) 压疮的治疗和护理

评估、测量并记录压疮的部位、大小(长、宽、深)、创面组织的形态、渗出液、有无潜行或窦道、伤口边缘及周围皮肤状况等,对压疮的发展进行动态监测,根据压疮分期的不同和伤口情况采取针对性的治疗和护理措施。

1. 淤血红润期 此期护理的重点是去除致病因素,防止局部继续受压,增加翻身次数,避免摩擦、潮湿等刺激。除加强压疮预防措施外,局部可使用半透膜敷料或水胶体敷料加以保护。

2. 炎性浸润期 此期护理的重点是保护皮肤,避免感染。除继续加强预防压疮的各项措施外,应对出现水疱的皮肤进行处理。对未破的小水疱可用无菌纱布包扎,并减少摩擦,防止破裂,让其自行吸收;大水疱应先消毒局部皮肤,再用无菌注射器抽出疱内液体(不可剪去表皮),表面涂以消毒液,并用无菌敷料包扎,如水疱已破溃,应消毒创面及其周围皮肤,再用无菌敷料包扎。

3. 浅度溃疡期 此期护理的重点是清洁创面,消除坏死组织,处理伤口渗出液,促进肉芽组织生长,并预防和控制感染。创面无感染时可用生理盐水冲洗;创面有感染时可根据创面细菌培养及药物敏感试验结果选用合适冲洗液,如0.02%呋喃西林溶液、3%过氧化氢溶液等。根据渗出液的特点,选择适当的湿性敷料,确定换药频率。局部创面还可采用药物治疗,如碘伏、胰岛素、碱性纤维因子等,或采用清热解毒、活血化瘀、去腐生肌的中草药治疗。

4. 坏死溃疡期 此期护理的重点是去腐生新。除继续加强浅度溃疡期的治疗和护理措施外,采取清创术清除焦痂和腐肉,处理伤口潜行和窦道以减少无效腔,并保护暴露的骨骼、肌腱和肌肉。对深达骨质、保守治疗不佳或久治不愈的压疮可采取外科手术治疗,如植皮修补缺损等。对无法判断的压疮和怀疑深层组织损伤的压疮需进一步全面评估,采取必要的清创措施,根据组织损伤程度选择相应的护理方法。

知识链接

治疗压疮的其他方法

1. **纯氧治疗** 采用空气隔绝后局部持续吹氧法。其方法是用塑料袋罩住疮面并固定四周,通过一个小孔向袋内吹气,氧流量为3~5 L/min,每日2次,每次15 min。治疗完毕,用无菌纱布覆盖或暴露创面均可。对分泌物较多的创面,可在湿化瓶内加75%的乙醇,使氧气通过湿化瓶时带出一部分乙醇来抑制细菌生长、减少分泌物,起到加速创面愈合的作用。

2. **胰岛素加维生素C湿敷** 胰岛素溶液4 U开始起用,均匀地喷洒于创面,若创面较大且深,以每次4 U递增,逐渐加量,并加用维生素C含量0.5~1.0 g敷于创面,外用封闭敷料封闭。初次使用和每次加用胰岛素的最初2日,须在敷用后30 min监测血糖,并食入含糖食物,对糖尿病患者须根据血糖结果采取措施,以确保安全有效。

3. **皮瓣移植** 对大面积深度压疮或久治不愈者,使用手术清除坏死组织后,进行带血管带单位肌皮瓣或筋膜皮瓣转移修复压疮伤口,可缩短伤口愈合时间,令治疗效果满意。

知识链接

压疮伤口敷料的选择及应用

随着湿性愈合理论的不断推广,新型敷料应运而生。临床常用的敷料包括:薄膜敷料、水胶体敷料、水凝胶敷料、藻酸盐敷料、硅胶敷料、泡沫敷料、含银敷料、含碘敷料、纱布敷料等。敷料的选择必须基于伤口的情况、伤口周围皮肤情况以及压疮患者的护理目标,并应遵循医疗机构的规定和生产厂商的建议。水胶体敷料最常用于Ⅱ~Ⅲ期压疮,在压疮愈合、创面缩小、吸收能力、更换敷料时的疼痛及副作用等方面,水胶体敷料明显优于纱布,且花费不比纱布贵。有研究对水胶体敷料和泡沫敷料进行了比较,认为虽然两者在使用时间上无显著差异,但泡沫敷料可以更有效地管理渗出液。也有研究证实,自黏性泡沫敷料和自黏性硅胶敷料在两组患者的压疮愈合率方面无显著差异,但是硅胶敷料能显著降低对伤口周围皮肤造成的损伤。有系统综述发现,银离子敷料可以使溃疡面积减小,同时降低生物负荷。

直通护考

一、选择题

（一）A1/A2型题（以下每一道考题下面有A、B、C、D、E五个备选答案，请从中选择一个最佳答案）

1. 导致压疮发生的最主要原因是（　　）。
   A. 局部组织受压过久　　B. 皮肤水肿　　C. 皮肤受潮湿、摩擦刺激
   D. 皮肤营养不良　　E. 皮肤破损

2. 半坐卧位时患者最易发生压疮的部位是（　　）。
   A. 枕骨粗隆　　B. 肩胛部　　C. 肘部　　D. 骶尾部　　E. 足跟

3. 患者，男性，78岁。卧以头高足低位，此时导致压疮发生的力学因素主要是（　　）。
   A. 水平压力　　B. 垂直压力　　C. 摩擦力　　D. 剪切力　　E. 阻力

4. 患者，男性，75岁。因脑中风右侧肢体瘫痪，为预防压疮，最好的护理方法是（　　）。
   A. 受压部位垫气圈　　B. 让其保持左侧卧位　　C. 鼓励他做肢体功能锻炼
   D. 每2h为他翻身一次　　E. 请家属观察其皮肤是否有破损

5. 患者，男性，65岁。长期卧床自理困难，最近护理时发现其骶尾部皮肤发红，除去压力无法恢复原来的肤色，属于压疮的（　　）。
   A. 炎性浸润期　　B. 淤血红润期　　C. 浅度溃疡期
   D. 深度溃疡期　　E. 局部皮肤感染

6. 患者，男性，51岁。因外伤致截瘫，护士告知家属应注意预防压疮，尤其是骶尾部更易发生，家属在进行局部皮肤按摩的时候，有一些不正确的做法是（　　）。
   A. 用手鱼际部分按摩　　B. 用手蘸50％乙醇少许
   C. 鱼际部分需紧贴皮肤　　D. 由轻至重、由重至轻按摩
   E. 压力均匀，以皮肤紫红为度

7. 患者，男性，65岁。3周前因脑血管意外导致左侧肢体瘫痪。患者神志清楚，言语不清，大小便失禁。护士协助患者更换卧位后，在身体空隙处垫软枕的作用是（　　）。
   A. 促进局部血液循环　　B. 减少皮肤受摩擦刺激
   C. 降低空隙处所受压强　　D. 降低局部组织所承受的压力
   E. 防止排泄物对局部的直接刺激

8. 患者，男性，65岁。脑血栓后遗症，长期卧床，生活不能自理，入院时护士发现其骶尾部皮肤发红，除去压力无法恢复原来的肤色，护士使用50％乙醇按摩局部皮肤的作用是（　　）。
   A. 消毒皮肤　　B. 润滑皮肤　　C. 去除污垢
   D. 促进血液循环　　E. 降低局部温度

（二）A3型题（以下每一道考题下面有A、B、C、D、E五个备选答案，请从中选择一个最佳答案）

（9～10题共用题干）

患者，女性，81岁。截瘫，长期卧床。近期发现其骶尾部皮肤呈紫色，皮下有硬结，表皮出现水疱。

9. 该压疮处于（　　）。

A. 淤血红润期　　　　　　B. 炎性浸润期　　　　　　C. 浅度溃疡期
D. 深度溃疡期　　　　　　E. 坏死期

10. 此期的正确护理措施是（　　）。

A. 用无菌纱布包裹,减少摩擦,促进其自行吸收

B. 用生理盐水冲洗受损皮肤

C. 剪破表皮,引流

D. 清除坏死组织

E. 外敷抗生素

二、病例分析题

患者,王某,女,60岁,因情绪激动导致脑卒中住院。住院一周后,夜班护士小李交接班时发现其骶尾部皮肤出现一约 2 cm×1.5 cm 的潮湿、红润的创面,周围表皮有小水疱,患者感觉疼痛。请思考：

(1) 判断该患者的压疮属于哪一期？该患者发生压疮的主要原因是什么？

(2) 为该患者采取哪些相应的护理措施？

(张淑彦)

项目九　饮食护理

学习目标

1. 掌握医院饮食的分类、原则和适用范围，一般饮食护理。
2. 熟悉人体需要的营养素，要素饮食的目的、适应证及注意事项。
3. 了解人体胃肠外营养。
4. 能对患者的营养状况进行评估，能规范进行鼻饲法的操作。
5. 具有高度的同情心、责任心，关心和爱护患者。

任务一　营养与健康

营养是指有益于人体生长发育、健康长寿的食物成分。营养作用是指一个有生命的有机体摄入、消化、吸收、输送及利用营养素的过程。

一、营养与饮食对维持人体健康的重要性

平衡而全面的营养能保证机体正常的生长发育、修补组织、维持机体的各种生理活动，提高机体抵抗力和免疫力，以及可以延年益寿。合理调配饮食可以预防疾病，也是治疗营养缺乏病的主要手段。为此，护士必须具备营养原则和食物成分的知识，正确评估患者的营养状态及其影响因素，从而为患者提供行之有效的护理措施。

（一）热能

热能是指由摄取食物的化学能转变而来，供给机体维持生命、生长发育以及从事劳动和各种活动所需的能量。热能的单位以焦耳或卡表示，常用兆焦耳（MJ）或千卡（kcal）来表示，两者的换算关系如下：

$$1000 \text{ kcal} = 4.184 \text{ J}$$
$$1 \text{ J} = 239 \text{ kcal}$$

每日能量的供给量：

成年男子 2400～4000 kcal（10.0～16.7 J）

成年女子 2200～3200 kcal（9.2～13.4 J）

热能不是营养素,这种能量来自蛋白质、脂肪和碳水化合物三大营养素,它们的产热量分别为蛋白质 16.7 kcal/g(4 kcal/g),脂肪 37.6 kcal/g(9 kcal/g),碳水化合物 16.7 kcal/g(4 kcal/g)。

人体每时每刻都在消耗热能。人体热能的需要因年龄、性别、生长速度、体积大小、活动程度及其他因素的不同而有所不同,决定热能的需要量主要有以下因素。

1. 基础代谢率 人体在空腹清醒、安静的状态下,在适宜的气温(18～25 ℃)环境中,维持基本生命活动时的热能需要量称为基础代谢。单位时间内人体每平方米体表面积所消耗的基础代谢热量称为基础代谢率(BMR)。基础代谢的简易计算方法为 1(kcal)×24(h)×体重(kg)。如体重 60 kg 的成年男子每日的基础代谢为 1(kcal)×24(h)×60(kg)=1440(kcal)(6.025 MJ)。与基础代谢率相关的因素如下。

(1) 年龄 生长期儿童基础代谢率最高,青壮年期较稳定,40 岁以后有所下降。

(2) 性别 女性基础代谢率比男性低 5% 左右。

(3) 身体各组织成分和体型 人体不同组织的代谢速度和热能消耗不一样。例如,肌肉组织比脂肪组织代谢活跃,单位时间消耗热能多。因此,肌肉发达,脂肪较少的人基础代谢率高于脂肪较多的肥胖者。体重相同的两个人,瘦高者的基础代谢率比矮胖者高。

(4) 营养状态 长期热能摄入不足,营养不良者基础代谢率较低。禁食 10 日后,基础代谢率可降低 25%。

(5) 疾病与内分泌紊乱 白血病、癌症患者可影响机体的新陈代谢,从而影响基础代谢率。如高热时,基础代谢率可增高 20%～30%;体温每升高 1 ℃,基础代谢率约增高 3%;甲状腺功能亢进,基础代谢率明显增加。

2. 食物的特殊动力作用 进食后会增加能量的需要,机体向外散发的热量比进食前有所增加。机体由于摄取食物而引起体内能量消耗增加的现象即为食物的特殊动力作用,亦称为食物的热效应。这不仅是因为营养素的消化、吸收和运输需要更多的能量,而且也是代谢过程受到刺激的缘故。成人摄入一般的混合膳食时,由于食物的特殊动力作用而额外增加的热能消耗约每日 150 kcal,相当于基础代谢所需能量的 10%。

3. 活动强度 从事各种劳动及生活活动所消耗的能量是人体能量消耗的主要部分。劳动强度越大,能量消耗越多。

人体的热能需要量可用下列公式表示:

热能需要量=基础代谢+食物特殊动力作用所需+活动消耗

对于生长发育期的儿童,还应加上生长发育所需要的热量。

(二) 营养素

食物中对人体有用的成分称为营养素。已知人体所需的营养素有几十种,归纳起来可分为七大类,即蛋白质、脂肪、碳水化合物、无机盐、水、维生素和膳食纤维,其中前三位为产热营养素。它们都存在于天然食物内,具有各自的生理功能。

1. 蛋白质 一般成人每日每千克体重的需要量为 0.8～1.2 g,占总热能的 10%～14%。

(1) 功能 构成和修补人体组织,构成酶和激素的成分,构成抗体调节渗透压,供给热能。

(2) 来源 肉类、鱼类、奶类、黄豆、硬果类、谷类等。

2. 脂肪 一般成人每日每千克体重的需要量为 0.8～1.0 g,占总热能的 20%～25%。

(1) 功能 提供能量,促进脂溶性维生素的吸收及利用,构成人体组织种类,包括脂肪和类脂,供给必需脂肪酸,维持体温、保护脏器,改善食物感官性状构成和修补人体组织。

（2）来源　植物油脂（种子类、坚果类），动物脂肪、肉类、蛋黄、动物内脏（类脂）等。

3．碳水化合物　一般成人每日每千克体重的需要量为5～8 g，占总热能的60%～70%。

（1）功能　提供热能，构成神经和细胞，保肝解毒，促进脂肪氧化，防止酸中毒，提供能量。

（2）来源　谷物、蔬菜、水果、奶和糖等。

4．无机盐类　无机盐类又称矿物质，包括常量元素（如钙、磷、钾、钠、镁等）和微量元素（如铁、碘、铜、锌等）。微量元素缺乏可导致机体免疫力下降，诱发相关的疾病。

5．水　水是维持生命最基本的营养素，约占体重的70%。

6．维生素　维生素是维持人体正常功能的一类低分子有机化合物，机体所需要的大部分维生素必须从食物中摄取。维生素可增强机体免疫力，参与调节机体的生理功能。

7．膳食纤维　在维持正常代谢和预防疾病中起重要作用。

 考点提示

七大营养素包括什么？

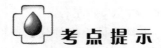

任务二　医院饮食

 案例引导

患者，女，65岁，因5个月前感觉疲劳伴口渴、多饮、多尿，在当地医院化验空腹血糖为16 mmol/L，诊断为"糖尿病"，给予二甲双胍等降糖药，血糖仍波动在10 mmol/L左右，为进一步诊治收入内科病区。该患者平时喜吃甜食，体形偏胖，偶有胸闷感，两年前体检有高血脂。问题：

1. 如果你是责任护士，如何为患者制订饮食计划？
2. 配制该患者的饮食时应注意什么？

为适应不同的病情需要，医院饮食基本上分为三大类：基本饮食、治疗饮食和试验饮食。

一、基本饮食

适合大多数患者的饮食需要，营养素种类和摄入量未做调整，而食物质地各有不同。基本饮食（表9-1）有普通饮食、软质饮食、半流质饮食和流质饮食四种。

表 9-1　基本饮食

种类	适用范围	饮食原则	用法
普通饮食	病情较轻、疾病恢复期、体温正常、消化功能正常、无饮食限制的患者	营养均衡、易消化、无刺激的一般食物，注意色、香、味，以增强食欲	每日 3 餐，蛋白质总量为 70～90 g/d，总热量为 9.5～11 MJ
软质饮食	低热、消化不良、咀嚼不便者，老年人或幼儿	软烂无刺激食物，如面条、软饭等。菜和肉应切碎、煮烂，同时注意补充含维生素 C 多的食物	每日进餐 3～4 次，蛋白质总量为 70 g，总热量为 8.5～9.51 MJ
半流质饮食	发热、消化道疾病、吞咽咀嚼困难、术后患者	少食多餐，无刺激性，易于咀嚼及吞咽；膳食纤维含量少；食物呈半流质状，如粥、面条、馄饨、蒸鸡蛋、肉泥、豆腐等	每日进餐 5～6 次，蛋白质总量为 50～70 g，总热量为 6.5～8.5 MJ
流质饮食	高热、急性消化道疾病、各种大手术后及其他重症或全身衰竭等患者	食物呈流体状，如奶类、豆浆、米汤、稀藕粉、肉汁、菜汁、果汁等；此饮食热能及营养素不足，只能短期使用	每日进餐 6～7 次，每次 200～300 mL，蛋白质总量为 40～50 g，总热量为 3.5～5.0 MJ

二、治疗饮食

治疗饮食是指在基本饮食的基础上，适当调整总热能和某种营养素，以适应病情需要，从而达到治疗目的的一类饮食(表 9-2)。

表 9-2　治疗饮食

种类	适用范围	饮食原则和用法
高热量饮食	用于热能消耗较高的患者，如高热、甲状腺功能亢进症、大面积烧伤、结核病患者及产妇等	在基本饮食的基础上加餐 2 次，普食者可加牛奶、豆浆、鸡蛋、蛋糕等；半流质和流质饮食者可加浓缩食品，如奶油、巧克力等。每日总热能约为 12.5 MJ
高蛋白饮食	长期消耗性疾病，如结核病、恶性肿瘤、贫血、大面积烧伤、肾病综合征、低蛋白血症患者等	在基本饮食的基础上增加富含蛋白质的食物，如肉类、鱼类、蛋类、乳类、豆制品等。蛋白质供给量为每日每千克体重 1.5～2.0 g，但每日总量不超过 120 g，每日总热量为 10.5～12.5 MJ

续表

种类	适用范围	饮食原则和用法
低蛋白饮食	用于急性肾炎、尿毒症、肝性脑病等限制蛋白质摄入的患者	蛋白质每日总量小于40 g,视病情可酌情减少至20～30 g。肾功能不全者应摄入动物蛋白,忌用豆制品;而肝性脑病患者应以植物蛋白为主。饮食中应多补充蔬菜和含糖量较多的食物以维持热量
低脂肪饮食	用于肝、胆、胰疾病患者,高脂血症、动脉硬化、冠心病、肥胖症及腹泻等患者	禁食肥肉、蛋黄、动物内脏,少用油,高脂血症及动脉硬化患者不限制植物油(椰子油除外)。每日脂肪总量少于50 g,肝、胆、胰病患者应少于40 g,尤其限制动物脂肪的摄入
低胆固醇饮食	用于高胆固醇血症、高脂血症、动脉硬化、冠心病、高血压等患者	禁用或少用含胆固醇高的食物,如动物内脏和脑、鱼子、蛋黄、肥肉和动物油等,膳食中每日胆固醇少于300 mg
低盐饮食	用于心脏病、急慢性肾炎、肝硬化腹水、高血压及各种原因所致水钠潴留的患者	禁食腌制品,如咸菜、皮蛋、火腿、香肠、咸肉、虾米等,每日食盐用量少于2 g,不包括食物中自然存在的氯化钠
无盐低钠饮食	适用范围同低盐饮食,但水肿较重的患者	无盐饮食,除食物内自然含钠量外烹调时不放盐;无盐低钠饮食除无盐外,还需每日控制食物中自然存在的钠盐含量应少于0.5 g,并应禁用含钠高的食物和药品,如油条、挂面、汽水和碳酸氢钠等药物。烹调时可采用增加糖、醋、无盐酱油、少钠酱油等调味
高纤维素饮食	用于便秘、肥胖、高脂血症、糖尿病等患者	选择含纤维素多的食物,如韭菜、芹菜、粗粮、竹笋、豆制品等
少渣饮食	用于食管胃底静脉曲张、腹泻、痢疾、伤寒、胃、肠、肛门术后,咽喉部手术等患者	选用含纤维素少的蛋类、豆腐等,少用含纤维素多的粗粮、竹笋、芹菜、韭菜、碎骨肉、油炸类食品等。肠道疾病患者少用油

三、试验饮食

试验饮食亦称诊断饮食,即在特定时间内,通过对饮食内容的调整,以协助疾病的诊断和提高实验检查结果的正确性(表 9-3)。

表 9-3 试验饮食

种类	适用范围	方法及注意事项
隐血试验饮食	为大便隐血试验做准备,以协助诊断有无消化道隐在出血和原因不明的贫血	试验前 3 日禁食肉类、肝脏、血类、绿色蔬菜及含铁丰富的食物和药物,以免产生假阳性反应。可食牛奶、豆制品、大白菜、冬瓜、土豆、白萝卜、菜花、山药等,第 4 日开始留取粪便做隐血试验检查
胆囊造影饮食	用于需要进行造影检查胆囊、胆管有无结石或慢性炎症的患者	检查前 1 日中午进食高脂肪餐(如油煎荷包蛋 2 只或奶油巧克力 40～50 g,脂肪量为 25～50 g),以刺激胆囊收缩和排空,有助于显影剂进入胆囊。晚餐进无脂肪、低蛋白、高碳水化合物饮食,餐后服造影剂,禁食、禁水、禁烟。检查当日晨禁食,摄胆囊片。若显影良好,可进食高脂肪餐,30～60 min 后第 2 次拍片,观察胆囊收缩情况
吸碘试验饮食	用于甲状腺吸^{131}I 测定,协助检查甲状腺功能	为排除外源性碘对检查结果的干扰,试验前 2 个月禁食海带、海蜇、紫菜、苔菜等,前 14 日禁食海蜓、毛蚶、干贝等,前 7 日禁食带鱼、黄鱼、虾等
肌酐试验饮食	需测定肾小球滤过功能(测内生肌酐清除率)的患者	素食 3 日,限制蛋白质食物,每日蛋白质总量少于 40 g,每日主食用量少于 300 g,可多食蔬菜满足饱腹感,试验期间忌饮茶和咖啡,禁止剧烈活动

考点提示

基本饮食、治疗饮食、试验饮食的概念、分类及使用。

任务三　一般饮食护理

案例引导

患者,70 岁,肥胖,有高血压史 10 年,一直用药物控制。近一周来因情绪波动致胸闷、气促、伴下肢有轻度水肿。来医院测血压为 172/98 mmHg,经检查后诊断为冠心病、高血压收入院。问题：
1. 对此患者应给予何种饮食？为什么？
2. 如何为患者做好饮食护理？

一、影响饮食与营养的因素

影响饮食与营养的主要因素有生理因素、心理因素、病理因素及社会、文化因素，护士应了解这些因素，并根据患者的具体情况，制订切实可行的饮食护理计划，从而保证患者的营养需求。

（一）生理因素

1. 年龄 年龄的不同阶段对营养的需求不同，对食物的喜好不同，饮食自理能力也不同。婴幼儿、青少年生长发育速度快，需要高蛋白、高维生素、高矿物质及高热量饮食；母乳喂养的婴儿需及时补充维生素等。幼儿及学龄前儿童处于大脑和神经发育旺盛时期，应摄入充足的脂肪酸。中老年期新陈代谢减慢，所需热量逐渐减少，但对钙等营养素的需求增加。不同年龄阶段的人对食物的质地选择也不同，如婴幼儿、老年人应选择柔软、易消化的饮食。在饮食自理能力方面，婴幼儿、老年人也偏低。

2. 活动量 活动量是能量代谢的主要因素。从事不同的职业，活动量不同，对营养的需求也不同，活动量大的人每日所需的热能及营养素比活动量小的人要多，因此在能量供给时也要考虑到人的活动强度、工作性质、工作条件等。

3. 身高和体重 一般体格高大、强壮的人需要更多的营养素。

4. 特殊生理时期 妊娠期妇女由于机体激素变化，合成代谢加快，应给予高能量、高糖、高蛋白、高维生素、适量脂肪的均衡饮食；哺乳期妇女需要满足自身的消耗和供给婴儿乳汁的能量消耗，故应在每日饮食的基础上再加上 2093 kJ 热量，同时要补充蛋白质、维生素 C 和 B 族维生素。

（二）心理因素

一般情况下，兴奋、喜悦、愉快、轻松等心理状态可以使副交感神经兴奋，增加胃肠蠕动和消化液分泌，增进食欲，利于食物的消化吸收；而疼痛、焦虑、烦躁、悲哀、恐惧、愤怒、抑郁等不良的情绪，可引起交感神经兴奋，抑制胃肠蠕动和消化液的分泌从而降低消化功能，使患者食欲缺乏，进食减少。另外，食物的颜色、气味、进餐环境等对食欲也有一定的影响。

（三）病理因素

1. 疾病因素 口腔疾病或味觉异常者对营养素的摄取有直接影响，可导致营养摄入不足。高代谢疾病患者如发热、甲状腺功能亢进症等患者，机体对热量需要增加。

2. 药物因素 药物对患者饮食和营养也会有影响，如类固醇类、胰岛素等药物可以增进食欲；如非肠溶性红霉素、阿司匹林等对胃有一定的刺激性，可以降低食欲。

3. 食物过敏 有的人对某些食物过敏，如牛奶、海产品等，食入后易发生腹泻、哮喘、荨麻疹等变态反应，影响营养的摄入和吸收。

（四）社会、文化因素

1. 经济状况 人们对食物的选择取决于其经济状况的好坏，而食物的选择又影响人们的营养状况。经济状况良好者,食品选择面较大,但有可能导致营养不平衡或者营养过剩;而经济状况较差者,由于食品选择面较小,容易出现营养不良等问题。

2. 文化背景及饮食习惯　　不同的生活方式、民族及宗教信仰等都会对食品的选择、烹饪方法、饮食嗜好及进食时间产生影响。

3. 健康意识　　随着社会的发展,人们的健康意识越来越强,更注重摄入平衡膳食。

二、一般饮食护理

在为患者进行营养评估的基础上,对患者进行良好的饮食护理,可帮助患者摄入充足、合理的营养素,促进康复。

（一）病区的饮食管理

患者入院后,由病区医生开出饮食医嘱,确定患者所需饮食的种类,护士填写入院饮食通知单,送交营养室,并填写在病区的饮食单上,同时在患者的床尾或床头注上相应的标记,作为分发饮食的依据。

因病情需要更改饮食时,如流质饮食改为半流质饮食,手术前需要禁食或病愈出院需要停止饮食等,由医生开出医嘱,护士按医嘱填写饮食更改通知单或饮食停止通知单,送交营养室,由营养室做出相应处理。

（二）患者进食前的护理

（1）做好患者的饮食教育:护士应根据所确定的饮食种类,对患者进行解释和指导,说明使用此类饮食的意义,可选用的食物及不宜选用的食物,每日进餐的次数等,以取得患者的配合,使患者理解并愿意遵循饮食计划。

（2）安排舒适的进食环境:患者进食的环境应清洁、整齐、空气新鲜、气氛轻松。

（3）保证患者感觉舒适。

（三）患者进食时的护理

1. 及时分发食物

（1）护士洗净双手,衣帽整洁。

（2）根据饮食单上不同的饮食要求,协助配餐员及时将热饭、热菜准确无误地分发给每位患者,应告知患者原因,以取得配合,在床尾上挂标记,并做好交接班。

2. 鼓励并协助进食

（1）经常巡视病房,观察患者进食情况,鼓励患者进食。

（2）鼓励卧床患者自行进食。

（3）对双目失明或眼睛被遮盖的患者,除遵守上述喂食内容以外,应增加患者进食的兴趣,从而促进消化液分泌的增加。

3. 及时处理患者进食过程中的特殊问题　　如在进食过程中如出现恶心,应鼓励其做深呼吸,并暂时停止进食。

（四）患者进食后的护理

（1）及时撤去餐具,清理食物残渣,整理好床单位。督促和协助患者饭后洗手、漱口或为患者做口腔护理,以保持餐后的清洁和舒适。

（2）餐后根据需要做好记录。

（3）对暂需禁食的患者应做好交接班。

任务四 特殊饮食的护理

 案例引导

李先生,56岁,2 h前突然跌倒,家属发现他意识不清,右侧肢体活动受限,伴恶心,呕吐2次,急来医院就诊。经头颅CT示:左侧基底节区出血。医嘱给予脱水、止血等对症治疗,并予吸氧、心电监护、冰帽、留置胃管。问题:

1. 为该患者插胃管时怎样做才能顺利插入?
2. 如何确认胃管在胃内?
3. 给此患者鼻饲时应注意哪些问题?

一、鼻饲法

鼻饲法是将导管经鼻腔插入胃内,从管内灌注流质食物、水分和药物的方法。

对于昏迷患者,或因消化道疾病如肿瘤、食道狭窄等不能由口进食的患者,为保证其能摄入足够的蛋白质和热量,可通过导管供给其营养丰富的流质饮食或营养液,此种方法称为管饲法。根据导管插入的途径,可分为口胃管(导管由口插入胃内)、鼻胃管(导管经鼻腔插入胃内)、鼻肠管(将导管由鼻腔插入小肠)、胃造瘘管(导管经胃造瘘口插入胃内)和空肠造瘘管(导管经空肠造瘘口插至空肠内)。

【目的】 维持不能自行经口进食患者的营养和治疗的需要。

【适应证】

(1) 不能由口进食者,如昏迷、口腔疾病、口腔手术后、破伤风的患者。

(2) 早产儿及病情危重的患者。

(3) 拒绝进食的患者。

【评估】

(1) 患者病情及治疗情况。

(2) 患者的心理状态与合作程度,患者既往有无鼻饲的经历,是否紧张,是否了解插管的目的及是否愿意配合插管等。

(3) 患者鼻腔黏膜是否有肿胀、炎症,有无鼻腔息肉等。

【计划】

1. 护士准备 着装整洁,举止大方,剪指甲、洗手、戴口罩。

2. 患者准备 了解鼻饲的目的、相关知识,包括插管的目的、操作中的配合方法及注意事项。

3. 用物准备　治疗盘内放入治疗碗、压舌板、镊子、胃管、无菌手套、50 mL 注射器、纱布、治疗巾、液体石蜡、棉签、胶布、皮筋、别针、听诊器、温水、鼻饲液（药物）、松节油、乙醇、弯盘等。

4. 环境准备　环境整洁、安静、光线充足。

【实施】　鼻饲法的操作步骤见表 9-4。

表 9-4　鼻饲法

程序	操作步骤	要点说明
◆插胃管法		
核对解释	∗备齐用物携至患者床旁,向神志清醒的患者解释鼻饲法的目的、方法、次数、操作步骤和基本原理,以争取患者的合作。对于昏迷患者,若家属在床旁,可向其家属解释,以获得支持	• 确认患者,取得合作 • 消除疑虑和不安全感,缓解紧张情绪
安置卧位	∗根据病情协助患者采取半坐卧位或坐位,病情较重者采取右侧卧位	• 半坐卧位可减轻插管时的不适 • 右侧卧位可借解剖位置使胃管易于插入
铺巾放盘	∗将治疗巾垫于颔下,弯盘放在便于取用处	
清洁鼻腔	∗观察鼻腔情况,选择通畅一侧,用湿棉签清洁鼻腔,准备好胶布	
测量长度	∗测量插管长度,并做标记	• 测量方法:成人前额发际至剑突的距离或鼻尖经耳垂至剑突的距离（45～55 cm）。小儿长度为眉间至剑突与脐中点的距离
润滑胃管	∗用液体石蜡润滑胃管前段	• 减少插管时的摩擦力
规范插管	∗在插入过程中,若插入不畅时,应检查胃管是否盘在口中。若插管中途,患者出现恶心,应暂停片刻,嘱患者做深呼吸或做吞咽动作,随后迅速将管插入,以减轻不适。若患者有呛咳、呼吸困难、发绀等情况,表示误入气管,应立即拔出,休息片刻后重插。护士应注意动作轻柔,以防损伤患者的黏膜	• 对于昏迷患者,因吞咽和咳嗽反射消失,不能合作,为提高插管的成功率,在插管前将患者的头向后仰,当胃管插至 15 cm（会厌部）时,用左手将患者头部托起,使下颔靠近胸骨柄,以增大咽喉部通道的弧度,便于管端沿后壁滑行徐徐插至预定长度（见图 9-1）
确认入胃	∗检查胃管是否在胃内。通常采用的方法为:①用空注射器抽吸胃液;②将听诊器置于患者胃部,同时用空注射器向胃管内注入 10 mL 空气,可听到气过水声;③将胃管末端放在水中,无气泡逸出	• 首选第一种抽吸胃液法 • 防止胃管脱出
固定胃管	∗用胶布固定胃管于鼻翼及同侧颊部	

续表

程序	操作步骤	要点说明
◆灌注溶液法		
连接验证	*胃管开口端接注射器,先回抽,见有胃内容物再缓慢注入少量温开水	•因水误至气管可导致呛咳,而食物误入气管则造成吸入性肺炎
灌注溶液	*缓慢灌注鼻饲液或药物,每次用注射器抽吸鼻饲液时应反折胃管末端	•每次鼻饲量不超过 200 mL,间隔时间不少于 2 h
封管固定	*将胃管开口端塞封住并反折,用纱布包好,皮筋系紧并用别针固定于患者枕边或衣领处	
清洁整理	*清洁患者面部,撤去治疗巾,整理床单位,嘱患者维持原卧位 20～30 min,冲洗注射器,放于治疗盘内,盖好备用	•维持原卧位可防止呕吐 •鼻饲用物应每日更换、消毒
准确记录	*记录注入鼻饲液的种类及用量	
◆拔管法		
核对解释	*再次核对,协助患者取舒适卧位,置弯盘于患者颌下,反折胃管末端,轻轻揭去固定的胶布	•取得患者合作,使患者放松
拔出胃管	*用纱布包裹近鼻孔处的胃管,嘱患者行深呼吸,在患者呼气时边拔边用纱布擦胃管。拔到咽喉处时快速拔出,将胃管盘起来放在弯盘中	•以免液体滴入气管,最好一次完成拔出动作,这样可使咽部放松,避免吸入异物
清洁整理	*帮助患者漱口,擦净鼻孔及脸部 *协助患者取舒适卧位	•必要时,用松节油擦拭胶布痕迹,再用乙醇擦除松节油
洗手记录	*洗手,记录	•记录拔管时间和患者反应
用物处置	*将用过的物品送到处置室,按规定分类处置	

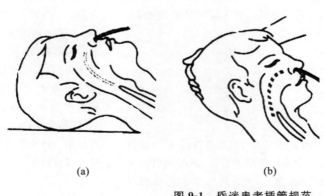
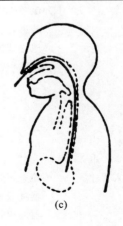

(a)　　　　　　　　　(b)　　　　　　　　　(c)

图 9-1　昏迷患者插管规范

【评价】

(1) 患者通过鼻饲获得需要的营养、水分及药物。

(2) 护士操作熟练、规范,动作轻柔,关爱患者。
(3) 护患沟通有效,能主动配合,彼此需要得到满足。
【注意事项】
(1) 鼻饲前应与患者或家属进行有效沟通,使他们明白鼻饲的目的和配合方法。
(2) 操作时动作应轻柔,以免损伤食管黏膜。
(3) 观察并正确处理插管过程中患者的反应。
① 出现恶心呕吐,可暂停片刻,嘱患者做深呼吸,缓解后再插入。
② 出现呛咳、呼吸困难、发绀等情况,应立即拔管,休息片刻后重新插入。
③ 插入不畅可将胃管抽出少许,再小心向前推进或检查胃管是否在口腔中盘曲。
(4) 每次喂食前,均应检查胃管是否通畅,确认胃管在胃内后,再注入饮食。其方法如下。
① 抽吸胃液:胃管末端接注射器,回抽有胃液。
② 注气听声:置听诊器于胃部,用注射器从胃管末端快速注入 10 mL 空气,听到气过水声。
③ 查无气泡:将胃管末端置于水碗内,无气泡逸出。
(5) 保证量和质。每次鼻饲量不超过 200 mL,间隔时间不少于 2 h。新鲜果汁和奶液应分别注入,防止产生凝块。鼻饲液勿过热或过冷,喂食速度勿过快,勿灌入空气。
(6) 所有鼻饲用物每日更换、消毒。长期鼻饲者应每日进行口腔护理,每周更换胃管一次,晚间末次喂食后拔出,翌晨从另侧鼻孔插入。
(7) 上消化道出血、食管静脉曲张或梗阻、食管癌、鼻腔及食管手术后患者禁用鼻饲法。
【健康教育】
(1) 向清醒患者讲解鼻饲饮食的目的、操作过程,减轻患者焦虑。
(2) 向患者及家属讲解鼻饲液的温度、时间、量,胃管的冲洗,患者卧位等。
(3) 向患者及家属介绍更换胃管的知识。
(4) 告知患者若鼻饲后有不适,应及时告知医护人员。

二、要素饮食

要素饮食又称元素膳或化学配制膳,是由人工配制的符合机体生理需要的各种营养素合成,不需消化或很少消化就可被吸收的无渣饮食。适用于低蛋白血症、严重烧伤、胃肠道瘘、大手术后胃肠功能紊乱、营养不良、急性胰腺炎、短肠综合征、晚期癌症等患者。可通过口服、鼻饲、滴注等方法供给患者。

【目的】 改善患者的营养状况,纠正负氮平衡,促进伤口愈合,达到辅助治疗的目的。适用于严重烧伤及创伤、严重化脓性感染、肿瘤等消耗性疾病引起的营养不良、消化道瘘等。

【评估】
(1) 患者病情、年龄、神志、活动能力、营养需求等情况。
(2) 患者的心理状态及合作程度。

【计划】
1. **患者准备**　向患者说明要素饮食的目的、注意事项,取得合作。
2. **操作者准备**　衣帽整齐,洗手,戴口罩。
3. **用物准备**
(1) 治疗盘内置碘伏、无菌持物钳、无菌棉签、弯盘、适量温开水、0.9%氯化钠溶液或蒸馏水、治疗碗(内置纱布)、橡胶圈、别针、75%乙醇、已消毒的水温计等。

(2) 滴入器具　无菌开放式输液器、输液泵、热水瓶、夹子等。

(3) 饮食　液态要素饮食、果汁、菜汤;粉状要素饮食按一定比例加水,根据具体情况配制成5%、10%、15%、20%或25%的液体。

4. 环境准备　病室安静、整洁,光线充足。根据患者需要拉开拉帘。

【实施】　要素饮食可经口服、鼻饲、经胃或空肠造瘘管滴注等方式摄入。口服时,因口味欠佳,患者常不易耐受,故可加入适量调味剂,如果汁、菜水、肉汤等,开始时的浓度不宜过高,量也不宜太大,温度在37 ℃左右。常用的是鼻饲或经胃、空肠造瘘滴注。此方式一般有以下三种投给方法。

1. 分次注入　将配制好的要素饮食或现成制品用注射器通过鼻胃管注入,每日4~6次,每次250~400 mL。优点是操作方便,费用低廉。缺点是较易引起恶心、呕吐、腹胀、腹泻等消化道症状。

2. 间歇滴注　将配制好的要素饮食或现成制品放入输液吊瓶内,经输注管缓慢注入,每日4~6次,每次400~500 mL,每次输注持续时间为30~60 min,滴速为每分钟40~60滴,每小时不宜超过150 mL,此法反应少,多数患者能耐受。

3. 连续滴注　装置与间歇滴注同,在12~24 h内持续滴入,或用输液泵恒定滴速,多用于经空肠造瘘喂养的危重患者。

【注意事项】

(1) 根据患者的具体病情,配制合适的要素饮食浓度和剂量。一般原则是由低、少、慢开始,逐步增加,待患者耐受后,再稳定配餐标准、用量和速度。

(2) 配制要素饮食,应严格执行无菌操作,所有配制用具均需消毒灭菌。配制好的溶液应放在4 ℃的冰箱中保存,并在24 h内用完,防止放置时间过长,被细菌污染而变质。

(3) 要素饮食的口服温度一般为37 ℃,鼻饲、经造瘘口注入的温度41~42 ℃。

(4) 要素饮食滴注前后应用温开水冲净管腔,以防食物积滞在管腔中而腐败变质。

(5) 滴注过程中应经常巡视观察患者,如出现恶心、呕吐、腹胀、腹泻等症状,应及时查明原因并做相应处理。

(6) 停用要素饮食需逐渐减量,防止骤停引起低血糖反应。

(7) 应用要素饮食期间,要密切观察病情变化及疗效,并做详细记录。

三、胃肠外营养

胃肠外营养(又称静脉营养)是通过周围静脉或中心静脉输入能量及各种营养素的一种营养支持方法,它与一般临床上常用的静脉补液有根本区别,静脉输液除供给液体外,还能供给一小部分热能和部分电解质,而胃肠外营养可以按照患者的需要输入患者所需的全部营养物质,包括热能、氨基酸、脂肪、各种维生素、电解质和微量元素。

胃肠外营养的发展是现代医学的重要进步,胃肠外营养不受患者食欲和消化功能的影响,在患者不能进食,没有消化酶的参与下,仍能使患者得到其所需的全部营养物质,是抢救重危患者的有效措施之一。主要适用于不能经口或鼻饲摄取食物者,如肠梗阻、坏死性胰腺炎、消化道疾病等患者;因消化或吸收障碍无法通过胃肠系统获取营养者,如严重胃肠水肿、吸收不良综合征等患者;超高代谢致营养不足者,如严重烧伤、创伤等患者;严重营养缺乏而需手术者以及需特殊营养配方者。

（一）输入途径

输入途径分中心静脉输入和周围静脉输入两种。由于从周围静脉输入有一定的局限性，因而临床以中心静脉输入较多。

（二）输入的注意事项

（1）根据计划应用输入方法，将一日的营养液在 4 h 内按时按量输入，防止过快和过慢。过快可出现高糖高渗性酮性昏迷，高渗性利尿；过慢则不能按时将全日的液量输入，达不到患者每日热量的要求，包括对电解质方面的要求；时快时慢可使能量利用受到影响。采用 3L 营养袋输入，应用输液泵使营养液均匀恒速地持续输入。

（2）配制好的营养液尽量及时输入，如不能及时输入，要求保存于 40 ℃ 的冰箱内，但混合液不宜长时间保存，以免储存温度影响其稳定性，制好的营养液在 15～24 ℃ 室温的条件下，可保存 24～48 h 使用，严禁加热使用。

（3）营养液输入通道，严禁输入其他药物，以免影响营养液的稳定性。

（4）严格无菌操作，避免感染。深静脉穿刺管可用无菌纱布或一次性透明敷料覆盖，要定时更换，保持局部清洁、干燥。

（三）并发症的预防及纠正

1. 导管并发症 采用正确的穿刺方法及护理、选用优质导管可明显降低并发症的发生。

2. 感染并发症 微生物的来源有全营养液配制及使用过程中的污染；输液导管污染；沿导管窦道、裂隙污染；患者原有的菌血症；肠道细菌移位等。应根据不同的原因，采取相应的手段加以预防及纠正。

3. 代谢并发症 营养液输入深度、速度不当或突然停用等，可引起糖代谢紊乱、电解质失衡、肝功能损害。护士应每日记录出入液量，进行实验室监测，定期检查血常规、电解质、血糖、氧分压、血浆蛋白、尿糖、尿生化等。观察患者体内代谢的动态变化，随时调整营养配方。

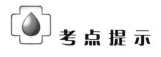
考 点 提 示

鼻饲法的概念，验证胃管在胃内的三种方法。

直 通 护 考

一、选择题

（一）A1/A2 型题（以下每一道考题下面有 A、B、C、D、E 五个备选答案，请从中选择一个最佳答案）

1. 下列哪项属于医院基本饮食？（　　）
   A. 高热量饮食　　　　　　B. 糖尿病饮食　　　　　　C. 高蛋白饮食
   D. 流质饮食　　　　　　　E. 低盐饮食

2. 下列不属于治疗饮食的是（　　）。
   A. 高蛋白饮食　　　　　　B. 低胆固醇饮食　　　　　C. 高纤维素饮食
   D. 无盐低钠饮食　　　　　E. 隐血试验饮食

3. 下列不需要计入排出量的内容是（　　）。

A. 呕吐物　　　　　　　B. 胸水和腹水　　　　　　C. 胃肠减压液
D. 胆汁　　　　　　　　E. 汗液

4. 高热量饮食适用于下列哪类疾病的患者？（　　）
A. 甲状腺功能亢进症　　B. 胆囊炎　　　　　　　　C. 高血压病
D. 肾病综合征　　　　　E. 肾功能衰竭

5. 下列患者中可用普通饮食的是（　　）。
A. 消化功能正常的患者　　　　　　　　　B. 手术后恢复期的患者
C. 急性消化道疾病患者　　　　　　　　　D. 发热、体弱的老年患者
E. 病情严重、吞咽困难的患者

6. 下列不符合流质饮食原则的是（　　）。
A. 一切食物成流体　　　B. 无刺激　　　　　　　　C. 易于吞咽和消化
D. 少食多餐　　　　　　E. 烹调时不放食盐

7. 食管胃底静脉曲张患者应给予（　　）。
A. 高热量饮食　　　　　B. 高蛋白饮食　　　　　　C. 高脂饮食
D. 少渣饮食　　　　　　E. 低盐饮食

8. 给患者插胃管时，如何衡量胃管插入长度？（　　）
A. 从眉心至胸骨柄　　　　　　　　　　　B. 从眉心至剑突
C. 从前额发际至剑突　　　　　　　　　　D. 从前额发际至胸骨柄
E. 从鼻尖至剑突

9. 为患者插胃管过程中，如患者出现呛咳和呼吸困难，护士应（　　）。
A. 嘱患者深呼吸，缓慢插入　　　　　　　B. 停止片刻，待患者恢复后继续插入
C. 立即拔出胃管　　　　　　　　　　　　D. 停止插入，检查胃管是否误插入气管
E. 让患者继续吞咽配合

二、病例分析题

1. 李某，女，68岁，肥胖，有高血压病史10年，一直用药物控制。近一周来因情绪波动致胸闷、气促，伴下肢有轻度水肿。来医院测血压为172/98 mmHg，经检查后诊断为冠心病、高血压。请分析：
（1）对此患者应给予哪种饮食？为什么？
（2）如何为患者做好饮食指导？

2. 张某，男，65岁。主诉头晕、左侧肢体活动无力2日来院就诊。急诊CT提示：右基底节区高密度阴影，门诊以"脑出血"收住脑外科。现患者意识清楚，精神萎靡。护士小王遵医嘱给患者行鼻饲操作。插管过程中，患者出现呛咳、呼吸困难，护士小王一边嘱咐患者做深呼吸，一边继续插管。请分析：
（1）导致这种情况发生的可能原因是什么？
（2）护士小王的处理是否正确？为什么？
（3）插管过程中容易出现的问题有哪些？如何处理？

（常丽霞　王晓燕）

模块三

基本治疗与护理

JIBEN ZHILIAO YU HULI

项目十　医院内感染的预防与控制

 学习目标

1. 掌握医院内感染、无菌技术和隔离的概念,常用物理和化学消毒灭菌法、适用范围及注意事项,无菌技术操作原则及注意事项,隔离区域的划分,无菌、隔离技术操作方法。
2. 熟悉清洁、消毒、灭菌的概念,医院内感染的预防与控制,无菌技术操作方法的目的,隔离消毒原则。
3. 了解医院内感染发生的原因,医院日常的清洁、消毒、灭菌,隔离种类及措施。
4. 具有无菌、隔离观念以及自我保护意识,工作认真、求实,预防和控制医院内感染的发生。

任务一　医院内感染的基本知识

 案例引导

呼吸科护士小杨在为一位78岁持续高热的肺炎患者行口腔护理时发现,患者口腔上腭处有片状的假膜覆盖,不易拭去。小杨想到该患者患病以来一直使用头孢曲松钠、头孢呋辛钠等抗炎药物,知道出现该情况的原因,并报告医生,也为该患者实施了一系列针对性护理措施。问题:
1. 该患者口腔出现了什么情况?
2. 为什么会出现这种情况?

一、医院内感染的概念

医院内感染又称医院获得性感染,是指住院患者在医院内获得的感染,包括在住院期间发生的感染和在医院内获得、出院后发生的感染,但不包括入院前已开始或者入院时已处于潜伏期的感染。医院工作人员在医院内获得的感染也属于医院感染。在医疗机构或其科室的患者中,短时间内发生3例以上同种同源感染病例的现象称为医院感染暴发。

也就是说,医院内感染的概念有广义和狭义之分。狭义上,它单指住院患者在住院期间获得的感染;而广义上则是指任何人员在医院活动期间获得的感染。同时,医院内感染的概念也有时间上的划分,即在住院期间发生的感染和在医院内获得、出院后发生的感染都是医院内感染,但入院前已开始或者入院时已处于潜伏期的感染则不被称为医院内感染。

二、医院内感染的分类

医院内感染可按病原体来源、感染部位、病原体种类等方法进行分类,一般而论,医院内感染分为内源性感染(自身感染)和外源性感染(交叉感染)两类。

(一)按病原体来源分类

1. 内源性感染(自身感染) 寄居在患者体内的正常菌群或条件致病菌,在患者机体免疫力低下时引发的感染。病原体来自患者自身,为患者体表或体内的常居菌或暂居菌,正常情况下不致病,只有当个体的免疫功能受损、健康状况不佳或抵抗力下降时才会成为条件致病菌而使患者感染。

2. 外源性感染(交叉感染) 外源性感染是患者与患者之间、患者与工作人员之间、患者与护理人员之间的直接感染,或者是通过水、空气、医疗设备等引发的间接感染。病原体来自患者体外,通过直接或间接的途径,引起机体发生感染。

(二)按病原体种类分类

根据病原体的种类分类可将医院内感染分为细菌感染、真菌感染、病毒感染、支原体感染、衣原体感染及原虫感染等,其中以细菌感染最常见。每一类感染又可根据病原体的具体名称分类,如铜绿假单胞菌感染、耐甲氧西林金黄色葡萄球菌感染、白假丝酵母菌感染、柯萨奇病毒感染、肺炎支原体感染、沙眼衣原体感染、阿米巴原虫感染等。

(三)按感染部位分类

全身各系统、各器官、各组织都可能发生医院内感染,如呼吸系统的上、下呼吸道感染,生殖系统的外阴切口感染,皮肤与软组织的疖等。

三、医院内感染发生原因

医院内感染的原因很多,常见的有管理制度不健全,医务人员认知不足,环境污染严重,易感人群增多,抗生素的广泛使用,介入性治疗手段的增多等。总结起来可归为机体内在因素和机体外在因素两类。

(一)机体内在因素

机体内在因素包括生理因素、病理因素及心理因素,这些因素可使个体抵抗力下降、免疫功能受损,从而导致医院内感染的发生。

1. 生理因素 生理因素包括年龄、性别等。婴幼儿和老年人医院内感染发生率高,这主要是因为婴幼儿尤其是低体重儿、早产儿等自身免疫系统发育不完善、防御功能低下,老年人脏器功能衰退、抵抗力下降。医院内感染是否因性别不同而存在差异,目前尚无定论。但在女性特殊生理时期如月经期、妊娠期、哺乳期时,个体敏感性增加,抵抗力下降,是发生医院内感染的高危时期;而且某些部位的感染存在性别差异,如泌尿系统感染女性多于男性。

2. 病理因素 疾病使患者对病原微生物的抵抗力降低。如恶性肿瘤、血液病、糖尿病、肝脏疾病等,可造成个体自身抵抗力下降;放疗、化疗、糖皮质激素的应用等,会对个体的免疫系统功能产生抑制甚至是破坏作用;皮肤或黏膜的损伤,局部缺血,伤口内有坏死组织、异物、血肿、渗出液积聚等,均有利于病原微生物的生长繁殖,易诱发感染。个体的意识状态也会影响医院内感染的发生,如昏迷或半昏迷患者易发生误吸而引起吸入性肺炎。

3. 心理因素 个体的情绪、主观能动性、暗示作用等在一定程度上可影响其免疫功能和抵抗力。如患者情绪乐观、心情愉快、充分调动自己的主观能动性,可以提高个体的免疫功能,从而减少医院内感染的机会。

(二) 机体外在因素

机体外在因素主要包括诊疗活动、医院环境和医院管理体制等,这些因素可为医院内感染的发生创造条件。

1. 诊疗活动 现代诊疗技术和先进的药物应用对医学的发展具有强大的推动作用,在造福人类健康的同时,也增加了医院内感染的危险性。

(1) 侵入性诊疗机会增加 现代诊疗技术尤其是各种侵入性诊疗的增加,如器官移植、中心静脉插管、气管插管、血液净化、机械通气等破坏了机体皮肤和黏膜的屏障功能,损害了机体的防御系统,把致病微生物带入机体或为致病微生物侵入机体创造了条件,从而导致医院内感染的发生。

(2) 抗菌药物使用不合理 治疗过程中不合理使用抗菌药物,如无适应证的预防性用药、术前用药时间过早、术后停药过晚、用药剂量过大或联合用药过多等,均易破坏体内正常菌群,导致耐药菌株增加、菌群失调和二重感染。由抗菌药物滥用引起的医院内感染,其病原微生物多以条件致病微生物、机会致病微生物和多重耐药细菌为主。

2. 医院环境 医院是各类患者聚集的场所,其环境易受各种病原微生物的污染,从而增加医院内感染的机会。如某些建筑布局不合理、卫生设施不良、污物处理不当等,会增加医院空气中病原微生物浓度;被污染后的设备、器械等更适合病原微生物的生长繁殖和变异。而且停留愈久的病原微生物,由于其耐药、变异,病原微生物的毒力和侵袭性愈强,常成为医院内感染的共同来源或持续存在的流行菌株。

3. 医院管理机制 医院内感染管理制度不健全,或虽建立了医院内感染管理组织,但流于形式;医院内感染管理资源不足,投入缺乏;医院领导和医务人员缺乏医院内感染的相关知识,对医院内感染的严重性认识不足、重视不够等都会影响医院内感染的发生。

四、医院内感染的预防与控制

为保障医疗安全、提高医疗质量,各级各类医院应将医院内感染管理纳入到医院日常管理工作中,建立医院内感染管理责任制,制订并落实医院内感染管理的规章制度和工作规范,严格执行有关技术操作规范和工作标准,有效预防和控制医院内感染,防止传染病病原微生物、耐药菌、条件致病菌及其他病原微生物的传播。包括建立三级监控体系、健全管理制度、监测制度、消毒质控标准,加强医院内感染学教育,落实医院内感染管理措施等。

(一) 建立医院内感染管理机构,加强三级监控

医院内感染管理机构应有独立完整的体系,住院床位总数在100张以上的医院通常设置三级管理组织,即医院内感染管理委员会、医院内感染管理科、各科室医院内感染管理小组;住院床位总数在100张以下的医院应当指定分管医院内感染管理工作的部门,其他医疗机构应

当有医院内感染管理专(兼)职人员。医院内感染管理部门、分管部门及医院内感染管理专(兼)职人员具体负责医院内感染预防与控制方面的管理和业务工作。

应在医院内感染管理委员会的领导下,建立层次分明的三级医院内感染护理管理体系(一级管理——病区护士长和兼职监控护士;二级管理——科护士长;三级管理——护理部副主任,为医院内感染管理委员会的副主任),加强医院内感染管理,做到预防为主、及时发现、及时汇报、及时处理。

(二)健全各项规章制度,依法管理医院内感染

依照国家卫生行政部门颁发的法律法规、规范及标准来健全医院内感染管理制度,建立和完善医院内感染监测网络。建立健全医院内感染暴发流行应急处置预案,做好医院内感染的预防、日常管理和处理。发现医院内感染病例或疑似病例,及时进行病原学检查及药敏试验,查找感染源、传播途径,控制蔓延,积极治疗患者,隔离其他患者,并及时准确地报告感染管理科,协助调查。发现法定传染病,按《中华人民共和国传染病防治法》中有关规定报告。

(三)落实医院内感染管理措施,阻断感染链

落实医院内感染管理措施,必须严格执行消毒技术规范、隔离技术规范,切实做到控制感染源、切断传播途径、保护易感人群,加强对重点部门、重点环节、高危人群及主要感染部位的感染管理。

(四)加强医院内感染的知识教育,督促各级人员自觉预防与控制医院内感染

卫生行政部门应当建立医院内感染专业人员岗位规范化培训和考核制度,加强继续教育,及时引入医院内感染防控的新理念,提高医院内感染专业人员的业务技术水平;医疗机构应当制订对本机构工作人员的培训计划,对全体工作人员进行医院内感染相关法律法规、医院内感染管理相关工作规范和标准、专业技术知识的培训;医院内感染专业人员应当具备医院内感染预防与控制工作的专业知识,并能够承担医院内感染管理和业务技术工作。

医务人员应当掌握与本职工作相关的医院内感染预防与控制方面的知识,落实医院内感染管理规章制度、工作规范和要求,严格执行标准预防制度,重视职业暴露的防护。工勤人员应当掌握有关预防和控制医院内感染的基础卫生学和消毒、隔离知识,并在工作中正确运用。

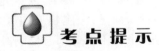

医院内感染的概念。

任务二 清洁、消毒、灭菌

一、清洁、消毒、灭菌的基本知识

清洁、消毒、灭菌是预防与控制医院内感染的关键措施之一。

1. 清洁 清洁指用物理方法清除物体表面的污垢、尘埃和有机物。清洁可去除和减少微生物,但不能杀灭微生物。适用于医院地面、墙壁、家具、医疗护理用品等物体表面的处理,也是物品消毒、灭菌前的必要步骤。常用的清洁方法包括水洗、清洁剂或去污剂去污、机械去污、超声清洗等。

2. 消毒 消毒指用物理或化学方法清除或杀灭除芽孢以外的所有病原微生物,使其数量达到无害化。

3. 灭菌 灭菌指用物理或化学方法杀灭所有微生物,包括致病的和非致病的,也包括细菌芽孢和真菌孢子。

二、清洁法

清洁法就是用清水洗净或用肥皂水、洗洁精等刷洗物品表面及其轴节、齿牙,使其光洁,无血渍、污渍、水垢等残留物质和锈斑。常用于医院地面、墙壁、桌椅、病床等的清洁以及物品消毒、灭菌前的准备。特殊污渍如碘酊污渍,可用乙醇或维生素 C 溶液擦拭;甲紫污渍,可用乙醇或草酸擦拭;陈旧血渍,可用过氧化氢溶液浸泡后洗净;高锰酸钾污渍,可用维生素 C 溶液或 0.2%~0.5% 过氧乙酸溶液浸泡后洗净。

三、消毒灭菌的方法

常用的消毒灭菌方法,一般分为物理消毒灭菌法、化学消毒灭菌法和生物消毒灭菌法三大类,其中主要以前两者最为常用。

(一) 物理消毒灭菌法

物理消毒灭菌法,就是利用热力或光照等物理作用,使微生物的蛋白质及酶发生变性或凝固,以达到消毒灭菌目的的方法。常用的物理消毒灭菌法包括热力消毒灭菌法、光照消毒法、电离辐射灭菌法和机械除菌法。

1. 热力消毒灭菌法 利用热力使微生物的蛋白质凝固和变性,细胞膜发生改变,酶失去活性,以达到消毒灭菌的目的。分为干热法和湿热法。干热法通过空气传导热力,导热较慢,所需温度较高、时间较长;湿热法通过水蒸气、水及空气传导热力,导热较快、时间较短、温度较低。

1) 燃烧法 属于干热法,是一种简单、迅速的灭菌方法。适用于不需保留的物品,如污染的纸张、废弃物、感染敷料等,可直接焚烧。急用搪瓷类物品和金属器械时,搪瓷类容器可将 95% 乙醇溶液置于容器内,使乙醇分布均匀,点燃至熄灭;金属器械可放在火焰上烧灼 20 s。在燃烧时应注意远离易爆物品,中途不得添加乙醇。贵重器械及锐利剪刀禁用燃烧法。

2) 干烤法 将物品放于干烤箱内进行消毒灭菌,适用于高温下不变质、不损坏、不蒸发的物品。消毒时箱温应在 120~140 ℃,时间 10~20 min。灭菌所需时间随箱温递增而递减:箱温 160 ℃时,时间 2 h;箱温 170 ℃时,时间 1 h;箱温 180 ℃时,时间 30 min。

干烤灭菌时需注意:①灭菌前处理:物品应清洁,玻璃器皿需保持干燥。②物品包装:体积通常不超过 10 cm×10 cm×20 cm,油剂、粉剂的厚度不超过 0.6 cm,凡士林纱布条厚度不超过 1.3 cm。③装载要求:高度不超过烤箱内腔高度的 2/3,不与烤箱底部及四壁接触,物品间留有充分的空隙。④有机物灭菌:温度不超过 170 ℃,以防炭化。⑤灭菌时间:从达到灭菌温度时算起,同时需打开进风柜体的排风装置,中途不可打开烤箱放入新的物品。⑥灭菌后:待温度降到 40 ℃以下时才能打开烤箱。

3) 煮沸消毒法　用于耐湿耐高温的物品,不能用于外科手术器械的灭菌。水沸后开始计时,5～10 min 可杀灭细菌繁殖体,15 min 可将多数芽孢杀灭,破伤风杆菌芽孢需煮沸 60 min 才可杀灭。加入碳酸氢钠至 1%～2%浓度时,沸点可达 105 ℃,即可增强杀菌作用,又可去污防锈。

注意事项:消毒前先将物品刷洗干净,物品需完全浸没,玻璃类用纱布包好,于冷水或温水时放入,橡胶类用纱布包裹,水沸后放入;器械的轴节及容器的盖要打开,大小相同的碗、盆不能重叠;从水沸后开始计时,若中途加入物品,应从再次水沸后重新计时;消毒后,计时取出物品,放置在无菌容器内。

4) 压力蒸汽灭菌法　压力蒸汽灭菌法是热力消毒灭菌法中灭菌效果最好的一种方法。利用高压下的高温饱和蒸汽杀灭所有微生物及其芽孢,常用于耐高压、耐高温、耐潮湿物品的灭菌,如各类金属器械、敷料、搪瓷、橡胶、玻璃制品及溶液等的灭菌;不能用于凡士林等油类和滑石粉等粉剂的灭菌。一般压力达 103～137 kPa、温度达 121～126 ℃时,经 20～30 min 可达灭菌效果。

(1) 压力蒸汽灭菌器分类　根据排放冷空气的方式和程度的不同,将压力蒸汽灭菌器分为下排气式压力蒸汽灭菌器和预真空压力蒸汽灭菌器两种。①下排气式压力蒸汽灭菌器是利用重力置换的原理,使热蒸汽在灭菌器中从上而下将冷空气由下排气孔排出,排出的冷空气全部由饱和蒸汽取代,再利用蒸汽释放的潜热灭菌。可分为手提式压力蒸汽灭菌器和卧式(或立式)压力蒸汽灭菌器。②预真空压力蒸汽灭菌器是利用机械抽真空的方法,使灭菌柜室内形成 2.0～2.7 kPa 的负压,蒸汽得以迅速穿透到物品内部进行灭菌。可分为预真空和脉动真空压力蒸汽灭菌器两种,后者因多次抽真空,灭菌效果更可靠。需注意预真空压力蒸汽灭菌物品包不大于 30 cm×30 cm×50 cm,物品之间留有间隙;布类物品应放在金属、搪瓷类物品之上,避免蒸汽遇冷成水珠,使布类潮湿。

(2) 压力蒸汽灭菌法注意事项

①安全操作:操作人员要经过专门训练,合格后才能上岗;严格遵守操作规程;设备运行前每日进行安全检查并预热,预真空压力蒸汽灭菌器每日开始灭菌运行前,还应空载进行 B-D 试验。

②包装合适:包装前将待灭菌器械或物品清洗干净并擦干或晾干;包装材料和包装方法符合要求,器械包重量不宜超过 7 kg,敷料包重量不宜超过 5 kg;物品捆扎不宜过紧,外用化学指示胶带贴封,灭菌包每包内放置化学指示卡。

③装载恰当:使用专用灭菌架或篮筐装载灭菌物品,灭菌包之间留有空隙;宜将同类材质的物品置于同一批次灭菌,若材质不同,应将纺织类物品竖放于上层,金属器械类放于下层;手术器械包、硬式容器应平放,盘、盆、碗等开口朝向一致并斜放,底部无孔的物品倒立或侧放。下排气式压力蒸汽灭菌的物品体积不超过 30 cm×30 cm×25 cm,装载体积不得超过柜室容量的 80%;采用预真空压力蒸汽灭菌的物品体积不超过 30 cm×30 cm×50 cm。压力蒸汽灭菌器装填量不得超过框室容量的 90%,但不小于柜室容量的 10%;如使用下排气式压力蒸汽灭菌器,装填量不得小于柜室容量的 5%。

④密切观察:灭菌时随时观察压力和温度并准确计时,加热速度不宜过快,当柜室的温度达到要求时开始计算灭菌时间。

⑤灭菌后卸载:从灭菌器卸载取出的物品冷却时间应超过 30 min,温度降至室温时才能移动;每批次应检查灭菌是否合格,若灭菌不彻底或有可疑污染如破损、湿包、有明显水渍、掉

落地上等则不作无菌包使用;快速压力蒸汽灭菌后的物品应在 4 h 内使用,不能储存。

⑥定期监测灭菌效果。

5) 微波消毒灭菌法　用于食品级餐具的处理、药品及耐热非金属材料器械。

6) 低温蒸汽消毒法　用较低的温度杀灭物品中的病原菌或特定的微生物。具体方法为将蒸汽输入预先抽空的压力蒸汽灭菌锅内,并控制其温度在 73～80 ℃,持续 10～15 min 以进行消毒。主要用于不耐高热的物品,如内镜、麻醉面罩和塑料制品等的消毒,本方法能杀灭细菌繁殖体,但不能杀死芽孢。

2. 光照消毒法

1) 日光暴晒法　常用于床垫、被服、书籍等物品的消毒。将物品放在阳光下暴晒 6 h 可达到消毒效果,在暴晒过程中要定时翻动。

2) 紫外线灯管消毒法　紫外线可使菌体蛋白质光解、变性而导致细菌死亡。目前常用的紫外线灯有普通直管热阴极低压汞管紫外线消毒灯、高强度紫外线消毒灯、低臭氧紫外线消毒灯和高臭氧紫外线消毒灯四种;紫外线消毒器是采用臭氧紫外线消毒灯制成的,主要包括紫外线空气消毒器、紫外线表面消毒器、紫外线消毒箱三种。消毒使用的是波长在 200～275 nm 的 C 波紫外线,杀菌效果最强的波长范围是 250～270 nm。常用于空气和物品表面的消毒。

(1) 消毒方法　主要用于空气消毒、物品消毒和液体消毒。用于空气消毒首选紫外线空气消毒器,可在室内有人活动时使用,开机 30 min 即可达到消毒效果。在室内无人情况下,也可用悬吊式或移动式紫外线消毒灯直接照射。紫外线灯安装的数量为平均每立方米不少于 15 W,有效照射距离不超过 2 m,照射时间为 30～60 min。用于物品消毒最好使用便携式紫外线消毒器近距离照射或紫外线灯悬吊式照射,有效距离为 25～60 cm,消毒时应将物品摊开或挂起,应定时翻动物品,使其各个表面受到直接照射,照射时间为 20～30 min。用于液体消毒,可采用水内照射法或水外照射法,紫外线光源应装有石英玻璃保护罩,水层厚度应小于 2 cm,并根据紫外线照射的强度确定水流速度。

(2) 注意事项　①照射时间应从灯亮 5～7 min 开始计时。若需再次开启,应间隔 3～4 min。②消毒前清除室内尘埃,消毒时关闭门窗,消毒后开窗通风。③空气消毒的最佳条件:温度 20～40 ℃,湿度 40%～60%。④消毒时人员应离开,不能移动的患者用墨镜或纱布遮盖双眼,用被单遮盖身体。⑤消毒物体表面时,需将物品摊开或挂起,定时翻动以确保各表面都受到照射。⑥每周 2 次用 95%乙醇擦拭灯管以除去尘埃污垢。⑦定期监测灯管照射强度,使用时间超过 1000 h 或照射强度低于 70 μW/cm² 的灯管应予以更换。⑧定期做空气培养,监测消毒效果。

3) 臭氧灭菌灯消毒法　臭氧的氧化作用可杀灭细菌繁殖体、芽孢、病毒、真菌等,主要用于空气、医院污水、诊疗用水和物体表面的消毒。消毒空气时,须关闭门窗,人员离开,消毒结束后 30 min 方可进入。

3. 电离辐射灭菌法(冷灭菌)　电离辐射灭菌法是指利用放射性核素 Co 发射的 γ 射线或电子加速器产生的高能电子束穿透物品,杀死微生物的灭菌方法。此法具有广谱灭菌作用,适用于不耐热的物品,如金属、橡胶、塑料、高分子聚合物(如一次性注射器、输液器、输血器、聚乙烯心瓣膜等)、食品、药品、精密医疗器械、生物医学制品及节育用具等。

4. 机械除菌法　机械除菌法指用机械的方法,如冲洗、刷、擦、扫、抹、铲除或过滤等以除掉物品表面、水中、空气中及人畜体表的有害微生物,减少微生物数量和引起感染的机会。常用层流通风和过滤除菌法。层流通风主要是使室外空气通过孔隙小于 0.2 μm 的高效过滤器以垂直或水平两种气流呈流线状流入室内,再以等速流过房间后流出,使室内产生的尘粒或微生物随气流方向排出房间。过滤除菌可除掉空气中 0.5~5 μm 的尘埃,达到洁净空气的目的。

(二) 化学消毒灭菌法

所谓化学消毒灭菌法,就是利用化学药物渗透至细菌体内,使菌体蛋白凝固变性,或干扰细菌酶的活性,抑制细菌代谢和生长,破坏细菌细胞膜结构,改变其渗透性,破坏其生理功能,达到消毒灭菌目的的方法及过程。

1. 化学消毒剂的使用原则　使用化学消毒剂时应遵循以下原则:根据物品性能和微生物特性,选择合适的消毒剂;物品消毒前应洗净擦干;严格掌握消毒剂的有效浓度、使用方法和消毒时间;消毒剂中不宜放置纱布、棉花等物品,以免降低消毒效力;浸泡消毒时,物品需全部浸没在消毒剂中,器械的轴节、盖套需打开,空腔管内应灌满消毒剂;浸泡消毒后的物品使用前先用无菌盐水冲洗,以免消毒剂刺激组织;消毒剂应定期监测、更换,易挥发的消毒剂应加盖保存;熟悉消毒剂的不良反应,做好工作人员的防护。

2. 化学消毒剂的使用方法　化学消毒灭菌法常用的主要有四种方法,包括浸泡法、擦拭法、喷雾法和熏蒸法。浸泡法是将物品洗净、擦干后,浸没在消毒剂中进行消毒灭菌的方法,常用于耐湿不耐热物品、器械;擦拭法是用消毒剂直接擦拭人体或物品表面如皮肤、桌椅等,达到消毒灭菌的方法,一般用于桌椅、墙壁、地面的消毒;喷雾法常用于空气和物品表面的消毒,是利用喷雾器将消毒剂变成微粒气雾弥散在预消毒的环境空气中,是对空气和物品表面进行消毒灭菌的方法;熏蒸法是将消毒剂加热或加入氧化剂,使其产生气体来进行消毒灭菌的方法,用于室内物品、空气的消毒。

3. 常用的化学消毒剂　化学消毒剂是指用于杀灭传播媒介上的微生物使其达消毒或灭菌要求的化学制剂。依据作用强度分为高效消毒剂、中效消毒剂和低效消毒剂三类。高效消毒剂指可杀灭一切细菌繁殖体,包括分枝杆菌、病毒、真菌及其孢子等,对细菌芽孢也有一定杀灭作用的化学制剂,如过氧乙酸、部分浓度的含氯消毒剂等。中效消毒剂指仅可杀灭分枝杆菌、真菌、病毒及细菌繁殖体等微生物,达到中效消毒水平的化学制剂,如醇类、部分浓度的含氯消毒剂等。低效消毒剂指仅可杀灭细胞繁殖体和亲脂性病毒,不能杀灭结核杆菌、亲水性病毒或芽孢,达到基本消毒要求的化学制剂,如酚类、胍类和季铵盐类等。可杀灭一切微生物包括细菌芽孢,使其达到灭菌要求的制剂,称之为灭菌剂。临床常用的化学消毒剂见表10-1。

表10-1　临床常用的化学消毒剂

消毒剂名称	效力	作用原理	使用范围	注意点
乙醇	中效	使菌体蛋白凝固变性,但对肝炎病毒及芽孢无效	* 以70%~75%溶液作为消毒剂,多用于消毒皮肤 * 95%溶液可用于燃烧灭菌	• 易挥发,需加盖保存并定期调整其浓度,浓度低于70%则消毒作用差 • 因有刺激性,不宜用于黏膜及创面的消毒
碘酊	高效	使细菌蛋白氧化变性,能杀灭大部分细菌、真菌芽孢和原虫	* 2%溶液用于皮肤消毒,擦拭后20 s再用75%乙醇脱碘 * 2.5%溶液用于脐带断端的消毒,擦拭后20 s再用75%乙醇脱碘	• 对皮肤有较强的刺激作用,高浓度不能用。更不能用于黏膜消毒,如会阴、肛门、阴囊、眼、口鼻部等,以免引起灼伤 • 皮肤过敏者禁用

续表

消毒剂名称	效力	作用原理	使用范围	注意点
苯扎溴铵（新洁尔灭）	低效	是阳离子表面活性剂，能吸附带阴电的细菌，破坏细菌的细胞膜，最终导致菌体自溶死亡，又可使菌体蛋白变性而沉淀	* 0.01%～0.05%溶液用于黏膜消毒 * 0.1%～0.2%溶液用于皮肤消毒 * 0.1%～0.2%溶液用于消毒金属器械，浸泡15～30 min（加入0.5%亚硝酸钠以防锈）	• 对肥皂、碘、高锰酸钾等阴离子表面活性剂有拮抗作用 • 有吸附作用，会降低药效，所以溶液内不可投入纱布、棉花等
苯扎溴铵酊（新洁尔灭酊）	中效	同上	* 用于皮肤黏膜消毒	• 取苯扎溴铵（新洁尔灭）1 g＋曙红0.4 g＋95%乙醇700 mL＋蒸馏水至1000 mL
洗必泰	低效	具有广谱抑菌杀菌作用	* 0.02%溶液用于手消毒，浸泡3 min * 0.05%溶液用于创面消毒 * 0.1%溶液用于物体表面的消毒	• 同苯扎溴铵（新洁尔灭）
戊二醛	高效	与菌体蛋白反应，使之灭活，能杀灭细菌、真菌、病毒和芽孢	* 2%溶液用于各种内窥镜消毒，浸泡1 h * 2%溶液用于不耐热手术器械、导管、注射器、口镜、口腔科器械、透析器械消毒，浸泡10 h	• 消毒后的物品于使用前用无菌生理盐水冲洗 • 内窥镜连续使用需间隔消毒10 min，每日使用前后各消毒30 min，消毒后用冷开水冲洗 • 每周过滤1次，每2～3周更换消毒剂1次
碘伏（达尔美净化剂）	中高效	是碘与表面活性剂的不定型结合物，能杀灭细菌芽孢，还有清洁作用	* 3%溶液用于体温计消毒，浸泡30 min * 0.5%～1%碘伏液用于手术前皮肤消毒和手消毒	• 体温计消毒前将液体揩净，浸泡30 min后，用冷开水洗净，揩干使用 • 皮肤消毒后留有色素可用水洗净
过氧化氢（双氧水）	高效	过氧化氢能破坏蛋白质的基础分子结构，从而具有抑菌与杀菌作用	* 3%～6%溶液用于烯酸树脂制成的外科体内埋植物的消毒 * 10%～25%溶液用于不耐热的塑料制品消毒	• 使用前用无菌生理盐水冲洗 • 易氧化分解，降低浓度，应存于阴凉处，不宜用金属器皿盛装

（三）清洁、消毒、灭菌的监测与效果评价

严格进行消毒效果监测，是评价消毒设备运转是否正常、消毒药剂是否有效、消毒方法是否合理、消毒效果是否达标的基本方法。实施监测的工作人员应经过专业培训，掌握一定的消毒知识，熟悉消毒药械性能，且具备熟练的检验技能。检测时应选择合理的采样时间，并严格执行无菌操作规程。

1. 压力蒸汽灭菌效果监测方法　通常采用的方法，包括物理监测法、化学监测法和生物监测法。

（1）物理监测法　每次灭菌应连续监测并记录灭菌时的温度、压力和时间等消毒、灭菌参数，温度波动范围应在±3 ℃以内，时间能够满足最低灭菌时间要求。同时还应监测记录所有临界点的时间、温度与压力值，结果应符合规定要求。

（2）化学监测法　化学监测法包括化学指示卡（管）检测法、化学指示胶带检测法以及B-D试验。化学指示卡（管）检测方法是将可显示蒸汽温度及其持续时间的化学指示卡（管）放入大包和较难以消毒部位的物品包中央，经过1个灭菌周期后，取出指示卡（管），根据颜色及性状改变判断是否达到灭菌条件。化学指示胶带检测法是将化学指示胶带粘贴于每一个待灭菌物品包外，经一个灭菌周期后，观察其颜色的改变，以指示是否经过灭菌处理。B-D试验是预真空和脉动真空压力蒸汽灭菌，应每日进行1次。

B-D测试包是用100%脱脂纯棉布折叠成长（30±2）cm、宽（25±2）cm、高 25～28 cm 大小的布包裹或用一次性B-D测试包，将B-D测试纸放入B-D测试包的中间。B-D测试包水平放置于灭菌器内灭菌车的前底层，靠近柜门与排气口底前方；柜内除B-D测试包外不得有任何物品；加热至 134 ℃持续 3.5～4 min，取出B-D测试纸观察颜色变化，均匀一致变色，说明冷空气排出效果良好，灭菌柜可以使用；反之，则说明灭菌柜有冷空气残留，须检查B-D试验失败原因，直至B-D试验通过后设备方可使用。

结果判定是将检测时放置的指示卡（管）、化学指示胶带的性状或颜色均变至规定的条件，判为灭菌合格；若其中之一未达到规定条件，则灭菌过程不合格。监测所用化学指示物应是经国家卫生行政主管部门批准并在有效期内使用。

（3）生物监测法　选择合适的指示菌株和培养基，指示菌株一般为耐热的嗜热脂肪芽孢杆菌，将两个嗜热脂肪芽孢杆菌的芽孢菌片分别装入灭菌小纸袋内，置于标准试验包中心部位。经1个灭菌周期后，在无菌条件下，取出标准试验包或通气储物盒中的指示菌片，投入溴甲酚紫葡萄糖蛋白胨水培养基中，经（56±1）℃培养 7 天（自含式生物指示物按说明书操作），观察培养基颜色变化。检测时设阴性对照和阳性对照。

结果判定是将每个指示菌片接种的溴甲酚紫葡萄糖蛋白胨水培养基都不变色，判定为灭菌合格；指示菌片之一接种的溴甲酚紫葡萄糖蛋白胨水培养基由紫色变为黄色时，则灭菌过程不合格。每个月检测1次，监测所用菌片，须经国家卫生行政部门认可并在有效期内使用。

2. 干热灭菌效果的监测方法

（1）化学检测法　取可用于指示温度及其持续时间的化学指示计 3～5 个，分别放入待灭菌物品中，并置于灭菌器最难达到灭菌的部位，经1个灭菌周期后，取出化学指示计，据其颜色及性状的改变，判断是否达到灭菌条件。

结果判定是当检测时所放置化学指示计的颜色及性状均变至规定的条件，则可判为达到灭菌条件；若其中之一未达到规定条件，则提示未达到灭菌条件。检测所用的化学指示计须经国家卫生行政主管部门认可并在有效期内使用。

（2）物理检测法　也称热电偶检测法。检测时，将多点温度检测仪的多个探头分别放于灭菌器各层内、中、外各点。关好柜门，将导线引出，从记录仪中观察温度上升与持续时间，若所示温度（曲线）达到预置温度，则灭菌温度合格。

(3) 生物检测法　检测时,将枯草杆菌芽孢菌片分别装入灭菌中试管内,每支试管内装入1个指示菌片。经1个灭菌周期后,待温度降至80℃,加盖试管帽后取出试管。在无菌条件下,每支试管加入普通营养肉汤5 mL,(36±1)℃培养48 h,观察初步结果,无菌生长管继续培养至第7日为止。若每个指示菌片接种的肉汤试管均为澄清,判定为灭菌合格,若指示菌片之一接种的肉汤试管浑浊,则判为不合格。每个月检测1次,检测所用指示菌片须经国家卫生行政部门认可并在有效期内。

3. 紫外线消毒效果的监测方法

(1) 紫外线灯管辐照强度值　普通30 W直管型紫外线灯,新灯辐照强度不小于90 μW/cm²为合格,使用中紫外线灯辐照强度不小于70 μW/cm²为合格。30 W高强度紫外线新灯的辐照强度不小于180 μW/cm²为合格。

(2) 测定时电压应为(220±5)V,温度应为20~25℃,相对湿度小于60%,使用紫外线辐照计应在计量部门检定的有效期内,使用的指示卡须经卫生行政部门批准并在有效期内。

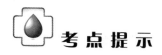

清洁、消毒、灭菌的概念及其临床使用方法。

任务三　手　卫　生

一、手卫生的概念

1. 手卫生　手卫生是洗手、卫生手消毒和外科手消毒的总称。手卫生主要是针对医护人员在工作中存在的交叉感染的风险而采取的措施,是医院感染控制的重要手段。

2. 洗手　洗手指医务人员用肥皂和流动水洗手,去除手部皮肤污垢、碎屑和部分致病菌的过程。

3. 卫生手消毒　卫生手消毒指医务人员用速干手消毒液揉搓双手,以减少手部暂居菌的过程。

4. 外科手消毒　外科手消毒指外科手术前医务人员用肥皂(皂液)和流动水洗手,再用手消毒液清除或者杀灭手部暂居菌和减少常居菌的过程。使用的手消毒液可具有持续抗菌活性。

二、七步洗手法

有效的洗手是防止医院感染传播重要的措施之一,可清除手上99%以上的各种暂居菌。

【目的】　去除手部皮肤污垢、碎屑及大部分的致病菌,防止感染和交叉感染。

【评估】
(1) 患者的病情,目前采取的隔离种类。
(2) 手污染的程度。

【计划】
1. 护士准备 着装整洁,剪指甲,取下手表。
2. 用物准备 流动洗手池设备(无此设备的可备消毒液、清水各一盆)、护手液、洗手液或肥皂(皂液)、自动干手机或擦手纸、消毒毛巾。
3. 环境准备 整洁、宽敞、干燥、安全、温湿度适宜。

【实施】 七步洗手法的操作步骤见表10-2,图10-1。

表 10-2 七步洗手法

程序	操作步骤	要点说明
充分准备	*打开水龙头,调节合适水流和水温	• 水龙头最好是非手触式水龙头
正确洗手	*在流动水下,充分淋湿双手	• 水流不可过大,以防溅湿工作服
	*关上水龙头,取适量洗手液或肥皂(皂液)均匀涂抹整个手掌、手背、手指和指缝	• 洗手七字要诀:内、外、夹、弓、大、立、腕,方便记忆
	*掌心对掌心,手指并拢,相互揉搓(内)	• 认真揉搓双手至少15 s,应注意揉搓双手所有皮肤,包括指背、指尖和指缝
	*掌心对掌背,双手交叉沿指缝相互揉搓,交换进行(外)	
	*掌心相对,双手交叉沿指缝相互揉搓(夹)	
	*弯曲手指使关节在另一手掌心旋转揉搓,交换进行(弓)	
	*一手握住另一手大拇指旋转揉搓,交换进行(大)	
	*将五个手指尖并拢放在另一手掌心旋转揉搓,交换进行(立)	
	*握住手腕螺旋式擦洗,交换进行(腕)	
冲洗干净	*打开水龙头,在流动水下彻底冲净双手	• 流动水冲洗时手指向下,从肘部向指尖方向冲洗 • 冲水后立即关闭水龙头
干手护肤	*关闭水龙头,用自动干手机烘干或用擦手纸、消毒毛巾擦干双手 *取适量护手液护肤	• 消毒毛巾应保持清洁、干燥,一用一消毒

【适用范围】
(1) 直接接触患者前后,接触不同患者之间,从同一患者身体的污染部位移动到清洁部位时,接触特殊易感患者前后。
(2) 接触患者黏膜、破损皮肤或伤口前后,接触患者的血液、体液、分泌物、排泄物、伤口敷料、周围环境之后。
(3) 穿脱隔离衣前后,摘手套后。

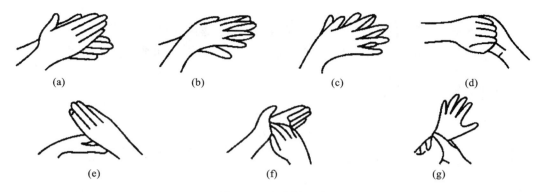

图 10-1 七步洗手法
(a) 弄湿双手,涂上洗手液,掌心擦掌心;(b) 手指交错,掌心擦掌背,两手互换;
(c) 手指交错,掌心擦掌心;(d) 弯曲手指关节在另一手掌心揉搓,两手互换;
(e) 大拇指在掌中转动,两手互换;(f) 将五个手指尖并拢摩擦掌心,两手互换;
(g) 摩擦手腕,然后彻底冲净

(4) 进行无菌操作前后,处理清洁、无菌物品之前,处理污染物品之后。
(5) 接触被传染性致病微生物污染的物品后。
(6) 处理药物或配餐前。
(7) 手有可见的污染物或者被患者的血液、体液污染后,应用肥皂(皂液)和流动水洗手;手部没有肉眼可见污染时,可以使用速干手消毒液消毒双手代替洗手。
(8) 外科手术前后。
(9) 直接接触传染病患者后。

【注意事项】

(1) 洗手时应当彻底清洗容易污染微生物的部位,如指甲、指尖、指甲缝、指关节及佩戴饰物的部位等。

(2) 洗手使用皂液、在更换皂液时,应当在清洁取液器后,重新更换皂液或者最好使用一次性包装的皂液。禁止将皂液直接添加到未使用完的取液器中。如使用固体肥皂,应保持肥皂干燥,盛装肥皂的容器保持清洁。

(3) 手洗净后应用一次性擦手纸、消毒毛巾擦干双手,或用自动干手机干燥双手,消毒毛巾应一用一消毒。

(4) 手无可见污染物时,可以使用速干手消毒液消毒双手代替洗手。

三、卫生手消毒

医务人员接触污染物品或传染病患者后,手常被大量细菌污染,仅一般洗手不能达到预防交叉感染的要求,必须在洗手后再进行卫生手消毒。

【目的】 去除致病微生物,预防感染与交叉感染,避免污染清洁物品和无菌物品。

【评估】

(1) 患者的病情,目前采取的隔离种类。

(2) 手污染的程度。

【计划】

1. 护士准备 着装整洁，修剪指甲，洗手，取下手表，露出肘部。

2. 用物准备 流动洗手池设备（无此设备的可备消毒液、清水各一盆）、消毒刷、洗手液、速干手消毒液、自动干手机或纸巾、消毒毛巾。

3. 环境准备 整洁、宽敞、干燥、安全、温湿度适宜。

【实施】 卫生手消毒的操作步骤见表10-3。

表 10-3 卫生手消毒

程序	操作步骤	要点说明
洗手涂剂	* 按七步洗手法操作步骤洗手并保持手的干燥 * 取速干手消毒液于掌心，均匀涂抹整个手掌、手背、手指和指缝，必要时增加手腕和腕上 10 cm	• 符合洗手的要求与要点 • 消毒剂要求：作用速度快、不损伤皮肤，不引起过敏反应
揉搓待干	* 按照揉搓洗手的步骤揉搓双手，直至手部干燥	• 保证消毒剂完全覆盖手部皮肤 • 揉搓时间至少 15 s • 自然干燥

【注意事项】

(1) 手被感染性物质污染以及直接为传染病患者进行检查、治疗、护理或处理传染病患者污染物之后，应当先用流动水冲洗，然后使用手消毒液消毒双手。

(2) 进行侵入性操作时应当戴无菌手套，戴手套前后应洗手。一次性无菌手套不得重复使用。

四、外科手消毒

清洗双手、前臂及上臂下 1/3，步骤如下。

(1) 洗手之前应当先摘除手部饰物，并按要求修剪指甲。

(2) 取适量的肥皂或者皂液刷洗双手、前臂和上臂下 1/3，清洁双手时，应清洁指甲下的污垢。

(3) 流动水冲洗双手、前臂和上臂下 1/3。

(4) 使用消毒毛巾彻底擦干双手、前臂和上臂下 1/3。

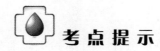

卫生手消毒的实施。

任务四 无菌技术

案例引导

门诊换药房护士小年要为一位手臂烫伤的患者进行伤口换药,发现烫伤部位周围轻度红肿,烫伤局部的皮肤破损,有少量脓性分泌物。小年为该患者准备了一个无菌换药包,遵医嘱备好烫伤膏。问题:
1. 小年如何操作才能确保无菌物品不被污染,不因换药加重患者伤口的感染?
2. 若该患者的伤口需要用无菌生理盐水棉球清洗,小年应如何取用无菌溶液?

一、无菌技术的概念

1. 无菌技术　无菌技术是指在执行医疗、护理操作过程中,防止一切微生物侵入人体和防止无菌物品、无菌区域被污染的操作技术。

2. 无菌物品　无菌物品是指经过灭菌处理后未被污染的物品。

3. 无菌区域　无菌区域是指经过灭菌处理后未被污染的区域。

二、无菌技术操作原则

(一)操作前准备

1. 环境清洁、宽敞、定期消毒　操作前 30 min 停止清扫及更换床单,减少走动,降低灰尘。

2. 人员着装符合无菌技术操作要求　操作者衣帽整洁,修剪指甲、洗手、戴口罩。必要时穿无菌衣,戴无菌手套。

(二)操作中保持无菌的原则

操作时必须明确无菌物品、无菌区域与有菌区域的概念,凡没有戴无菌手套进行无菌操作时,如输液、注射等,手不得触及无菌区域或跨越无菌区域;凡戴着无菌手套行无菌操作时,如导尿、穿刺等,手不得触及有菌物品及有菌区域。

1. 操作者姿势　操作者面向无菌区域,身体与无菌区域保持一定距离;手臂在腰部水平以上;不可跨越无菌区域;不向无菌区域讲话、咳嗽、打喷嚏。

2. 无菌物品的使用　用无菌持物钳取无菌物品,无菌物品一经取出即使未用也不可放回无菌容器内;无菌物品不可在空气中暴露过久;无菌物品疑有污染或已被污染不可再用,应更换或重新灭菌;一个患者一套无菌用物,防交叉感染。

(三)无菌物品保管原则

1. 放置　无菌物品的与非无菌物品分开放置,标志明显,按先后顺序安排放置。

2. 储存 无菌物品储存时应离地 20 cm,离顶 50 cm,离墙 5 cm。
3. 存放 无菌物品必须存放在无菌容器内和无菌包内。
4. 标志 注明物品的名称、灭菌日期,粘贴化学指示胶带(内卡)。
5. 重灭 有效期为 7 天,过期、潮湿应重新灭菌。

三、无菌技术操作方法

(一)无菌持物钳的使用

【目的】 用于取用和传递无菌物品。

【评估】
(1) 根据物品选择合适持物钳(镊)。
(2) 操作环境与操作台符合操作需要。
(3) 无菌物品存放合理,无菌包或容器外标签是否清楚及有无失效。

【计划】
1. 护士准备 衣帽整洁,修剪指甲、洗手、戴口罩。
2. 用物准备 无菌持物钳、无菌容器等。
(1) 无菌持物钳的种类 卵圆钳、三叉钳、镊子。
(2) 无菌持物钳的存放 湿式保存,液面浸没持物钳轴节以上 2~3 cm 或镊子长度的 1/2;干燥保存法,将无菌持物钳放于空的大口无菌容器内。
3. 环境准备 环境整洁,操作区域宽敞、安全,物品放置合理。

【实施】 无菌持物钳的使用见表 10-4。

表 10-4 无菌持物钳的使用

程序	操作步骤	要点说明
检查核对	*检查并核对名称、有效期、灭菌标志	• 确保在灭菌有效期内使用
取无菌持物钳	*查看启用日期,打开容器盖 *手持无菌持物钳或无菌持物镊上 1/3 *钳端闭合,移至容器中央 *垂直取出,滴尽消毒液后使用 *不可触及容器边缘及液面以上的容器内壁	• 持上 1/3,前端闭合,垂直取出,滴尽消毒液(图 10-2) • 盖闭合时不可从盖孔中取、放无菌持物钳 • 取、放时,无菌持物钳保持闭合状态,不能碰触容器口边缘
用无菌持物钳	*使用时,始终保持钳端向下 *不夹物品时,保持钳端闭合 *只能在肩以下、腰以上视线范围内活动 *只能夹取无菌物品 *夹取远处物品,将无菌持物钳放于容器中一起搬移	• 保持前端向下,在肩以下、腰以上活动
放无菌持物钳	*钳端闭合,垂直放入容器内(图 10-3) *打开钳端浸泡于消毒液中(干燥保存法钳端闭合)(图 10-4) *关闭容器盖	• 防止无菌持物钳在空气中暴露过久而污染 • 干燥保存法第一次使用,应标记开启时间并签名,4 h 内有效 • 消毒液浸没无菌持物钳轴节上 2~3 cm

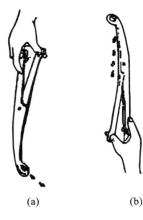
图 10-2　无菌持物钳持法
（a）正确；（b）错误

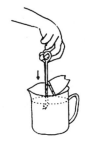
图 10-3　放无菌持物钳法

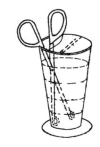
图 10-4　无菌持物钳浸泡法

【注意事项】

（1）无菌持物钳只能用于夹取无菌物品；不能触及非无菌物品；不能用于夹取油纱布、有色棉球，换药，消毒皮肤，敲打安瓿等。

（2）取放无菌持物钳，手指不可触及浸泡部位；前端不可高举，不可触及液面以上的容器内壁及容器口；需夹取远处物品时应连同无菌容器一同搬移；用后立即放回容器内；已污染或疑污染应重新消毒灭菌。

（3）定期消毒灭菌。湿式保存无菌持物钳每周更换，使用频率高时每天更换；干式保存 4～6 h 更换。

（4）湿式保存法除注意上述三点外，还需注意应使用大口有盖无菌容器浸泡无菌持物钳，消毒液量充足，要浸没无菌持物钳轴节以上 2～3 cm 或无菌镊子长度的 1/2，每个容器内只能放置一把无菌持物钳。无菌持物钳及容器应每周清洁、消毒 2 次，同时更换消毒液。使用频率较高的部门（如门诊换药室、注射室、手术室等）应每天清洁、灭菌。取、放无菌持物钳时其钳端不可触及液面以上部分的容器内壁。放入无菌持物钳时需松开轴节，以利于钳端与消毒液充分接触。

> **知识链接**
>
> **无菌持物钳干燥保存法**
>
> 目前临床上对无菌持物钳的保存主要使用干燥保存法，即将盛有无菌持物钳的无菌干罐保存在无菌包内，使用前开包，标注好开启时间、开启人姓名，每个容器只放一把无菌持物钳，每 4～6 h 更换一次。研究表明，应用干燥保存法保存的无菌持物钳微生物检测合格率与湿式保存法保存的没有显著性差异，并且具有简便、易操作、无刺激性等优点，因此在临床应用较为广泛。

（二）无菌容器的使用

【目的】 存放无菌物品并使其在一定时间内保持无菌状态。

【评估】 环境、无菌容器种类及有效期。

【计划】
　　1. 护士准备　衣帽整洁,修剪指甲、洗手、戴口罩。
　　2. 用物准备　常用的无菌容器有有盖容器(无菌盒)、无盖容器(无菌碗盘、无菌治疗碗)等。无菌容器内盛放无菌物品如棉球、纱布、治疗碗等。
　　3. 环境准备　环境整洁,操作区域宽敞、安全,物品放置合理。
【实施】　无菌容器的使用见表10-5。

表10-5　无菌容器的使用

程序	操作步骤	要点说明
核对标志	*检查无菌容器名称、灭菌日期、有效期、灭菌标志	•应同时查对无菌持物钳,以确保在有效期内
开容器盖	*打开容器盖,手勿触及容器盖的边缘及内面 *容器盖平移离开容器 *内面向上置于操作台或内面向下拿于手上	•盖子不得在无菌容器上方翻转,以防灰尘落于容器内造成污染 •开、关盖时,手勿触及容器盖的边缘及内面,防止污染盖的内面
取用物品	*取无菌持物钳 *用无菌持物钳从无菌容器内夹取无菌物品	•无菌持物钳及物品不可触及容器边缘 •从无菌容器内取出的物品即使未使用,也不可再放回
关容器盖	*取物后将盖翻转,内面向下 *迅速由近向远或由一侧向另一侧盖严	•避免容器内无菌物品在空气中暴露过久
手持容器	*手持无菌容器时,应托住容器底部(图10-5)	•手不可触及容器内面及边缘
及时记录	*第一次使用,应记录无菌容器打开日期、时间及操作者姓名	•无菌容器定期灭菌,一经打开,24 h内有效

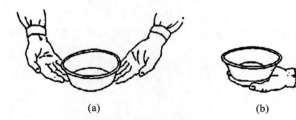

(a)　　　　　　　　(b)

图10-5　手持无菌容器法

【注意事项】
(1) 严格遵循无菌技术操作原则。
(2) 移动无菌容器时,应托住底部,手指不可触及无菌容器的内面及边缘。
(3) 从无菌容器内取出的物品,即使未用,也不可再放回无菌容器中。
(4) 无菌容器应定期消毒灭菌;一经打开,使用时间不超过24 h。

(三) 无菌包的使用

【目的】　存放无菌物品,并使包内物品在一定时间内保持无菌状态。
【评估】　环境,无菌包名称、有效期。

【计划】

1. 护士准备 衣帽整洁，修剪指甲、洗手、戴口罩。

2. 用物准备 包布、待灭菌物品、化学指示卡及胶带、标签、无菌持物钳、盛放无菌物品的容器、笔等。

3. 环境准备 环境整洁，操作区域宽敞、安全，物品放置合理。

【实施】 无菌包的使用见表 10-6，其包扎法见图 10-6。

表 10-6 无菌包的使用

程序	操作步骤	要点说明
核对查看	*查看无菌包名称、灭菌日期、有效期、灭菌标志、有无潮湿或破损	• 无菌包过期、潮湿或包内物品被污染时，均须重新灭菌。包布有破损时不能使用
规范开包（图 10-7）	*将包置于清洁、干燥处 *撕开粘贴或解开系带，卷放于包布角下 *从包布外面揭开左右两角，再打开内角	• 打开无菌包时，手不可触及包布的内面，操作时手臂勿跨越无菌区域
查卡取物	*查看内置化学指示卡达到无菌要求并用无菌持物钳取出 *用无菌持物钳夹取无菌物品放于事先备好的无菌区域内	• 无菌容器内取出物品即使未使用，也不可再放回 • 包内物品一旦污染或可疑污染，应立即更换，重新灭菌
还原系带	*包内物品未用完，按原折痕折好 *"一字"形系带包扎	
及时记录	*记录开包日期、时间及操作者姓名	• 打开过的无菌包，如包内物品一次未用完，在未污染的情况下，有效期为 24 h

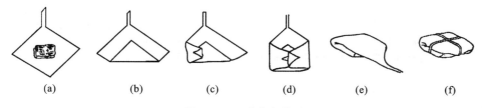

图 10-6 无菌包包扎法

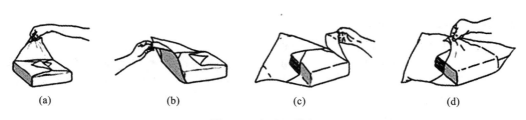

图 10-7 打开无菌包

【注意事项】

(1) 严格遵循无菌操作原则。

(2) 无菌包包布通常选用质厚、致密、未脱脂的双层棉布制成。

(3) 打开无菌包时手只能接触包布四角的外面，不可触及包布内面，不可跨越无菌区域。
(4) 包内物品未用完，应按原折痕包好，注明开包日期及时间，有效期 24 h。
(5) 无菌包应定期消毒灭菌，有效期 7 天；如包内物品超过有效期、被污染或包布受潮，则须重新灭菌。

（四）铺无菌盘

【目的】 将无菌治疗巾铺在清洁、干燥的治疗盘内，形成一个无菌区域，用于短时间放置无菌物品。

【评估】 环境，物品，检查、治疗及护理项目。

【计划】

1. 护士准备 衣帽整洁，修剪指甲、洗手、戴口罩。

2. 用物准备 无菌持物钳、无菌治疗巾（纵折法、横折法）、无菌包、治疗盘、无菌敷料罐（内装纱布块）、小毛巾、卡片、笔等。

3. 环境准备 环境整洁，操作区域宽敞、安全，物品放置合理。

【实施】 铺无菌盘的操作步骤见表 10-7。

表 10-7 铺无菌盘

程序	操作步骤	要点说明
核对取巾	* 查看无菌包名称、灭菌日期、有效期、灭菌标志、有无潮湿或破损 * 置于清洁、干燥处打开无菌包，用无菌持物钳夹取一块无菌治疗巾放于清洁治疗盘内 * 无菌包内物品未用完，按原折痕折好，"一字"形系带包扎，注明开包日期及时间	• 应同时查对无菌持物钳、无菌物品，以确保在有效期内 • 治疗盘应清洁、干燥
铺治疗巾		
单层底铺治疗巾（图 10-8）	* 用双手捏住治疗巾一边外面两角，抖开 * 双折铺在治疗盘上 * 将上层呈扇形四折于远端，开口边向外暴露无菌区域	• 治疗巾的内面为无菌区域，不可触及衣袖及其他有菌物品
双层底铺治疗巾	* 双手捏住治疗巾一边外面两角，抖开 * 从远到近，三折成双层底 * 再将上层呈扇形三折于远端，开口边向外	
盖治疗盘	* 将无菌物品置于无菌盘内 * 双手捏住上层无菌治疗巾反折至两角外侧 * 拉上层无菌治疗巾覆盖住无菌物品，边缘与下层对齐 * 双层无菌治疗巾下边开口超出治疗盘的部分向上反折两次 * 双层治疗巾两侧边缘超出治疗盘的部分向下反折一次	• 上、下层无菌治疗巾边缘对齐后翻折以保持无菌 • 保持盘内无菌，4 h 内有效
及时记录	* 记录铺盘时间、盘内物品、铺盘人姓名	

【注意事项】

(1) 严格遵循无菌技术操作原则。

(2) 铺无菌盘区域须清洁、干燥,无菌治疗巾避免潮湿、污染。

(3) 铺盘时非无菌物品和身体应与无菌盘保持适当距离,手不可触及无菌治疗巾内面,不可跨越无菌区域。

(4) 铺好的无菌盘尽早使用,有效期不超过 4 h。

(五)无菌溶液的取用

【目的】 保持无菌溶液在一定时间内处于无菌状态。

【评估】 环境,无菌溶液名称、有效期。

图 10-8 单层底铺治疗巾

【计划】

1. 护士准备 衣帽整洁,修剪指甲、洗手、戴口罩。

2. 用物准备 无菌溶液(密封瓶装、三角烧瓶装)、无菌包、启瓶器、弯盘、无菌容器、消毒溶液、无菌棉签、笔、安尔碘等。

3. 环境准备 环境整洁,操作区域宽敞、安全,物品放置合理。

【实施】 无菌溶液的取用见表 10-8。

表 10-8 无菌溶液的取用

程序	操作步骤	要点说明
取无菌容器	* 查看无菌包名称、灭菌日期、有效期、灭菌标志、有无潮湿或破损 * 打开无菌包,将无菌容器放于操作台上	
检查核对	* 取无菌溶液并核对药液标签,即药名、浓度、剂量、有效期,检查密封瓶瓶体是否有裂痕、瓶盖是否松动,对光倒置检查药液质量	• 核对无误,确定溶液无变色、无浑浊、无沉淀、无絮状物,质量合格方可使用
开启瓶盖	* 用安尔碘棉签消毒瓶口至瓶颈膨大部 * 打开无菌容器取纱布,垫纱布将橡胶塞打开	• 手不可触及瓶口及瓶盖的内面,防止污染
冲洗瓶口	* 一手握瓶签侧拿起无菌溶液瓶,倒少量溶液于弯盘冲洗瓶口	• 避免沾湿标签,少量溶液冲洗瓶口
倒取溶液 (图 10-9)	* 由冲洗处倒出所需溶液至无菌容器中 * 倒液后立即盖好橡胶塞	• 瓶口不能接触无菌容器,液体流出处应小于冲洗处
及时记录	* 记录开包日期、时间及操作者姓名	• 已开启的无菌溶液有效期为 24 h • 余液只能用作清洁操作中

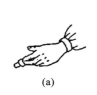 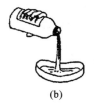 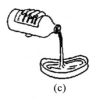

(a) (b) (c)

图 10-9 倒取无菌溶液

(a) 示指、中指套住橡胶塞;(b) 先倒出少量溶液冲洗瓶口;(c) 由原处倒出溶液至无菌容器中

【注意事项】

(1) 倒转瓶体对光检查。

(2) 翻、盖橡胶塞时,手不可触及瓶口及橡胶塞塞入部分。

(3) 取用无菌溶液时,瓶口不可触及无菌容器,不可将无菌敷料、器械直接伸入瓶内蘸取,也不可将无菌敷料接触瓶口倒液,瓶签朝向掌心。

(4) 已倒出的无菌溶液,未使用也不可再倒回瓶内。

(5) 打开的无菌溶液,如未污染可保存 24 h。

(六) 无菌手套的使用

【目的】 确保医疗护理操作的无菌效果,保护患者免受感染,自我保护。

【评估】 环境,无菌手套号码、有效期。

【计划】

1. 护士准备 衣帽整洁,修剪指甲、洗手、戴口罩。

2. 用物准备 无菌手套袋(或一次性无菌手套)、弯盘、无菌持物钳、无菌敷料罐(内装纱布块)等。

3. 环境准备 环境整洁,操作区域宽敞、安全,物品放置合理。

【实施】 无菌手套的使用见表10-9。

表10-9 无菌手套的使用

程序	操作步骤	要点说明
核对查看	*检查手套号码、灭菌有效期,手套包装是否完好	• 选择型号大小合适的手套
规范开包	*按规程打开无菌手套袋包装,符合无菌技术操作要求	
戴手套		
分次取戴 (图 10-10)	*打开手套袋,左手掀起手套袋开口处外层 *右手捏住左手套翻折部分,取出手套 *将左手伸入手套内,对准五指戴好 *右手掀起手套袋开口外层,将已戴手套的左手插入右手手套的反折处内面取出手套 *将右手伸入手套内,对准五指戴好 *将手套的翻边套在工作服衣袖外面	• 未戴手套的手不可触及手套的外面(无菌面) • 已戴手套的手不可触及未戴手套的手或另一手套的内面
一次取戴 (图 10-11)	*两手同时掀起手套袋开口处外层 *持手套翻折部分同时取出一双手套 *将两手套五指对准,一手捏住手套翻折部分,一手对准手套五指戴好 *以戴好手套的手指插入另一手套的翻折内面,同法将另一手套戴好	• 不可强拉手套
调整检查	*双手手指交叉以调整手套位置 *检查手套是否有破损	• 戴好手套的双手应保持在腰部以上,视线范围内

续表

程序	操作步骤	要点说明
脱无菌手套 （图 10-12）	*脱手套前洗净血渍、污渍 *一手捏住另一手套腕部外面翻转脱下 *已脱下手套的手插入另一只手套内口，将手套翻转脱下	• 勿使手套外面（污染面）接触到皮肤 • 不可强拉手套边缘或手指部分以免损坏
用物	*按要求整理用物并处理	• 使用过的手套置于医疗垃圾桶中

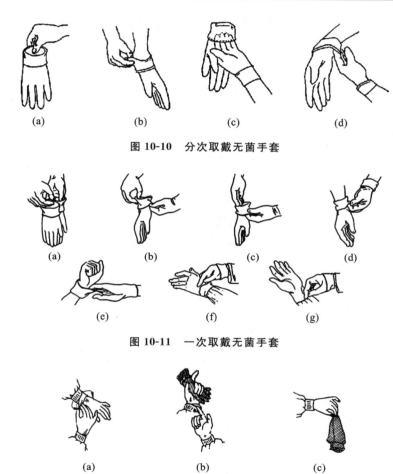

图 10-10　分次取戴无菌手套

图 10-11　一次取戴无菌手套

图 10-12　脱无菌手套

【注意事项】

（1）戴无菌手套时，避免手套外面（无菌面）触及任何有菌物品。

（2）未戴手套的手不可触及手套的外面，已戴手套的手不可触及未戴手套的手或另一手套的内面（非无菌面）。

（3）发现手套有破损，应立即更换。

（4）戴手套后双手应保持在腰部以上，视线范围以内，避免污染。

（5）脱手套时，应从手套口往下翻转脱下，不可强拉手指和手套的边缘，以免损坏。

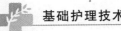

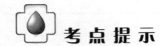

无菌技术的概念、操作原则以及操作方法。

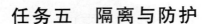

案例引导

护士小杨今天值夜班收治一位确诊为甲型 H1N1 流感患者。小杨为其安排了单独的病室,并告知患者在住院期间不得进入内走廊和医护办公室,如有需要可随时通过对讲机与护士和医生联系。问题:

1. 为什么为该患者安排单独病室?
2. 护士小杨在接触患者时应采取哪些护理措施?

隔离预防技术,是预防感染性疾病疫情扩散的基本方法,也是减少或杜绝职业暴露,维护医护人员执业安全与身体健康的重要保证。实施隔离预防技术的目的在于隔离感染源,阻止微生物在患者、医务人员及媒介之间播散,切断传播途径和保护易感人群,预防医院感染暴发流行。为实现这一目的所采取的一系列措施和操作技术,统称隔离预防技术,隔离预防在预防控制医院感染方面有极为重要的作用和地位。

一、隔离的概念

隔离是采用各种方法、技术,防止病原体从患者及携带者传播给他人的措施。通过隔离将传染源和高度易感人群安置在指定的地点和特殊环境中,暂时避免和周围人群接触,防止病原微生物在患者和工作人员及媒介物中扩散,以达到控制传染源、切断传播途径、保护易感人群免受感染的目的。

二、隔离区域的设置和划分

医疗区域根据感染的可能性及其严重程度,一般划分为清洁区、潜在污染区和污染区三大区域,各区域之间一般应设缓冲间。

1. 清洁区 清洁区指进行呼吸道传染病诊治的病区中,不易受到患者血液、体液和病原微生物等物质污染及传染病患者不应进入的区域,包括医务人员的值班室、卫生间、更衣室、浴室以及储物间、配餐间等。

2. 潜在污染区 潜在污染区指进行呼吸道传染病诊治的病区中,位于清洁区与污染区之间,有可能被患者血液、体液和病原微生物等物质污染的区域,包括医务人员的办公室、治疗室、护士站、患者用后的物品和医疗器械等的处置室、内走廊等。

3. 污染区 污染区指进行呼吸道传染病诊治的病区中,传染病患者和疑似传染病患者接受诊疗的区域,如其血液、体液、分泌物、排泄物污染物品暂存和处理的场所,包括病室、处置室、污物间以及患者入院和出院处置室等。

4. 两通道 两通道指进行传染病诊治的病区中的医务人员通道和患者通道。医务人员通道、出入口设在清洁区一端,患者通道、出入口设在污染区一端。

5. 缓冲间 缓冲间指进行传染病诊治的病区中清洁区与潜在污染区之间、潜在污染区与污染区之间设立的两侧均有门的小室,为医务人员的准备间。

6. 负压病区 负压病区也称负压病室,通过特殊通风装置,使病区(病室)的空气按照由清洁区向污染区流动,使病区(病室)内的压力低于室外压力。负压病区(室)排出的空气须经处理,确保对环境无害。

三、隔离原则

（一）隔离管理原则

（1）制订相应的隔离与预防措施。
（2）有多种传播途径的疾病,要采取相应传播途径的隔离与预防。
（3）隔离病室有明显隔离标志,限制人员出入。
（4）传染患者或可疑者安置在单人隔离病房。条件受限的医院,同种病原体感染的患者可安置一室。
（5）建筑布局符合规定。

（二）隔离消毒原则

1. 一般消毒隔离
（1）工作人员 备齐所需物品,戴好口罩、帽子,穿好隔离衣。
（2）隔离区域及患者接触过的物品消毒处理 病室空气每日紫外线照射或用消毒液喷雾消毒一次;每日消毒液擦拭床旁桌椅;患者接触过的物品须严格消毒后再带出;患者的分泌物按规定消毒后排放;送出病室处理的污染物品,污物袋外有明显标志。
（3）病区管理 严格执行探视和陪伴制度,患者的传染性分泌物三次培养结果均为阴性或确已度过隔离期,经医生开出医嘱后可解除隔离。

2. 终末消毒 终末消毒是对转科、出院或死亡的患者和其所在病室、用物及医疗器械进行的消毒处理。分为患者的终末消毒和患者床单位的终末消毒。
（1）患者床单位的终末消毒处理 将被服放入污衣袋,注明隔离用物,先消毒再清洗;病室消毒时,摊开被褥、竖起床垫、关闭门窗、打开床头桌,用紫外线灯消毒或用消毒液熏蒸消毒,消毒后通风,用消毒液擦拭家具、地面、墙面。
（2）患者的终末消毒处理 患者出院或转科前须经过沐浴,更换清洁衣服方可离开。个人用物须经消毒处理后才能带出。死亡的患者,须用消毒液擦拭尸体,并用消毒液浸湿的棉球填塞口、鼻、耳、肛门、阴道,伤口更换敷料,并用一次性尸单包裹,送传染科太平间。

四、隔离种类及措施

(一) 隔离的分类

隔离可分为传染病隔离和保护性隔离两大类。

1. 传染病隔离 传染病隔离是将处于传染期的传染病患者和可疑传染病患者及病原携带者,控制在特定区域,与一般人群暂时分离,缩小污染范围,减少传染病传播机会,同时也便于污染物的集中消毒及处理,如传染病流行时的疫区,传染病院或综合医院内的传染病区等。

2. 保护性隔离 保护性隔离也称反向隔离、逆向隔离,主要适用于抵抗力低下或极易感染的患者,如严重烧伤、高龄、白血病患者,早产儿,以及器官移植或免疫缺陷患者。

(二) 隔离的措施

1. 基于切断传播途径的隔离与预防 主要为空气、飞沫和接触的隔离。

1) 接触传播的隔离与预防 对确诊或可疑感染接触传播病原微生物(如肠道感染、多重耐药菌感染、皮肤感染等)的患者,在进行标准预防的基础上,还应采用接触隔离预防。

(1) 患者安置在单人隔离房间,无条件时可将同种病原体感染患者同室安置,限制患者活动范围。

(2) 减少转运,如必须转运时,应尽量减少对其他患者和环境表面的污染。

(3) 进入隔离病室应戴口罩,穿隔离衣,接触患者包括接触患者的血液、体液、分泌物、排泄物等物质时,应戴手套,手上有破损者,应停止接触此类患者。接触患者及其污染物后,或为下一名患者进行诊疗操作前应洗手。

(4) 离开病室前,脱下隔离衣,按要求悬挂,或使用一次性隔离衣,并严格进行卫生洗手或手消毒。患者用品不得转交他人使用,一切污染物品,须严密消毒后方可使用。污染物应装袋、做好标记,送出销毁或洗消处理。隔离室应有隔离标志,并限制人员出入。

2) 空气与飞沫传播的隔离与预防 主要用于防止通过空气中飞沫传播的感染性疾病,适用于流行性感冒、麻疹、水痘、流行性腮腺炎、猩红热、白喉、百日咳、流行性脑脊髓膜炎及支原体肺炎等。

(1) 患者应单间安置,加强通风;无条件时,相同病原微生物感染患者可同住一室,但患者之间、患者与探视者之间相隔空间须在 1 m 以上,并尽快转送有条件收治的传染病医院或卫生行政部门指定的医院,同时注意转运过程中医务人员的防护。

(2) 患者病情允许时,应戴外科口罩,并限制传染病患者的活动范围。医务人员进入确诊或进入可疑传染病患者房间,进行可能产生喷溅的诊疗操作时,应戴帽子、穿隔离衣、戴外科口罩或医用防护口罩。

(3) 当接触患者及其血液、体液、分泌物、排泄物等物质时,必须戴手套,护理下一名患者前应洗手。

(4) 患者所用餐具每餐消毒,痰杯每天消毒 1 次,呼吸道分泌物应消毒后废弃。室内空气每天应用紫外线灯照射消毒 1~2 次,每次不少于 30 min。

2. 保护性隔离 主要适用于抵抗力低下或极易感染的患者,如早产儿,严重烧伤、高龄、白血病患者,以及器官移植或免疫缺陷患者。

(1) 设置专用隔离室,患者单间隔离。

(2) 进入患者隔离室的所有人员，应穿戴灭菌隔离衣、口罩、帽子、手套、专用拖鞋或鞋套等。接触患者前后或为下一名患者进行诊疗操作前均应进行卫生洗手或手消毒。

(3) 患呼吸道疾病或咽部带菌者，包括医务人员，不得接触患者。未经消毒灭菌处理的物品，不得进入隔离区域使用。

(4) 病室空气、地面、物体表面，应每天进行清洁、消毒处理。

五、隔离技术操作方法

（一）帽子、口罩的使用

【目的】

(1) 帽子可防止工作人员头发散落或被污染。

(2) 口罩可保护患者及工作人员，防飞沫污染无菌物品、伤口或清洁物品。

【评估】 患者病情、目前采取的隔离种类。

【计划】

1. 护士准备 衣帽整洁，修剪指甲、洗手、戴口罩。

2. 用物准备 口罩、帽子、医用垃圾袋等。

3. 环境准备 环境整洁，操作区域宽敞、安全，物品放置合理。

【实施】 帽子、口罩的使用见表10-10。

表10-10 帽子、口罩的使用

程序	操作步骤	要点说明
戴清洁帽	*帽子应将头发全部遮住并固定	• 尺寸合适，能遮护全部头发
戴好口罩		
纱布口罩	*用口罩罩住鼻、口及下巴 *口罩下方带系于颈后，上方带系于头顶中部	
外科口罩	*用口罩罩住鼻、口及下巴 *口罩下方带系于颈后，上方带系于头顶中部 *将双手示指尖放在鼻夹上，从中间位置开始，用手指向内按压，并逐步向两侧移动，根据鼻梁形状塑造鼻夹 *调整系带的松紧度，检查闭合性	• 如系带是耳套式，分别将系带系于左右耳后 • 不应一只手提鼻夹 • 确保不漏气 • 不可用污染的手触摸口罩 • 口罩潮湿，受到患者体液、血液污染后，应及时更换
医用防护口罩 （图10-13）	*一手托住防护口罩，有鼻夹的一面背向外 *用防护口罩罩住鼻、口及下巴，鼻夹部位向上紧贴面部 *用另一只手将下方系带拉过头顶，放在颈后双耳下 *再将上方系带拉直头顶中部 *将双手示指尖放在金属鼻夹上，从中间位置开始，用手指向内按鼻夹，并分别向两侧移动和按压，根据鼻梁的形状塑造鼻夹	• 每次佩戴医用防护口罩进入工作区域之前，应进行密合性检查

续表

程序	操作步骤	要点说明
摘下口罩 （图 10-14）	*不要接触口罩污染面 *先解开下面的系带，再解开上面的系带 *用手仅捏住口罩的系带丢入指定容器内	• 口罩用后，立即取下，不可挂在胸前，取下时不可接触污染面 • 一次性口罩脱下后放入医用垃圾袋，如是纱布口罩，每日更换，清洗消毒
摘下帽子	*洗手后取下帽子	• 一次性帽子脱下后放入医用垃圾袋，如是布制帽子，每日更换，清洗消毒

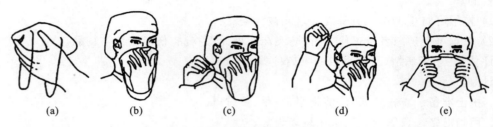

图 10-13 医用防护口罩的使用

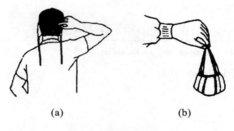

图 10-14 摘口罩法

【注意事项】

（1）帽子、口罩应勤换洗。纱布口罩使用 4～8 h 更换，一次性口罩使用不超过 4 h，每次接触严密隔离的传染病患者后应立即更换。

（2）戴上口罩避免咳嗽或不必要的谈话，不用污染的手触摸口罩，使用中有污染及潮湿应立即更换。

（3）离开污染区前将口罩、帽子放入医用垃圾袋内，集中处理。

（二）护目镜、防护面罩的使用

【目的】

（1）防止患者的血液、体液等具有感染性物质溅入人体眼部。

（2）防止患者的血液、体液等具有感染性物质溅到人体面部。

【评估】 患者病情、目前采取的隔离种类。

【计划】

1. 护士准备 衣帽整洁，修剪指甲、洗手、戴口罩。

2. 用物准备 口罩、帽子、护目镜、防护面罩。

3. 环境准备 环境整洁，操作区域宽敞、安全，物品放置合理。

【实施】

(1) 戴上护目镜或防护面罩,检查头带弹性,戴上后调整至感觉舒适,头带压在连体帽之外,并使眼镜下缘与口罩尽量结合紧密。

(2) 捏住护目镜及防护面罩靠近耳朵的一边将其摘掉,放入回收医疗废弃物的容器内。

【注意事项】

1. 应使用护目镜或防护面罩的情况

(1) 在进行诊疗、护理操作,可能发生患者血液、体液、分泌物等喷溅时。

(2) 近距离接触经飞沫传播的传染病患者时。

(3) 为呼吸道传染病患者进行气管切开、气管插管等近距离操作,可能发生患者血液、体液、分泌物喷溅时,应使用全面型防护面罩。

2. 佩戴前检查 佩戴前应检查有无破损,佩戴装置有无松懈,每次使用后应清洁与消毒。

3. 正确佩戴 应正确佩戴护目镜和防护面罩。

(三) 穿、脱隔离衣

【目的】

(1) 保护患者和工作人员,避免受血液、体液和其他感染性物质的污染。

(2) 防止病原体的传播,避免交叉传染。

【评估】

1. 核对医嘱 明确隔离种类、治疗、护理。

2. 评估患者 全身状态、心理状态、健康知识。

【计划】

1. 护士准备 衣帽整洁,修剪指甲、洗手、戴口罩。

2. 用物准备 隔离衣、衣架、污衣桶等。

3. 环境准备 环境整洁,操作区域宽敞、安全,物品放置合理。

【实施】 穿、脱隔离衣的操作步骤见表10-11。

表10-11 穿、脱隔离衣

程序	操作步骤	要点说明
穿隔离衣 (图10-15)		
核对取衣	* 检查隔离衣,确定隔离衣的清洁面 * 手持衣领取下隔离衣,两手将衣领的两端向外折,使内面向着操作者,露出袖子内口	• 隔离衣应后开口,长短需全部遮盖工作服,有破损时则不可使用 • 衣领及隔离衣内面为清洁面
穿好衣袖	* 右手持衣领,左手伸入袖内 * 右手将衣领向上拉,使左手露出 * 用左手持衣领,同法穿右臂衣袖 * 举双手抖袖,露出手腕	• 衣袖勿触及面部、衣领
系好衣领	* 两手持领子中央,沿着领边向后将领带系(扣)好	• 系领子时注意污染的袖口不可触及衣领、帽子、面部和颈部
扣好袖口	* 扣袖口或是系上袖带	• 此时手已被污染
系好腰带	* 解开腰带活结	• 手不可触及隔离衣外面

续表

程序	操作步骤	要点说明
	* 将隔离衣的一边渐向前拉,直至触到边缘后用手捏住,同法捏住另一侧,两手在背后将两侧边缘对齐,向一侧折叠,用一手按住,另一手将腰带拉至背后压住折叠处,将腰带在背后交叉,再回到前面打一活结	* 隔离衣应能遮盖背面的工作服,勿使折叠处松散 * 穿上隔离衣后不得再进入清洁区
脱隔离衣 (图10-16)		
松开腰带	* 解腰带、在前面打一活结	
解开袖口	* 解开两袖扣,在肘部将部分袖子塞入工作服衣袖下,使两手露出	* 勿使衣袖外面塞入工作服袖内
消毒双手	* 用消毒液浸泡双手 * 刷手法刷洗双手	* 浸泡消毒双手5 min * 刷洗每个手臂30 s,各两遍,共计2 min * 刷手顺序为前臂→腕部→手背→手掌→手指→指缝→指尖,彻底刷洗
冲洗擦干	* 打开水龙头,在流动水下彻底冲净双手 * 用擦手毛巾擦干	* 冲洗时手指向下,从肘部向指尖方向冲洗
解开衣领	* 解开领带(或领扣)	* 保持衣领清洁
脱袖挂放	* 右手伸入左手袖口内拉下衣袖过手 * 再用衣袖遮住的左手在衣袖外面拉下右手衣袖过手 * 双手轮换握住袖子,手臂逐渐退出 * 双手握住衣领,使隔离衣外面向外两边对齐,挂在衣架上 * 需更换的隔离衣将清洁面向外卷好,投入污衣桶	* 脱下的隔离衣如挂在潜在污染区,则清洁面向外;若挂在污染区,则污染面向外
再次洗手	* 按卫生手消毒法洗手	

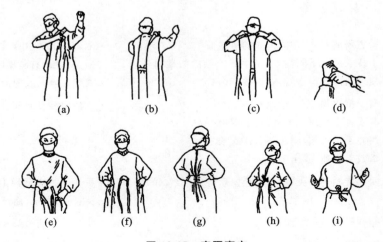

图10-15 穿隔离衣

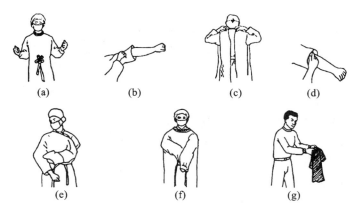

图 10-16 脱隔离衣

【注意事项】
(1) 穿隔离衣前应准备好操作中所需物品。
(2) 隔离衣长短合适,全部遮盖工作服,完好无损。
(3) 保持内面、衣领不被污染,污染的袖口避免接触衣领、面部、工作帽。
(4) 穿好隔离衣后,双臂在腰部以上水平,不得进入清洁区。
(5) 洗手时,隔离衣不得污染洗手设备。
(6) 隔离衣每日更换,如有潮湿或污染应立即更换。
(7) 根据隔离区域挂隔离衣。

(四) 穿、脱防护服

【目的】
(1) 保护患者和工作人员,避免受血液、体液和其他感染性物质的污染。
(2) 防止病原体的传播,避免交叉传染。

【评估】
1. **核对医嘱** 明确隔离种类、治疗、护理。
2. **评估患者** 全身状态、心理状态、健康知识。

【计划】
1. **护士准备** 衣帽整洁,修剪指甲、洗手、戴口罩。
2. **用物准备** 防护服、衣架等。
3. **环境准备** 环境整洁,操作区域宽敞、安全,物品放置合理。

【实施】 穿、脱防护服的操作步骤和要点说明见表 10-12。

表 10-12 穿、脱防护服

程序	操作步骤	要点说明
穿防护服	* 将拉链拉至合适位置 * 左右手抓住左右袖口的同时,抓住防护服腰部拉链的开口处 * 先穿下肢,再穿上肢 * 将拉链拉至胸部 * 套上连体帽 * 将拉链拉至顶端并粘好领口贴	• 穿前应检查防护服有无破损,有渗漏或破损应及时更换 • 穿时勿使衣袖触及面部及衣领

续表

程序	操作步骤	要点说明
脱防护服		
分体防护服	* 先将拉链拉开 * 向上提拉帽子,使头部脱离帽子 * 脱袖子,将污染面向里脱下后放入指定容器内 * 下衣污染面向里由上向下边脱边卷,脱下后放入指定容器内	• 脱时应注意避免污染
连体防护服	* 先将拉链拉到底 * 向上提拉帽子,使头部脱离帽子 * 脱袖子,从上向下将污染面向里边脱边卷 * 脱下后放入指定容器内	

【注意事项】

(1) 防护服只限在规定区域内穿脱。

(2) 穿前应检查防护服有无破损,有渗漏或破损应及时更换。

(3) 穿时勿使衣袖触及面部及衣领,脱时应注意避免污染。

(4) 接触多个同类传染病患者时,防护服若无明显污染可连续使用。

(5) 接触疑似患者时,防护服应在接触每个患者之间进行更换。

(6) 防护服被患者血液、体液、污物污染时,应及时更换。

(7) 重复性使用的防护服应每日更换、清洗与消毒。

(五)避污纸的使用

【目的】 用避污纸垫着拿取物品或做简单操作,保持双手或物品不被污染,以省略消毒手续。

【评估】

(1) 操作环境。

(2) 患者病情,目前采取的隔离种类。

【计划】

1. 护士准备 着装整洁,洗手,戴口罩。

2. 用物准备 避污纸(即清洁纸片)、污物桶(袋)、火源等。

3. 环境准备 整洁、宽敞。

【实施】 避污纸的使用见表10-13。

表10-13 避污纸的使用

程序	操作步骤	要点说明
使用时	* 取避污纸时应从页面抓取,不可掀页撕取(图10-21)	• 使用前应保持避污纸清洁
使用后	* 避污纸用后丢入污物桶,定时焚烧	• 避污纸放入医用污物桶或污物袋内,不可随意丢弃

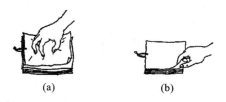

图 10-21 避污纸的使用
（a）正确；（b）错误

【评价】
（1）避污纸使用前未被污染。
（2）取避污纸的方法正确。

【注意事项】 取避污纸时，不可掀页撕取，以保持一面为清洁面。

（六）鞋套、防水围裙的使用

【目的】
（1）保护患者和工作人员，避免受血液、体液和其他感染性物质的污染。
（2）防止病原体的传播，避免交叉传染。

【评估】
1. 核对医嘱　明确隔离种类、治疗、护理。
2. 评估患者　全身状态、心理状态、健康知识。

【计划】
1. 护士准备　衣帽整洁，修剪指甲、洗手、戴口罩。
2. 用物准备　鞋套、防水围裙等。
3. 环境准备　环境整洁，操作区域宽敞、安全，物品放置合理。

【实施】
（1）撑开鞋套松紧口，穿好鞋套。
（2）整理鞋套至松紧适度、平整。
（3）穿上防水围裙，系带松紧适度。

【注意事项】
（1）鞋套应具有良好的防水性能，并一次性应用。
（2）从潜在污染区进入污染区时和从缓冲间进入负压病室时应穿鞋套。
（3）应在规定区域内穿鞋套，离开该区域时应及时脱掉，发现破损应及时更换。
（4）防水围裙分为重复使用的防水围裙和一次性使用的防水围裙。
（5）医疗器械可能受到患者的血液、体液、分泌物及其他污染物质喷溅，进行复用医疗器械的清洗时，应穿防水围裙。
（6）重复使用的防水围裙，每班使用后应及时清洗与消毒。如有破损或渗透时，应及时更换。
（7）一次性使用防水围裙应一次性使用，受到明显污染时应及时更换。

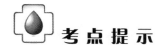

考点提示

隔离的概念、隔离消毒原则以及隔离技术操作方法。

直通护考

一、选择题

A1/A2 型题（以下每一道考题下面有 A、B、C、D、E 五个备选答案，请从中选择一个最佳答案）

1. 下列哪些措施不是预防医院内感染的主要措施？（　　）
   A. 认真洗手　　　　　　B. 合理使用抗生素　　　　C. 严格执行无菌操作
   D. 消毒隔离　　　　　　E. 禁止院内吸烟
2. 控制医院内感染最简单、最有效、最方便、最经济的方法是（　　）。
   A. 环境消毒　　　　　　B. 合理使用抗生素　　　　C. 洗手
   D. 隔离传染患者　　　　E. 远离传染源
3. 发生医院内泌尿系统感染最常见的诱因是（　　）。
   A. 长期卧床　　　　　　B. 留置导尿管　　　　　　C. 膀胱冲洗
   D. 膀胱内注射　　　　　E. 肾病综合征
4. 终末消毒是指（　　）。
   A. 患者出院、转院或死亡后，对其原居住点进行最后一次彻底的消毒
   B. 对医院周围环境的彻底消毒
   C. 对医院空气进行全面的消毒
   D. 杀灭或抑制活体组织上微生物的生长繁殖，以防组织感染
   E. 对患者进行沐浴
5. 医院消毒工作包括（　　）。
   A. 清洁　　　　　　　　B. 清洁、消毒、灭菌　　　C. 消毒
   D. 灭菌　　　　　　　　E. 杀菌
6. 发现医院内感染暴发事件时，以下哪些措施是不恰当的？（　　）
   A. 隐瞒患者及其家属　　　　　　　B. 分析感染源、传播途径
   C. 采取有效的控制措施　　　　　　D. 及时上报相关部门
   E. 拨打急救电话
7. 下列哪种是高效消毒剂？（　　）
   A. 碘酊　　　B. 碘伏　　　C. 洗必泰　　　D. 含氯消毒剂　　E. 乙醇
8. 患者，李某，40 岁，不慎被烧伤，Ⅲ度烧伤面积达 45%，入院后应采用（　　）。
   A. 严密隔离　　　　　　B. 接触隔离　　　　　　　C. 呼吸道隔离
   D. 消化道隔离　　　　　E. 保护性隔离

二、病例分析题

患者，张某，男，40 岁，肺结核，收治于传染病病房。问题：
(1) 对此患者应给予何种隔离措施？
(2) 患者何时可以解除隔离？

（马冬梅）

项目十一　药物治疗技术

学习目标

1. 掌握药物的安全给药原则、注射原则；各种注射法的目的、常用注射部位及注意事项。
2. 熟悉给药的基本知识；给药的途径、次数、时间和影响药物疗效的因素。
3. 了解药物的种类和领取。
4. 能正确地实施口服给药和各种注射技术操作。
5. 具有认真、严谨、求实的工作态度，严格执行无菌技术操作和查对制度，并做到关爱患者，确保用药的安全。

任务一　给药的基本知识

案例引导

患者，李某，男，67岁，有高血压病史10年，因受凉后咳嗽、咳痰3天来医院就诊，门诊医嘱：青霉素80万U，肌内注射，bid。用药3天后患者病情无好转，且咳铁锈色痰，伴头痛、发热、全身无力，门诊医生以"大叶性肺炎"收住呼吸内科，经过口服给药、雾化吸入、静脉输液等治疗7天后，患者痊愈出院。问题：

1. 案例中涉及的医院常用给药次数和时间间隔的英文缩写是什么意思？
2. 给药途径有哪些？
3. 给药应遵循什么原则？

药物在预防、诊断和治疗疾病过程中起着重要的作用，在临床护理工作中，护士是药物疗法的直接执行者，也是用药过程的监护者，在给药过程中扮演着非常重要的角色。为确保每位患者能合理、安全、有效地用药，护士必须了解患者的用药史，掌握有关药物的药理知识、给药方法和操作技能，及时对药物疗效和反应做出评价，才能正确地指导患者用药。

一、药物的种类、领取和保管原则

(一) 药物的种类

常用药物的种类依据给药途径不同可分为以下几种。

1. 内服药 内服药分为固体剂型和液体剂型,固体剂型包括片剂、丸剂、散剂、胶囊等;液体剂型包括酊剂、合剂、溶液等。

2. 外用药 外用药有软膏、溶液、洗剂、滴剂、粉剂、栓剂、涂膜剂、酊剂及搽剂等。

3. 注射药 注射药有水剂、油剂、结晶、粉剂、混悬剂等。

4. 其他类 其他类有中草药、粘贴敷片、植入慢溶片、胰岛素泵等。

(二) 药物的领取

药物的领取必须凭医生的处方进行。通常,门诊患者按医生处方在门诊自行领取;住院患者药物的领取方法各医院的规定不一,大致包括以下两种。

1. 病区 病区内设有药柜,备有一定数量的常用药物,由专人负责管理,进行领取和补充;患者使用的贵重药物和特殊药物凭医生的处方领取;剧毒药、麻醉药(如吗啡、哌替啶等),病区内有固定数量,使用后凭医生的处方领取补充。

2. 中心药房 医院内设有中心药房,其中口服药由中心药房专人负责配备、核对,病区护士负责核对,领回后再次进行核对和分发;患者所用注射类的药物、抢救药物、临时医嘱的口服药等,均由病区护士专人负责,根据使用量填写领药单,定期到药房领取,以确保治疗的正常进行。

(三) 药物的保管原则

1. 药柜位置符合要求并保持整洁 药柜应放在通风、干燥、光线明亮处,但避免阳光直射,保管由专人负责。

2. 药物应分类存放 药物应按内服、外用、注射、剧毒等分类放置。先领先用,以防失效。贵重药、麻醉药、剧毒药应有明显标志,加锁保管,专人负责,使用专本登记,并实行严格交班制度。

3. 药物标签明显 药瓶上贴有明显标签,内服药标签为蓝色边、外用药为红色边、剧毒药和麻醉药为黑色边。标签要字迹清楚,标签上应标明药名(中英文对照)、浓度、剂量。

4. 定期检查、确保药物安全 药物要定期检查,如有沉淀、浑浊、异味、潮解、霉变等现象,或标签脱落、辨认不清,应立即停止使用。

5. 根据药物不同性质妥善保存

(1) 易挥发、潮解或风化的药物及芳香性药物,应密封保存,置于阴凉干燥处,用后注意盖紧瓶盖。如乙醇、过氧乙酸、乙醚、糖衣片等。

(2) 易氧化和遇光变质的药物,应避光保存,放于深色瓶内或黑色遮光的纸盒内。如维生素C、氨茶碱、盐酸肾上腺素等。

(3) 易被热破坏的药物,应置于干燥阴凉(约20 ℃)处或按要求存放在2~10 ℃的冷藏环境中。如疫苗、抗毒素血清、胎盘球蛋白、青霉素皮试液等。

(4) 易燃、易爆的药物,应远离明火,密闭单独保存,置于低温处,以防意外。如乙醚、环氧乙烷、乙醇等。

(5) 患者个人专用的贵重或特殊药物,应单独存放,注明床号、姓名。

二、安全给药的原则

安全给药原则是一切用药的总则,在执行药物治疗时必须严格遵守。

(一)根据医嘱给药

给药属于非独立性的护理操作,必须有医嘱作为依据,因此,护士必须严格按照医嘱执行。护士在临床工作中应熟悉常用药物的作用、副作用、用法和毒性反应,对有疑问的医嘱,应及时向医生提出,切不可盲目执行,也不可擅自更改医嘱。

(二)严格执行查对制度

护士在执行药物治疗时,应首先认真检查药物的质量,对疑有变质或已超过有效期的药物,应立即停止使用。要将准确的药物,按准确的剂量,用准确的途径,在准确的时间内给予准确的患者,因此,在执行药物治疗时,护士应做好"三查八对"。

三查:操作前、操作中、操作后查(查八对的内容)。

八对:对床号、姓名、药名、浓度、剂量、用法、时间、药物质量。

(三)安全正确用药

(1)准确掌握给药时间、方法。

(2)给药前应评估患者的病情、治疗方案、过敏史和所用的药物,向患者解释,以取得合作,并给予相应的用药指导,提高患者自我合理用药能力。

(3)药物备好后及时分发使用,避免久置后引起药物污染或药效降低。

(4)对易发生过敏反应的药物,使用前应了解过敏史,按要求做过敏试验,结果阴性方可使用。

(四)密切观察用药反应

药物的治疗作用与副作用是药物的两重性的表现,临床用药的效果观察正是药物作用两重性的综合观察。护士在给药过程中,应监测患者的病情变化,动态评价药物疗效和不良反应,必要时做好记录。

如用硝苯地平治疗心绞痛时,应观察心绞痛发作的次数、强度、心电图等情况。

知识链接

常用药物变质的简易识别

药物的质量可以通过观察药物外观形状、颜色及气味进行识别是否变质。

1. 片剂 如药片变色、表面粗糙、有斑点、发霉或疏松、潮解或有结晶析出;糖衣片出现黏结或色斑、糖衣层裂开、发霉、有臭味等均为变质。

2. 胶丸和胶囊 出现明显软化、变色、破裂、漏出或黏结不散等,为变质现象。

3. 内服水溶液制剂 无论颜色深浅,均应澄清、无异物。若出现浑浊、絮状物或沉淀,视为变质。

4. 注射剂 一般有注射液和粉针剂两种。

注射液应是无色或规定颜色的澄清液,尤其是静脉输入的溶液。若发现溶液颜色变深,或有浑浊、沉淀及絮状物,或有霉点等,都表明药品变质,不能使用。有些注射液在低温时溶解度变小,会产生结晶析出,可加温溶解后使用。黄体酮等一些激素类药物,一般应是淡黄色、均匀澄清的油溶液,如发现油溶液有浑浊、沉淀、分层、变色等现象,表示已经变质。

正常粉针剂的瓶体应完整无裂隙,瓶内无异物及色点;摇动时粉剂可在瓶内自由翻动。若发现变色或有摇之不散的结块,均为变质。

5. 乳剂和混悬剂　如出现分层或有大量沉淀,经摇动不均匀者,视为变质。

三、给药次数和时间

给药的次数和时间取决于药物的半衰期,维持药物在血液中的有效浓度为最佳时间间隔,同时还要考虑药物的特性和人体的生理节奏。医院常用的外文缩写和中文译意见表11-1,医院常用给药时间安排见表11-2。

表11-1　医院常用的外文缩写和中文译意

外文缩写	中文译意	外文缩写	中文译意
qh	每1 h一次	am	上午
q2 h	每2 h一次	pm	下午
q3 h	每3 h一次	12 n	中午12点
q4 h	每4 h一次	12 mn	午夜12点
q6 h	每6 h一次	hs	睡前
qd	每日一次	ac	饭前
bid	每日两次	pc	饭后
tid	每日三次	st	立即
qid	每日四次	DC	停止
qod	隔日一次	sos	必要时(限用一次,12 h内有效)
biw	每周两次	prn	需要时(长期)
qm	每晨一次	Ad	加至
qn	每晚一次	aa	各
Rp/R	处方	Co	复方
inj	注射	Tab	片剂
po	口服	Pil	丸剂
ID	皮内注射	Caps	胶囊
H	皮下注射	Pulv	粉剂、散剂
IM/im	肌内注射	Liq	液体
IV/iv	静脉注射	Mist	合剂
ivgtt	静脉滴注	Sup	栓剂
OD	右眼	Tr	酊剂

续表

外文缩写	中文译意	外文缩写	中文译意
OS	左眼	Ung	软膏
AD	右耳	Lot	洗剂
AS	左耳	Ext	浸膏
AU	双耳	gtt	滴

表 11-2　医院常用给药时间安排

给药时间缩写	给药时间安排	给药时间缩写	给药时间安排
qd	8 am	qm	6 am
bid	8 am,4 pm	q2 h	6 am,8 am,10 am,12 n,2 pm……
tid	8 am,12 n,4 pm	q3 h	6 am,9 am,12 n,3 pm,6 pm……
qid	8 am,12 n,4 pm,8 pm	q4 h	8 am,12 n,4 pm,8 pm……
qn	8 pm	q6 h	8 am,2 pm,8 pm,2 am……

四、影响药物疗效的因素

每种药物都有各自的药理作用及特点，同时，药物疗效也会受机体内、外因素的影响而出现不同程度的差异。

（一）药物因素

1. 药物剂量　药物剂量与效应之间存在着密切的关系。药物必须达到一定剂量才能产生效应。在一定范围内，剂量越大，作用越强。但效应的增加是有限度的，达到最大效应后，再增加药物的剂量，疗效不但不会再增加，反而会增加药物毒性的作用。

2. 药物剂型　不同剂型的药物的吸收速度和量不同，从而影响药物作用的快慢。如注射用剂，水溶剂比混悬剂、油剂吸收速度快。

3. 给药时间　不同药物其半衰期不同，应以维持药物在血中的有效浓度为最佳选择。

4. 给药途径　不同的给药途径可以直接影响药物的吸收和作用。如口服甘露醇有导泻的作用；快速静滴有减轻脑水肿、降低颅内压的作用。

5. 联合用药　临床上经常会将几种药物联合使用，其目的是提高药效，减少用药剂量和不良反应，降低毒性作用。

（二）药物在体内的过程

药物进入人体产生药效，必须经过吸收、分布、代谢、排泄过程，药物在血浆中达到一定浓度，才能到达作用部位产生作用。药效产生的快慢，与药物吸收有关。而药物的分布、代谢与排泄，可决定药物在体内作用时间的长短。

1. 药物的吸收　药物的吸收指药物自给药部位进入血液循环的过程。药物的剂型、分子的大小、理化性质、解离度、给药途径、给药部位生理状况等均可影响药物吸收。如静脉给药直接进入血液循环，没有吸收的过程，作用最快；小分子药物、脂溶性高和极性低的药物易通过细胞膜而被吸收，水溶剂比油剂、混悬剂或固体剂型吸收快。

2. 药物的分布　药物被吸收之后，经血液循环到达各组织器官的过程称为分布。药物在体内的分布是不均匀的,血流丰富的组织,药物分布得快而且量多。药物的理化性质、体液的pH值、与血浆蛋白的结合力等也是影响药物分布的因素。

3. 药物的代谢　药物的代谢指药物在生物体内吸收后与组织细胞相互作用,发生化学变化的过程。药物的代谢主要在肝脏,肝功能不良者会影响药物的代谢。

4. 药物的排泄　药物的排泄是吸收进入体内的药物以及代谢产物从体内排出体外的过程。肾脏是药物排泄的主要途径,其次为胆道、呼吸道、汗腺、唾液腺、乳腺、泪腺等。

(三) 机体因素

1. 生理因素

(1) 年龄和体重　通常所称的药物"常用量"是针对14～60岁的成年人而言,因为儿童和老年人对药物的反应与成人不同,儿童正处于生长发育阶段,对药物的反应一般比较敏感,特别是新生儿和早产儿,药物使用不当会造成器官组织的发育障碍,从而产生严重的不良反应。老年人随年龄增长呈现生理性衰退过程,如肝、肾功能随年龄增长而自然衰退,故药物清除率也会逐年下降,各种药物的半衰期都会有不同程度的延长,所以用药时应特别注意。

不同年龄的患者,由于其许多生理功能存在相当的差异,所以对药物的药动学和药效学均可产生明显影响。

(2) 性别　男性和女性对药物的效应一般无明显影响,但值得注意的是女性在"三期"时的用药:月经期不宜服用腹泻药和抗凝药,以免发生盆腔充血、月经增多和痛经等;妊娠期应注意避免使用易引起流产、早产等的药物,还要注意某些药物可能会有致畸作用;哺乳期应慎用可通过乳汁进入婴幼儿体内并可能影响婴幼儿发育的药物。另外,产前还应禁用阿司匹林及影响子宫平滑肌收缩的药物等。所以妊娠期和哺乳期妇女用药要特别慎重。

2. 病理因素　疾病也会影响药物的疗效。肝、肾功能障碍时,可分别影响药物的代谢和排泄。如肝功能受损时,易引起药物的蓄积中毒;肾功能不全时,青霉素的排泄速率减慢。

3. 心理因素　患者的精神状态及心理因素与药物疗效关系密切,其中以医护人员的语言态度、暗示作用及患者的情绪、患者对药物的信赖程度等最为重要。

4. 遗传因素和个体差异　在通常情况下,多数患者对药物的反应基本相似。但特异体质的患者,对某些药物的敏感性高,很小剂量即可引起中毒;遗传因素通过对药物代谢或药效学的影响,而导致药物反应的个体差异性,如葡萄糖-6-磷酸脱氢酶缺乏症(G6PD),由于缺乏该种酶而导致服用伯氨喹或磺胺类药易引起变性血红蛋白或溶血性贫血。所以,临床上必须因人而异地选择适当的剂量,并根据药效情况及时调整用量。

(四) 饮食对药物的影响因素

1. 促进药物的吸收,增强疗效　酸性食物可增加铁剂的溶解度促进其吸收;粗纤维食物有促进肠蠕动、增强驱虫剂的疗效。

2. 干扰药物的吸收,降低疗效　补充钙剂时不宜吃菠菜,因其含有的大量草酸会与钙结合形成难以吸收的草酸钙,影响钙的吸收;高脂肪食物可抑制胃酸分泌而影响铁剂的吸收。

3. 改变尿液的pH值,影响疗效　素食在体内代谢后产生代谢物质,从而影响尿液的pH值,会增强磺胺类药在碱性尿液中的抗菌力;荤食在体内可产生酸性物质,使尿液呈酸性,从而加强氨苄青霉素在酸性尿液中的杀菌力。

任务二 口服给药法

案例引导

患者,张某,男性,67岁。间断咳嗽、咳痰伴喘息5年,加重1周。1周前因受凉咳嗽加重,痰量增多且黏稠不易咳出。查体:T 38 ℃,P 96 次/分,R 22 次/分,BP 120/70 mmHg。双肺呼吸音粗,可闻及少量湿啰音及哮鸣音。诊断为慢性喘息性支气管炎急性发作。口服药医嘱:急支糖浆10 mL,tid,po;氨茶碱片0.1 g,bid,po。问题:

1. 为该患者实施给药时,如何落实"三查八对"制度?
2. 怎样指导患者正确安全口服用药?

口服给药是指药物经口服后在胃肠道吸收,通过血液循环到达全身,达到治疗疾病的一种方法。口服给药是最常用、方便、经济、安全的给药方式。但药物吸收速度较慢,药效易受胃肠功能及胃内容物的影响,不适用于急救;对意识不清、频繁呕吐、禁食者也不宜用此法给药。

一、正确安全的给药指导

慢性病患者和出院后需要继续服药的患者,如何规范合理用药、确保安全和有效性,是护士临床工作中非常重要的职责之一。

(一) 一般用药指导

(1) 需吞服的药物用温开水送服,不宜用茶水。
(2) 缓释片、肠溶片、胶囊吞服时不可嚼碎。
(3) 舌下含片应放在舌下或两颊黏膜与牙齿之间待其溶化。
(4) 对于慢性病患者和出院后需继续服药的患者,应使其了解用药的相关知识和服药中的注意事项,主动配合药物治疗,减少不良反应。

(二) 特殊药物用药指导

(1) 抗生素及磺胺类药应准时服药,以保持有效的血药浓度。
(2) 健胃及刺激食欲的药物宜饭前服用,因其刺激舌味觉感受器,使胃液大量分泌,可以增进食欲。助消化药及对胃黏膜有刺激性的药物宜饭后服用,以便使药物和食物均匀混合,有助于消化或减少对胃壁的刺激。
(3) 强心苷类药物服用前应先测脉率(心率)及脉律(心律),如脉率低于60次/分或心律异常,应停止服用并报告医生。

（4）对牙齿有腐蚀作用或使牙齿染色的药物，如酸剂、铁剂，服用时可采用吸管，避免药物与牙齿接触，服药后立即漱口。

（5）止咳糖浆对呼吸道黏膜有安抚作用，服后不宜立即饮水，以免冲淡药液，降低疗效；同时服用多种药物时，止咳糖浆应最后服用。

（6）磺胺类药和退热药服用后宜多饮水。前者由肾脏排出，尿少时易析出结晶，阻塞肾小管；后者起发汗降温作用，多饮水有利于增加疗效。

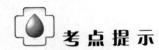

特殊药物用药指导。

二、口服给药法

【目的】 协助患者遵医嘱安全正确地服药，以达到减轻症状、治疗疾病、维持正常生理功能、协助诊断、预防疾病的目的。

【评估】

（1）患者年龄、性别、体重、病情、用药史和过敏史、治疗情况、肝肾功能情况。

（2）患者的意识状态、合作程度、对治疗的态度、有无药物依赖、对所用药物的认知程度等。

（3）患者有无吞咽困难、呕吐，有无口腔、食管疾病等。

【计划】

1. 护士准备 着装整洁，举止大方，修剪指甲、洗手、戴口罩。

2. 患者准备 了解用药的目的、相关知识，并能主动配合。

3. 用物准备 发药盘、药杯、小药卡、服药本、量杯、滴管、研钵、研杵、药匙、湿纱布、包药纸、弯盘、盛温水的水壶、饮水管、治疗巾、消毒液等。

4. 环境准备 环境整洁、安静、光线充足。

【实施】 口服给药法的操作步骤见表11-3。

表11-3 口服给药法

程序	操作步骤	要点说明
◆备药		
核对	*核对医嘱，按床号顺序将小药卡插入发药盘中，放好药杯	
配药	*根据服药本上的床号、姓名、药名、浓度、剂量、时间进行配药	• 摆好一个患者的药物后，再摆另一个患者的药物；防止差错发生
取药	*固体药：用药匙取出所需剂量后放入药杯内，同一患者的数种固体药可放入一个药杯内	• 先摆固体药，后摆水剂或油剂药；粉剂、含化片用包药纸包好放入药杯内
	*水剂药：用量杯量取，一手拇指置于所需刻度，并使所需刻度与视线平齐，另一手持药瓶（标签向掌心）倒药液至所需刻度（图11-1）；倒毕，用湿纱布擦净瓶口，盖好	• 量取不同药液须清洗量杯 • 同一患者的不同种水剂药应分别放置，以免发生化学反应 • 先摇匀药液

续表

程序	操作步骤	要点说明
	* 油剂或不足 1 mL 的药液、按滴数计算：用滴管吸取，应先在药杯中加少量温开水再取药	• 以 15 滴为 1 mL 计算 • 以免药液黏附杯壁，影响药物剂量
再次核对	* 病区内患者的药物全部摆好后，根据服药本重新核对一遍，用治疗巾覆盖备用	
◆ 发药		
备齐用物	* 洗手，在准确的时间内携服药本、发药盘、温开水至患者床旁	• 发药前根据服药本与另一名护士再次核对
解释	* 解释用药的目的和注意事项	
发药	* 按照床号的顺序将药发给患者，同一患者的所有药物应一次取出；不同患者的药物应分别取出，避免发错药物。核对床号、姓名、药名、浓度、剂量、用法和用药的时间	
协助服药	* 协助患者取舒适卧位后服药，为自理服药有困难的患者提供协助，确认服下后再离开（特别是麻醉药、催眠药、抗肿瘤药）	• 鼻饲患者应将药物研碎、溶解后由胃管注入
◆ 发药后	* 再次核对，协助患者取舒适卧位	
	* 处理药杯：药杯收回后浸泡于消毒液中，然后冲洗、清洁，再次消毒后备用	• 一次性药杯集中消毒处理后方可丢弃
	* 清洁药盘，洗手	
	* 随时观察药效和不良反应	• 若有异常，及时报告医生

【评价】

（1）患者了解安全用药的知识，服药后达到预期疗效。

（2）护士安全正确给药，无差错及不良反应发生。

（3）护患沟通有效，能主动配合，彼此需要得到满足。

【注意事项】

1. 严格查对 发药前，要仔细核对；发药过程中，一次不能同时取出两位患者的药物，避免错发。

2. 详细评估 发药前详细评估患者的有关情况。

3. 耐心解答 当患者提出疑问时，应耐心听取，必要时重新核查医嘱，确认无误后给予解释，以消除患者疑虑。

4. 观察反应 随时观察患者服药后的疗效及不良反应，发现异常通知医生，及时处理。

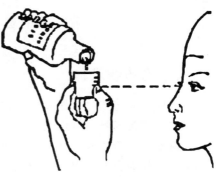

图 11-1 倒药液法

【健康教育】

（1）向患者或家属解释所服药物的作用和注意事项，主动配合药物治疗。

（2）根据药物的特性告知并指导患者正确服药（参见正确安全的给药指导）。

(3) 需要吞服的药物可用 40～60 ℃温开水送服，勿用茶水送服药物。

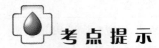

取药方法。

任务三　吸入给药法

案例引导

患儿，3 岁，化脓性扁桃体炎 1 周，经儿科门诊治疗，体温恢复正常，患儿母亲描述该患儿呼吸音重，喉中有痰，因患儿年龄小无法将痰液咳出。医生听诊肺部呼吸音清，视诊患儿咽部仍有散在创面。问题：
1. 患儿无法自行咳痰，是否应给予雾化吸入？
2. 如何指导患儿在雾化时正确地呼吸？

雾化吸入法是用雾化装置将药液变成细微的气雾喷出，使其悬浮在气体中经口或鼻吸入的治疗方法。雾化吸入时，药物可直接作用于呼吸道局部，用于治疗呼吸道疾病时疗效较快，所以临床应用广泛。常用的方法有超声波雾化吸入法、氧气雾化吸入法、压缩雾化吸入法、手压式雾化吸入法。

一、常用药物及作用

1. **稀释痰液药物**　常用 α-糜蛋白酶等。
2. **抗生素类药物**　常用庆大霉素、卡那霉素，可控制呼吸道感染，消除炎症。
3. **解除支气管痉挛药物**　常用氨茶碱、沙丁胺醇（舒喘灵）等。
4. **减轻呼吸道黏膜水肿药物**　常用地塞米松等。

二、常用吸入给药法

（一）超声波雾化吸入法

超声波雾化吸入法是利用超声波声能，将药液变成细微的气雾，由呼吸道吸入，以达到改善呼吸道通气功能和防治呼吸道疾病的目的。其雾量可调，雾滴小，药液可达终末支气管和肺泡。

【目的】

1. 湿化呼吸道 常用于呼吸道湿化不足、痰液黏稠、气道不畅患者。

2. 预防呼吸道感染 常用于胸部手术前后的患者。

3. 控制呼吸道感染 消除炎症,减轻呼吸道黏膜水肿,稀释痰液,帮助祛痰,常用于咽喉炎、支气管扩张、肺炎、肺脓肿、肺结核等患者。

4. 改善通气功能 解除支气管痉挛,保持呼吸道通畅,常用于支气管哮喘等患者。

5. 治疗肺癌 间歇吸入抗癌药物治疗肺癌。

【评估】

(1) 患者病情、治疗用药情况。

(2) 患者的意识状态、自理能力、心理状态及合作程度。

(3) 患者的呼吸道是否感染、通畅,有无支气管痉挛、黏膜水肿、积液等。

(4) 患者面部及口腔黏膜有无感染、溃疡等。

【计划】

1. 护士准备 着装整洁,洗手,戴口罩。

2. 患者准备 明确操作目的,了解操作过程,能配合采取坐位、半坐卧位或侧卧位。

3. 用物准备

1) 治疗车上放超声波雾化吸入器一套

(1) 基本结构 超声波雾化吸入器(图11-2)是由超声波发生器、水槽、晶体换能器、雾化罐、透声膜、螺纹管和口含嘴(或面罩)组成。

(2) 作用原理 通电后输出高频电能,通过水槽底部的晶体换能器转换为超声波声能,声能震动并透过雾化罐底部的透声膜作用于罐内的药液,使药液表面张力和惯性受到破坏,成为细微雾滴喷出,通过螺纹管随患者深而慢的吸气而进入呼吸道。

2) 治疗盘内放置药液、冷蒸馏水、水温计、50 mL注射器、弯盘、纸巾、消毒液等

4. 环境准备 环境整洁、安静,光线及室内温湿度适宜。

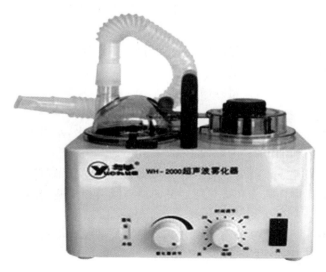

图 11-2 超声波雾化吸入器

【实施】 超声波雾化吸入法的操作步骤见表11-4。

表 11-4　超声波雾化吸入法

程序	操作步骤	要点说明
◆检查设备	* 检查超声波雾化吸入器	• 检查雾化器各部件完好,无松动脱落等异常情况
连接装置	* 将超声波雾化吸入器主机与各附件连接,选择口含嘴(或面罩)	
加蒸馏水	* 水槽内加入冷蒸馏水约 250 mL,盖紧水槽盖	• 水量应浸没雾化罐底部的透声膜 • 水槽内不可加温水或热水,水槽无水时不可开机,以免损坏机器
◆核对解释	* 携用物至床旁,核对患者,解释目的,协助患者取舒适卧位	• 确认患者
◆开始雾化	* 接通电源,打开电源开关(指示灯亮),预热 3～5 min,再打开雾化开关,调节雾量、设定治疗时间	• 时间设定每次 15～20 min • 水槽内必须保持有足够的冷蒸馏水,如发现水温超过 50 ℃或水量不足,应关机,更换或加入冷蒸馏水
雾化吸入	* 当气雾喷出时,将口含嘴(或面罩)放入患者口中,紧闭口唇,深呼吸,进行雾化吸入	• 嘱患者做深而慢的呼吸,使气雾进入呼吸道深部
结束雾化	* 取下口含嘴(或面罩),关雾化开关,再关电源开关	• 连续使用需间隔 30 min
◆整理记录	* 协助清洁口腔,擦干患者面部,安置舒适卧位 * 放掉水槽内的水并擦干水槽,将雾化罐、螺纹管浸泡在消毒液中 * 洗手,记录	• 记录执行时间和患者的反应

【评价】

(1) 患者呼吸道炎症消除或减轻;痰液能顺利咳出;呼吸困难缓解或消除。

(2) 护士操作正确,机器性能良好。

(3) 护患沟通有效,患者需要得到满足。

【注意事项】

(1) 在使用过程中,水槽内要始终维持有足够量的蒸馏水,水温不宜超过 50 ℃,否则应关机更换冷蒸馏水;需连续使用时,中间需间隔 30 min。

(2) 使用超声波雾化吸入器后及时消毒雾化管道,防止交叉感染。

(3) 水槽底部的晶体换能器和雾化罐底部的透声膜薄而质脆,易损坏,在操作及清洗过程中应注意保护。

(4) 治疗过程中观察患者是否痰液排出困难,若出现不易咳出时,应予以拍背协助排痰,必要时吸痰。

【健康教育】

(1) 向患者介绍超声波雾化吸入器的作用原理,并教会正确的使用方法。

(2) 教会患者深呼吸配合雾化的方法。

(二)氧气雾化吸入法

氧气雾化吸入法是利用一定压力的氧气产生的高速气流,使药液形成雾状,随吸气进入患者呼吸道,以控制呼吸道感染和改善通气功能的一种方法。临床上常用于咽喉炎、支气管炎、支气管扩张、支气管哮喘、肺炎、肺脓肿、肺结核等患者。

【目的】 同超声波雾化吸入法。

【评估】 同超声波雾化吸入法。

【计划】

1. 护士准备 着装整洁,洗手,戴口罩。

2. 患者准备 明确操作目的,了解操作过程,能配合采取坐位、半坐卧位或侧卧位。

3. 用物准备 氧气雾化吸入器一个,供氧装置(湿化瓶内勿盛水),根据医嘱备药液、药杯、弯盘、1 mL注射器、纸巾等。

氧气雾化吸入器(图11-3)也称射流式雾化器,是借助高速氧气气流通过毛细管并在管口产生负压,将药液由邻近的小管吸出,所吸出的药液又被毛细管口的高速气流撞击成细微的雾滴喷出,随患者吸气而进入呼吸道。

4. 环境准备 整洁、安静、舒适,室内温湿度适宜,氧气放置安全,远离火源。

【实施】 氧气雾化吸入法的操作步骤见表11-5。

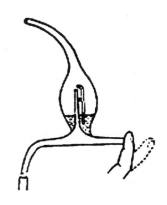

图11-3 氧气雾化吸入器

表11-5 氧气雾化吸入法

程序	操作步骤	要点说明
◆准备用物	*根据医嘱将药液稀释至5 mL,注入氧气雾化吸入器的药杯内	•使用前要检查氧气雾化吸入器、供氧装置是否完好,有无漏气
连接氧气	*将氧气雾化吸入器的进气口与氧气装置的输出口连接,调节氧流量为6~8 L/min	
◆核对解释	*携用物至床旁,核对解释,患者取坐位或半坐卧位	•严格执行查对制度 •教会患者正确使用氧气雾化吸入器
◆雾化吸入	*嘱患者手持氧气雾化吸入器,将吸嘴放入口中,紧闭嘴唇深吸气,用鼻呼气,如此反复直至药液吸完	•雾化过程中,如患者感觉疲劳,可关闭氧气,休息片刻后再继续吸入 •操作中严禁烟火和易燃品
结束雾化	*治疗结束,取下氧气雾化吸入器,再关氧气开关	
◆整理记录	*协助清洁口腔,擦干患者面部,安置舒适卧位,整理床单位,清理用物,温水冲洗氧气雾化吸入器,并浸泡消毒	•防止交叉感染
	*洗手,记录	•记录执行时间和患者反应

【评价】

(1)患者能正确配合,达到预期疗效,呼吸困难缓解或消除。

(2)护士操作正确,用氧安全。

(3) 护患沟通有效,患者需要得到满足。

【注意事项】

(1) 正确使用供氧装置,操作时严禁接触烟火和易燃品,注意用氧安全。氧流量维持在 6~8 L/min。

(2) 氧气湿化瓶内勿盛水,以免湿化瓶内液体进入氧气雾化吸入器,而使药液稀释影响疗效。

(3) 雾化过程中如患者感到疲劳,可关闭氧气停止雾化,适时再行吸入。

【健康教育】 同超声波雾化吸入法。

（三）手压式雾化吸入法

手压式雾化吸入法是利用压缩空气,将药液变成细微的气雾,随着患者吸气,药液进入呼吸道的一种治疗方法。

【目的】 同超声波雾化吸入法。

【评估】 同超声波雾化吸入法。

【计划】

1. 护士准备 着装整洁,洗手,戴口罩。

2. 患者准备 明确操作目的,了解操作过程,能配合采取坐位、半坐卧位或侧卧位。

3. 用物准备 手压式雾化吸入器一套(图 11-4),治疗盘内放置药液、10 mL 注射器、弯盘、纸巾等。

4. 环境准备 环境整洁、安静、舒适、安全,室内温湿度适宜。

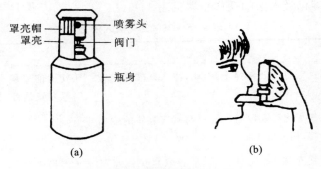

图 11-4 手压式雾化吸入器

【实施】 手压式雾化吸入法的操作步骤见表 11-6。

表 11-6 手压式雾化吸入法

程序	操作步骤	要点说明
◆准备用物	*根据医嘱准备手压式雾化吸入器(内含药物)	·使用前要检查手压式雾化吸入器是否完好
◆核对解释	*携用物至床旁,核对解释	·严格执行查对制度
◆雾化吸入	*将手压式雾化吸入器倒置,充分摇匀 *接口端放入双唇间,平静呼吸 *吸气时开始按压手压式雾化吸入器顶部,使之喷药,深呼吸、屏气、呼气,反复 1~2 次	·紧闭嘴唇 ·尽可能延长屏气时间(最好能延长 10 s 左右),然后呼气

程序	操作步骤	要点说明
结束雾化	*取出手压式雾化吸入器	
◆整理记录	*协助清洁口腔,安置舒适卧位,整理床单位	• 手压式雾化吸入器使用后放阴凉处(20 ℃以下)保存
	*洗手,记录	• 记录执行时间和患者反应

【评价】 同超声波雾化吸入法。

【注意事项】

(1) 使用手压式雾化吸入器之前应检查手压式雾化吸入器各部件是否完好,有无松动、脱落等异常情况。

(2) 深吸气时药液经口腔吸入,尽量延长屏气时间,然后再呼气,提高治疗效果。

(3) 每次喷药进行 1～2 喷,2 次之间的间隔时间不少于 3 h。

(4) 手压式雾化吸入器使用后应放置在阴凉处保存,塑料外壳要定期清洁。

【健康教育】 同超声波雾化吸入法。

任务四 注射给药法

案例引导

李某,女,55 岁。因"2 型糖尿病 3 年,血糖控制失调 15 天"入院。入院评估:身高 155 cm,体重 70 kg,血糖 16.5 mmol/L,血脂中的乳糜颗粒(CM)6.5 mmol/L,甘油三酯(TG)2.4 mmol/L,尿酮体(一)。医嘱:胰岛素强化治疗,同时应用胰岛素增效剂,改善胰岛素抵抗。问题:

1. 为该患者进行胰岛素注射时应选用何种注射方法?
2. 注射给药时应遵循的注射原则是什么?

注射给药法是将无菌药物或生物制剂注射入体内达到预防和治疗疾病目的的方法。注射给药的特点是药物吸收快,吸收剂量准确,血药浓度升高迅速,能较快地发挥疗效。适用于因各种原因不能口服给药的患者。但注射给药法是有创治疗,可引起疼痛或潜在并发症,此外,由于药物吸收快,某些药物的不良反应出现迅速,处理比较困难。一般根据注射器针头进入不同的组织,将注射给药法分为以下几种:皮内注射、皮下注射、肌内注射、静脉注射、动脉注射。

一、注射原则

注射原则是注射给药的总则,护士必须严格遵守。

(一)严格遵守无菌操作原则

(1)注射环境清洁,符合无菌技术操作要求。护士必须洗手,戴口罩,戴无菌手套,保持衣帽整洁。

(2)注射部位皮肤按要求进行消毒,并保持无菌。

皮肤常规消毒方法采用安尔碘无菌棉签或0.5%碘伏,以注射点为中心,由内向外螺旋式旋转涂擦2遍,直径应在5 cm以上,待干后即可注射。还可用2%碘酊,同法涂擦1遍,待干(约20 s)后,用75%乙醇棉签以同法脱碘2遍,待干后方可注射。

(3)操作过程中保持注射器针头的针尖、针梗、乳头、活塞、针筒内壁必须保持无菌。

(二)严格执行查对制度

(1)严格执行"三查八对",确保用药安全。

(2)认真检查药物质量,如发现药物有变质、变色、浑浊、沉淀、过期,或安瓿有裂痕,或密封瓶盖松动等现象,均不可使用。

(三)严格执行消毒隔离制度

注射时做到一人一套物品,包括止血带、治疗巾、小棉枕等,避免交叉感染。所有物品须按消毒隔离制度和一次性用物处理原则进行处理,不可随意丢弃。注射前后护士须消毒双手,避免交叉感染。

(四)选择合适的注射器和针头

根据药液量、黏稠度和刺激性的强弱以及给药途径选择注射器和针头。注射器应完整无损、不漏气、针头锐利、无锈、无弯曲、型号合适,注射器和针头衔接必须紧密。一次性注射器包装须密封,在有效期内使用。

(五)选择合适的注射部位

选择注射部位应避开神经和血管(动、静脉注射除外),不能在化脓感染、局部皮肤有炎症、瘢痕、硬结及患皮肤病处进针,需长期注射的患者应经常更换注射部位。

(六)注射药物现用现配

注射药物应在规定时间内临时抽取,即刻注射,以防药物效价降低或药物污染。

(七)注射前排尽空气

注射前应排尽注射器内空气,尤其是动、静脉注射,以防空气进入血管内形成空气栓塞。排气时注意避免针头污染和浪费药物。

(八)掌握合适的进针角度和深度

各种注射法分别有不同的进针角度和深度要求,进针时不可把针梗全部刺入注射部位。

(九)注射药物前检查回血

进针达注射部位后,注射药液前抽动注射器活塞,检查有无回血。动、静脉注射必须见到回血方可注入药物。皮下、肌内注射如有回血,须拔针重新更换部位进针,切不可将药物注入血管内。

（十）应用无痛注射技术

（1）做好解释工作，消除患者的思想顾虑，分散其注意力。

（2）指导并协助患者采取合适的体位，使肌肉放松。

（3）注射时做到"两快一慢加均匀"，即进针快、拔针快、推药速度缓慢且均匀。

（4）注射刺激性较强的药物时，应选择较长的针头，做深部注射。同时注射几种药物时，刺激性较强的药物应最后注射。

二、注射用物

1. 注射盘 置于治疗车上层，常规放置下列物品。

（1）皮肤消毒液 常用安尔碘或0.5%碘伏，或2%碘酊和75%乙醇。

（2）无菌持物钳或镊子 放于灭菌后的干燥容器内。

（3）其他物品 无菌纱布、砂轮、无菌棉签、启瓶器、弯盘等，静脉注射时加止血带、海绵小垫。

2. 注射器及针头 注射器及针头的构造见图11-5。

（1）注射器 注射器由空筒和活塞两部分组成，活塞由活塞体、活塞轴和活塞柄三部分构成，空筒前端为乳头，空筒表面标有容量刻度。注射器规格有1 mL、2 mL、5 mL、10 mL、20 mL、30 mL、50 mL、100 mL等多种。

（2）针头 针头由针尖、针梗、针栓三部分构成。常用针头型号有4、$4^{1/2}$、5、$5^{1/2}$、6、$6^{1/2}$、7、8、9号等数种。

目前，有些医院开始采用一种安全、可靠、简便、经济的"双保险"回缩式一次性自毁注射器（图11-6），有效地降低了临床护士针刺伤的发生率。

表11-7列出了注射器规格、针头型号及主要用途。

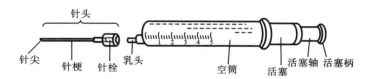

图11-5 注射器及针头的构造

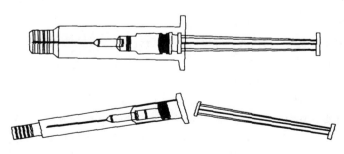

图11-6 回缩式一次性自毁注射器的构造

表11-7　注射器规格、针头型号及主要用途

注射器规格	针头型号	主 要 用 途
1 mL	$4^{1/2}$ 号	皮内注射、小剂量药物注射
1 mL、2 mL	5～6 号	皮下注射
2 mL、5 mL	6～7 号	肌内注射、静脉采血
5 mL、10 mL、20 mL、30 mL、50 mL、100 mL	6～9 号	静脉注射、静脉采血

三、药物抽吸技术

药物抽吸应严格按照无菌技术操作原则和查对制度进行,药物抽吸包括自安瓿内抽吸药物和自密封瓶内抽吸药物。

【目的】　遵医嘱准确进行药物抽吸,为各种注射做准备。

【评估】　给药目的、药物性能及给药方法。

【计划】

1．护士准备　着装整洁,洗手、戴口罩、戴无菌手套。

2．用物准备　注射盘、注射卡、合适的注射器和针头等,按医嘱备药。

3．环境准备　清洁、光线充足,符合无菌操作的基本要求。

【实施】　药物抽吸法的操作步骤见表11-8。

表11-8　药物抽吸法

程序	操作步骤	要点说明
◆查对	*洗手,戴口罩,查对药物	•严格执行无菌技术操作原则和查对制度
◆吸取药物		
自安瓿内吸取药物	*消毒及折断安瓿:将安瓿尖端药物弹至体部,在安瓿颈部划一锯痕,用75%乙醇棉签消毒后,折断安瓿	•安瓿颈部若有蓝色标记,不需划痕,用75%乙醇棉签消毒颈部后,折断
	*抽吸药物:持注射器,将针头斜面向下置入安瓿内的液面下持活塞柄,抽动活塞,吸取药物(图11-7)	•针头不可触及安瓿外口,针尖斜面向下,利于吸药,抽药时不可触及活塞体部,以免污染药物
自密封瓶内吸取药物	*除去铝盖中心部分,常规消毒瓶塞,待干	
	*注射器内吸入与所需药物等量的空气,将针头插入瓶内,注入空气	•以增加瓶内压力,利于吸药
	*倒转药瓶,使针头在液面下,吸取药物至所需量,以示指固定针栓,拔出针头(图11-8)	
◆排尽空气	*将针头垂直向上,轻拉活塞,使针头内的药物流入注射器,并使气泡集于乳头口,轻推活塞,驱出气体(图11-9)	•如注射器乳头偏向一边,排气时,使注射器乳头向上倾斜,使气泡集中于乳头根部,驱出气体
◆保持无菌	*排气后,再次核对无误后置于注射盘内备用 *洗手	

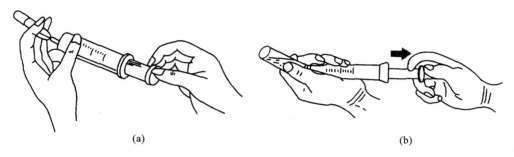

图 11-7　自安瓿内吸取药物

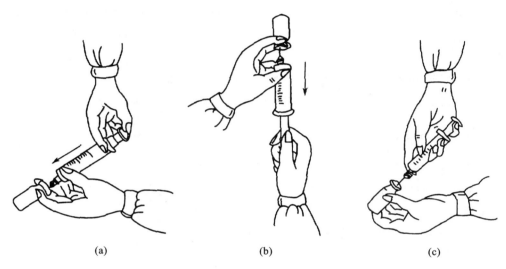

图 11-8　自密封瓶内吸取药物

(a) 注空气入瓶内；(b) 倒转药瓶吸取药物；(c) 固定针栓拔出针头

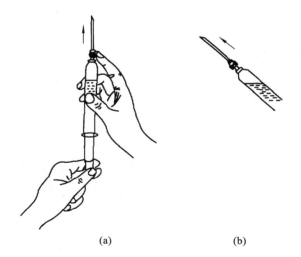

图 11-9　排气方法

【评价】

（1）严格按照操作程序抽吸药物，操作规范，手法正确，药量准确。

（2）抽吸药物过程中无污染和差错发生。

(3) 严格执行查对制度,遵守无菌技术操作原则。

【注意事项】

(1) 严格执行查对制度,遵守无菌技术操作原则。

(2) 抽吸药物时,手只能触及活塞轴和活塞柄,不能触及活塞体;只能触及针栓,不能触及针尖和针梗,不可将针栓插入安瓿内,以防污染药物。

(3) 针头在进入和取出安瓿时,不可触及安瓿口外缘。

(4) 自密封瓶内抽吸药物时,注射器刻度朝向操作者,针尖斜面在液面以下,以免吸入空气,影响药量的准确性。

(5) 使用结晶或粉剂注射剂时,按要求先用生理盐水或专用溶媒将其充分溶解后吸取;混悬剂要摇匀后吸取;油剂可稍加温(易被热破坏者除外)或双手对搓药物后再抽吸;吸取混悬剂及油剂时应选用较粗的针头。

(6) 抽吸好药物,最好现用现配,避免药物污染和效价降低。

(7) 抽尽药物的空安瓿或药瓶不要立刻丢弃,暂时放于一边,以便查对。

四、常用注射技术

(一) 皮内注射法

皮内注射法是指将小剂量药物或生物制品注入表皮与真皮之间的方法。

【目的】

(1) 进行药物过敏试验,以观察有无过敏反应。

(2) 预防接种。

(3) 局部麻醉(局麻)的起始步骤。

【评估】

(1) 患者病情、治疗情况、意识状态,以及用药史、家族史和过敏史等。

(2) 患者意识和心理状态、对用药的认知及合作程度。

(3) 患者肢体活动情况和注射部位的皮肤状况。

【计划】

1. 护士准备 着装整洁,洗手,戴口罩。

2. 患者准备

(1) 明确操作目的,了解操作过程,能配合操作。

(2) 常用注射部位准备 药物过敏试验选择前臂掌侧下段,该处皮肤较薄,易于注射且肤色较淡,如有局部反应也易于辨认;预防接种常选择上臂三角肌下缘;局部麻醉则选择麻醉部位。

3. 用物准备

(1) 注射盘。

(2) 1 mL注射器、$4^{1/2}$号针头、注射卡等。

(3) 无菌盘内放已配制或抽吸好药物的注射器和针头。

(4) 如做药物过敏试验,还需另备0.1%盐酸肾上腺素、注射器与针头。

4. 环境准备 清洁、安静,有足够的照明。

【实施】 皮内注射法(以药物过敏试验为例)的操作步骤见表11-9。

表11-9 皮内注射法(以药物过敏试验为例)

程序	操作步骤	要点说明
◆注射前		
核对解释	*携用物至床旁,核对床号、姓名,向患者及其家属解释,使其明确操作目的	·操作前查对
询问三史	*询问患者的用药史、家族史和过敏史,根据医嘱备药物	·确保无过敏史后,方可进行药物过敏试验
定位消毒	*选择注射部位,观察注射部位皮肤情况	·禁止在有瘢痕、感染等部位皮肤进针
	*用75%乙醇消毒皮肤,待干	·禁用碘剂消毒,以免影响对过敏反应结果的判断
二次核对	*再次核对药物,排尽注射器内空气	·操作中查对
◆穿刺注射		
进针注药	*示指固定针栓,注射器刻度与针尖斜面朝上(图11-10),使针尖与皮肤成5°角刺入	·确保药物进入表皮与真皮之间
	*将针尖斜面完全刺入皮内后,放平注射器,一手拇指固定针栓,另一手推入药物0.1 mL,使局部隆起呈半球状皮丘,局部皮肤变白并显露毛孔(图11-11)	·两手协调,防止针头脱出 ·保证注入剂量准确,防止皮丘消失,影响药效
◆注射后		
拔针计时	*注射完毕,迅速拔出针头,看表计时	·拔针后勿按压穿刺点
核对交代	*拔针后再次核对,交代注意事项	·操作后查对
	*协助患者取舒适卧位,清理用物	·20 min后观察结果
整理记录	*洗手,记录	·记录试验结果

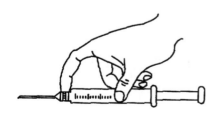

图11-10 注射持针方法

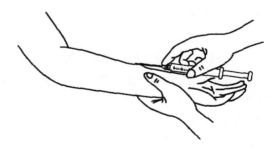

图11-11 皮内注射法

【评价】
(1)患者理解操作目的并且能主动配合。
(2)护士无菌观念强,操作熟练,动作轻巧。
(3)护患沟通有效,彼此需要得到满足。

【注意事项】

(1) 严格执行查对制度和无菌技术操作原则。

(2) 如果患者对注射的药物有过敏史,则不可以做药物过敏试验,应与医生联系,更换其他药物。做药物过敏试验前,要备好急救药品,以防发生意外。

(3) 忌用含碘消毒剂,以免因脱碘不彻底,影响对局部反应结果的观察,且避免与碘过敏反应相混淆。

(4) 进针深度以针尖斜面能全部进入皮内为宜,进针角度过大易将药物注入皮下,影响结果的观察和判断。

【健康教育】

(1) 给患者做药物过敏试验后,嘱患者勿离开病室(或注射室),等待护士,于 20 min 后观察结果。同时告知患者,如有不适应立即通知护士,以便及时处理。

(2) 注射完毕,嘱患者勿揉擦或按压局部,以避免影响局部反应的观察。

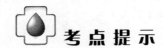

皮内注射的目的、常用注射部位和实施要点。

(二) 皮下注射法

皮下注射法是指将小剂量药物或生物制剂注入皮下组织的方法。

【目的】

(1) 需要在一定时间内产生药效,但药物不能或不宜经口服给药时。

(2) 预防接种及局部麻醉用药。

【评估】

(1) 患者病情、治疗情况、意识状态等。

(2) 患者心理状态、对用药的认知及合作程度。

(3) 患者肢体活动情况和注射部位的皮肤状况。

【计划】

1. 护士准备　着装整洁,洗手,戴口罩、无菌手套。

2. 患者准备

(1) 明确操作目的,了解操作过程,能配合操作。

(2) 常用注射部位准备　皮下注射部位常选用上臂三角肌下缘、腹部、后背、大腿前侧和外侧(图 11-12)。

3. 用物准备

(1) 基础注射盘。

(2) 5 mL 注射器、5～6 号针头、注射卡等。

(3) 无菌盘内放已配制或抽吸好药物的注射器和针头。

(4) 如为药物过敏试验,做过敏试验时需另备 0.1% 盐酸肾上腺素、注射器与针头。

4. 环境准备　清洁、安静,有足够的照明。

【实施】　皮下注射的操作步骤见表 11-10。

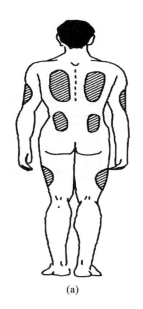 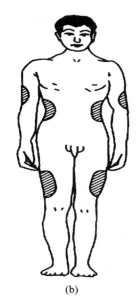

图 11-12　皮下注射常用注射部位

表 11-10　皮下注射法

程序	操作步骤	要点说明
◆注射前		
核对解释	*携用物至床旁,核对床号、姓名,向患者及其家属解释,使其明确操作目的	·操作前查对
定位消毒	*选择注射部位,观察注射部位皮肤情况	·注射部位,建立轮流交替注射计划,确保最大治疗效果
	*用安尔碘消毒液消毒皮肤,待干	
二次核对	*再次核对药物	·操作中查对
	*排尽注射器内空气	
◆穿刺注射		
进针注药	*排尽注射器内空气,左手绷紧注射部位皮肤,(过瘦者需捏起局部皮肤),右手持注射器(图 11-13),示指固定针栓,针尖斜面向上,使针尖与皮肤成 30°～40°角(图 11-14),快速刺入皮下	·确保患者无误
	*针梗刺入皮肤 1/2～2/3,松开左手,抽吸无回血后,缓慢推注药物	·勿全部刺入,防止针梗折断
◆注射后		
拔针计时	*注射完毕,用无菌干棉签轻压针刺处,快速拔针	·拔针后按压穿刺点 ·减轻疼痛,防止药物外渗
核对交代	*拔针后再次核对,交代注意事项	
	*协助患者取舒适卧位,清理用物	
整理记录	*洗手,记录	·记录注射结果

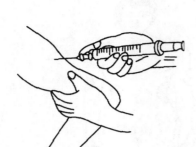

图 11-13 皮下注射法

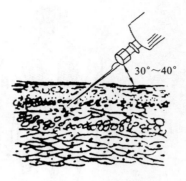

图 11-14 进针角度

【评价】

(1) 患者理解操作目的并且能主动配合。

(2) 护士无菌观念强,操作熟练,动作轻巧。

(3) 护患沟通有效,彼此需要得到满足。

【注意事项】

(1) 穿刺角度不宜超过 45°,以免刺入肌层,对于过于消瘦者,应捏起局部组织,穿刺角度适当减小。在三角肌下缘注射时,进针方向稍向外侧,以免药物注入肌层。

(2) 刺激性强的药物不宜用皮下注射。

(3) 长期皮下注射者,应有计划地更换注射部位,以免局部产生硬结。

(4) 药物不足 1 mL 时,应用 1 mL 的注射器抽吸药物,以保证药物剂量的准确性。

【健康教育】 对长期注射者,应让患者了解,建立轮流交替注射部位的计划,经常更换注射部位,以促进药物的充分吸收。

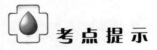

考点提示

皮下注射的实施要点。

(三) 肌内注射法

肌内注射法是指将一定量药物注入肌肉组织的方法。人体肌肉组织有丰富的毛细血管网,药物注入肌肉组织后,可以通过毛细血管壁进入血液循环,毛细血管壁是多孔的类脂质膜,药物透过的速度较透过其他生物膜快,故吸收较完全而迅速。

【目的】

(1) 需要在一定时间内产生药效,但不能或不宜口服给药时。

(2) 药物不宜或不能静脉注射,要求比皮下注射更迅速发挥疗效。

(3) 注射刺激性较强或药量较大的药物。

【评估】

(1) 患者病情、治疗情况、意识状态等。

(2) 患者心理状态、对用药的认知及合作程度。

(3) 患者肢体活动情况和注射部位的皮肤状况。

【计划】

1. 护士准备　着装整洁,洗手,戴口罩、无菌手套。

2. 患者准备

(1) 明确操作目的,了解操作过程,能配合操作。

(2) 常用注射体位准备　患者选择恰当体位,使肌肉松弛。①臀部注射:侧卧位时下腿弯曲、上腿伸直,肌肉放松;俯卧位时两足尖相对;仰卧位用于危重及不能翻身的患者,限于臀中肌、臀小肌注射。②上臂三角肌(图 11-15(a))注射:单手叉腰使三角肌显露。③股外侧肌(图 11-15(b))注射:以自然坐位为宜。

(3) 常用注射部位准备　一般选择肌肉较为丰厚,且距大血管、大神经较远的部位。其中最常用的注射部位为臀大肌,其次为臀中肌、臀小肌、股外侧肌及上臂三角肌。

臀大肌注射定位法:①十字法:从臀裂顶点向左或向右侧划一水平线,然后从髂嵴最高点作一垂线,将一侧臀部分为四个象限,其外上象限并避开内角(髂后上棘至股骨大转子连线)为注射部位(图 11-16)。②连线法:取髂前上棘与尾骨连线的外上 1/3 处为注射部位(图 11-17)。

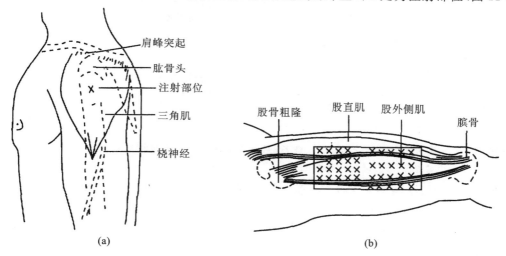

图 11-15　肌内注射定位

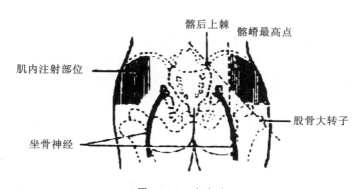

图 11-16　十字法

臀中、小肌注射定位法:①构角法:以示指尖和中指尖分别置于髂前上棘与髂嵴下缘,在髂嵴、示指、中指之间构成一个三角形区域,此区域即为注射部位(图 11-18)。②三指法:髂前上棘外侧三横指处(以患者的手指宽度为标准)为注射部位。

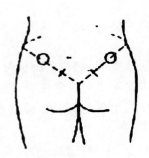

图11-17 连线法

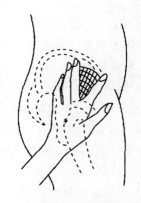

图11-18 臀中、小肌注射定位法

3. 用物准备

(1) 基础注射盘。

(2) 5 mL 注射器、5～6 号针头、注射卡、安尔碘消毒液等。

(3) 药液 无菌盘内放已配制或抽吸好药物的注射器和针头。

4. 环境准备 清洁、安静,有足够的照明。

【实施】 肌内注射法的操作步骤见表11-11。

表 11-11 肌内注射法

程序	操作步骤	要点说明
◆注射前		
核对解释	*携用物至床旁,核对床号、姓名,向患者及其家属解释,使其明确操作目的	·操作前查对
定位消毒	*选择注射部位,观察注射部位皮肤情况,协助患者取正确的体位,定位 *用安尔碘消毒液消毒皮肤,待干	·肌肉松弛,定位准确 ·注射部位,建立轮流交替注射计划,确保最大治疗效果
二次核对	*再次核对药物 *排尽注射器内空气	
◆穿刺注射		
进针注药	*排尽注射器内空气,左手拇指和示指绷紧注射部位皮肤,右手以持毛笔姿势持注射器,中指固定针栓,使针尖与皮肤呈90°角,快速刺入皮下(图11-19)	·拇指和示指不能污染消毒部位
	*针梗刺入皮肤 2/3,松开左手,抽吸无回血后,缓慢推注药物	·勿全部刺入,防止针梗折断 ·如有回血,应立即拔针,不能注入药物
◆注射后		
拔针计时	*注射完毕,用无菌干棉签轻压针刺处,快速拔针	·拔针后按压穿刺点 ·减轻疼痛,防止药物外渗
核对交代	*拔针后再次核对,交代注意事项	
整理记录	*洗手,记录	·记录注射时间、患者反应

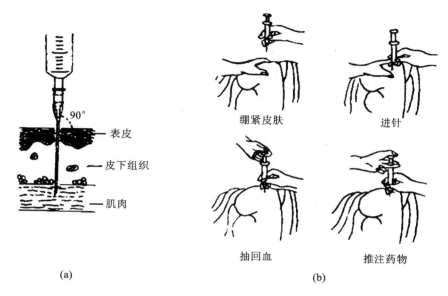

图 11-19 肌内注射法

【评价】
(1) 患者理解操作目的并且能主动配合。
(2) 护士无菌观念强,操作熟练,动作轻巧。
(3) 护患沟通有效,彼此需要得到满足。

【注意事项】
(1) 2 岁以下婴幼儿不宜选用臀大肌注射,因婴幼儿未能独立行走前,其臀部肌肉发育不完善,选择臀大肌注射时有损伤坐骨神经的危险,可选用臀中、小肌或股外侧肌进行注射。
(2) 进针时切勿将针梗全部刺入,防止不合作患者扭动时,针梗从根部衔接处折断。若针头折断,应嘱患者保持局部与肢体不动,固定局部组织,以防断针移位,同时尽快用无菌血管钳夹住断端取出针头,若断端全部埋入,速请外科医生诊治处理。
(3) 对需长期注射者,应交替更换注射部位,并选用细长针头,以避免或减少硬结的发生;注射刺激性强的药物时,也应选择长针头深注射。
(4) 多种药物同时注射时,应注意配伍禁忌。

【健康教育】
(1) 臀部肌内注射时,正确的体位能使局部肌肉放松、定位准确、减轻疼痛。
(2) 长期注射出现局部硬结时,教会患者局部热敷的方法。

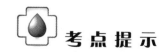

考点提示

肌内注射定位法的实施要点和注意事项。

知识链接

Z-track 肌内注射法

注射前用左手示指、中指和无名指使注射部位皮肤及皮下组织朝同一方向侧移 1～2 cm，绷紧并固定局部皮肤，维持到拔针后迅速松开，此时侧移的皮肤组织位置复原，原先垂直的针刺通道即变成 Z 形，故称之为 Z-track 肌内注射法。

留置气泡注射法

用注射器抽取适量的药物后，再吸入 0.2～0.3 mL 的空气，注射时，气泡在上，当全部药物注入后，再注入空气，该方法可使针头部位的药物全部进入肌肉组织内，并可防止拔除针头时，药物渗入皮下组织，从而减低组织受刺激的程度，减轻疼痛。另外，还起到将药物限制在注射肌肉局部，而利于呼吸的作用。

五、静脉注射法

静脉注射法是指自静脉注入无菌药物的方法。

【目的】

（1）注入药物，用于不宜口服、皮下注射或肌内注射，需要迅速发挥药效的药物，尤其是治疗急重症时。

（2）诊断性检查，自静脉注入药物，如做肝、肾、胆囊等 X 线造影检查。

（3）静脉营养治疗。

（4）输液、输血。

（5）股静脉注射，主要用于急救时加压输液、输血或采集血标本。

【评估】

（1）患者病情、治疗情况、意识状态等。

（2）患者心理状态、对用药的认知及合作程度。

（3）患者肢体活动情况和注射部位的皮肤状况、静脉充盈度、血管弹性等。

【计划】

1. 护士准备　着装整洁，洗手，戴口罩、无菌手套。

2. 患者准备

（1）明确操作目的，了解操作过程，能配合操作。

（2）常用注射部位准备　①四肢浅静脉：上肢常用手及手臂的静脉（如手背静脉、前臂头静脉、贵要静脉、正中静脉等）；下肢常用足背静脉、大隐静脉等（图 11-20）。②头皮静脉：多用于婴幼儿，因为小儿头皮有较多的浅层静脉（图 11-21），易固定且活动不受限。

3. 用物准备

（1）基础注射盘。

（2）5 mL 注射器、5～6 号针头、注射卡、安尔碘消毒液、止血带、无菌纱布等。

（3）无菌盘内放已配制或抽吸好药物的注射器和针头。

4. 环境准备　清洁、安静，有足够的照明。

【实施】　静脉注射法的操作步骤见表 11-12。

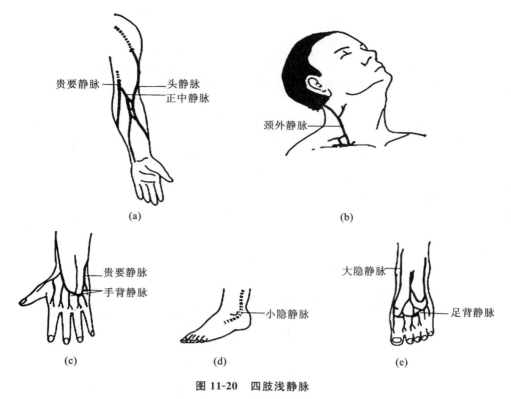

图 11-20 四肢浅静脉

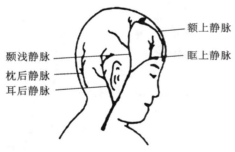

图 11-21 小儿头皮静脉分布

表 11-12 静脉注射法

程序	操作步骤	要点说明
四肢浅静脉注射		
◆注射前		
核对解释	*携用物至床旁，核对床号、姓名，向患者及其家属解释，使其明确操作目的	• 操作前查对
定位消毒	*选择粗直、弹性好易于固定的血管，避开静脉窦 *观察注射部位皮肤情况，协助患者取正确的体位，定位 *在穿刺点上方约 6 cm 处系止血带，嘱患者握拳 *用安尔碘消毒液消毒皮肤，待干	• 长期静脉注射者，应注意保护静脉，从远心端到近心端选择

续表

程序	操作步骤	要点说明
二次核对	*再次核对药物 *排尽注射器内空气,连接头皮针后再排气	•确保无误
◆穿刺注射 进针注药	*左手拇指和示指绷紧静脉下端皮肤,右手以持头皮针针柄处,针尖斜面向上,与皮肤呈15°～30°角,自静脉上方或一侧刺入皮下,再沿静脉走向潜行少许,回血后,再进少许,稳定针梗,松止血带,患者松拳,固定针头,缓慢推注药物	•操作中出现血肿,提示血管破裂,应立即拔出针头,按压局部,另选静脉穿刺 •根据患者年龄、病情、药物性质,掌握推注速度
◆推药后 拔针计时	*干棉签纵向置于穿刺点上方,快速拔针,按压	•拔针后按压穿刺点,勿揉搓 •减轻疼痛,防止药物外渗
核对交代	*拔针后再次核对,交代注意事项 *协助患者取舒适卧位,清理用物	
整理记录	*洗手,记录	•记录注射时间、患者反应
股静脉注射 ◆注射前 核对解释	*携用物至床旁,核对床号、姓名,向患者及其家属解释,使其明确操作目的	•操作前查对 •暴露操作部位
定位消毒	*用安尔碘消毒液消毒皮肤,待干 *消毒手指,左手示指和中指在股三角区扪及股动脉搏动的部位,固定(图11-22)	
◆穿刺注射 进针注药	*在股动脉内侧0.5 cm处,右手持注射器,针头和皮肤呈90°或45°角刺入(图11-23) *抽动活塞见暗红色回血,提示针头进入股静脉 *固定针头,推注药物	•如抽出鲜红色血液,提示针头进入股动脉,应立即拔出,用无菌纱布加压按压5～10 min •避免引起出血或形成血肿
◆推药后 拔针按压	*注射毕,拔出针头,用无菌纱布按压3～5 min	•勿揉搓 •减轻疼痛,防止药物外渗
核对交代	*拔针后再次核对,交代注意事项 *协助患者取舒适卧位,清理用物	
整理记录	*洗手,记录	•记录注射时间、患者反应

【评价】
(1) 患者理解操作目的,并主动配合。
(2) 护士无菌观念强,操作熟练,动作轻巧。
(3) 护患沟通有效,彼此需要得到满足。

【注意事项】

1. 一般患者静脉穿刺要点

(1) 对长期静脉用药的患者,为保护血管,应有计划地按从远心端向近心端移位的顺序更换注射部位。

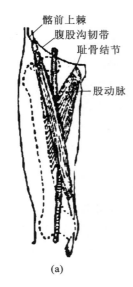
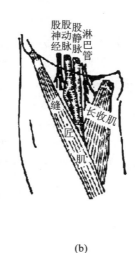

图 11-22　股静脉解剖位置

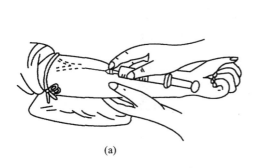
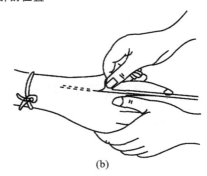

图 11-23　静脉注射进针方法

（2）注射对组织有强烈刺激的药物，应另备抽有 0.9% 氯化钠溶液的注射器和头皮针，穿刺成功后，先注入少量 0.9% 氯化钠溶液，证实针头在静脉内后，再换上抽有药物的注射器进行推药，以防药物注入血管外而致组织坏死。

（3）静脉穿刺或推注药物的过程中，一旦出现局部疼痛、肿胀、抽吸无回血，应立即停止注射，拔出针头，按压局部，另选静脉注射。

（4）根据患者的年龄、病情及药物性质，掌握注入药物的速度，并随时听取患者的主诉，观察注射局部及病情变化。

（5）有出血倾向者不宜采用股静脉注射；进针后如抽出鲜红色血液，提示针头刺入股动脉，应立即拔出针头，用无菌纱布加压按压穿刺处 5~10 min，确认无出血后，再在另一侧股静脉穿刺。

2. 特殊患者静脉穿刺要点

（1）肥胖患者　肥胖患者皮下脂肪较厚，静脉较深、不明显，但较易固定。穿刺时，触摸血管走向后，可从静脉上方进针，进针角度稍加大（30°~40°角）。

（2）消瘦患者　消瘦患者皮下脂肪少，静脉易滑动但较明显。穿刺时，固定静脉，从静脉正面或侧面刺入。

（3）水肿患者　水肿患者可沿静脉解剖位置，用手按压局部，以暂时驱散皮下水分，使静脉充分显露后再行穿刺。

(4) 脱水患者　脱水患者静脉萎陷,充盈不良,可做局部热敷、按摩,待血管扩张显露后再穿刺。

(5) 老年患者　老年患者皮肤松弛,皮下脂肪较少,静脉多硬化、脆性较大,血管易滑动,针头难以刺入,且易刺破血管壁。可采用手指固定穿刺点静脉上下两端,然后在静脉上方直接穿刺。

3. 静脉注射失败的常见原因

(1) 针头刺入过浅未刺入静脉内　刺入过浅,或因静脉滑动,针头未刺入静脉内。表现为抽吸无回血,推注药物局部隆起,有疼痛感。

(2) 针尖斜面未完全进入静脉　针尖斜面部分在皮下,部分在静脉内。表现为抽吸虽有回血,但推注药物可有局部隆起,有疼痛感。

(3) 针头刺入较深刺破对侧血管壁　针尖斜面部分在静脉内,部分在静脉外,表现为抽吸有回血,推注少量药物局部可无隆起,但因部分药物注入静脉外,患者有疼痛感。

(4) 针头刺入过深穿透对侧血管壁　针头刺入过深,穿透下面血管壁。表现为抽吸无回血,药物注入深层组织,有疼痛感。

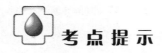

静脉注射法的实施要点和股静脉定位,特殊患者的穿刺要点。

六、电脑微量注射泵的应用

电脑微量注射泵是将小剂量药物持续、均匀、定量输入人体静脉的注射装置。临床常用于升压药物和抗心律失常药物的治疗、重症监护患者等。

【目的】　精确测量,控制注射速度和药量,确保用药安全。

【评估】

(1) 患者病情、治疗情况、意识状态等。

(2) 患者心理状态、对用药和电脑微量注射泵的认知及合作程度。

(3) 患者肢体活动情况和注射部位的皮肤状况、静脉充盈度、血管弹性等。

【计划】

1. 护士准备　熟悉电脑微量注射泵的操作方法,着装整洁,洗手、戴口罩、无菌手套。

2. 患者准备　明确操作目的,了解操作过程,能配合操作。

3. 用物准备　电脑微量注射泵(图11-24)、注射卡、静脉穿刺针、胶布等,遵医嘱备药,依

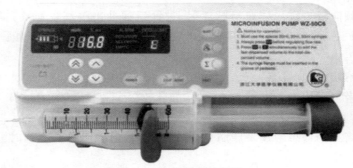

图 11-24　电脑微量注射泵

据药量选择合适注射器(20 mL 或 50 mL),另备 5 mL 注射器抽取 0.9%氯化钠溶液,连接好头皮针。

4. 环境准备 安静、清洁、光线充足,符合注射要求。

【实施】 电脑微量注射泵注射法的操作步骤见表 11-13。

表 11-13 电脑微量注射泵注射法

程序	操作步骤	要点说明
◆核对解释	*携用物至床旁,核对床号、姓名,向患者及其家属解释,使其明确操作目的	·操作前查对
◆抽药固定	*接通电源,打开开关 *将已抽吸药物的注射器稳妥地固定在注射泵上	
◆设定速度	*设定注射速度:一般 10 mL 注射器注射速度为 0.1～200 mL/h,20～50 mL 注射器注射速度为 0.1～300 mL/h	·设定准确,适合病情
◆连接器针	*将注射器与静脉穿刺针连接	
◆静脉穿刺	*选择静脉、消毒、头皮针穿刺,同四肢静脉注射法	
注射开始	*静脉穿刺成功后,用胶布将头皮针固定好后按"开始"键,注射开始	
注射继续	*继续注射药物	·注射过程中随时评估患者的反应和药物输注情况,发现报警信号及时处理、排除故障
◆拔针关泵	*按压"静音"键停止铃声,再次按压"静音"键,关闭"完毕"和"操作"灯,拔出针头,松开注射器与静脉穿刺针的连接。取出注射器,关闭电脑微量注射泵,切断电源	
◆再次核对		
◆整理记录	*洗手,记录	·记录注射时间、患者反应

【评价】
(1)患者理解操作目的并主动配合。
(2)护士无菌观念强,操作熟练,动作轻巧。
(3)护患沟通有效,彼此需要得到满足。

【注意事项】
(1)用电脑微量注射泵时,宜单独建立静脉通道。因多种药物联合应用时,药物间易出现配伍禁忌,导致药物疗效降低,甚至产生毒副作用。
(2)电脑微量注射泵出现报警应及时查找原因,并妥善处理。
(3)注射开始后严格执行无菌技术操作,连续输液者 24 h 更换注射器和泵管一次,若有污染要及时更换。
(4)无明显原因而出现血压、心率较大变化时,应观察电脑微量注射泵连接管和血管是否通畅,将电脑微量注射泵延长管部分与正压接头处脱开,观察连接管和血管是否通畅,切勿将延长管部分折叠向血管内挤压,尤其在应用硝普钠时,以免造成患者血压突然下降。

【健康教育】

（1）嘱患者及家属不得随意调节电脑微量注射泵的参数，如电脑微量注射泵出现报警时按呼叫器求助。

（2）注射期间患者肢体不要剧烈活动，防止注射管道受牵拉脱出。

直通护考

一、选择题

A1/A2 型题（以下每一道考题下面有 A、B、C、D、E 五个备选答案，请从中选择一个最佳答案）

1. 配药方法不正确的是（　　）。
   A. 固体药用药匙
   B. 水剂药用量杯计量
   C. 油剂药先在小杯中加少量冷开水
   D. 先配固体药后再配液体药
   E. 不足 1 mL 药液用注射器抽取

2. 如脉率低于 60 次/分或节律异常，应停服的药物是（　　）。
   A. 磺胺类药　　B. 强心苷类　　C. 发汗药　　D. 铁剂　　E. 止咳糖浆

3. 患者，王某，急性上呼吸道感染，体温 39.8 ℃，遵医嘱口服阿司匹林，正确的用药指导是（　　）。
   A. 多饮水，饭前服
   B. 保暖
   C. 多饮水，饭后服
   D. 药物研碎服用
   E. 临睡前服用

4. 患者，王某，急性上呼吸道感染，体温 39.8 ℃，遵医嘱口服磺胺类药，正确的用药指导是（　　）。
   A. 多饮水，饭前服
   B. 保暖
   C. 多饮水，饭后服
   D. 药物研碎服用
   E. 临睡前服用

5. 患者，女，30 岁，因外伤大量失血，拟选择股静脉加压输液，穿刺的部位在（　　）。
   A. 股动脉外侧 0.5 cm
   B. 股动脉内侧 0.5 cm
   C. 股神经内侧 0.5 cm
   D. 股神经外侧 0.5 cm
   E. 股神经与股动脉之间

6. 患者，女，55 岁，因心力衰竭，医嘱 25% 葡萄糖 20 mL＋西地兰 0.4 mg 静脉注射，注射中发现局部肿胀、疼痛，抽有回血，其原因是（　　）。
   A. 针头滑出血管外
   B. 针头斜面紧贴血管壁
   C. 针头穿过血管壁
   D. 针头斜面一半在管腔外
   E. 针头完全阻塞

7. 为患者做皮内试验时最重要的准备工作是（　　）。
   A. 环境要清洁、宽阔
   B. 备好 70% 的乙醇及无菌棉签
   C. 抽药剂量要准确
   D. 询问患者有无过敏史
   E. 选择合适的注射部位

8. 对长期进行肌内注射的患者，护士在注射前要特别注意（　　）。
   A. 评估患者局部组织状态
   B. 针梗不可全部刺入
   C. 询问患者有无过敏史
   D. 认真消毒患者局部皮肤
   E. 患者体位的舒适

9. 患者,陈某,65岁,因糖尿病需注射胰岛素,出院时护士对其进行健康教育,不正确的是(   )。
   A. 不可在发炎、硬结处注射
   B. 行皮下注射,垂直进针
   C. 应在上臂三角肌下缘注射
   D. 注射区皮肤要消毒
   E. 进针后不可有回血
10. 患者,郭某,病情危重,需进行股静脉药物注射,下列叙述正确的一项是(   )。
    A. 选择股动脉外侧0.5 cm
    B. 进针的角度为20°～25°
    C. 患者取仰卧位,下肢伸直,略内收
    D. 患者有出血倾向时不宜采用
    E. 注射毕,用无菌纱布按压穿刺点1～2 min
11. 患儿,20个月,因支气管炎需肌内注射青霉素,其注射部位最好选用(   )。
    A. 臀大肌
    B. 臀中肌、臀小肌
    C. 上臂三角肌
    D. 前臂外侧肌
    E. 股外侧肌
12. 静脉注射过程中,发现患者局部疼痛、肿胀、试抽无回血,可能的原因是(   )。
    A. 静脉痉挛
    B. 针刺入过深,穿破对侧血管
    C. 针头一半在血管外
    D. 针头刺入皮下
    E. 针头斜面紧贴血管壁
13. 患者,李某,60岁,因老年性慢性支气管炎痰液黏稠不宜咳出,为帮助祛痰,给予氧气雾化吸入,下列操作错误的是(   )。
    A. 吸入前漱口
    B. 调节氧气流量6～8 L/min
    C. 紧闭口唇,用鼻深呼吸
    D. 呼气时堵住出气口
    E. 药液稀释至5 mL
14. 发药时下列哪种做法不妥?(   )
    A. 做好查对工作
    B. 患者如离床活动应将药放在床旁桌上
    C. 鼻饲者应从胃管给药
    D. 催眠药应在患者服下后方可离开
    E. 应嘱服磺胺类药患者多饮水
15. 有关皮内注射的论述,哪项是错误的?(   )
    A. 部位是前臂掌侧
    B. 消毒忌用碘酊
    C. 进针角度为5°
    D. 拔针时勿按压
    E. 只用于药物过敏试验
16. 有关注射问题,下述哪项不正确?(   )
    A. 过敏试验注射部位为前臂掌侧下段
    B. 皮下注射针头与皮肤呈30°～40°角
    C. 两岁以下婴幼儿肌内注射不宜选用臀大肌
    D. 氯化钾不可静脉推注
    E. 股静脉在股动脉外侧0.5 cm处

二、病例分析题
1. 患儿,女,24个月,医嘱:多种维生素丸3粒,请为该患儿进行口服给药。问题:
   (1) 护士为该患儿实施口服给药时,如何落实查对制度?
   (2) 给该患儿服药时应注意哪些问题?
2. 患者,王某,男,55岁。以2型糖尿病入院,医嘱:胰岛素10 U皮下注射。问题:
   (1) 护士为患者进行注射时应选择哪些部位?
   (2) 注射给药时应遵循的原则是什么?

(崔 蓉)

项目十二　药物过敏试验法

学习目标

1. 掌握常用药物过敏试验的方法、皮试结果的判断；青霉素过敏反应的预防、过敏性休克的抢救处理；破伤风抗毒素脱敏注射法。
2. 熟悉常用药物过敏反应的临床表现。
3. 了解青霉素过敏反应的原因。
4. 能正确进行常用药物过敏试验法的操作。
5. 具有认真严谨的工作态度，并做到严格查对、严密观察，确保用药的安全。

药物过敏试验是把某种可能致敏的微量药物或生物制品注入皮内组织，在一定时间内，通过对局部或全身出现反应的判断，推断机体是否对可疑抗原过敏的一种检测手段，对预测过敏性休克反应发生的可能性有重要参考价值，故试验结果阴性者方可用药。

任务一　青霉素过敏试验技术

案例引导

患者，男性，27岁，因发热、咽部疼痛来医院就诊。诊断为急性化脓性扁桃体炎。医嘱"青霉素160万U加0.9%的氯化钠注射液100 mL静脉滴注，bid"。问题：

1. 青霉素皮试注射剂量是多少？护士如何判断皮试结果？
2. 该患者注射青霉素后出现胸闷、心悸、气促、脉搏细弱、出冷汗，血压72/40 mmHg，患者出现了什么情况？应采取哪些急救措施？该如何预防？

青霉素的发现开创了抗生素治疗的新纪元，为人类健康做出巨大的贡献。青霉素具有疗效高、毒性低的特点，是临床常用的抗生素之一，但较易发生过敏反应，发生率为5%～6%。

一、青霉素过敏试验的方法

（一）青霉素过敏反应的原因

青霉素是一种半抗原，本身不具有抗原性，进入人体后与组织蛋白结合形成全抗原，刺激机体产生特异性IgE。IgE吸附在某些组织的肥大细胞和血液中的白细胞表面，使机体处于致敏状态，此阶段不发生过敏反应，但有免疫反应，故称致敏阶段。当机体再次接受青霉素时，抗原抗体结合发生反应，导致肥大细胞破裂，释放组胺、缓激肽等血管活性物质。这些物质作用于效应器官，使平滑肌痉挛、微血管扩张、毛细血管通透性增高、腺体分泌增多，从而发生哮喘、喉头水肿、荨麻疹、休克等一系列过敏反应的临床表现。

（二）青霉素过敏反应的预防

（1）护士要具有高度的责任心，严格执行"三查八对"制度。

（2）使用青霉素前必须做药物过敏试验　对青霉素过敏的人，任何给药途径、任何剂量、任何剂型均可发生过敏反应。试验前应详细询问患者的用药史、过敏史、家族史。患者如有青霉素过敏史，禁止做过敏试验；患者已进行青霉素治疗，如停药3天后再用，在用药过程中更换药物批号或生产厂家药物时，均应重新做药物过敏试验，结果阴性方可使用。

（3）做好急救准备工作，进行青霉素过敏试验及每次注射青霉素前，均应备好0.1%盐酸肾上腺素和一次性注射器等。

（4）青霉素皮试液和注射液应现配现用，青霉素溶液在室温下非常不稳定，易产生降解产物青霉烯酸和青霉噻唑酸，导致过敏反应的发生。

（5）严密观察患者病情变化，首次注射后告诉患者不要离开注射室，严密观察30 min，无过敏反应才可以离开，以免发生迟缓性过敏反应；注意倾听患者主诉，观察局部和全身反应；不能在同一时间做两种药物的过敏试验。

（6）皮试结果阳性者禁止使用青霉素，立即通知医生，更换药物，在体温单、医嘱单、病历、床头卡、门诊病历上醒目地注明，并告知患者及其家属。

（三）青霉素过敏试验法

1. 青霉素皮试液的配制

（1）青霉素皮试液的配制标准为每毫升含青霉素200~500 U，注入剂量为0.1 mL（含青霉素20~50 U）。

（2）青霉素皮试液的配制方法，以每瓶80万U青霉素为例，见表12-1。

表 12-1　青霉素皮试液的配制方法

青霉素	加入0.9%氯化钠溶液/mL	每毫升溶液中含青霉素/(U/mL)	要点说明
80万U	4	20万	用5 mL注射器，充分溶解
抽取上液0.1 mL	0.9	2万	用1 mL注射器，剂量准确
留取上液0.1 mL	0.9	2000	仍用上面的1 mL注射器，剂量准确、溶液混匀
留取上液0.1 mL	0.9	200	将溶液混匀后放置于无菌盘内备用

2. 皮试的方法　备齐用物，询问患者无过敏史后，取配制好的青霉素皮试液，在患者前臂掌侧下段按皮内注射的方法注射0.1 mL（含青霉素20 U），20 min后观察结果。

3. 皮试结果的判断 青霉素皮试结果的判断见表12-2。

表12-2 青霉素皮试结果的判断

结果	局部情况	全身情况
阴性	皮丘无改变,周围不红肿,无红晕	患者无自觉症状,无不适表现
阳性	皮丘隆起、增大,并出现红晕、硬块,直径>1 cm或周围有伪足,有痒感	有胸闷、气促、头晕、心慌、恶心等不适,严重者可发生过敏性休克

皮试结果阳性者禁止使用青霉素,及时报告医生,在体温单、病历、床头卡、门诊病历上醒目地注明,并告知患者及其家属。若需做对照试验,则用另一注射器及针头,在另一侧前臂相应部位注入0.1 mL 0.9%氯化钠溶液。

二、青霉素过敏反应的临床表现与抢救措施

（一）青霉素过敏反应的临床表现

青霉素过敏反应的临床表现多种多样,其中最严重的是过敏性休克。

1. 过敏性休克 过敏性休克可发生在青霉素过敏试验过程中或注射青霉素后,一般在数秒或数分钟内呈闪电式发生,也有在半小时后出现,极少数患者发生在连续用药的过程中。过敏性休克主要表现为以下症状。

（1）呼吸道阻塞症状 胸闷、气促、呼吸困难、发绀、窒息、濒死感等,由喉头水肿和肺水肿引起。

（2）循环衰竭症状 面色苍白、出冷汗、脉细弱、血压下降等,由周围血管扩张导致循环血量不足引起。

（3）中枢神经系统症状 头晕、眼花、面部及四肢麻木、意识丧失、抽搐、大小便失禁等,由脑组织供血不足致缺氧引起。

（4）其他过敏反应 皮肤瘙痒、荨麻疹、恶心、呕吐等。

上述症状可单独出现,也可同时存在,最早出现的是呼吸道症状或皮肤瘙痒,故应注意倾听患者的主诉。

2. 血清病型反应 一般于用药后7～12天发生,临床表现和血清病相似,患者有发热、腹痛、皮肤瘙痒、荨麻疹、关节肿痛、全身淋巴结肿大等症状。

3. 各器官或组织的过敏反应

（1）皮肤过敏反应 瘙痒、荨麻疹、血管神经性水肿,严重者可引起剥脱性皮炎。

（2）呼吸道过敏反应 引起哮喘或促发原有的哮喘发作。

（3）消化道过敏反应 腹痛、腹泻、便血等,可引起过敏性紫癜。

（二）青霉素过敏性休克的急救处理

青霉素过敏性休克的处理原则是立即停药、就地抢救、分秒必争。

（1）立即停药,使患者平卧或置于休克体位,保暖,建立静脉通道,报告医生。

（2）立即皮下注射0.1%盐酸肾上腺素0.5～1 mL,患儿酌减,如症状不缓解,可每隔30 min皮下或静脉注射0.5 mL,直至脱离危险期。盐酸肾上腺素具有收缩血管、增加外周阻力、兴奋心肌、增加心排出量的作用,并可松弛支气管平滑肌,迅速解除气管痉挛和水肿,是抢救过敏性休克患者的首选药物。

(3) 保持呼吸通畅,立即吸氧,以纠正缺氧,改善呼吸。呼吸受抑者,应立即进行人工呼吸,遵医嘱应用呼吸兴奋剂,可肌内注射尼可刹米或洛贝林等;出现喉头水肿呼吸不畅,应立即配合医生进行气管插管或施行气管切开术。如发生心搏骤停、呼吸停止,应立即行心肺复苏术。

(4) 遵医嘱用药。地塞米松 5~10 mg 静脉注射,或用氢化可的松 200 mg 加入 5% 或 10%葡萄糖溶液 500 mL 中静脉滴注,此药有抗过敏作用,能迅速缓解症状;遵医嘱给予升压药物,如多巴胺、间羟胺等;给予碳酸氢钠纠正酸中毒;应用抗组胺类药物,如盐酸异丙嗪、苯海拉明等。

(5) 抢救过程中应密切观察患者体温、脉搏、呼吸、血压、尿量及其他病情变化,准确及时地做好护理记录。

(6) 患者未脱离危险期,不宜搬动。

三、青霉素过敏试验

【目的】 预防青霉素过敏反应。

【评估】

1. 核对医嘱 认真核对医嘱、注射单,患者床号、姓名,药名、浓度、剂量、方法、时间,明确青霉素过敏试验的目的。

2. 评估患者

(1) 全身情况、病情、生命体征、治疗情况,重点评估患者用药史、过敏史、家族史。

(2) 局部情况 注射部位皮肤有无瘢痕、感染等异常。

(3) 所用药物 可能产生的疗效和不良反应,患者的合作程度及遵医行为等。

【计划】

1. 护士准备 着装整齐,洗手、戴口罩,核对医嘱。

2. 患者准备 患者不宜在空腹时进行过敏试验,了解注射的目的,明白观察期间不可随意离开。

3. 用物准备 按医嘱备药,1 mL 一次性注射器、注射单、量尺、70%乙醇溶液、青霉素皮试液、盐酸肾上腺素 1 支、2 mL 一次性注射器、棉签等。

4. 环境准备 环境清洁、安静,光线明亮,温湿度适宜。

【实施】 青霉素过敏试验的操作步骤见表 12-3。

表 12-3 青霉素过敏试验

程序	操作步骤	要点说明
核对解释	*查对医嘱、注射单;携用物至患者床旁,核对床号、姓名并解释;询问患者"三史",即用药史、过敏史、家族史	• 严格执行查对制度和无菌技术操作规程
定位消毒	*协助患者取坐位或平卧位,暴露注射部位,用70%乙醇溶液常规消毒皮肤,待干	• 忌用含碘消毒剂,以免着色影响对局部反应的观察
穿刺注射	*取配制好的青霉素皮试液,在患者前臂掌侧下段按皮内注射的方法注射 0.1 mL(含青霉素 20 U),记录注射时间,再次核对患者	• 注意注射角度不宜过大,注入的药量要准确

续表

程序	操作步骤	要点说明
健康教育	*交代患者不要离开,不要按压、揉搓注射部位;20 min后为患者观察结果;如有不适,立即告诉医护人员	·确保患者明白并遵守
观察病情	*密切观察患者生命体征变化,注意倾听患者主诉,如有异常及时处理	·若有异常,及时报告医生
判断结果	*青霉素皮试结果判断标准: (1)阴性:皮丘大小无改变,周围无红肿、红晕,患者无自觉症状及不适。 (2)阳性:皮丘隆起,出现红晕、硬块,直径超过 1 cm 或周围有伪足,局部有痒感,可有胸闷、气促、头晕、心慌、恶心等全身反应,严重者甚至发生过敏性休克。 (3)难以判定:若不能确定或怀疑假阳性时,可做对照试验,方法是用另一注射器和针头,在另一前臂内侧,注入 0.1 mL 生理盐水,20 min后观察结果	·两名护士同时判定,确保结果准确
整理洗手	*整理用物,洗手	
记录结果	*记录观察结果时间及结果并签名。阳性结果用红笔以"+"表示,阴性结果用"-"表示	·如为阳性,在体温单、医嘱单等注明,并告知患者及其家属

【评价】
(1) 严格遵守操作规程,确保患者用药安全。
(2) 患者了解试验的目的及注意事项,能主动配合操作。

【注意事项】
(1) 试验前详细询问"三史",皮试液必须新鲜配制,配制方法正确,剂量准确。
(2) 做好急救的准备工作(备好盐酸肾上腺素和注射器)。
(3) 忌用含碘消毒剂,以免着色影响对局部反应的观察以及与碘过敏反应相混淆;拔针后勿用棉签按压注射部位,避免影响结果判断。
(4) 首次注射后须观察 30 min,以防迟缓性过敏反应的发生。注意局部和全身反应,倾听患者主诉。
(5) 两次注射时间不要相隔太近,以 4~6 h 为宜。

【健康教育】
(1) 向患者或家属解释所用药物的作用和注意事项,主动配合药物治疗。
(2) 根据药物的特性,注射后告知患者注意事项。

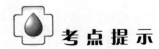
考点提示

青霉素皮试的指征、皮试液的配制方法,以及青霉素过敏性休克的临床表现与抢救措施。

任务二 其他药物过敏试验的方法

一、链霉素过敏试验的方法

链霉素是临床上常用的抗生素之一,可导致过敏反应,其过敏性休克的发生率仅次于青霉素,因此使用链霉素时,应做过敏试验。

1. 皮试液的标准 每毫升含链霉素2500 U,注入剂量为0.1 mL(含250 U)。

2. 皮试液的配制方法 以每瓶100万 U(1 g)链霉素为例,见表12-4。

表12-4 链霉素皮试液的配制方法

链霉素	加0.9%氯化钠溶液/mL	每毫升溶液中含链霉素/(U/mL)	要点说明
100万 U	3.5(溶解后为4 mL)	25万	用5 mL注射器,充分溶解
抽取上液0.1 mL	0.9	2.5万	用1 mL注射器,剂量准确、溶液混匀
留取上液0.1 mL	0.9	2500	将溶液混匀后放无菌盘备用

3. 皮试的方法 备齐用物,询问患者无过敏史后,取配制好的链霉素皮试液,在患者前臂掌侧下段按皮内注射的方法注射0.1 mL(含链霉素250 U),20 min后观察结果。其结果判断标准与青霉素相同。

4. 过敏反应的临床表现与抢救措施 链霉素过敏反应的临床表现与抢救措施同青霉素过敏反应。但其毒性反应比过敏反应更常见、更严重,可出现全身麻木、抽搐、肌肉无力、眩晕、耳鸣、耳聋等症状。因链霉素可与钙离子络合,而使链霉素的毒性症状减轻或消失,故可同时应用钙剂,常用10%葡萄糖酸钙或5%氯化钙溶液静脉推注。

二、头孢菌素过敏试验的方法

头孢菌素是临床上广泛使用的抗生素,具有抗菌作用强、临床疗效高、毒性低、过敏反应较青霉素少见等优点。但头孢菌素同样可引起皮疹、哮喘、药物热和过敏性休克等过敏反应,因此,用药前须做过敏试验。

1. 皮试液的标准 每毫升含头孢菌素0.5 mg,注入剂量为0.1 mL(含50 μg)。

2. 皮试液的配制方法 以每瓶0.5 g头孢菌素为例,见表12-5。

表12-5 头孢菌素皮试液的配制方法

头孢菌素	加0.9%氯化钠溶液/mL	每毫升溶液中含头孢菌素/(mg/mL)	要点说明
0.5 g	2	250	用5 mL注射器,充分溶解
抽取上液0.2 mL	0.8	50	用1 mL注射器,剂量准确、溶液混匀

续表

头孢菌素	加0.9%氯化钠溶液/mL	每毫升溶液中含头孢菌素/(mg/mL)	要点说明
留取上液0.1 mL	0.9	5	仍用上面的1 mL注射器,剂量准确、溶液混匀
留取上液0.1 mL	0.9	0.5	将溶液混匀后置无菌盘内备用

3. 皮试的方法 备齐用物,询问患者无过敏史后,取配制好的头孢菌素皮试液,在患者前臂下端按皮内注射方法注射0.1 mL(含头孢菌素50 μg),20 min后观察结果。

4. 皮试结果的判断 同青霉素过敏反应。

三、破伤风抗毒素过敏试验的方法

破伤风抗毒素(TAT)用于有感染破伤风危险的外伤伤员被动免疫或对已发病患者进行特异性治疗。TAT是马的免疫血清,对人体是一种异种蛋白,具有抗原性,注射后容易出现过敏反应,因此,在用药前应做过敏试验。已用过TAT但间隔时间超过1周者,如再使用,应重新做过敏试验。

1. 皮试液的标准 每毫升含TAT 150 U,注入剂量为0.1 mL(含15 U)。

2. 皮试液的配制方法 以1支1 mL含1500 U的TAT为例。

用1 mL注射器抽取上述药液0.1 mL,加0.9%氯化钠溶液至1 mL,则1 mL溶液中含TAT 150 U,即为TAT的皮试液。

3. 皮试的方法 备齐物品,询问患者无过敏史后,取配制好的TAT皮试液,在患者前臂掌侧下段按皮内注射的方法注射0.1 mL(含TAT 15 U),20 min后观察结果。

4. 皮试结果的判断 TAT皮试结果的判断见表12-6。

表12-6 TAT皮试结果的判断

结果	局部情况	全身情况
阴性	局部皮丘无变化	全身无异常反应
阳性	局部皮丘红肿、硬结、直径超过1.5 cm,红肿直径超过4 cm,有时出现伪足,有痒感	与青霉素过敏反应相同,以血清病型反应多见

由于TAT是一种特异性抗体,没有可以替代的药物。因此,皮试结果阳性,仍须脱敏注射以达到治疗目的。

5. 脱敏注射法 对TAT过敏试验阳性者,可采用脱敏注射法。该注射法是将药物分小剂量、短间隔、连续多次注射以达到脱敏的方法。其机制是通过短时间内多次小剂量注射,逐渐消耗体内的抗体,最终将全部药物注射完毕,以避免患者产生过敏反应。具体方法见表12-7。

表12-7 TAT脱敏注射法

次数	TAT/mL	加入0.9%氯化钠溶液/mL	注射途径
1	0.1	0.9	肌内注射
2	0.2	0.8	肌内注射
3	0.3	0.7	肌内注射
4	余量	稀释至1 mL	肌内注射

6. 注意事项

（1）脱敏注射法一般分 4 次，以小剂量开始并逐渐增加，每隔 20 min 肌内注射一次，每次注射后均应密切观察。

（2）脱敏注射过程中，患者出现面色苍白、气促、荨麻疹、血压降低或过敏性休克等症状时，应立即停止注射，并迅速处理；如反应较轻，可待症状消失后，酌情增加注射次数，减少每次注射剂量，在密切监测的情况下完成注射剂量。

四、细胞色素 C 过敏试验的方法

细胞色素 C 是一种细胞呼吸激活剂，常作为组织缺氧治疗的辅助用药，偶见过敏反应发生，用药前须做过敏试验，结果为阴性者，方可用药。

1. 皮试液的标准　每毫升含细胞色素 C 0.75 mg，注入剂量为 0.1 mL（含 0.075 mg）。

2. 皮试液的配制方法　以每支细胞色素 C 15 mg（2 mL）为例，用 1 mL 注射器抽取 0.1 mL 药液，加 0.9%氯化钠溶液稀释至 1 mL，则每毫升含细胞色素 C 0.75 mg，即为细胞色素 C 皮试液。

3. 皮试的方法　常用方法有以下两种。

（1）皮内测试　配制好的细胞色素 C 皮试液，在患者前臂掌侧下段按皮内注射的方法注射 0.1 mL（含细胞色素 C 0.075 mg），20 min 后观察结果。

（2）划痕实验　取细胞色素 C 原液（每毫升含 7.5 mg），在前臂掌侧下段皮肤上滴 1 滴，并用无菌针头透过药液，在表皮划两道划痕，长约 0.5 cm，深度以微量渗血为宜，20 min 后观察结果。

4. 皮试结果的判断　局部发红，直径大于 1 cm，有丘疹者为阳性。

五、碘过敏试验的方法

临床上用碘造影剂进行造影时，会发生过敏反应，因此在进行肾、膀胱、胆囊、支气管、心血管、脑血管等造影前 1～2 天应先做碘过敏试验，结果为阴性者，方可做碘造影检查。

1. 试验方法及结果判断　碘过敏试验方法及结果判断见表 12-8。

表 12-8　碘过敏试验方法及结果判断

试验方法	操作步骤	结果判断
口服法	口服 5%～10%碘化钾 5 mL，每天 3 次，共 3 天，观察结果	阴性：无任何症状，全身无反应 阳性：出现口麻、眩晕、心慌、流泪、恶心、呕吐、荨麻疹等
皮内注射法	按皮内注射的方式在前臂掌侧下段注射碘造影剂 0.1 mL，20 min 后观察结果	阴性：局部无反应 阳性：局部有红肿、硬块，直径超过 1 cm
静脉注射法	按静脉注射的方法，在静脉内缓慢推注碘造影剂 1 mL（30%泛影葡萄胺），5～10 min 后观察结果	阴性：无任何症状 阳性：出现血压、脉搏、呼吸、面色等改变

2. 注意事项

（1）在静脉注射造影前，应先进行皮内注射试验，结果阴性，再做静脉注射试验，结果也为阴性，方可进行碘剂造影。

(2)少数患者虽然过敏试验阴性,但注射碘造影剂时仍可发生过敏反应,因此造影时必须备急救药品,过敏反应的处理同青霉素过敏。

六、普鲁卡因过敏试验的方法

普鲁卡因属于局部麻醉药,少数人用药后可引起过敏反应,故首次使用普鲁卡因前,应做药物过敏试验,结果阴性,方可使用。

1. 皮试液的标准 每毫升含普鲁卡因 2.5 mg,注入剂量为 0.1 mL(含 0.25 mg),即为 0.25% 普鲁卡因溶液。

2. 皮试液的配制方法 以每支 1% 普鲁卡因 1 mL(10 mg)为例,用 1 mL 注射器抽取 0.25 mL 药液,加 0.9% 氯化钠溶液稀释至 1 mL,则每毫升含 2.5 mg,即为普鲁卡因皮试液。

3. 皮试的方法 备齐用物,询问患者无过敏史后,取配制好的普鲁卡因皮试液,在患者前臂掌侧下段按皮内注射的方法注射 0.1 mL(含普鲁卡因 0.25 mg),20 min 后观察结果。

4. 皮试结果的判断及过敏反应的处理 同青霉素过敏反应。

考点提示

各种临床常见易过敏药物的皮试液剂量,以及发生过敏性休克的抢救措施。

直通护考

一、选择题

A1/A2 型题(以下每一道考题下面有 A、B、C、D、E 五个备选答案,请从中选择一个最佳答案)

1. 关于碘过敏实验正确的是(　　)。

    A. 静脉注射造影剂前不用做皮内注射试验

    B. 实验方法包括口服、眼结膜试验法

    C. 皮内注射试验时皮丘直径超过 2 cm 即可判断为阳性

    D. 口服后出现眩晕、心慌等表现即可判断为阳性

    E. 过敏试验阴性者,造影时不会发生过敏反应

2. 关于 TAT 脱敏注射法,正确的是(　　)。

    A. 分 2 次、量由小到大、每隔 20 min 注射 1 次

    B. 分 3 次、量由小到大、每隔 20 min 注射 1 次

    C. 分 3 次、量平均、每隔 20 min 注射 1 次

    D. 分 4 次、量由小到大、每隔 20 min 注射 1 次

    E. 分 4 次、量由小到大、每隔 30 min 注射 1 次

3. 对接受青霉素治疗的患者,如果停药(　　)以上,必须重新做过敏试验。

    A. 1 天　　　B. 2 天　　　C. 3 天　　　D. 4 天　　　E. 5 天

4. 青霉素皮试阳性的局部表现不包括(　　)。

    A. 试验处皮丘隆起　　　B. 皮丘直径超过 0.1 cm　　　C. 皮肤红晕、硬块

    D. 局部红晕,周围有伪足　　　E. 皮肤有痒感

5. 青霉素过敏性休克临床最早的症状是（　　）。
A. 面色苍白、冷汗　　　　　　B. 头晕、眼花　　　　　　C. 大小便失禁
D. 胸闷、气促　　　　　　　　E. 血压下降
6. 青霉素过敏性休克患者出现中枢神经系统症状的原因是（　　）。
A. 肺水肿　　　　　　　　　　B. 循环血量减少　　　　　C. 脑组织缺氧
D. 肾功能衰竭　　　　　　　　E. 毛细血管扩张，通透性增加
7. 使用先锋霉素Ⅵ前须做过敏试验，皮试液浓度为每0.1 mL含先锋霉素Ⅵ（　　）。
A. 50 μg　　　B. 50 U　　　C. 500 μg　　　D. 500 U　　　E. 2500 U
8. TAT脱敏注射中，有轻微反应时处理的方法是（　　）。
A. 立即停止脱敏注射　　　　　　B. 立即减量增次注射
C. 待反应消退后，减量增次注射　　D. 待反应消退后，按原量注射
E. 待反应消退后，1次注射
9. 曾用过TAT，超过多少天再用须重做过敏试验？（　　）
A. 3天　　　B. 5天　　　C. 7天　　　D. 10天　　　E. 14天
10. 关于TAT，下述叙述错误的是（　　）。
A. 是一种异种蛋白　　　　　　　B. 具有抗原性
C. 注射后可引起机体过敏反应　　D. 过敏试验阳性者应禁用
E. 可治疗破伤风
11. 链霉素过敏患者首选的拮抗药物为（　　）。
A. 乳酸钙　　　B. 溴化钙　　　C. 碳酸钙　　　D. 草酸钙　　　E. 葡萄糖酸钙
12. 下列皮试液1 mL含量错误的是（　　）。
A. 青霉素：500 U　　　　B. 链霉素：2500 U　　　C. TAT：150 U
D. 细胞色素C：7.5 mg　　E. 普鲁卡因：2.5 mg
13. 在青霉素治疗过程中，下列哪种情况须重做皮试？（　　）
A. 肌内注射改静脉滴注　　　　　B. 肌内注射每天1次改每天2次
C. 患者因故未注射药物　　　　　D. 青霉素批号更改
E. 患者病情加重
14. 碘化物造影须做过敏试验，应在何时进行？（　　）
A. 造影前1～2 h　　　B. 造影前6～12 h　　　C. 造影前12～24 h
D. 造影前24～48 h　　E. 造影前48～72 h
15. 关于青霉素的使用说法错误的是（　　）。
A. 先做皮试，阴性者方可注射　　B. 停用一周，要重做皮试
C. 注射后留观30 min后嘱患者离开　　D. 确为阳性，要做阳性标记
E. 注射时应备盐酸肾上腺素
16. 患者，女性，32岁。不慎割破手指，医嘱TAT肌内注射，立刻执行。患者行TAT过敏实验，结果阳性，正确的做法是（　　）。
A. 禁用TAT注射　　　　　　　　B. 备好抢救物品，直接注射TAT
C. 注射肾上腺素等药物抗过敏　　D. 采用脱敏疗法注射TAT
E. 再做过敏实验并用生理盐水做对照实验
17. 患者，女性，24岁。肺炎，医嘱青霉素治疗。患者在青霉素皮试后2 min内突然出现

休克,护士首先应( )。

A. 观察生命体征 B. 应用升压药 C. 让患者平卧
D. 通知家属 E. 给患者吸氧

18. 患者,男性,24岁。结核病,医嘱链霉素治疗,链霉素皮试发生过敏性休克而出现中枢神经系统症状,其原因是( )。

A. 肺水肿 B. 肾功能衰竭
C. 脑供血不足致脑组织缺氧 D. 有效循环血容量锐减
E. 毛细血管扩张,通透性增加

19. 患者,女性,23岁。注射青霉素过程中,觉头晕、胸闷、面色苍白、脉细弱、血压下降,应立即注射的药物是( )。

A. 异丙嗪 B. 尼可刹米 C. 氢化可的松
D. 盐酸肾上腺素 E. 去甲肾上腺素

20. 肺结核患者使用链霉素治疗过程中,出现全身麻木抽搐,此时选用的治疗药物是( )。

A. 10%葡萄糖酸钙 B. 0.1%肾上腺素 C. 新斯的明
D. 地塞米松 E. 山梗茶碱

21. 患者,男性,65岁,因"直肠癌"拟行手术治疗,医嘱"青霉素皮内试验",皮试注射的剂量是( )。

A. 1500 U B. 200 U C. 150 U D. 20 U E. 15 U

22. 患者,女性,35岁,因急性咽喉炎来院就诊,医嘱"青霉素皮内试验",注射前应询问患者的情况不包括( )。

A. 既往是否使用过青霉素 B. 最后一次使用青霉素的时间
C. 有无其他药物或食物过敏 D. 是否对花粉过敏
E. 家属有无青霉素过敏

23. 患者,男性,45岁,因阑尾炎住院治疗,医嘱"青霉素皮内试验",皮试结果:局部皮肤红肿,直径1.2 cm,无自觉症状,下列处理正确的是( )。

A. 可以注射青霉素 B. 可以注射青霉素,但需减少剂量
C. 暂停该药,下次使用重新做皮内试验 D. 禁用青霉素,及时报告医生
E. 在对侧肢体做对照试验

24. 患者,女性,30岁。患者行TAT过敏试验,结果阳性,须用脱敏注射法,第1次注射剂量为( )。

A. 15 U B. 50 U C. 100 U D. 150 U E. 200 U

25. 患者,男性,22岁,诊断为大叶性肺炎,注射青霉素后第10天出现皮肤瘙痒、腹痛,体检:T 37.8 ℃,膝关节肿痛,全身淋巴结肿大,患者可能发生了( )。

A. 皮肤过敏反应 B. 消化道过敏反应 C. 血清病型反应
D. 过敏性休克 E. 呼吸道过敏反应

26. 患者,男性,20岁,因患大叶性肺炎需青霉素治疗。皮试5 min后患者出现胸闷、气急、皮肤瘙痒、面色苍白、脉搏细弱、血压下降、烦躁不安。患者发生了何种反应?( )

A. 青霉素毒性反应 B. 血清病型反应 C. 呼吸道过敏反应
D. 过敏性休克 E. 皮肤组织过敏反应

27. 患者,女性,24岁,因患上呼吸道感染给予青霉素治疗。皮试 3 min 后患者出现胸闷、气急、皮肤瘙痒、面色苍白、脉搏细弱、血压下降。护士首先采取的急救措施是( )。

A. 立即平卧,皮下注射盐酸肾上腺素 B. 立即皮下注射异丙肾上腺素

C. 立即静脉注射地塞米松 D. 立即注射呼吸兴奋药

E. 立即注射升压药

28. 患儿,男性,10岁。给予青霉素治疗后出现发热、淋巴结肿大、皮肤瘙痒症状,出现了血清病型反应,其常发生在用药后( )。

A. 1~2 天 B. 3~5 天 C. 7~12 天 D. 15~18 天 E. 19~20 天

29. 患者,男性,46岁,在田间作业时不慎被锈钉刺伤,医嘱 TAT 肌内注射,st。患者行 TAT 过敏试验,结果阳性,正确的做法是( )。

A. 分 4 次注射,剂量逐渐递减 B. 分 4 次注射,剂量逐渐递增

C. 分 5 次注射,剂量逐渐递减 D. 分 5 次注射,剂量逐渐递增

E. 分 4 次注射,等剂量

30. 患者,男性,50岁。主诉腹胀、尿黄、巩膜黄染。医嘱行肝区 CT。忽视给患者注射碘造影剂前先进行碘过敏试验,下列操作不正确的是( )。

A. 试验应在检查前 1~2 天进行

B. 试验方法可选皮内注射

C. 如行静脉注射前应先行皮内注射

D. 静脉注射剂量为 5 mL,注射后 10 min 观察结果

E. 皮内注射的试验方法基本与青霉素相同

二、病例分析题

1. 患者,刘某,女性,28岁。在运动场上跑步时,不小心被地上的铁钉扎伤左脚,伤口较深,来医院就诊。医嘱注射 TAT、清创。护士为其做过敏试验,结果阳性。问题:

(1) TAT 皮试的浓度是多少?

(2) 患者 TAT 皮试结果阳性,应该如何处理?

2. 患者,王某,女性,56岁。咽部疼痛、声音嘶哑来院就诊。诊断为急性咽喉炎。医嘱:青霉素 160 万 U 加 0.9% 的氯化钠注射液 250 mL 静脉滴注,地塞米松 10 mg 入壶,bid。问题:

(1) 为该患者实施过敏试验后,如何对患者进行健康教育?

(2) 简述青霉素过敏试验的注意事项。

(李洪霞)

项目十三　静脉输液和输血法

学习目标

1. 掌握静脉输液法、常见输液故障及其排除、输液反应及其防治,静脉输血的目的、输血前的准备、静脉输血技术、输血反应及其防治。
2. 熟悉静脉输液的目的、常用溶液及其作用、输液微粒污染及防护措施,血液制品种类及成分、输血的注意事项。
3. 了解静脉留置针和输液泵的使用方法,自体输血的优点和成分输血的特点。
4. 能正确完成密闭式周围静脉输液的操作,正确计算输液速度和时间,准确识别和处理静脉输液中的常见故障,全面准确地为患者做好输血前的准备工作。
5. 具有认真、严谨、求实的工作态度,严格执行无菌技术操作原则和查对制度,做到关爱患者,确保用药的安全。

任务一　静脉输液法

案例引导

患者,男性,75岁。间断咳嗽,咳痰伴喘息12年,加重伴发热4天。4天前因受凉咳嗽,喘息加重,咳黄色黏稠痰,量多且不易咳出。查体:T 38 ℃,P 102 次/分,R 33 次/分,BP 140/70 mmHg。双肺听诊呼吸音弱,可闻及少量干、湿啰音及哮鸣音,双下肢水肿。诊断为慢性阻塞性肺疾病急性发作。医嘱:0.9%生理盐水 250 mL,头孢呋辛酯 3.0 q12 h,ivgtt;5%葡萄糖 100 mL,盐酸氨溴索 30 mg,q12 h,ivgtt。

问题:
1. 该患者实施静脉输液时,应该注意哪些事项?
2. 该患者在输液过程中如果出现急性肺水肿,如何处理?

正常情况下，人体内水、电解质及酸碱度均保持在一定数值范围内，以维持机体内环境的相对平衡状态，保证机体正常的生理功能。但在疾病和创伤时内环境不能维持稳态，导致体液平衡紊乱。静脉输液和输血可以迅速、有效地纠正水、电解质及酸碱平衡失调，增加血容量，改善微循环，维持血压，因此，护士必须熟练掌握静脉输液和输血的知识和技能，这对治疗疾病、挽救生命起着十分重要的作用。

一、常用溶液及其作用

（一）晶体溶液

晶体溶液相对分子质量小，在血管内存留时间短，对维持细胞内外水分的相对平衡起着重要的作用，可有效纠正水、电解质平衡失调。

1. 葡萄糖溶液　用于补充水分和热量。葡萄糖进入人体后迅速分解，一般不产生高渗和利尿作用。常用的葡萄糖溶液有5%葡萄糖溶液和10%葡萄糖溶液。

2. 等渗电解质溶液　用于补充水分和电解质，维持体液和渗透压平衡。体液丢失时往往伴有电解质紊乱，因此，补液时应注意水和电解质的平衡。常用的等渗电解质溶液有0.9%氯化钠溶液、5%葡萄糖氯化钠溶液、复方氯化钠溶液（林格氏等渗溶液）。

3. 碱性溶液　用于纠正酸中毒，调节酸碱平衡失调。常用的碱性溶液有5%碳酸氢钠溶液、1.4%碳酸氢钠溶液和11.2%乳酸钠溶液和1.84%乳酸钠溶液（碳酸氢钠中和酸以后产生的碳酸，必须以二氧化碳的形式经肺呼出，因此对呼吸功能不全的患者使用效果有限。乳酸钠对于休克、缺氧、肝功能不全、右心衰竭患者和新生儿易加重乳酸血症，故不宜使用）。

4. 高渗溶液　用于利尿脱水，可迅速提高血浆渗透压、回收组织水分进入血管、消除水肿、降低颅内压、改善中枢神经系统的功能。常用的高渗溶液有20%甘露醇、25%山梨醇、25%~50%葡萄糖溶液。

（二）胶体溶液

胶体溶液相对分子质量大，在血液内存留时间长，能有效维持血浆胶体渗透压、增加血容量、改善微循环、提高血压。

1. 右旋糖酐溶液　为水溶性多糖类高分子聚合物。常用的有低分子右旋糖酐和中分子右旋糖酐两种：低分子右旋糖酐能降低血液黏稠度，减少红细胞聚集，改善组织灌注和血液循环，防止血栓形成；中分子右旋糖酐主要作用是提高血浆渗透压和扩充血容量。

2. 代血浆　作用与低分子右旋糖酐相似，扩容作用良好，输入后可增加循环血量和心排出量，在体内停留时间较右旋糖酐长，过敏反应少，在急性大出血时可与全血共用。多用于失血性休克、低蛋白血症、严重烧伤等。常用的代血浆有羟乙基淀粉（706代血浆）、氧化聚明胶等。

3. 血液制品　能提高胶体渗透压，扩大和增加循环血容量，补充蛋白质和抗体，有助于增强机体免疫力和组织修复。常用的血液制品有血浆蛋白和5%白蛋白等。

（三）静脉高营养液

凡营养摄入不足或不能经消化道供给营养的患者都可用静脉插管输注静脉高营养液。高营养液能供给热量、补充蛋白质、维持正氮平衡、补充各种维生素和矿物质。主要成分有氨基酸、维生素、脂肪酸、矿物质、高浓度葡萄糖或右旋糖酐和水分。常用的静脉高营养液有复方氨基酸、脂肪乳、全营养混合液（TNA）等。

输入溶液的种类和量应根据患者水、电解质及酸碱平衡紊乱的程度来确定,一般遵循"先晶后胶、先盐后糖、先快后慢、宁酸勿碱"的原则。静脉补钾时应遵循"四不宜"原则:不宜过早(见尿补钾);不宜过快(不超过20~40 mmol/L);不宜过浓(浓度不超过40 mmol/L);不宜过多(限制补钾总量,每日补充氯化钾3~6 g)。输液过程中应严格控制输液速度,根据患者的反应和病情变化,及时做出相应的调整。

二、静脉输液法

按照输入的液体是否与大气相通,可以将静脉输液法分为密闭式静脉输液法和开放式静脉输液法;按照进入血管通道的器具所到达的位置,可将静脉输液法划分为周围静脉输液法和中心静脉输液法。

静脉输液是利用大气压和液体静压形成的输液系统内压高于人体静脉压的原理,将大量无菌溶液或药液直接输入静脉的技术。

(一)一次性静脉输液钢针穿刺输液法

【目的】

(1)补充水和电解质,维持酸碱平衡。常用于各种原因引起的脱水、酸碱平衡失调者,或因某些原因不能进食者,如剧烈呕吐、腹泻、大手术后患者等。

(2)增加血容量,改善微循环,维持血压。常用于严重烧伤、大出血、休克等患者。

(3)输入药物,治疗疾病。如输入抗生素控制感染,输入脱水剂降低颅内压,输入解毒药物达到解毒作用等。

(4)补充营养,供给热量,促进组织修复,维持正氮平衡。常用于慢性消耗性疾病、胃肠道吸收障碍、不能经口进食者,如昏迷、口腔疾病的患者。

【评估】

(1)评估患者的年龄、病情、过敏史、静脉治疗方案、药物性质等,选择合适的输注途径和静脉治疗工具。

(2)评估穿刺部位皮肤情况和静脉条件。宜选择上肢静脉作为穿刺部位,如手背静脉、前臂头静脉、贵要静脉、肘正中静脉,周围循环衰竭、长期持续输液或静脉高营养的患者多选择颈外静脉和锁骨下静脉。

(3)向患者及家属解释输液的目的、方法、注意事项及配合要点。

【计划】

1. 护士准备 衣帽整洁,修剪指甲、洗手、戴口罩。

2. 患者准备 了解静脉输液的目的、方法、注意事项及配合要点;输液前排尿或排便;取舒适卧位。

3. 用物准备 治疗盘、治疗巾、弯盘、液体及药物、加药用注射器、止血带、无菌干棉签(棉球)、输液器、针头、开瓶器、胶布(或输液固定贴)、砂轮、输液巡视卡、输液卡、瓶套、输液架、利器盒、呼叫器、手消毒液,必要时备小夹板、棉垫及绷带等,静脉留置针输液法另备静脉留置针一套、封管液(稀释肝素溶液或无菌生理盐水)。

4. 环境准备 环境整洁、安静、安全、舒适。

【实施】 一次性静脉输液钢针穿刺输液法的操作步骤见表13-1。

表 13-1　一次性静脉输液钢针穿刺输液法

程序	操作步骤	要点说明
◆核对	* 核对药液瓶签（药名、浓度、剂量）和输液卡 * 检查药液的质量	• 根据医嘱严格执行查对制度，防止差错发生 • 检查药液有效期、瓶口有无松动、瓶身有无裂痕、药液有无变质。将瓶上下摇动，对光检查药液有无浑浊、絮状物、沉淀等
◆加药	* 启开液体铝盖中心部分，常规消毒瓶塞 * 按医嘱加入药物，在液体瓶签上注明床号、姓名、药名、剂量、浓度、加药时间并签名	• 消毒范围至铝盖下端瓶颈部 • 合理分配加入药物，根据病情安排输液顺序，注意药物间的配伍禁忌
◆插输液器	* 检查输液器后取出，将输液器插头插入瓶塞至插头根部，关闭调节器	• 检查输液器是否过期、包装有无破损，插入时注意保持无菌
◆核对患者	* 备齐用物，携至患者床旁，核对患者床号、姓名，向患者解释，再次洗手	• 操作前以两种方式查对，防止差错发生 • 检查输液器是否过期、包装有无破损，插入时注意保持无菌
◆排气	* 将输液瓶挂于输液架上，排出输液器内空气：倒置茂菲氏滴管，打开调节器，使药液下降，当药液平面达茂菲氏滴管的 1/2～2/3 时，迅速转正滴管，使药液下降，直至排尽导管和针头内空气 * 排气成功后，关闭调节器，待用	• 高度适中，液体压力超过静脉压 • 排尽输液器及针头内空气，防止发生空气栓塞 • 如茂菲氏滴管下端输液管内有小气泡，可轻弹输液管，将气泡弹至茂菲氏滴管内 • 保持导管接头的无菌状态
◆选择穿刺部位	* 选择静脉，将棉垫置于穿刺肢体下，在穿刺点上方 6～8 cm 处扎止血带（图 13-1）	• 根据病情、药物性质和患者合作情况选择合适的静脉 • 选择粗、直、弹性好，避开关节处的静脉，注意保护和合理使用静脉，一般从远端小静脉开始穿刺 • 如果静脉充盈不良，可按摩血管，嘱患者反复松、握拳几次，轻拍血管等
◆消毒皮肤	* 消毒穿刺部位皮肤，范围大于 5 cm	
◆静脉穿刺	* 再次核对患者、药液及给药方法 * 嘱患者握拳，再次排气，取下护针帽，行静脉穿刺，见回血后将针头与皮肤平行再送入血管少许	• 操作中查对，防止差错发生 • 使静脉充盈便于穿刺 • 排液于弯盘内，确保穿刺前输液导管内无气泡 • 使针头斜面全部进入血管
◆固定	* 固定好针柄，松开止血带和调节器，嘱患者松拳，待液体滴入通畅后，用输液固定贴固定针头（图 13-2）	• 覆盖穿刺部位防止污染 • 必要时夹板固定肢体，防止针头脱落
◆调节滴速	* 根据药液的性质和患者的年龄、病情及心肺功能情况调节输液滴速	• 一般成人 40～60 滴/分，儿童 20～40 滴/分 • 对于心肺功能不良、年老体弱者、婴幼儿以及输注血管活性药物、含钾药物、高渗性药物等时，应减慢滴速

续表

程序	操作步骤	要点说明
◆再次核对 ◆操作后处理	*再次核对患者、药液及给药方法 *取出止血带和棉垫,协助患者取舒适卧位,整理床单位 *将呼叫器置于患者易取处,对患者和家属进行健康教育 *整理用物,洗手,记录 *输液过程中加强巡视,倾听患者主诉,观察输液部位情况,及时发现和处理输液故障,填写输液巡视卡	• 对于血容量不足、严重脱水、心肺功能良好者可适当加快输液速度 • 操作后查对,防止差错发生 • 不可随意调整滴速,保护输液部位,避免输液管受压和扭曲 • 若输液部位出现肿胀、疼痛或液体滴入不畅时应及时呼叫 • 在输液卡上记录输液开始时间、药物、滴速、患者情况并签全名 • 保持输液通畅,防止针头阻塞和脱出;观察液体滴速、余液量,及时更换液体 • 密切观察有无输液反应,如有心悸、胸闷、畏寒等情况,应立即减慢滴速或停止输液,并通知医生及时处理
◆更换液体	*如需更换输液瓶时,常规消毒瓶塞,核对无误后,拔出输液器插头,插入第二瓶液体内,检查茂菲氏滴管内液面高度合适、输液管内无气泡、液体滴入顺畅后,方可离开	• 及时换瓶,以防空气进入导致空气栓塞
◆输液完毕后处理	*输液完毕,关闭输液器,揭去输液固定贴,用无菌干棉签或棉球轻压穿刺点上方,快速拔针,按压片刻至无出血 *协助患者取舒适卧位,整理床单位 *清理用物,洗手,记录	• 注意无菌操作,防止污染 • 需要24 h持续输液者,应每日更换输液器 • 拔针时按压用力勿过大,以免引起疼痛 • 按压部位应靠近皮肤穿刺点,压迫静脉进针点,防止皮下出血 • 记录输液结束时间、患者全身和局部反应

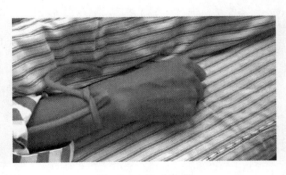

图13-1　扎止血带

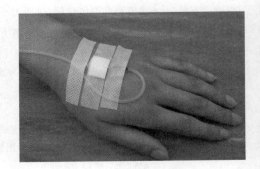

图13-2　静脉输液固定法

【评价】

(1) 患者了解静脉输液的目的和注意事项,主动配合,达到预期治疗效果。

(2) 对长期输液的患者,选择合适的静脉输液方法,安全正确给药,无差错及不良反应发生。

(3)护士能正确处理静脉输液中的各种故障,准确识别、预防和处理常见的输液反应。

【注意事项】

(1)严格执行无菌技术操作及查对制度,防止感染及差错事故发生。

(2)根据病情、治疗计划和药物的配伍禁忌,合理分配药物。

(3)成年人不宜选择下肢静脉进行穿刺,小儿首选头皮静脉。一次性静脉输液钢针宜用于短期或单次给药,腐蚀性药物不应使用一次性静脉输液钢针;外周静脉留置针宜用于短期静脉输液治疗,不宜用于腐蚀性药物等持续性静脉输注。

(4)严格掌握输液速度,对于心肺功能不良者、年老体弱者、婴幼儿以及输注血管活性药物、含钾药物、高渗性药物等时,应减慢滴速;对于血容量不足、严重脱水、心肺功能良好者可适当加快输液速度。

(5)输液前或更换液体时排尽输液管内空气,防止造成空气栓塞;输液中严密观察滴入是否通畅、有无溶液外渗、局部有无肿胀疼痛、有无输液反应等。如患者有心悸、胸闷、畏寒等情况应立即减慢或停止输液,并通知医生,及时处理。

(6)注意做好职业防护,防止针刺伤。

【健康教育】

(1)向患者或家属说明控制输液速度的原因,嘱其不可随意调节滴速,以免发生意外。

(2)向患者介绍常见输液反应的症状及防治方法,一旦出现输液反应症状或其他不适时,及时使用呼叫器。

(3)对于需要长期输液的患者,护士应做好患者心理护理。

(二)静脉留置针输液法

静脉留置针的优点:①留置针套管材质与血管相容性好、柔软、无刺激;避免反复穿刺造成浅静脉损伤,可有效保护静脉;②患者可适当活动,增加舒适感;③配合临床合理用药,提高疗效,减少不良反应;④持续保持静脉通畅,便于治疗和抢救;⑤减轻护理强度,提高护理工作质量和效率。适用于短期静脉输液及静脉穿刺困难的患者。

【目的】 同一次性静脉输液钢针穿刺输液法。

【评估】 同一次性静脉输液钢针穿刺输液法。

【计划】 同一次性静脉输液钢针穿刺输液法,另加静脉留置针(图 13-3)、肝素帽、无菌透明敷贴、无菌手套。

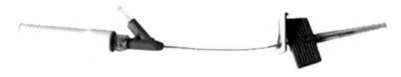

图 13-3 静脉留置针

【实施】 静脉留置针输液法的操作步骤见表 13-2。

表 13-2 静脉留置针输液法

程序	操作步骤	要点说明
◆核对	*核对、加药、插输液器,再次核对患者,排气程序及步骤同一次性静脉输液钢针穿刺输液法	• 检查外包装有无破损、有效期,留置针软管尖端有无分叉、破损 • 连接时严格执行无菌技术操作

续表

程序	操作步骤	要点说明
◆连接留置针至输液器	* 打开静脉留置针外包装,将肝素帽对接在留置针侧管上 * 将输液器与肝素帽连接 * 打开调节器,排尽套管针内气体,关闭调节器	
◆选择穿刺部位	* 选择静脉,将棉垫置于穿刺肢体下,在穿刺点上方 10~15 cm 处扎止血带	• 静脉选择的要点与说明同一次性静脉输液钢针穿刺输液法
◆消毒皮肤	* 消毒穿刺部位皮肤,范围大于 8 cm	• 待消毒液自然干燥后再进行穿刺
◆静脉穿刺	* 再次核对患者、药液及给药方法 * 取下针套,旋转松动外套管,再次排气 * 嘱患者握拳,左手下拉绷紧皮肤,右手持留置针在血管上方直刺血管,以 15°~30°角进针,见回血后压低角度进针 2 mm * 后撤针芯 2~3 mm,右手固定针芯,左手送外套管入静脉,退出针芯,置于利器盒内	• 操作中查对,防止差错发生 • 直刺血管,可减轻患者疼痛 • 避免角度过小刺伤血管外膜,角度过大刺穿血管壁 • 避免针芯刺破血管 • 确保外套管在静脉内;针芯放入利器盒防止刺破皮肤
◆固定	* 松开止血带,打开调节器,嘱患者松拳 * 用无菌透明敷贴以穿刺点为中心做密闭式横形固定,延长导管 U 形固定,肝素帽高于导管尖端,与血管平行 * 在无菌透明敷贴便签纸上记录置管日期和时间,贴于敷贴边际 * 调节滴速,核对和操作后处理同静脉输液法	• 固定牢固,避免过松或过紧 • 对无菌透明敷贴进行按压、塑形,使之与皮肤黏合,避免水汽积聚 • 至少每 7 天更换一次敷贴;如有渗血、渗液、污染、松动应立即更换
◆封管	* 常规消毒静脉帽的胶塞 * 将抽有封管液的注射器针头刺入静脉帽内 * 边推注边退针,直至针头完全退出,确保正压封管	• 采用脉冲式冲管,可将导管和血管壁上残留药液冲入血流,避免刺激局部血管 • 常用封管液:① 无菌生理盐水,每次用 5~10 mL,每 6~8 h 重复封管一次;② 0~10 U/mL 肝素溶液,每次用 2~5 mL • 外周静脉留置针应 72~96 h 更换一次 • 拔针时按压用力勿过大,以免引起疼痛;按压部位应靠近皮肤穿刺点,压迫静脉进针点,防止皮下出血 • 记录输液结束时间、患者全身和局部反应

续表

程序	操作步骤	要点说明
◆再次输液	* 常规消毒静脉帽胶塞,将静脉输液针头插入静脉帽内完成输液	• 注意无菌技术操作,防止污染
◆输液完毕后处理	* 停止输液时需拔管。关闭输液器,揭去无菌透明敷贴,用无菌干棉签或棉球轻压穿刺点上方,快速拔针,按压片刻至无出血 * 协助患者取舒适卧位,整理床单位 * 清理用物,洗手,记录	• 按压部位应靠近皮肤穿刺点,压迫静脉进针点,防止皮下出血

【评价】 同一次性静脉输液钢针穿刺输液法。

【注意事项】

1. 选择静脉 宜选择上肢静脉作为穿刺部位,避开静脉瓣、关节部位以及有瘢痕、炎症、硬结等处的静脉;长期输液者,应由远心端向近心端选择静脉,不可在同一部位反复穿刺;对血管刺激性大的药物应选择较粗大的静脉,穿刺时应先确定针头在静脉内时再加药,以防止药物外渗,引起组织坏死。

2. 合理安排 根据病情需要,有计划地安排输液顺序;如需加入药物,应注意配伍禁忌,合理安排,以达到治疗目的;连续输液超过 24 h 应每日更换输液器;输注的两种不同药物间有配伍禁忌,在前一种药物输注结束后,应冲洗或更换输液器,并冲洗导管,再接下一种药物继续输注。

3. 正确消毒 外周静脉留置针穿刺处的皮肤消毒范围直径应大于 8 cm,应待消毒液自然干燥后再进行穿刺。

4. 调速观察 根据药物及病情调节滴速;输液过程中,应定时巡视,观察患者有无输液反应,针头是否脱出、阻塞和移位,输液管是否有扭曲受压,穿刺部位有无红、肿、热、痛、渗出等表现,滴速是否适宜等,输入刺激性、腐蚀性药物过程中,应注意观察回血情况,确保导管在静脉内。

5. 预防栓塞 输液前必须排尽输液器及针头内的空气;输液过程中要及时更换输液瓶及添加药液,以预防空气栓塞。

6. 留置管理 静脉留置针输液者避免在下肢血管和关节部位留置,以免回血堵塞导管。每次输液前后,应评估穿刺部位及静脉走行有无红、肿、疼痛与不适,如有异常应及时拔除导管,对局部进行处理。一旦发现针管内有回血,应立即用肝素液冲洗,以免堵塞管腔。静脉留置针一般保留 72~96 h。

【健康教育】

(1) 在通道建立后交代输液患者,若出现液体滴入不畅及局部疼痛、肿胀等身体不适时,及时告知护士,便于护士及时处理,减少并发症的发生。

(2) 对于静脉留置针输液者,告知其在输液间歇时间,要尽量避免肢体下垂,保持局部清洁干燥,避免感染。

(三) 经外周中心静脉置管输液法

经外周中心静脉置管(PICC)是由周围静脉穿刺置管,将导管末端置于上腔静脉进行输液的方法。临床常用于化疗用药或中、长期的静脉输液,可在血管内留置 7 天至 1 年。临床

PICC 导管大多采用硅胶材质,柔软有弹性;导管全长可放射显影;总长度 65 cm,根据患者个体需要进行修剪。

【适应证】

(1) 静脉输注刺激性强的药物时,如化疗药物或高渗药液等。

(2) 全胃肠外营养的患者。

(3) 需长期输液且静脉条件较差者。

(4) 需要经常测量中心静脉压的患者。

(5) 23～30 周的早产儿(极低体重儿,即体重不超过 1.5 kg 的幼儿)。

【禁忌证】

(1) 严重出血性疾病。

(2) 预插管途径有静脉血栓形成史、感染源、外伤史、血管外科手术、放疗史。

(3) 患者肘部静脉条件差。

(4) 上腔静脉压迫综合征。

【实施】

1. 用物

(1) PICC 穿刺套件　PICC 导管、穿刺针、插管鞘、支撑导丝、延长管、思乐扣、肝素帽、治疗巾 3 块、孔巾、止血钳或镊子 2 把、直剪刀、3 cm×5 cm 无菌纱布 3 块、6 cm×8 cm 纱布 5 块、大棉球 6 个、弯盘 2 个等。

(2) 其他物品　注射盘、无菌手套 2 副、肝素封管液、0.9％氯化钠溶液 500 mL、20 mL 注射器 2 个、10 cm×12 cm 无菌透明敷贴、皮肤消毒液(0.5％氯己定溶液或 75％乙醇和碘伏)、抗过敏无菌胶布、皮尺、止血带等。

2. 操作步骤

(1) 穿刺前准备工作　核对医嘱,告知患者相关事宜,取得患者同意和配合,签署知情同意书。

(2) 评估并选择静脉　常选择贵要静脉、肘正中静脉和头静脉,首选右侧。在肘窝上 9 cm 处测量并记录上臂周长,便于置管后对比上肢有无水肿。

(3) 协助患者取仰卧位,穿刺侧上肢外展与躯干成 90°角。测量穿刺点至右胸锁关节再向下至第 3 肋间隙的长度。

(4) 皮肤消毒　用 0.5％氯己定溶液或 75％乙醇和碘伏分别消毒 3 遍,消毒范围直径 20 cm,且每次消毒方向与上次相反,待干。

(5) 铺孔巾建立无菌区,用注射器抽吸 0.9％氯化钠溶液预冲导管,助手协助系止血带。

(6) 穿刺　同静脉留置针穿刺法实施静脉穿刺,将可撕裂鞘针头刺入血管,见回血后放低穿刺针,减小穿刺角度,再推进少许,松止血带。

(7) 置管　①穿刺成功后用左手示指和中指按压并固定插管鞘上方的静脉以减少出血,右手撤出针芯。②将导管缓慢、匀速送入,当导管置入约 15 cm,即导管尖端到达锁骨下静脉时,嘱患者头转向穿刺侧贴近肩部,防止导管误入颈静脉,直至置入预定长度。③抽回血,撤出插管鞘及支撑导丝,修剪导管长度,安装连接器,并确认导管推至根部。

(8) 冲封管　连接肝素帽或正压接头,用 0.9％氯化钠溶液 20 mL 行脉冲式冲管,并用肝素封管液进行正压封管。

(9) 固定　使用固定翼,导管出皮肤处逆血管方向摆放"L"或"U"弯,妥善固定后用无菌透明敷贴覆盖,注明穿刺日期、时间及操作者。

(10) X 线确认　经 X 线确认导管在预置位置后可进行输液。

(11) 导管的维护　穿刺后第一个 24 h 更换敷料,以后每周更换敷料 1～2 次。进行导管维护前,确认导管位置及导管体外长度。揭敷贴时由下向上,防止导管脱出。消毒时以导管为中心,直径 8～10 cm,用 0.5% 氯己定溶液或 75% 乙醇和碘伏各消毒 3 遍,再覆盖无菌透明敷贴。

(12) 拔管　沿静脉走向,轻轻拔出后压迫止血,无菌纱布覆盖伤口,以免发生空气栓塞和静脉炎,并对照穿刺记录观察导管有无损伤、断裂和缺损。

【注意事项】

(1) 严格执行无菌技术操作。

(2) 送管时速度不宜过快,如有阻力,不能强行置入,可将导管退出少许再行置入。

(3) 导管尖端位置应位于上腔静脉远离右心房的外 1/3 处,如导管插入过深,可发生心律失常。

(4) 密切观察置管后穿刺部位有无红、肿、热、痛等症状,如有肢体肿胀应行血管彩超检查。

(5) 冲管时使用脉冲式冲管,禁止使用小于 10 mL 的注射器,勿用暴力,以免压强过大致使导管破裂。

(6) 指导患者勿提重物,避免压迫置管侧肢体,进行适当的功能锻炼,如松握拳、屈伸等动作。避免置管侧上肢过度外展、旋转及屈肘运动。

(四) 颈外静脉穿刺置管输液法

颈外静脉是颈部最大浅静脉,在下颌角后方垂直下降,于锁骨上方穿过深筋膜,汇入锁骨下静脉。颈外静脉行径表浅,位置较恒定,易于穿刺。适用于:①需长期静脉输液而周围静脉不易穿刺者;②周围循环衰竭而需测中心静脉压者;③长期静脉内滴注高浓度、刺激性药物或行静脉内高营养治疗的患者。

【用物】

(1) 同一次性静脉输液钢针穿刺输液法。

(2) 无菌穿刺包　内备穿刺针 2 个(16 号、12 号,长度 5～6 cm)、硅胶管 2 根(内径同穿刺针)、5 mL 和 10 mL 注射器各 1 个、6 号针头 2 枚、平针头 1 枚、尖头刀片、无菌纱布数块、镊子、洞巾、弯盘等。

(3) 其他物品　注射盘、无菌手套 1 副、0.9% 过氧乙酸溶液、0.9% 氯化钠溶液 10 mL、无菌透明敷贴、2% 利多卡因溶液 10 mL、75% 乙醇、0.4% 枸橼酸钠生理盐水或肝素稀释液等。

【穿刺部位】

取下颌角与锁骨上缘中点连线的上 1/3 处颈外静脉外缘为穿刺点,不可过高或过低。过高因靠近下颌角妨碍操作,过低易损伤锁骨下胸膜及肺尖(图 13-4)。

【实施】

1. 选择体位　患者去枕平卧。头偏向对侧,肩下垫棉垫,使患者头低肩高,颈部伸展平直,充分暴露穿刺部位。

2. 选择穿刺点并消毒　选择穿刺点,常规消毒皮肤,戴无菌手套,铺洞巾。

3. 局部麻醉　抽取 2% 溶液利多卡因 5 mL,在穿刺部位行局部麻醉;用 10 mL 注射器抽吸生理盐水,以平针头连接硅胶管,排尽空气备用。

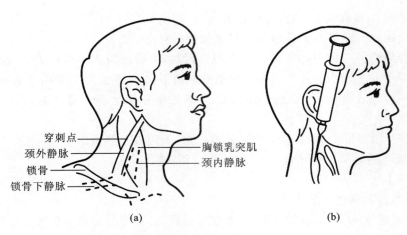

图 13-4 颈外静脉穿刺点

4. 穿刺 用尖头刀片尖端在穿刺点上刺破皮肤作引导,助手用手指按压颈静脉三角处,术者左手拇指绷紧穿刺点上方皮肤,右手持穿刺针与皮肤呈 45°角进针,入皮后改为 25°角沿颈外静脉向心方向穿刺。

5. 插管 见回血立即抽出穿刺针内芯,左手拇指用无菌纱布按压针孔栓,右手持备好的硅胶管送入针孔内 10 cm 左右。插管时助手边抽回血边缓慢注入生理盐水,观察导管是否在血管内,防止凝血。

6. 连接输液器输液 确定导管在血管内后,缓慢退出穿刺针;再次抽回血,注入生理盐水,检查导管是否在血管内,确定无误后撤去洞巾,接备用液体。

7. 固定并调节滴速 将输液无菌透明敷贴覆盖在穿刺点并固定硅胶管,硅胶管与输液管接头处以无菌纱布包扎并用胶布固定在颌下;根据患者的年龄、病情、药物性质调节滴速。

8. 暂停输液 用肝素稀释液或 0.4% 枸橼酸钠生理盐水 2 mL 封管,取无菌静脉帽塞住针栓孔,外用无菌纱布包裹,固定于耳下颈部。每天更换穿刺点敷料,用 0.9% 过氧乙酸溶液擦拭硅胶管,常规消毒皮肤。

9. 输液完毕 硅胶管末端接上注射器,边抽吸边拔出硅胶管,局部加压数分钟,75% 乙醇消毒穿刺部位,无菌纱布覆盖。

【注意事项】

(1) 严格执行无菌技术操作,预防感染。

(2) 当插管不畅时可改变插管方向,防止盲目插入使导管在血管内打折,或导管过硬刺破血管发生意外。

(3) 加强输液过程中巡视,发现硅胶管内有回血时,及时用 0.4% 枸橼酸钠生理盐水冲注,避免血块堵塞硅胶管。若已经发生凝血,应先用注射器抽出血凝块,再注入药物,切忌将血凝块推入血管。

(4) 输液前先检查导管是否在静脉内。

(5) 硅胶管外敷料每天更换,潮湿后立即更换,消毒方法正确。观察局部皮肤情况,出现红、肿、热、痛等炎症反应时,应对症抗炎处理。

(五) 锁骨下静脉插管输液法

锁骨下静脉位于胸锁关节的后方,与颈内静脉汇合成无名静脉,左右无名静脉汇合成上腔静脉入右心房。此静脉较粗大,成人管腔直径约 2 cm,位置虽不表浅,但常处于充盈状态,周围有结缔组织固定,血管不易塌陷,较易穿刺,硅胶管插入后可保留较长时间。此外,锁骨下静脉距离右心房较近,当输入大量高浓度溶液或刺激性较强的药物时,由于管腔较粗,血量较多,注入的药物可以迅速被稀释,对血管壁的刺激性较小。适用于:①长期不能进食或丢失大量液体的患者,如危重患者、食管手术后患者等,需补充大量高热量、高营养液体及电解质;②各种原因所致的大出血患者,需迅速输入大量液体,以纠正血容量不足,升高血压;③需较长时间接受化疗的患者,输入刺激性较强的化疗药物;④需测定中心静脉压的患者;⑤紧急放置心内起搏导管的患者。

【用物】

(1) 同一次性静脉输液钢针穿刺输液法。

(2) 无菌穿刺包　内备 20 号穿刺针 2 个、硅胶管 2 根、射管水枪 1 个、8～9 号平针头 2 枚、5 mL 注射器、无菌纱布数块、镊子、结扎线、洞巾、弯盘等。

(3) 其他物品　注射盘、无菌手套 1 副、0.9%氯化钠溶液 10 mL、无菌透明敷贴、1%甲紫溶液、2%利多卡因溶液 10 mL、0.4%枸橼酸钠生理盐水或肝素稀释液、0.9%过氧乙酸溶液等。

【穿刺部位】

胸锁乳突肌的外侧缘与锁骨所形成的夹角的平分线上,距顶点 0.5～1 cm(图 13-5)。

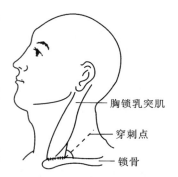

图 13-5　锁骨下静脉穿刺点

【实施】

1. 选择体位　患者去枕平卧,头偏向对侧,肩下垫棉垫,使患者头低肩高,充分暴露穿刺部位。

2. 选择穿刺点并消毒　选择穿刺点,用 1%甲紫溶液标记进针点及胸锁关节,常规消毒皮肤,戴手套,铺洞巾。

3. 准备射管水枪及硅胶管　备好射管水枪及硅胶管,抽吸 0.4%枸橼酸钠生理盐水,连接穿刺针头。

4. 局部麻醉　用 5 mL 注射器抽取 5 mL 2%利多卡因溶液,在穿刺部位行局部麻醉。

5. 穿刺　将针头指向胸锁关节,与皮肤呈 30°～40°角进针,边进针边抽回血。通过胸锁筋膜时有落空感,继续进针,直至穿刺成功。

6. 射管　术者持射管水枪,按试穿方向刺入锁骨下静脉,同时抽回血。如见暗红色血液,表明进入锁骨下静脉。嘱患者屏气,按住水枪的圆孔和硅胶管末端,快速推动活塞,硅胶管随液体进入锁骨下静脉。待针头退出皮肤后,将硅胶管轻轻从水枪中撤出。一般射入长度为右侧 12～15 cm,左侧 16～19 cm。

7. 连接输液器输液　将已备好的输液器导管连接平针头插入硅胶管内,进行静脉输液。

8. 固定并调节滴速　在距穿刺点约 1 cm 处,将硅胶管用结扎线固定在皮肤上,覆盖无菌纱布并固定。根据患者的年龄、病情、药物性质调节滴速。

9. 暂停输液　用肝素稀释液或 0.4%枸橼酸钠生理盐水 2 mL 封管,取无菌静脉帽塞住针栓孔,外用无菌纱布包裹。每天更换穿刺点敷料,用 0.9%过氧乙酸溶液擦拭硅胶管,常规消毒皮肤。

10. 再次输液　取下静脉帽,消毒针栓孔,连接输液装置即可。

11. 输液完毕　硅胶管末端接上注射器,边抽吸边拔出硅胶管,局部加压数分钟,75%乙醇消毒穿刺部位,无菌纱布覆盖。

【注意事项】

(1) 严格执行无菌技术操作,预防感染。

(2) 穿刺时在穿刺点及穿刺方向做出标记,掌握进针方向,避免过度向外偏移刺破胸膜,造成气胸,一般成人进针 2.5 cm 左右达锁骨下静脉。

(3) 射管时推注水枪应迅速,使水枪内压力猛增,方可将管射出;退穿刺针时不可左右转动以防针尖斜面割断硅胶管。

(4) 加强输液过程中巡视,发现硅胶管内有回血时,及时用 0.4% 枸橼酸钠生理盐水冲注,避免血凝块堵塞硅胶管。

(5) 如滴注不畅,可用急速负压抽吸,不宜用力推注液体,避免血凝块推入血管造成栓塞。输液不畅也可能与下列情况有关:①硅胶管弯曲受压或滑出血管外;②头部体位不当;③固定硅胶管的线结扎过紧。

(6) 输液前先检查导管是否在静脉内。

(7) 穿刺部位敷料每天更换,潮湿后立即更换,消毒方法正确。观察局部皮肤情况,出现红、肿、热、痛等炎症反应时,应对症抗炎处理。

三、输液速度的调节

输液速度应根据患者的病情、年龄、心肺功能、输液总量、输液目的和药物性质等情况确定。在输液过程中,每毫升溶液的滴数称为该输液器的点滴系数。常用输液器的点滴系数有 10、15、20 三种型号。静脉点滴的速度和时间可按下列公式计算。

1. 已知每分钟滴数和液体总量,计算输液所需时间

$$输液时间(小时) = (液体总量(mL) \times 点滴系数) \div (每分钟滴数 \times 60(min))$$

例如:患者需输入 1000 mL 液体,每分钟滴数为 50 滴,所用输液器的点滴系数为 15,需用多长时间输完?

$$输液时间(小时) = (1000 \times 15) \div (50 \times 60) = 5(h)$$

2. 已知液体总量与计划所用的时间,计算每分钟滴数

$$每分钟滴数(滴) = (液体总量(mL) \times 点滴系数) \div 输液时间(min)$$

例如:已知某患者需输入 5% 葡萄糖 1000 mL,要求 5 h 滴完,所用输液器的点滴系数为 15,求每分钟滴数。

$$每分钟滴数(滴) = (1000 \times 15) \div (5 \times 60) = 50(滴)$$

四、输液泵的使用

输液泵是指机械或电子的控制装置,通过作用于输液导管达到控制输液速度的目的。常用于需要严格控制输液速度和药量的情况,如应用升压药、抗心律失常药,婴幼儿静脉输液和静脉麻醉时。

1. 输液泵的分类 按输液泵的控制原理,可分为活塞型注射泵和蠕动滚压型输液泵两类。

(1) 活塞型注射泵 其特点是输注药液流速平稳、均衡、精确,速率调节幅度为 0.1 mL/h。多用于儿科患者、心血管疾病患者和危重患者的治疗,也用于需注入避光的、半衰期极短的药物。

（2）蠕动滚压型输液泵　分为容积控制型输液泵（mL/h）和滴数控制型输液泵（gtt/min）。容积控制型输液泵只测定实际输入的液体量，不受溶液的浓度、黏度、导管内径影响，速度调节幅度为 1 mL/h，速率控制范围在 1～90 mL/h，输注剂量准确。在实际工作中只需选择所需输液总量及每小时的速率，输液泵便自动按设定方式工作，并自动进行各参数的监控。滴数控制型输液泵是利用控制输液的滴数调整输入的液体量，可以准确计算滴数，但因液滴的大小受输注溶液的黏度、导管内径的影响，故输入液量不够精确。

2. 输液泵的使用方法　输液泵品种很多，主要结构和功能大致相同。现以 SK-600Ⅰ型输液泵（图 13-6）为例，介绍输液泵的使用方法。

（1）固定输液泵于输液架上。
（2）接通电源，打开电源开关。
（3）按常规排尽输液管内空气。
（4）打开泵门，将输液管呈"S"形放置在输液泵的管道槽内，关闭泵门。
（5）设定滴数及输液量限制。
（6）按常规静脉穿刺后，将输液针与输液泵相连。
（7）确认输液泵设置无误后，按压"开始/停止"键，启动输液。

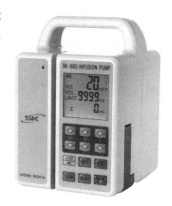

图 13-6　SK-600Ⅰ型输液泵

（8）当输液量接近预先设定的"输液量限制"时，"输液量显示"键闪烁，提示输液结束。
（9）停止输液时，再次按压"开始/停止"键，停止输液。
（10）按压"开关"键，关闭输液泵，打开泵门，取出输液管。

3. 输液泵使用的注意事项
（1）护士应了解输液泵的工作原理，熟练掌握使用方法。
（2）在使用过程中应加强巡视，如机器出现报警，应及时查找原因，如输液管堵塞、有气泡、流速不准、故障报警或输液结束等，并及时给予处理。向患者和家属做好知识宣教，在输液过程中输液泵一旦报警，应立即按呼叫器，以便及时处理出现的问题。

五、常见输液故障及其排除

（一）液体不滴

1. 针头滑出血管外　液体注入皮下组织，局部出现肿胀、疼痛，应另选血管重新穿刺。
2. 针头斜面紧贴血管壁　液体滴入不畅，应调整针头位置或适当变换肢体位置，直到点滴通畅为止。
3. 压力过低　滴速缓慢，因输液瓶位置过低所致，可适当抬高输液瓶或放低肢体位置。
4. 针头阻塞　滴液不畅，回抽无回血时，应考虑针头阻塞，切忌强行挤压输液管或冲洗，应更换针头另行穿刺。
5. 静脉痉挛　滴液不畅，但有回血抽出，可局部热敷缓解痉挛。

（二）茂菲氏滴管内液面过高

（1）滴管侧壁有调节孔者，可夹住滴管上端的输液管，打开调节孔，待滴管内液体降低至露出液面，见到点滴时，再关闭调节孔，松开输液管上端的输液管。

(2)滴管侧壁无调节孔者,可取下并倾斜输液瓶,使插入瓶内的针头露出液面,待滴管内液体下降至露出液面,再将输液瓶挂于输液架上,继续进行输液。

(三)茂菲氏滴管内液面过低

(1)滴管侧壁有调节孔者,可夹住滴管下端的输液管,打开调节孔,当滴管内液面升高至适当水平时,关闭调节孔,松开下端输液管。

(2)滴管侧壁无调节孔者,可夹住滴管下端的输液管,挤压茂菲氏滴管,待滴管内液面升至适当水平时,松开下端输液管。

(四)茂菲氏滴管内液面自行下降

输液过程中,如出现茂菲氏滴管内液面自行下降,应检查滴管上端输液管和茂菲氏滴管有无漏气或裂隙,必要时更换输液器。

六、输液反应及其防治

(一)发热反应

1. 原因 输入致热物质引起。多由于输入的溶液或药物制品不纯、消毒保存不良,输液器消毒不严格或被污染,输液过程中未能严格执行无菌技术操作等所致。

2. 临床表现 多发生于输液后数分钟至1 h。患者表现为发冷、寒战、发热。轻者体温在38 ℃左右,停止输液后数小时可自行恢复正常;严重者初起寒战,继之高热,体温可达40 ℃以上,并伴有头痛、恶心、呕吐、脉速等全身症状。

3. 护理措施

(1)输液前认真检查药液的质量,输液用具的包装及灭菌日期、有效期;严格执行无菌技术操作。

(2)反应轻者,立即减慢点滴速度或停止输液,及时通知医生,注意观察体温变化。

(3)反应严重者,应立即停止输液,保留残余溶液和输液器,送检验室做微生物培养,查找反应原因。

(4)对高热患者给予物理降温,观察生命体征变化,必要时遵医嘱给予抗过敏药物或激素治疗。

(二)循环负荷过重

1. 原因

(1)输液速度过快,短时间内输入过多液体,使循环血容量急剧增加,心脏负荷过重引起。

(2)患者原有心肺功能不良,尤多见于急性左心功能不全者。

2. 临床表现 患者突然出现呼吸困难、胸闷、咳嗽、咳粉红色泡沫样痰,严重时痰液可从口、鼻腔涌出,听诊肺部布满湿啰音,心率快且律不齐。

3. 护理措施

(1)在输液过程中,密切观察患者情况,对老人、儿童、心肺功能不良的患者,应控制滴速不宜过快,液量不可过多。

(2)出现上述表现,立即停止输液并通知医生,进行紧急处理。如病情允许,协助患者取端坐位,双腿下垂,以减少下肢静脉回流,减轻心脏负荷。必要时进行四肢轮扎。用止血带或血压计袖带适当加压四肢,以阻断静脉血流,但动脉血仍可通过。每5~10 min轮流放松一个肢体上的止血带,减少静脉回心血量。待症状缓解后,逐渐解除止血带。

(3) 遵医嘱给予镇静、平喘、强心、利尿和扩血管药物,以扩张周围血管,加速液体排出,减少回心血量,减轻心脏负荷。同时,安慰患者,减轻患者紧张情绪。

(4) 给予高流量氧气吸入,氧流量为 6～8 L/min,以提高肺泡内的氧分压,增加氧的弥散,改善低氧血症;用 20%～30% 乙醇溶液湿化,以降低肺泡内泡沫表面张力,使泡沫破裂消散,改善肺部气体交换,减轻缺氧状态。

(三) 静脉炎

1. 原因　主要原因是长期输注高浓度、刺激性较强的药液,或静脉内放置刺激性较强的塑料导管时间过长,引起局部静脉壁发生机械性或化学性的炎性反应;或在输液过程中未能严格执行无菌技术操作,导致局部静脉感染。

2. 临床表现　沿静脉走向出现条索状红线,局部组织出现发红、肿胀、灼热、疼痛,有时伴有畏寒、发热等全身症状。

3. 护理措施

(1) 严格执行无菌技术操作,经输液接头进行输液前,应使用消毒剂多方位擦拭接头的横切面及外围;尽可能减少输液附加装置(如三通管、延长管、肝素帽等)的使用。

(2) 对血管壁有刺激的药物应充分稀释后再应用,并减慢滴速、有计划地更换输液部位,以保护静脉。

(3) 停止在此部位输液,抬高患肢并制动,避免受压,局部用 50% 硫酸镁或 95% 乙醇溶液湿热敷,每日 2 次,每次 20 min。也可用超短波理疗,每日 1 次,每次 20 min,或者用中药(如金黄散)局部外敷。

(4) 如合并感染,遵医嘱给予抗生素治疗。

(四) 空气栓塞

1. 原因

(1) 输液导管内空气未排尽,导管连接不紧,有漏气。

(2) 加压输液、输血时无人守护;液体输完未及时更换或拔针。

进入静脉的空气随血流进入右心房,然后进入右心室。如空气量少,则被右心室压入肺动脉并分散到肺小动脉内,最后经毛细血管吸收,对身体损害较小;如空气量大,空气在右心室内阻塞肺动脉入口,使右心室内的血液不能进入肺动脉,气体交换发生障碍,引起机体严重缺氧而死亡(图 13-7)。

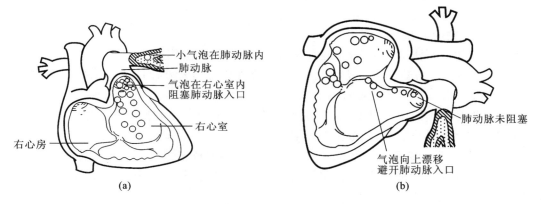

图 13-7　空气在右心室内阻塞肺动脉入口

2. 临床表现 患者感到异常不适或有胸骨后疼痛,出现呼吸困难或严重发绀,有濒死感。听诊心前区可闻及响亮的、持续的"水泡声",心电图呈现心肌缺血和急性肺心病的改变。

3. 护理措施

(1) 输液前排尽输液导管内的空气。

(2) 输液过程中加强巡视,及时更换输液瓶和添加药物;输液完毕及时拔针,加压输液时要有专人守护。

(3) 拔出较粗、近胸腔的中心静脉导管后,应立即严密封闭穿刺点。

(4) 发现上述症状,立即置患者于左侧头低足高卧位,以便使气体浮向右心室尖部,避免阻塞肺动脉入口。由于心脏的舒缩,空气被震荡成泡沫,分次小量进入肺动脉内,逐渐被吸收,避免发生空气栓塞。给予高流量氧气吸入,提高患者的血氧浓度,纠正缺氧状态。有条件者可通过中心静脉导管抽出空气。

(5) 严密观察患者病情变化,如有异常及时对症处理。

(五) 药物渗出和外渗

药物渗出:静脉输液过程中,非腐蚀性药液进入静脉管腔以外的周围组织。

药物外渗:静脉输液过程中,腐蚀性药液进入静脉管腔以外的周围组织。

1. 原因 穿刺时刺破血管或输液过程中针头或留置导管滑出血管外,使药液进入静脉管腔以外的周围组织而引起。

2. 临床表现 局部组织肿胀、疼痛、苍白,输液不畅;如药物有刺激性或毒性,可出现局部变硬,皮肤颜色呈暗紫色,甚至引起组织坏死。

3. 护理措施

(1) 妥善、牢固固定输液针头,减少输液侧肢体的活动。

(2) 输液过程中加强巡视和观察,发生药液渗出时,应立即停止输液,更换针头和穿刺部位重新穿刺。

(3) 输入刺激性、腐蚀性药物过程中,应注意观察回血情况,确保导管在静脉内。如血管收缩药外渗,可用酚妥拉明 5~10 mg 局部浸润注射;如发生化疗药物外渗,可用 0.25% 普鲁卡因 5~10 mL 局部浸润注射,同时用 3% 乙酸铅和 50% 硫酸镁交替局部温热敷。

七、输液微粒污染及其控制

输液微粒是指输入液体中的非代谢性颗粒杂质,其直径一般为 1~15 μm,少数可达 50~300 nm。输液微粒污染指在输液过程中,将输液微粒带入人体,对人体造成严重危害的过程。

1. 输液微粒的来源

(1) 药液生产制作工艺不完善,混入异物与微粒,如水、空气、原材料的污染等。

(2) 盛装药液的容器不洁净或容器内壁和橡胶塞受药液浸泡时间过长,腐蚀脱落形成微粒。

(3) 输液器与加药用的注射器不洁净。

(4) 输液环境不洁净,切割安瓿、开瓶塞未除尘除屑,反复穿刺橡胶塞致橡胶塞破碎等,均可导致微粒进入液体内,产生输液微粒污染。

2. 输液微粒污染的危害 微粒进入人体后对机体的危害主要取决于微粒的大小、形状、化学性质以及阻塞血管的部位、血流阻断的程度和人体对微粒的反应等。肺、脑、肝及肾等脏器最容易受微粒阻塞损害。

(1) 直接阻塞血管,造成局部供血不足,组织缺血、缺氧,甚至坏死。

(2) 红细胞聚集在微粒上,形成血栓,引起血管栓塞和静脉炎。

(3) 引起血小板减少和过敏反应。

(4) 微粒进入肺毛细血管,可引起巨噬细胞增殖,包围微粒形成肺内肉芽肿,影响肺功能。

3. 防护措施

(1) 制剂生产方面　药物制剂环境保持洁净,安装空气净化装置,防止空气中悬浮尘粒与细菌污染;工作人员要穿工作服、工作鞋、戴口罩,必要时戴手套;选用优质材料,采用先进工艺,提高检验技术,确保药液质量。

(2) 输液操作方面　采用一次性密闭式医用输液器以减少污染机会。严格检查液体的质量、透明度、有效期、溶液瓶有无裂痕、瓶盖有无松动等。净化治疗室空气,有条件者可采用超净工作台进行输液前的配液准备工作或药物的添加。严格执行无菌技术操作,遵守操作规程。输入药液应现用现配,避免污染。正确配制和抽吸药液。正确切割玻璃安瓿,在开启安瓿前用70%乙醇擦拭颈段以减少微粒污染,避免用砂轮等物品敲开安瓿;抽吸药液的空针不能反复多次使用,使用次数越多微粒的数量也越多;配液的针头越大,药液中的胶屑也越大。

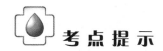

静脉输液滴速与时间的计算,输液反应的表现及处理。

知识链接

植入式静脉输液港(PORT)

植入式静脉输液港是一种植入皮下可长期留置在体内的静脉输液装置,由供穿刺的注射座和插入静脉的导管系统组成。利用手术的方法将导管末端经皮下穿刺置于人体的上腔静脉,剩余导管和输液港底座埋藏在皮下组织,治疗时将无损伤针从皮穿刺到注射座的输液槽,即可输注。输液港就像是一个可用于静脉治疗的"港口",通过这个"港口",可以用于输注各种药物,进行补液、营养支持治疗、输血、血样采集等。

适应证:

(1) 需周期性进行化疗的肿瘤患者。

(2) 外周浅静脉难以注射者。

(3) 需长期静脉营养或经静脉抗生素治疗者。

(4) 需经静脉输入高渗溶液或强酸强碱类等损伤浅表静脉的药物者。

优点:

(1) 感染风险低　因其操作简单,且为皮下埋植,从而降低了感染的风险。

(2) 方便患者　可以进行洗浴及游泳等活动,不影响正常生活,埋植于皮下不易被别人注意。

(3) 保护血管　减少穿刺血管的次数,减少药物外渗的机会。

(4) 维护间歇长　维护简单,治疗间歇期4周维护一次即可。

(5) 使用期限长　按穿刺隔膜能让19G的无损伤穿刺针穿刺1000次,蝶翼针连续使用7天来计算,输液港可使用19年。

任务二　静脉输血法

案例引导

患者,男,36岁,因消化道大出血以急诊收入院。查体:血压70/50 mmHg,心率118次/分,脉搏细弱,表情淡漠,出冷汗,烦躁不安。医嘱需输血200 mL,输液2500 mL。问题:

1. 输血前应该做哪些准备工作?
2. 输血5 min后,患者出现头痛、恶心、呕吐、胸闷、四肢发麻、腰背疼痛症状,考虑可能由何原因引起?应采取哪些护理措施?

静脉输血是将全血或成分血如血浆、红细胞、白细胞或血小板等通过静脉输入体内的方法。近年来,输血理论和技术迅速发展,在血液的保存与管理、血液成分的分离、献血员的检测以及输血器材的改进等方面,都取得了明显的进步,为临床安全、有效、节约用血提供了安全保障。

一、血液制品的种类

(一) 全血

全血指采集的血液未经任何加工而保存备用的血液。可分为新鲜血和库存血两类。

1. 新鲜血　指在4 ℃环境下保存不超过1周的血液,它基本保留了血液原有的各种成分,多用于血液病患者。

2. 库存血　库存血在4 ℃环境下保存2~3周,用于各种原因所致的大出血或手术。库存血中的各种有效成分随保存时间的延长而发生变化,其中,红细胞、白细胞、血小板和凝血酶原等成分破坏较多。由于红细胞、白细胞逐渐破坏,细胞内钾离子外溢,使血浆中钾离子浓度升高。含保存液的血液pH值为7.0~7.25,随着保存时间延长,葡萄糖分解,乳酸增高,pH值逐渐下降。因此,大量输库存血时,要警惕高钾血症和酸中毒的发生。

(二) 成分血

1. 血浆　血浆是全血经分离后所得的液体部分。主要成分是血浆蛋白,不含血细胞和凝集原。无需做血型鉴定和交叉配血实验,可用于补充血容量、蛋白质和凝血因子。血浆可分为以下几种:

(1) 新鲜血浆　含所有凝血因子,适用于凝血因子缺乏的患者。

(2) 保存血浆　适用于血容量和血浆蛋白含量较低的患者。

（3）**冰冻血浆** 在－30 ℃的环境下保存,有效期1年,使用前须在37 ℃温水中融化,并在6 h内输入。

（4）**干燥血浆** 将冰冻血浆在真空装置下加以干燥制成的,有效期5年,使用时须用生理盐水溶解。

2. 红细胞

（1）**浓缩红细胞** 浓缩红细胞是全血去除血浆后的剩余部分,适用于携氧功能缺陷和血容量正常的贫血患者。

（2）**洗涤红细胞** 红细胞经等渗盐水洗涤数次后,再加入适量生理盐水,含抗体物质减少,适用于器官移植术后患者及免疫性溶血性贫血患者。

（3）**红细胞悬液** 提取血浆后的红细胞加入等量红细胞保养液制成,适用于输血有发热、过敏反应者及外科手术中。

3. 白细胞浓缩悬液 新鲜全血离心后而成的白细胞,4 ℃环境下保存,48 h内有效,适用于粒细胞缺乏伴严重感染的患者。

4. 血小板浓缩悬液 全血离心所得,22 ℃环境下保存,24 h内有效,适用于血小板减少或功能障碍出血的患者。

5. 各种凝血制剂 可有针对性地补充某些凝血因子缺乏,如凝血酶原复合物等,适用于各种凝血因子缺乏的出血性疾病患者。

（三）其他血液制品

1. 白蛋白制剂 能提高机体血浆蛋白及胶体渗透压,常用5%的白蛋白制剂用于治疗各种原因引起的低蛋白血症的患者,如肝硬化、肾病及营养性水肿等患者。

2. 纤维蛋白原 适用于纤维蛋白缺乏症和弥散性血管内凝血(DIC)患者。

3. 免疫球蛋白和转移因子 含多种抗体,可增加机体免疫力。

二、输血前准备

1. 备血 根据医嘱抽取患者血标本2 mL,并在血标本标签上注明患者的姓名、住院号及采集日期,与填写完整的输血申请单送输血科做血型鉴定和交叉配血试验。禁止同时采集两个患者的血标本,以免发生混淆。

2. 取血 根据输血医嘱,凭提血单到血库取血,和血库人员认真做好"三查八对"。注意检查血液的有效期、血液的质量、输血装置是否完好。血液质量的检查,应注意确认:①血液无过期,血袋完整无破漏或裂缝;②正常库存血分两层,上层为淡黄色血浆,下层为暗红色红细胞,两层边界清楚,无红细胞溶解;③血液无变色、浑浊,无血凝块、气泡和其他异常的物质。护士在交叉配血试验单上签字后方可提血。要注意核对患者的姓名、床号、住院号、血袋号、血型、交叉配血实验的结果、血液的种类、血量。

3. 取血后注意事项 取回的血液应在30 min之内开始输注,不允许长时间置于室温下或无温度监控的冰箱中。勿剧烈振荡,以免红细胞破坏而引起溶血。库存血不能加温,以免血浆蛋白凝固变性而引起不良反应。

4. 核对 输血前需两人再次核对,确定无误并检查血液无凝块后方可输血。

5. 知情同意 输血前,应先取得患者理解并征求患者的同意,签署知情同意书。

三、静脉输血法

【目的】
(1) 补充血容量,增加有效循环血量,升高血压,增加心输出量。
(2) 纠正贫血,增加血红蛋白含量,提高红细胞携氧能力,改善组织器官的缺氧状况。
(3) 补充血浆蛋白,维持血浆胶体渗透压,减少组织渗出和水肿,维持有效循环血量。
(4) 补充凝血因子和血小板,改善凝血功能,有助于止血。
(5) 补充抗体和补体,增强机体免疫力,提高机体的抗感染能力。

【适应证】
1. 出血 各种原因引起的出血,成人一次出血量在 500 mL 以内的,机体可自我代偿,不必输血。大量出血超过 1000 mL 者,应及时输血,补充血容量。全血或血浆不宜用作扩容剂,晶体结合胶体液扩容是治疗失血性休克的主要治疗方案。
2. 贫血、低蛋白血症 血液系统疾病引起的严重贫血,某些慢性消耗性疾病或严重烧伤引起的低蛋白血症等。
3. 严重感染 细胞或体液免疫缺乏的患者、感染性休克患者等。
4. 凝血功能障碍 如血友病等。

【禁忌证】 对急性肺水肿、肺栓塞、充血性心力衰竭、恶性高血压、真性红细胞增多症患者禁忌输血。肾功能不全的患者输血应慎重。

【评估】
(1) 患者的病情、治疗情况及既往输血史。主要评估患者的年龄、疾病诊断、血型、所需血液制品的种类及输血量、输血反应史及过敏史等。
(2) 输血前测量患者的生命体征,并做好记录。评估穿刺部位皮肤、血管情况,根据病情、输血量、年龄选择静脉,一般采用四肢浅静脉,急症输血时采用肘部静脉,周围循环衰竭时,可采用颈外静脉和锁骨下静脉。
(3) 评估患者的心理状态及对输血相关知识的了解及接受程度,为心理护理和健康教育提供依据。
(4) 向患者及家属解释输血的目的、方法、注意事项及配合要点。

【计划】
1. 护士准备 衣帽整洁,修剪指甲、洗手、戴口罩。
2. 患者准备 了解输血的目的、方法、注意事项及配合要点;采集血标本检验血型和做交叉配血试验;签写知情同意书;输血前排空大小便;取舒适卧位。
3. 用物准备
(1) 间接静脉输血法 同密闭式静脉输液法,将一次性输液器换为一次性输血器(滤血器替代茂菲氏滴管,滤血器内滤网可去除大的细胞碎屑和纤维蛋白微粒,而血细胞、血浆等均能通过滤网;静脉穿刺针头为 9 号针头)。
(2) 直接静脉输血法 同静脉注射,另备 50 mL 注射器及针头、3.8%枸橼酸钠溶液、血压计袖带、手套等。
4. 环境准备 环境整洁、安静、安全、舒适。

【实施】 静脉输血法的操作步骤及要点说明见表 13-3。

表 13-3　静脉输血法

程序	操作步骤	要点说明
◆间接静脉输血法	*核对医嘱,备齐用物至患者床旁	• 将已抽出的血液按静脉输液法输给患者 • 严格执行查对制度,避免差错发生
建立静脉通道	*按周围静脉输液法建立静脉通道,输入少量生理盐水	• 选用 9 号以上穿刺针头,有利于红细胞通过,避免红细胞破坏引起溶血 • 以等渗生理盐水冲净输血管道,避免溶血发生
再次核对	*与另一位护士再次核对确认无误后,以手腕旋转动作将血袋内血液轻轻摇匀	• 严格按照输血"三查八对"内容逐项进行核对和检查,确保无误 • 避免剧烈振荡,防止红细胞破坏
连接血袋进行输血	*戴手套,打开血袋封口,常规消毒开口处胶管,将输血器针头插入胶管内,将血袋挂于输液架上 *打开输血导管调节器,开始输血	
操作后查对	*核对患者的床号、姓名、住院号、血袋(瓶)号、血型、交叉配血实验的结果、血液的种类、血量	
控制和调节滴速	*开始输血速度宜慢,观察患者情况 15 min,如无不良反应,根据病情及年龄调节滴速	• 开始滴速不超过 20 滴/分 • 成人 40~60 滴/分,儿童酌减,年老体弱、严重贫血、心力衰竭患者速度宜慢
操作后处理	*协助患者取舒适卧位,整理床单位,将呼叫器置于患者易取处 *向患者及家属进行输血知识的健康教育,如有不适及时反映 *整理用物,洗手、记录	• 输血过程中严密巡视,持续观察有无输血反应 • 记录输血的时间、滴速,患者的全身及局部情况,并签全名
输血完毕后处理	*输血完毕,再继续滴入生理盐水,直到输血器内的血液全部输入体内,再拔针 *整理床单位,洗手、记录	• 输入两袋以上血液时,两袋之间输入生理盐水 • 输血针头较粗,拔针后穿刺部位按压时间应长些 • 记录输血结束的时间、有无输血反应
◆直接静脉输血法	*将注有血型、血袋号的输血条码贴在病历上	• 将供血者的血液抽出后,立即输给患者的方法。适用于无血库而患者又急需输血时,也适用于婴幼儿的少量输血
查对	*请供血者和患者分别卧于相邻的两张床上,露出一侧手臂 *核对供血者和患者的姓名、血型及交叉配血试验结果	• 严格执行查对制度,防止差错发生

续表

程序	操作步骤	要点说明
抽取抗凝剂	* 用备好的注射器抽取一定量的抗凝剂	• 每 50 mL 血中加入 3.8% 枸橼酸钠溶液 5 mL
抽、输血液	* 将血压计袖带缠于供血者上臂并充气 * 选择穿刺静脉,常规消毒皮肤 * 用加有抗凝剂的注射器抽取供血者的血液,立即静脉注射给患者	• 压力维持在 100 mmHg 左右 • 一般选择肘正中静脉 • 抽、输血液时需三人配合:一人抽血、一人传递、一人输注 • 抽取供血者血液时不可过快过急,并注意观察其面色、血压等变化,并询问有无不适 • 给患者输入血液时不可过快,随时观察患者反应
输血完毕后处理	* 输血完毕,拔出针头,用无菌纱布块按压穿刺点至无出血 * 其余操作同密闭式输血法	• 连续抽血时,可更换注射器而不需拔针头,同时放松袖带,用手指压迫穿刺部位前端静脉,减少出血

【评价】

(1) 患者了解静脉输血的目的和注意事项,主动配合,达到预期治疗效果。

(2) 根据患者的病情及所输血液制品的种类及数量,在配血、取血及输血过程中严格执行"三查八对",安全正确输血,无差错及不良反应发生。

(3) 护士能正确处理静脉输血中的各种故障,准确识别、预防和处理常见的输血反应。

【注意事项】

(1) 严格执行无菌操作原则及查对制度。

(2) 血液必须保存在指定的血库冰箱内,温度应保持在 4 ℃。保存温度不当可导致血细胞破坏或细菌感染。血液自血库取出后应在 30 min 内输入,1 U 全血或成分血应在 4 h 内输完。

(3) 输血前后及两袋血之间需要滴注少量生理盐水,避免发生不良反应。连续进行血液成分输注时,输血器应每 12 h 更换一次。

(4) 输入血液中不可加入其他药品和高渗性或低渗性溶液,以防血液凝集或溶血。

(5) 输血过程中密切观察输血反应:输血开始时、输血开始后 15 min、输血过程中每小时、输血结束后 4 h 检测患者的生命体征。若出现输血反应,应立即停止输血,并按输血反应进行处理。

(6) 输血完毕做好护理记录,血袋送回血库保存 24 h。

【健康教育】

(1) 向患者说明输血速度调节的依据,告知患者勿自行调节滴速和加温。

(2) 向患者介绍常见输血反应的症状和防治措施,并告知患者在输血过程中,一旦出现不适,及时使用呼叫器。

四、输血反应及其防治

(一)发热反应

1. 原因

(1) 致热原 血液、保养液或输血用具被致热原污染。

(2) 细菌污染 输血时无菌操作不严,造成污染。

(3) 免疫反应 多次输血后产生白细胞抗体和血小板抗体所致的免疫反应。

2. 临床表现 可发生在输血过程中或输血后1～2 h内,患者常有畏寒或突发寒战、高热(体温可达38～41 ℃),可伴有皮肤潮红、头痛、恶心、呕吐和肌肉酸痛等。

3. 护理措施

(1) 预防 严格管理血库保养液和输血用具,有效预防致热原,严格执行无菌操作。

(2) 处理 反应轻者,减慢滴速;严重者立即停止输血,密切观察生命体征,并通知医生对症处理。将输血装置、剩余血送检。

(二)过敏反应

1. 原因

(1) 患者为过敏体质,当输入异体蛋白质时即可致敏。

(2) 输入血中含有致敏物质,如供血者在采血前服用可致敏的药物或食物。

(3) 多次输血的患者,体内可产生过敏性抗体,当再次输血时,抗原抗体相互作用发生过敏反应。

(4) 供血者的变态反应性抗体输入患者体内,一旦与相应的抗原作用就发生过敏反应。

2. 临床表现

(1) 轻度反应 输血后出现皮肤瘙痒,局部或全身出现荨麻疹。

(2) 中度反应 出现血管神经性水肿,表现为眼睑、口唇高度水肿。可发生喉头水肿而致呼吸困难,肺部可闻及哮鸣音。

(3) 重度反应 过敏性休克。

3. 护理措施

(1) 预防 ①正确管理血液和血制品;②选用无过敏史的供血者;③供血者在采血前4 h不食高蛋白、高脂肪食物;④对有过敏史者,输血前根据医嘱给予抗过敏药物。

(2) 处理 ①反应轻者减慢输血速度,给予抗过敏药物,继续观察;②严重者立即停止输血,根据医嘱给予1∶1000肾上腺素0.5～1 mL皮下注射或静脉滴注氢化可的松或地塞米松等抗过敏药物;③呼吸困难者给予吸氧,严重喉头水肿者行气管切开,如出现休克,进行抗休克治疗;④监测生命体征。

(三)溶血反应

溶血反应是受血者和供血者的红细胞发生异常破坏或溶解,而引起的一系列临床症状,为最严重的输血反应。

1. 原因

(1) 输入异型血 供血者和受血者血型不符而引起。反应发生快,输入10～15 mL即可出现症状。

(2) 输入变质血 输入血的红细胞已被破坏溶解,如血液储存过久、保存温度过高、血液被剧烈振荡、血液受细菌污染等。

(3) 输入已溶血的血液　如血液内加入高渗或低渗溶液和影响血液pH值的药物,使红细胞大量破坏。

2. 临床表现　轻重不一,轻者与发热反应相似,严重者输入血液10～15 mL即可出现症状,死亡率高。临床表现可分三个阶段。

第一阶段:红细胞凝集成团,阻塞部分小血管。患者出现头部胀痛、四肢麻木、腰背部剧烈疼痛和胸闷等。

第二阶段:凝集的红细胞发生溶解,大量血红蛋白释放入血浆,出现血红蛋白尿、黄疸、寒战、发热、呼吸困难、发绀和血压下降等。

第三阶段:大量血红蛋白进入肾小管,遇酸性物质变成结晶体,阻塞肾小管;抗原抗体相互作用,引起肾小管内皮缺血、坏死,进一步加重肾小管阻塞,导致少尿或无尿、急性肾功能衰竭或死亡。

3. 护理措施

(1) 预防　认真做好血型鉴定与交叉配血试验;输血前认真查对;严格执行血液保存规则,不可使用变质血液。

(2) 处理　①立即停止输血,报告医生;剩余血和患者血标本送化验室进行检验;②维持静脉输液通道,遵医嘱给予升压药或其他药物治疗;③碱化尿液,静脉注射碳酸氢钠,防止血红蛋白结晶阻塞肾小管;④双侧腰部封闭,并用热水袋热敷双侧肾区,解除肾血管痉挛;⑤严密观察生命体征和尿量,对少尿或无尿者按急性肾功能衰竭处理;⑥若出现休克,根据医嘱进行抗休克治疗。

(四) 与大量输血有关的反应

1. 循环负荷过重　其原因、临床表现及护理同静脉输液反应。

2. 出血倾向

(1) 原因　库存血中的血小板、凝血因子破坏较多;输入过多的枸橼酸钠,引起凝血障碍。

(2) 临床表现　表现为皮肤、黏膜瘀斑,牙龈出血,穿刺部位出血或伤口渗血。

(3) 护理措施　①密切观察患者有无出血现象;②在输入3～5 U库存血时,应补充1 U的新鲜血;③根据凝血因子缺乏情况补充有关成分。

3. 枸橼酸钠中毒反应

(1) 原因　大量输血可造成枸橼酸钠积聚,与血中游离钙结合使血钙浓度下降。

(2) 临床表现　患者出现手足抽搐、血压下降、心率缓慢。心电图出现Q-T间期延长,甚至心搏骤停。

(3) 护理措施　遵医嘱在输入库存血1000 mL时,静脉注射10%葡萄糖酸钙10 mL,预防发生低血钙。

(五) 其他

如空气栓塞、细菌污染反应、体温过低以及输血传染的疾病(病毒性肝炎、艾滋病、疟疾)等。严格把握采血、贮血和输血操作的各个环节,是预防上述反应的关键。

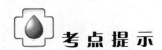

静脉输血的注意事项,以及输血反应的表现与处理。

直通护考

一、选择题

A1/A2 型题（以下每一道考题下面有 A、B、C、D、E 五个备选答案,请从中选择一个最佳答案）

1. 患者,男,78 岁。因上呼吸道感染诱发慢性阻塞性肺疾病急性发作,入院后给予抗感染、平喘、祛痰治疗,输液总量为 800 mL,计划 5 h 输完,输液器的点滴系数为 15,每分钟滴数为（　　）。
   A. 30 滴　　　B. 35 滴　　　C. 40 滴　　　D. 45 滴　　　E. 50 滴
2. 静脉输液发生空气栓塞应立即让患者采取什么卧位？（　　）
   A. 直立位　　B. 垂头仰卧位　C. 左侧卧位　　D. 右侧卧位　　E. 半坐卧位
3. 静脉输液发生空气栓塞时,造成患者死亡的原因是空气阻塞了（　　）。
   A. 上腔静脉入口　　　　B. 下腔静脉入口　　　　C. 肺动脉入口
   D. 肺静脉入口　　　　　E. 主动脉入口
4. 一般成人每小时输液量以（　　）为宜。
   A. 80～160 mL　　　　　B. 160～240 mL　　　　　C. 240～320 mL
   D. 320～400 mL　　　　 E. 400～500 mL
5. 患者,男,76 岁。因体质弱,短时间内输入液体过多,引起急性循环负荷过重,患者特征性症状是（　　）。
   A. 喘憋、呼吸困难　　　B. 心慌、恶心　　　　　C. 发绀、烦躁不安
   D. 呼吸困难、心悸　　　E. 胸闷、呼吸困难、咳粉红色泡沫样痰
6. 患者,女,74 岁。输液过程中发生肺水肿,吸氧时需用 20%～30% 乙醇湿化,其目的是（　　）。
   A. 减低肺泡表面张力　　B. 消毒吸入的氧气　　　C. 使患者呼吸道湿润
   D. 使痰液稀薄,易咳出　E. 减低肺泡内泡沫表面张力
7. 患者,男,29 岁。在输液的第 10 天,手腕至肘上 2/3 处,沿静脉走向出现一条索状红线,感觉局部灼热且疼痛,此反应为（　　）。
   A. 动脉炎　　B. 静脉炎　　C. 发热反应　　D. 空气栓塞　　E. 静脉栓塞
8. 患者,女,30 岁。阑尾炎术后第 5 天,当日输液 1 h 后,突发寒战,继之高热,体温 40 ℃。患者发热的主要原因可能是（　　）。
   A. 溶液中含有对患者致敏的物质　　　　B. 溶液中含有致热物质
   C. 患者是过敏体质　　　　　　　　　　D. 溶液温度过低
   E. 输液速度过快
9. 护士在为患者输液过程中,因操作不当导致气体进入血液循环,引起空气栓塞,属于（　　）。
   A. 无心之过　　　　　　B. 难免发生的　　　　　C. 违反规章制度
   D. 不可避免的　　　　　E. 违反操作规程
10. 发生溶血反应,出现黄疸和血红蛋白尿的原因是（　　）。
    A. 红细胞凝集成团,阻塞部分小血管

B. 凝集的红细胞发生溶解,大量血红蛋白释放入血浆

C. 血红蛋白形成结晶体,阻塞肾小管

D. 肾小管内皮缺血、缺氧而坏死

E. 红细胞破坏,释放凝血物质引起弥散性血管内凝血(DIC)

11. 患者,女,32岁。贫血严重,医嘱为该患者静脉输血,其治疗目的是(　　)。
   A. 补充血容量　　　　　　　B. 增加白蛋白　　　　　　　C. 补充血红蛋白
   D. 排除有害物质　　　　　　E. 补充抗体和补体

12. 输血时患者出现腰背剧痛,尿呈酱油色,应立即(　　)。
   A. 减慢点滴速度　　　　　　B. 取端坐位　　　　　　　　C. 停止输血
   D. 加压给氧　　　　　　　　E. 以上都不对

13. 患者,女,28岁。手术后大量输血,现患者出现手足抽搐、血压下降,可静脉缓慢注射(　　)。
   A. 10%氯化钙 10 mL　　　　B. 4%碳酸氢钠 10 mL　　　C. 0.9%氯化钠 10 mL
   D. 盐酸肾上腺素 2 mL　　　 E. 地塞米松 5 mg

14. 患者,女。消化道溃疡久治不愈,输血 10 min 后患者主诉头痛、发热、四肢麻木,腰背部剧烈疼痛伴胸闷、气促,患者可能发生(　　)。
   A. 发热反应　　B. 过敏反应　　C. 溶血反应　　D. 空气栓塞　　E. 急性肺水肿

15. 输血目的不包括(　　)。
   A. 增加血红蛋白,促进携氧功能　　　　　　B. 增加白蛋白
   C. 供给各种凝血因子　　　　　　　　　　　D. 补充水和电解质,维持酸碱平衡
   E. 补充血容量,增加心排出量

16. 患者,男,45岁。患十二指肠溃疡,突然出现呕血,面色苍白,脉搏 120 次/分,血压 60/45 mmHg,医嘱输血 400 mL,目的是补充(　　)。
   A. 抗体　　　B. 血容量　　　C. 血小板　　　D. 凝血因子　　　E. 血红蛋白

17. 与大量输血有关的反应不包括(　　)。
   A. 低血钠　　　　　　　　　B. 枸橼酸钠中毒　　　　　　C. 酸中毒
   D. 低血钙　　　　　　　　　E. 高血钾

二、病例分析题

1. 3床,王某,女,65岁,慢性阻塞性肺疾病合并心功能不全,医嘱:5% GS 250 mL,头孢哌酮 3.0 g,ivgtt,qd,请为该患者进行静脉给药。请思考:
   (1) 护士为该患者实施静脉给药前,应如何进行评估?
   (2) 患者需输入 1000 mL 液体,每分钟滴数为 40 滴,所用输液器的点滴系数为 15,需用多长时间输完?

2. 5床,李某,男,34岁,风湿性心脏病 16年,因感冒、发热住院。医嘱静脉输液,上午 8 时开始输液,每分钟 40 滴,但患者觉得滴速过慢,自行调节滴速达 90 滴/分,半小时后出现呼吸急促,剧烈咳嗽,痰液呈泡沫血性,不能平卧。请思考:
   (1) 患者出现了什么反应?
   (2) 护士应采取哪些护理措施?

3. 患者,女,38岁,月经量增多 5年。因阴道出血伴头晕、乏力 7天入院。血红蛋白 7.0 g/dL,根据医嘱输入全血,滴速为 40 滴/分。15 min 后患者主诉胸闷、心慌、四肢及前胸瘙痒。

查体:患者烦躁不安、脸色苍白、冷汗、发绀,血压 60/40 mmHg,心率 112 次/分,呼吸 35 次/分。前胸及腰背部出现大片风团样皮疹。请思考:

(1) 患者出现了什么输血反应?处理原则是什么?

(2) 输血的注意事项是什么?

(张红梅)

项目十四　排泄护理

学习目标

1. 掌握导尿术、导尿管留置术、膀胱冲洗术及灌肠术,腹泻、便秘、排便失禁、尿潴留、尿失禁、肠胀气患者的护理。
2. 熟悉排尿、排便活动的评估及影响因素。
3. 了解异常排尿、排便活动常见的原因。
4. 能规范、正确地完成导尿术、导尿管留置术、膀胱冲洗术及灌肠术的操作。
5. 具有认真严谨的工作态度,做到关爱患者、严格无菌操作,确保用药安全。

排泄是机体将新陈代谢所产生的废物排出体外的生理过程,是维持正常生命活动的必要条件,也是机体的基本生理需要之一。排泄的主要活动方式是排尿和排便,每个个体的排泄型态及影响因素不尽相同,许多健康问题也会直接或间接地影响人体的排尿、排便功能,尿液和粪便的质与量也相应发生异常变化。因此,护士应运用与排泄有关的护理知识和技能,帮助或指导患者维持正常的排泄功能,满足患者排泄的需要,使其获得最佳的健康和舒适。

任务一　排尿护理

案例引导

孙某,女,29岁,昨天下午行剖宫产术,因术部疼痛不敢排尿,今天上午患者自诉下腹部胀痛,有尿意,但排尿困难。体格检查:耻骨联合上膨隆,可触及一囊样包块,叩诊实音,有压痛。问题:

1. 患者出现了什么情况?
2. 针对患者的情况可采取哪些护理措施?
3. 如果行导尿术,需要注意哪些问题?如何正确实施?

一、排尿的评估

(一)影响排尿的因素

1. 心理因素 心理因素对排尿有很大的影响。压力会影响会阴部肌肉和膀胱括约肌的放松或收缩,处于过度焦虑和紧张的情形下,有时会出现尿频、尿急;有时会抑制排尿,出现尿潴留。排尿还受暗示的影响,听觉、视觉或其他身体感觉的任何刺激均可诱发排尿,如有的人听见流水声就有尿意产生。

2. 个人习惯 大多数人在潜意识里会建立自己排尿时间的习惯,如早晨起床第一件事是排尿,晚上就寝前也要排空膀胱。儿童期的排尿训练对成年后的排尿型态也有影响。排尿的时间是否充裕,姿势和环境是否合适也会影响排尿的完成。

3. 社会文化因素 文化背景不同、环境不同,如排尿是否隐蔽或有无其他人在场等也会影响排尿。当个体在缺乏隐蔽的环境中,就会产生许多压力,从而影响正常的排尿。

4. 液体和饮食的摄入 液体的摄入量直接影响尿量和排尿的频率,摄入得多,尿量就多。液体摄入的种类也影响排尿,如咖啡、茶、酒类饮料,有利尿作用;饮用含盐较高的饮料或食物则会造成水钠潴留,使尿量减少。食物的种类不同也会影响排尿,如含水量多的水果、蔬菜等可增加液体摄入量,使尿量增多。

5. 气候变化 夏季炎热,身体出汗量大,体内水分减少,导致尿液浓缩和尿量减少;冬季寒冷,身体外周血管收缩,循环血量增加,体内水分相对增加,使尿量增加。

6. 治疗及检查 外伤、外科手术导致失血、失液,若补液不足,机体处于脱水状态,尿量减少;手术中使用麻醉剂可改变患者的排尿型态,导致尿潴留;某些检查前要求患者禁食禁水,因而体液减少影响尿量;某些药物直接影响排尿,如有些利尿剂增加尿量,止痛剂、镇静剂影响神经传导而干扰排尿。

7. 疾病 神经系统损伤和病变,可出现尿失禁;肾脏病变使尿液生成障碍,可出现少尿或无尿;泌尿系统肿瘤、结石或狭窄可导致排尿障碍,出现尿潴留;老年男性前列腺肥大压迫尿道,可出现排尿困难。

8. 其他因素 女性在妊娠时,可因子宫增大压迫膀胱致使排尿次数增多;老年人因膀胱肌肉张力减弱,出现尿频;婴儿因大脑发育不完善,其排尿是反射作用所产生,不受意识控制,2～3岁后才能自我控制。

(二)尿液的观察

正常情况下,排尿受意识控制,无痛苦,无障碍,可自主随意进行。

1. 尿量和次数 成人排尿每天3～5次,夜间0～1次,每次尿量为200～400 mL,24 h尿量为1000～2000 mL。尿量和排尿次数受液体摄入量、食物种类和药物等多方面因素的影响。

2. 颜色 正常新鲜尿液呈淡黄色或深黄色,澄清。当尿液浓缩时,量少色深。尿液的颜色还受某些食物、药物的影响,如服用核黄素或进食大量胡萝卜,尿液的颜色呈深黄色。病理情况下,尿的颜色可有以下变化。

(1)血尿 尿液中含有红细胞。血尿颜色的深浅与尿液中所含红细胞量多少有关,尿液中含红细胞量多时呈洗肉水色,常见于急性肾小球肾炎,泌尿系统肿瘤,输尿管结石、结核及感染等。

(2)血红蛋白尿 大量红细胞在血管内被破坏,血红蛋白经肾脏排出形成血红蛋白尿,呈浓茶色、酱油样色,常见于各种溶血性疾病。

(3) 胆红素尿　尿呈深黄色或黄褐色,振荡尿液后泡沫也呈黄色,见于阻塞性黄疸和肝细胞性黄疸的患者。

(4) 乳糜尿　因尿液中含有淋巴液,故排出的尿液呈乳白色,见于丝虫病患者。

3. 透明度　正常新鲜尿液清澈透明,放置后可出现微量絮状沉淀物。病理情况下排出的新鲜尿液即呈白色絮状混浊,是由于尿液中含有大量红细胞、脓细胞、上皮细胞、细菌或炎性渗出物,见于泌尿系统感染。

4. 气味　正常尿液气味来自尿内的挥发性酸。尿液久置后,因尿素分解产生氨,故有氨臭味。若新鲜尿有氨臭味,提示有泌尿道感染。糖尿病酮症酸中毒时,因尿液中含有丙酮,故有烂苹果气味。

5. 比重、酸碱度　成人在正常情况下尿比重波动于 1.015～1.025 之间。尿液 pH 值为 4.5～7.5,平均值为 6,呈弱酸性。如进食大量蔬菜时,尿液可呈碱性;进食大量肉类,尿液可呈酸性。严重呕吐的患者尿液可呈强碱性,酸中毒的患者尿液可呈强酸性。

(三) 异常排尿活动

1. 多尿　24 h 尿量超过 2500 mL。正常情况下见于饮用大量液体者、妊娠期妇女,病理情况下见于糖尿病、尿崩症及急性肾功能不全(多尿期)等患者。

2. 少尿　24 h 尿量少于 400 mL 或每小时尿量少于 17 mL。见于发热、休克、大出血以及心、肾、肝功能衰竭患者。

3. 无尿或尿闭　24 h 尿量少于 100 mL 或 12 h 内无尿者。见于严重休克、急性肾功能衰竭及药物中毒等患者。

4. 膀胱刺激征　主要表现为每次尿量少,且伴尿频、尿急、尿痛症状。见于膀胱及尿道感染或机械性刺激等。

5. 尿潴留　尿潴留指尿液大量存留在膀胱内而不能自主排出。当发生尿潴留时,膀胱容积可增至 3000～4000 mL,膀胱高度膨胀,可至脐部。患者主诉下腹胀痛,排尿困难。体检可见耻骨上膨隆,扪及囊样包块,叩诊呈实音,有压痛。常见原因如下。

(1) 机械性梗阻　膀胱颈部或尿道有梗阻性病变,如前列腺肥大或肿瘤压迫尿道,造成排尿受阻。

(2) 动力性梗阻　膀胱、尿道无器质性梗阻病变,而是由排尿功能障碍引起的,如外伤、疾病或使用麻醉剂所致脊髓初级排尿中枢活动障碍或抑制,使排尿反射不能形成。

(3) 其他　排尿姿势的改变、长时间憋尿、缺乏隐蔽的环境等。

6. 尿失禁　尿失禁指排尿失去意识控制或不受意识控制,尿液不自主地流出。因膀胱括约肌损伤或神经功能障碍,而使膀胱括约肌失去作用引起。

(1) 真性尿失禁　膀胱完全不能存尿,稍有一些尿液便会不自主地流出,膀胱处于空虚状态。

(2) 充溢性尿失禁(假性尿失禁)　膀胱内储存部分尿液,当膀胱内的尿液充盈达到一定压力时,即可不自主溢出少量尿液。当膀胱内压力降低时,排尿立即停止,但膀胱仍呈胀满状态,尿液不能排空。

(3) 压力性尿失禁　当咳嗽、打喷嚏或运动时腹肌收缩,腹内压升高,以致不自主地有少量尿液排出。

二、排尿异常的护理

(一) 尿潴留患者的护理

分析发生尿潴留的原因,排除机械性梗阻后可采用以下护理措施。

1. 心理护理 安慰患者,消除其焦虑和紧张情绪以减轻患者的心理压力。

2. 提供隐蔽的排尿环境 关闭门窗,屏风遮挡,请无关人员回避,以保护患者隐私。适当调整治疗和护理时间,使患者安心排尿。

3. 调整体位和姿势 酌情协助卧床患者坐起或抬高上身,尽可能使患者以习惯姿势排尿。需绝对卧床休息或某些手术患者,应事先有计划地训练床上排尿,以免因不适应排尿姿势的改变而导致尿潴留。

4. 诱导排尿 利用条件反射诱导排尿,如听流水声或用温水冲洗会阴。也可热敷、按摩下腹部,放松肌肉,促进排尿。如患者病情允许,可用手按压膀胱协助排尿。切记不可强力按压,以防膀胱破裂。

5. 针灸治疗 针刺曲骨、中极、三阴交穴或艾灸关元、中极穴等,刺激排尿。

6. 药物治疗 必要时根据医嘱药物治疗。

7. 导尿术 经上述处理仍不能解除尿潴留时,可采用导尿术。

(二) 尿失禁患者的护理

1. 心理护理 任何原因引起的尿失禁,患者都会产生很大的心理压力,引起紧张、羞涩、焦虑、自卑等情绪。护士应理解、尊重患者,提供必要的指导、帮助,给予安慰和鼓励,使其树立恢复健康的信心,积极配合治疗和护理。

2. 皮肤护理 床上铺橡胶单和中单或使用尿垫;经常用温水清洗会阴部皮肤,勤换衣裤、尿垫等以保持局部皮肤清洁、干燥,减少异味。定时翻身并观察受压部位皮肤,防止压疮的发生。

3. 外部引流 必要时应用一次性接尿装置引流尿液。女患者可以用女式尿壶紧贴外阴部接取尿液;男患者可以用尿壶接尿,也可用阴茎套连接集尿袋接取尿液,每天要定时取下阴茎套和尿壶,清洗会阴部和阴茎,保持局部干燥,同时观察有无红肿、破损。

4. 训练膀胱功能 向患者及家属告知膀胱训练的目的、训练的方法和所需的时间,以取得患者和家属的配合。定时使用便器,建立规律的排尿习惯,并用手掌轻压膀胱,协助排尿,以促进排尿功能的恢复。

5. 摄入适量的液体 如患者病情允许(肾功能衰竭、心肺疾病禁忌),指导或协助患者每天白天摄入液体 2000~3000 mL。因为多饮水可以增加对膀胱的刺激,促进排尿反射的恢复,还可预防泌尿系统的感染,防止结石的形成。入睡前限制饮水,减少夜间尿量,以免影响患者休息。

6. 锻炼骨盆底部肌肉力量 指导患者进行骨盆底部肌肉的锻炼,以增强控制排尿的能力。具体方法是患者取立位、坐位或卧位,试做排尿动作,先慢慢收紧骨盆底部肌肉,再缓缓放松,每次 10 s 左右,连续 10 遍,每天 5~10 次,以不觉疲乏为宜。病情许可的情况下,可做抬腿运动或下床走动,增强腹部肌肉的力量。

7. 留置导尿 对长期尿失禁的患者,可行导尿术及导尿管留置术。定时排放尿液锻炼膀胱壁肌肉张力,恢复膀胱储存尿液的功能;还可避免尿液浸渍皮肤,发生皮肤破溃。

8. 室内环境 定时开窗通风换气,去除不良气味,保持空气清新。

9. 健康教育 帮助患者及家属了解维持正常排尿的重要性,取得主动合作。指导患者增加液体摄入量,指导患者及家属训练膀胱功能及锻炼骨盆底部肌肉力量。

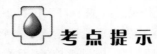

异常排尿活动的判断,尿潴留、尿失禁的护理措施。

三、导尿术

导尿术是指在严格无菌操作下,用无菌导尿管经尿道插入膀胱引出尿液的技术。

【目的】

(1)为尿潴留患者引流出尿液,以减轻其痛苦。

(2)协助临床诊断:如留取未受污染的尿标本做细菌培养,测量膀胱容量、压力及检查残余尿量,进行尿道或膀胱造影等。

(3)为膀胱肿瘤患者进行膀胱内化疗。

【评估】

(1)患者的年龄、性别、病情、意识状态、生命体征、膀胱充盈度及会阴部皮肤黏膜情况。

(2)患者的自理能力、心理状况、合作程度及耐受力。

(3)男性患者评估有无前列腺疾病等引起尿路梗阻的情况。

(4)环境的隐蔽情况。

【计划】

1. 护士准备 着装规范、整洁,备齐物品,洗手、戴口罩。

2. 患者准备 了解导尿的目的、过程、注意事项及配合要点。能自理者嘱其自行冲洗会阴,不能自理者护士给予帮助。

3. 用物准备

(1)一次性导尿包(包括初步消毒用物、再次消毒及导尿用物。初步消毒用物:弯盘、消毒棉球、镊子、无菌纱布、无菌手套。再次消毒及导尿用物:弯盘、镊子、消毒棉球、气囊导尿管、无菌生理盐水、10 mL 注射器、润滑剂棉球袋、无菌纱布、集尿袋、标本瓶、方盘、孔巾、无菌手套)、消毒液棉球或黏膜消毒液、速干手消毒液、弯盘、一次性垫巾及浴巾等。

(2)便盆及便盆巾,医疗废物桶。

(3)其他:酌情准备屏风。

4. 环境准备 合适的室温,光线充足,关闭门窗,遮挡患者。

【实施】 导尿术的操作步骤和要点说明见表 14-1。

表 14-1 导尿术

程序	操作步骤	要点说明
女性患者		
◆核对检查	＊备齐用物,推至床旁 ＊核对患者、解释,评估患者情况	• 确认患者,减轻患者的压力,取得合作

续表

程序	操作步骤	要点说明
◆安置卧位	* 便盆放同侧床旁椅上 * 松开床尾盖被,帮助患者脱去对侧裤腿,盖在近侧腿部,对侧腿用毛巾被或盖被遮盖 * 协助患者取屈膝仰卧位,两腿略外展,暴露外阴	• 避免过多暴露患者,保护患者自尊和隐私,同时防止着凉
◆铺巾打包	* 卫生手消毒,核对检查并打开导尿包,取出初步消毒用物,将一次性垫巾铺于患者臀下,弯盘置外阴处,倒黏膜消毒液至消毒棉球中或取消毒液棉球到弯盘内	• 避免床单污染 • 预防感染
◆初次消毒	* 左手戴手套,右手持镊子夹取消毒液棉球依次消毒阴阜、大阴唇,左手示指、拇指分开大阴唇,消毒小阴唇、尿道口。污棉球放在弯盘内 * 脱下手套,置弯盘内,弯盘移至治疗车下层	• 消毒顺序:由外向内,自上而下,先对侧后近侧 • 每个消毒液棉球限用一次
◆插管准备	* 卫生手消毒,将导尿包放在患者两腿之间,按无菌技术操作打开导尿包 * 倒黏膜消毒液至装消毒棉球的弯盘内(黏膜消毒液浸湿消毒棉球)或取消毒液棉球放入弯盘内 * 戴无菌手套,铺孔巾,使孔巾和导尿包内层包布形成无菌区 * 按操作顺序排列好用物,检查导尿管是否通畅,根据需要连接集尿袋,润滑导尿管前段	• 保持体位勿移动,以免污染无菌区 • 扩大无菌区域,利于无菌操作,避免污染 • 减轻导尿管对黏膜的刺激和插管时的阻力
◆再次消毒	* 左手分开并固定大阴唇,右手持镊子夹取消毒液棉球依次消毒尿道口、两侧小阴唇、再次消毒尿道口 * 污棉球、弯盘、镊子放床尾弯盘内	• 消毒顺序:由内向外,自上而下 • 每个消毒液棉球限用一次
◆插导尿管	* 左手继续固定小阴唇,右手将方盘移至孔巾口旁,用另一镊子夹持已润滑的导尿管对准尿道口轻轻插入尿道4～6 cm,见尿液流出再插入1～2 cm(图14-1)	• 插管时动作要轻柔,避免损伤尿道黏膜 • 如果导尿管误入阴道或导尿管滑出,应另换无菌导尿管重新插入,防止逆行感染 • 老年女性尿道口回缩,插管时应仔细观察、辨认
◆引流尿液	* 左手固定导尿管,将尿液引入方盘或集尿袋内。当方盘盛满2/3尿液,夹闭导尿管末端,把尿液倒入便盆内,打开导尿管继续放尿;或将尿液引入集尿袋内至合适量。若需做尿培养,用无菌标本瓶接取中段尿液5 mL	• 倒尿液时导尿管末端应低于耻骨联合,以防尿液逆流
◆拔出导尿管	* 导尿完毕,轻轻拔出导尿管,撤下孔巾,擦净外阴,撤出患者臀下的一次性垫巾,脱去手套连同包布移至治疗车下层	

续表

程序	操作步骤	要点说明
◆整理记录	* 协助患者穿裤,取舒适卧位,整理床单位,询问患者感觉和需要,交代注意事项 * 分类清理用物,尿标本贴标签后送检,洗手,记录导尿时间、尿量、尿液颜色及性质、患者的反应等情况	• 尿标本及时送检,确保检验结果准确
男性患者 ◆核对检查	* 备齐用物,推至床旁 * 核对患者、解释,评估患者情况	• 确认患者,减轻患者的压力,取得合作
◆安置卧位	* 松开床尾盖被,协助患者取仰卧位,两腿平放略分开,露出外阴部,注意保护患者	• 避免过多暴露患者,保护患者自尊和隐私,同时防止着凉
◆铺巾开包	* 卫生手消毒,核对检查并打开导尿包,取出初步消毒用物,将一次性垫巾铺于患者臀下,弯盘置外阴处,倒黏膜消毒液至消毒棉球中或取消毒液棉球到弯盘内	• 避免床单污染 • 预防感染
◆初次消毒	* 左手戴手套,右手持镊子夹取消毒液棉球依次消毒阴阜、阴茎、阴囊 * 左手用无菌纱布裹住阴茎,将包皮向后推,自尿道口向外旋转擦拭,依次消毒尿道口、龟头和冠状沟数次 * 脱下手套,置弯盘内,弯盘移至治疗车下层	• 包皮和冠状沟易藏污垢,应彻底消毒,预防感染 • 1个消毒液棉球限用1次,确保消毒部位不被污染
◆插管准备	* 卫生手消毒,将导尿包放在患者两腿之间,按无菌技术操作打开导尿包 * 倒黏膜消毒液至装消毒棉球的弯盘内(黏膜消毒液浸湿消毒棉球)或取消毒液棉球放入弯盘内 * 戴无菌手套,铺孔巾,使孔巾和导尿包内层包布形成无菌区 * 按操作顺序排列好用物,检查导尿管是否通畅,根据需要连接集尿袋,润滑导尿管前段	• 保持体位勿移动,以免污染无菌区 • 扩大无菌区,利于无菌操作,避免污染 • 减轻导尿管对黏膜的刺激和插管时的阻力
◆再次消毒	* 弯盘移近外阴处,左手用无菌纱布裹住阴茎将包皮向后推,暴露尿道口,右手持镊子夹消毒液棉球消毒尿道口、龟头及冠状沟数次 * 污棉球、弯盘、镊子移出无菌区	• 因膀胱颈部肌肉收缩产生阻力,应稍停片刻,嘱患者张口呼吸,减轻腹肌和尿道括约肌的紧张,便于插管
◆插导尿管	* 左手提起阴茎使之与腹壁呈60°角(图14-2),右手将弯盘移至孔巾旁,准备接尿,用另一镊子夹持已润滑的导尿管对准尿道口轻轻插入尿道20~22 cm,见尿液流出后,再插入1~2 cm	• 耻骨前弯消失,利于插管 • 插管时动作要轻柔,避免损伤尿道黏膜
◆引流尿液	* 左手固定导尿管,将尿液引入弯盘或集尿袋内。当弯盘盛满2/3尿液,夹闭导尿管末端,把尿液倒入便盆内,打开导尿管继续放尿;或将尿液引入集尿袋内至合适量。若需做尿培养,用无菌标本瓶接取中段尿液5 mL	

续表

程序	操作步骤	要点说明
◆拔出导尿管	*导尿完毕,轻轻拔出导尿管,撤下孔巾,擦净外部皮肤,撤出患者臀下的一次性垫巾,脱去手套连同包布移至治疗车下层	
◆整理记录	*协助患者穿裤,取舒适卧位,整理床单位,询问患者感觉和需要,交代注意事项	
	*分类清理用物,尿标本贴标签后送检,洗手,记录导尿时间、尿量、尿液颜色及性质、患者的反应等情况	•尿标本及时送检,确保检验结果准确

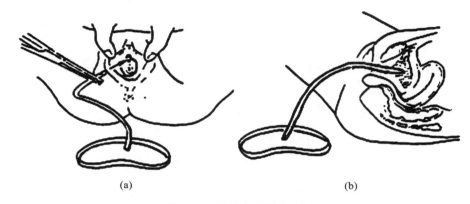

图 14-1 女性患者插管导尿

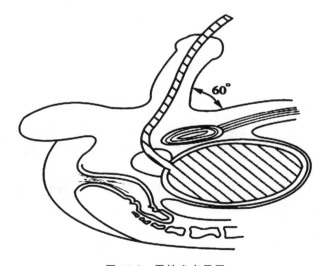

图 14-2 男性患者导尿

【评价】

(1) 患者了解导尿有关知识,导尿后达到预期效果。

(2) 护士安全正确操作,无菌观念强,无差错及不良反应发生。

(3) 护患沟通有效,患者能主动配合,导尿过程顺利。

(4) 动作轻柔,无黏膜损伤。

【注意事项】

(1) 严格执行查对制度和无菌技术操作,预防泌尿系统感染。

(2) 操作前做好解释和沟通,操作中注意保护患者的隐私,并采取适当措施为患者保暖。

(3) 导尿管选择应粗细适宜,在插入、拔出导尿管时,动作要轻柔,勿用力过大,以免损伤尿道黏膜。

(4) 老年女性尿道口回缩,插管时应仔细观察、辨认,避免误入阴道。

(5) 为女患者插导尿管时,如导尿管误入阴道或触及尿道口以外区域,应另换无菌导尿管重新插管。

(6) 对膀胱高度膨胀且极度虚弱的患者,第一次放尿不得超过 1000 mL。因为大量放尿使腹内压急剧降低,大量血液滞留于腹腔血管内,可致血压下降而虚脱;又因膀胱内压突然降低,可至膀胱黏膜急剧充血而发生血尿。

【健康教育】

(1) 向患者和家属讲解导尿的目的和意义。

(2) 教会患者如何配合操作,减少污染。

(3) 介绍诱导排尿的方法和相关疾病的知识。

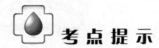

导尿术的概念、目的、操作步骤及注意事项。

四、导尿管留置术

(一) 导尿管留置术

导尿管留置术是在导尿后,将导尿管保留在膀胱内,引流尿液的方法。

【目的】

(1) 抢救危重、休克患者时正确记录尿量、测尿比重,以观察患者的病情。

(2) 为盆腔手术前的患者排空膀胱,使膀胱持续保持空虚状态,避免术中误伤。

(3) 某些泌尿系统疾病手术后留置导尿管,既便于持续引流和冲洗,又可减轻手术切口的张力,有利于愈合。

(4) 尿失禁或会阴部有伤口的患者,为其引流尿液,保持会阴部的清洁、干燥。

(5) 为尿失禁患者进行膀胱功能训练。

【评估】

(1) 患者的年龄、性别、病情、意识状态、生命体征、膀胱充盈度及会阴部皮肤黏膜情况。

(2) 患者的自理能力、心理状况、合作程度及耐受力。

(3) 男性患者评估有无前列腺疾病等引起尿路梗阻的情况。

(4) 环境的隐蔽情况。

【计划】

1. 护士准备 同导尿术。

2. 患者准备 了解留置导尿管的目的、过程、注意事项及配合要点,学会在活动时防止导尿管脱落的方法等。如患者不能配合时,请他人协助维持适当的姿势,并清洁外阴,做好导尿的准备。

3. **用物准备** 同导尿术。
4. **环境准备** 同导尿术。

【实施】 导尿管留置术的操作步骤和要点说明见表 14-2。

表 14-2 导尿管留置术

程序	操作步骤	要点说明
◆核对检查	* 同导尿术	
◆安置卧位	* 同导尿术	
◆消毒插管	* 同导尿术。消毒会阴部及尿道外口,插入导尿管,见尿液流出后再插入 7～10 cm,排尿后,夹住导尿管末端	• 膨胀的气囊不宜卡在尿道内口,以免气囊压迫膀胱内壁,造成黏膜的损伤
◆固定导尿管	* 连接注射器,根据导尿管上注明的气囊容积向气囊注入等量的生理盐水(图 14-3),然后轻拉导尿管有阻力感,即证实导尿管已固定于膀胱内	
◆接集尿袋	* 撤去孔巾,导尿管末端与集尿袋的引流管接头连接,用安全别针将集尿袋的引流管固定在床单上(图 14-4)	• 集尿袋固定于低于膀胱的高度,防止尿液逆流引起泌尿系统感染 • 引流管要留出足够的长度,防止因翻身牵拉使导尿管滑脱
◆整理记录	* 撤出患者臀下的一次性垫巾,脱手套 * 协助患者取舒适卧位,整理床单位,询问患者感觉和需要,交代注意事项	
◆拔导尿管	* 先排尽尿液,然后用注射器抽出气囊中的液体,嘱患者深呼吸,轻稳地拔出导尿管 * 协助患者穿好衣裤,取舒适的卧位,致谢。整理床单位,清理用物 * 洗手,记录拔管时间、尿液引流量及患者反应	

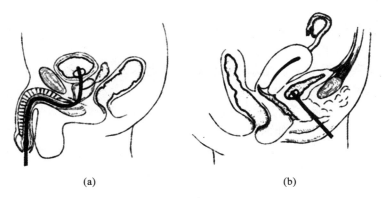

图 14-3 气囊导尿管固定法

【评价】
(1) 操作正确、熟练,无菌观念强,操作中无污染。

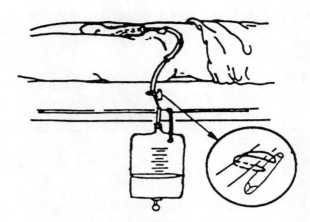

图 14-4　集尿袋固定

（2）关心患者，注意保护患者隐私。

（3）留置导尿管期间，尿液引流通畅，患者无并发症发生。

【注意事项】

同导尿术。此外，气囊导尿管固定时不能过度牵拉导尿管，防止膨胀的气囊卡在尿道内口，压迫膀胱壁或尿道，导致黏膜组织损伤。

【健康教育】

（1）向患者和家属说明留置导尿管的目的、意义和护理方法，并鼓励其主动参与护理。

（2）告知患者及其家属多饮水并进行适当的活动，预防泌尿道感染。在病情许可的情况下，每天尿量应维持在 2000 mL 以上。

（3）注意保持引流管通畅，避免导尿管受压、扭曲、堵塞等导致泌尿系统的感染。

（4）离床活动时，导尿管远端可固定在大腿上，以防导尿管脱出。集尿袋不得超过膀胱高度并避免挤压，以防尿液反流，导致感染。

（二）留置导尿管患者的护理

1. 防止泌尿系统逆行感染的措施

（1）保持尿道口清洁：女患者用消毒液棉球擦拭外阴及尿道口，男患者用消毒液棉球擦拭尿道口、龟头及包皮，每天 1～2 次。

（2）每周更换集尿袋 1～2 次，及时排空集尿袋，并记录尿量。定期更换导尿管，根据导尿管材质决定更换频率，一般 1～4 周更换导尿管一次。

（3）留置导尿管期间，如病情允许应鼓励患者每天摄入水分 2000 mL 以上（包括口服及静脉输液等），达到冲洗尿道的目的。

（4）训练膀胱反射功能，可采用间歇性夹管方式。夹闭导尿管，每 3～4 h 开放一次，使膀胱定时充盈和排空，促进膀胱功能的恢复。

（5）注意倾听患者的主诉并观察尿液情况，发现尿液混浊、沉淀、有结晶时，应及时处理，每周尿常规检查一次。

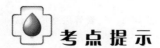

导尿管留置术的目的、留置导尿管的方法及健康教育、防止泌尿系统逆行感染的措施。

知识链接

更换导尿管时间的规定

为留置导尿管的患者频繁更换导尿管,既给患者带来痛苦,还会增加尿路感染的可能性。研究发现,患者尿液的pH值是影响微生物繁殖和尿液沉淀的重要因素,尿液pH值大于6.8者,堵塞发生的机会比尿液pH值小于6.7者高10倍。美国疾病控制中心推荐的更换导尿管时间原则是尽量减少更换导尿管的次数,以避免发生尿路感染,只有在发生堵塞时才更换导尿管。而导尿管发生堵塞的时间有较大的个体差异,因此,应动态监测留置导尿管患者尿液的pH值,对高危堵塞类患者(pH>6.8),更换导尿管的时间为2周,对非堵塞类患者(pH<6.7),更换导尿管的间隔时间为4周,甚至更长。

五、膀胱冲洗术

膀胱冲洗术是利用导尿管,将溶液灌入到膀胱内,再利用虹吸原理将灌入的液体引流出来的方法。

【目的】

(1) 对留置导尿管的患者,保持其尿液引流通畅。

(2) 清除膀胱内的血凝块、黏液、细菌等异物,预防感染。

(3) 治疗某些膀胱疾病,如膀胱炎、膀胱肿瘤等。

【评估】

(1) 患者的病情、意识状态、生命体征、自理能力及合作程度。

(2) 患者尿液的性质、出血情况、排尿不适症状及膀胱冲洗的适应证等。

【计划】

1. 护士准备 着装规范、整洁,备齐物品,洗手、戴口罩。

2. 患者准备 了解膀胱冲洗的目的、过程、注意事项及配合要点。

3. 用物准备(密闭式膀胱冲洗) ①一次性导尿包、遵医嘱准备冲洗溶液、无菌膀胱冲洗器一套、无菌巾、治疗巾、消毒液、无菌棉签、手消毒液、弯盘、便盆及便盆巾,医疗废物桶等。②常用冲洗溶液:生理盐水、0.02%呋喃西林溶液、3%硼酸液、氯己啶液、0.1%新霉素溶液。灌入溶液的温度为38~40℃。若为前列腺增生摘除术后患者,用4℃左右生理盐水灌洗。

4. 环境准备 关闭门窗,室温适宜,酌情遮挡患者。

【实施】 膀胱冲洗术的操作步骤和要点说明见表14-3。

表14-3 膀胱冲洗术

程序	操作步骤	要点说明
◆核对解释	*备齐用物,推至床旁 *核对患者、解释,评估患者情况	•确认患者,减轻患者的压力,取得合作
◆插导尿管	*按气囊导尿管留置术留置无菌三腔导尿管后,排空膀胱	•降低膀胱内压,便于冲洗液顺利滴入膀胱,有利于药液与膀胱内壁充分接触,并保持有效浓度

续表

程序	操作步骤	要点说明
◆ 膀胱冲洗	* 协助患者取舒适卧位,暴露导尿管,检查管道,注意保暖	· 避免过多暴露患者,保护患者自尊和隐私
	* 卫生手消毒,将准备好的冲洗溶液瓶倒挂于输液架上,瓶内液面距床面约 60 cm,排气后夹闭导尿管(图 14-5)	· 瓶内液面距床面约 60 cm,以便产生一定的压力,使液体能够顺利滴入膀胱
	* 再次核对,戴无菌手套,铺无菌巾于导尿管下	
	* 连接前对各个连接部进行消毒	
	* 夹闭引流管开放冲洗管,使溶液滴入膀胱,调节滴速,冲洗过程询问患者有无不适,观察患者反应	· 滴速一般为 60~80 滴/分,不宜过快,以防患者尿意强烈,膀胱收缩,迫使冲洗溶液从导尿管溢出尿道外
	* 待患者有尿意或滴入溶液 200~300 mL 后,夹闭冲洗管,放开引流管,将冲洗溶液全部引流出来后,再夹闭引流管。如滴入治疗用药,须在膀胱内保留 30 min 后再引流出体外	· "Y"形管须低于耻骨联合,以便引流彻底
	* 按需要如此反复冲洗	
	* 冲洗完毕,取下冲洗管,消毒导尿管口和引流管接头并连接	
◆ 整理记录	* 清洁外阴部,固定好导尿管,撤治疗巾,脱手套	
	* 协助患者取舒适卧位,再次核对,整理床单位,询问患者感觉和需要,交代注意事项	
	* 洗手,记录	· 记录冲洗溶液名称、冲洗量、引流量、引流液性质,冲洗过程中患者的反应

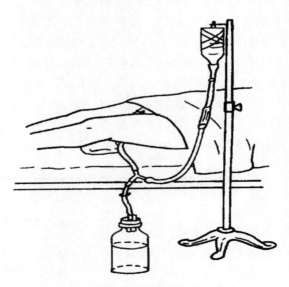

图 14-5 膀胱冲洗术

【评价】
(1) 护患沟通有效,能主动配合,彼此需要得到满足。
(2) 护士操作规范,无并发症。

【注意事项】
(1) 严格执行无菌操作。
(2) 正确冲洗,勿用力回抽造成黏膜损伤。
(3) 注意观察:①若流出量少于灌入的液体量,应考虑是否有血块或脓液阻塞,可增加冲洗次数或更换导尿管。②冲洗时若患者感觉不适,应减缓冲洗或停止冲洗,密切观察。③若患者感到剧痛或流出液中有鲜血时应停止冲洗,报告医生处理,并准确记录冲洗液量及性质。

【健康教育】
(1) 向患者及家属讲解膀胱冲洗的目的和护理方法,并鼓励其主动配合。
(2) 向患者及其家属说明多饮水对预防泌尿道感染的重要性。在病情许可的情况下,每天饮水量应维持在 2000 mL 左右,以产生足够的尿量冲洗尿道,以防感染的发生。

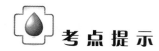

考点提示

膀胱冲洗的目的、操作方法及注意事项。

任务二 排便护理

案例引导

李某,男,55 岁,因高血压收入院。查体:T 36.8 ℃,P 98 次/分,R 18 次/分,BP 170/100 mmHg。患者精神紧张、烦躁不安,自诉腹胀、腹痛,4 天未排大便。触诊腹部较硬实且紧张,可触及包块。医嘱:大量不保留灌肠。问题:
1. 如何对患者进行排便活动的评估?
2. 如何为患者正确实施大量不保留灌肠?
3. 怎样做好健康教育?

一、排便的评估

(一) 影响排便的因素

1. 心理因素 心理因素是影响排便的重要因素。精神抑郁、身体活动减少、肠蠕动减少能导致便秘;而情绪紧张、焦虑可使迷走神经兴奋,肠蠕动增快而致腹泻。

2. 社会文化因素 社会文化教育影响个人的排便观念和习惯,人们普遍认为排便属于个人隐私。当个体因排便问题需要医务人员帮助而丧失隐私时,个体就可能压抑排便的需要而造成排便功能异常。

3. 年龄 3岁以下的婴幼儿由于神经肌肉系统发育不全,不能控制排便。老年人随年龄增加,胃肠蠕动减慢,腹壁肌肉张力下降,肛门括约肌松弛等原因导致肠道控制能力下降而出现排便功能的异常。

4. 食物 均衡饮食与足量的液体是维持正常排便的重要条件。当摄食量过少、食物中缺少纤维或水分不足时,导致粪便变硬、排便减少而发生便秘。

5. 活动 适当的活动可维持肌肉的张力,刺激肠道蠕动,有助于维持正常的排便功能。各种原因所致长期卧床、缺乏活动的患者,可因肌肉张力减退而导致排便困难或便秘。

6. 个人排泄习惯 在日常生活中,许多人都有自己固定的排便时间、姿势,使用某种固定的便具、排便时从事某些活动如阅读等习惯,当这些生活习惯因为环境的改变无法维持时,正常排便就会受到影响。

7. 疾病 肠道本身的疾病或身体其他系统的病变均可影响正常排便。如大肠癌、结肠炎可致排便次数增加;脊髓损伤、脑卒中等可引起排便失禁。

8. 药物 有些药物能治疗或预防便秘和腹泻。如长期使用缓泻药可降低肠道感受器的敏感性,导致慢性便秘;长时间服用抗生素,可抑制肠道正常菌群而导致腹泻;长时间服用镇静剂可使肠运动能力减弱而导致便秘。

9. 治疗和检查 某些治疗和检查会影响个体的排便活动,如腹部及肛门部位手术,因为肠壁肌肉的暂时麻痹或伤口疼痛而造成排便困难。胃肠道诊断性检查常需灌肠或服用钡剂,也会影响正常排便。

(二)粪便的观察

1. 排便次数和量 排便是人体基本生理需要,排便次数因人而异,正常成人每天排便1~3次,婴幼儿每天排便3~5次。排便量与膳食种类、数量、摄入液体量、大便次数及消化器官的功能有关,成人平均每天排便量为100~300 g,每天超过3次或每周少于3次,应视为排便异常。

2. 粪便的形状 正常人的粪便为成形软便。便秘时粪便坚硬、呈栗子样;急性肠炎或消化不良可为稀便或水样便;直肠狭窄或肠道部分梗阻,粪便常呈扁条形或带状。

3. 粪便的颜色 正常成人的粪便颜色呈黄褐色或棕黄色;婴儿的粪便呈黄色或金黄色。因摄入食物或药物种类的不同,粪便颜色会发生变化,如食用大量绿叶蔬菜,粪便可呈暗绿色;摄入铁制剂或动物血,粪便可呈无光样黑色。如果粪便颜色改变与上述情况无关,表示消化系统存在病理变化。如柏油样便提示上消化道出血;白陶土色便提示胆道梗阻;暗红色血便提示下消化道出血;果酱样便见于肠套叠、阿米巴痢疾;粪便表面附有鲜红色血液或便后鲜血滴出,见于痔疮或肛裂;白色"米泔水"样便见于霍乱、副霍乱。

4. 粪便的内容物 粪便内容物主要为食物残渣、脱落的大量肠上皮细胞、细菌及机体代谢后的废物。正常粪便中混入肉眼不易查见的少量黏液。若粪便中混入或粪便表面附有血液、脓液或肉眼可见的黏液,提示消化道有感染、出血或肠癌等。肠道寄生虫感染患者的粪便中可查见蛔虫、蛲虫及绦虫节片等。

5. 粪便的气味 正常时粪便气味因膳食种类而异。恶性肿瘤、消化道溃疡患者粪便呈腐臭味；上消化道出血的柏油样粪便为腥臭味；消化吸收不良粪便呈酸性反应，有酸臭味。

（三）异常排便活动

1. 腹泻 腹泻指正常排便型态改变，频繁排出松散稀薄的粪便甚至水样便。

（1）症状和体征 腹痛、肠痉挛、恶心、呕吐、疲乏、肠鸣，有急于排便的需要和难以控制的感觉。粪便松散或呈液体样。

（2）原因 饮食不当或使用泻剂不当、情绪紧张焦虑、消化系统发育不成熟、某些内分泌疾病（如甲状腺功能亢进症）、肠道感染等。

2. 便秘 便秘指正常的排便型态改变，排便次数减少，排出过干、过硬的粪便，且排便不畅、困难。

（1）症状和体征 腹胀、腹痛、食欲不佳、消化不良、乏力、头痛、舌苔厚等。触诊腹部硬实且紧张，有时可触及包块，肛诊可触及粪块。

（2）原因 饮食结构不合理，饮水量不足；排便时间或活动受限制；精神紧张；排便习惯不良；长期卧床或活动减少；某些器质性病变；中枢神经系统功能障碍；各类直肠肛门手术；某些药物不合理的使用；滥用泻剂、栓剂、灌肠等，均可抑制肠道功能导致便秘。

便秘在某些情况下可能给患者带来生命危险，如心脏病患者用力排便时可能诱发心绞痛和心肌梗死。

3. 粪便嵌塞 粪便嵌塞指粪便持久滞留堆积在直肠内，坚硬不能排出，常见于慢性便秘的患者。

（1）症状和体征 有排便冲动、腹部胀痛、直肠肛门疼痛，肛门处有少量液化的粪便渗出，但不能排出粪便。

（2）原因 便秘未能及时解除，粪便滞留在直肠内，水分被持续吸收而乙状结肠排下的粪便不断增加，最终使粪便大而硬，不能排出。

4. 排便失禁 排便失禁指肛门括约肌不受意识的控制而不自主地排便。

（1）症状和体征 患者不自主的排出粪便。

（2）原因 有神经肌肉系统的病变或损伤，如瘫痪、精神障碍、情绪失调、胃肠道疾病等。

5. 肠胀气 肠胀气指胃肠道内有过量气体积聚，不能排出。一般情况下，胃肠道内的气体只有150 mL左右。胃内的气体可通过口腔嗳出，肠道内的气体部分在小肠被吸收，其余的通过肛门排出，不会产生不适。

（1）症状和体征 腹部膨隆，叩诊呈鼓音，有腹胀、痉挛性疼痛、呃逆、肛门排气过多。当肠胀气压迫膈肌和胸腔时可出现气急和呼吸困难。

（2）原因 食入产气性食物过多、吞入大量空气、肠蠕动减少、肠道手术后及肠道梗阻等。

二、排便异常的护理

（一）腹泻患者的护理

1. 心理护理 根据患者情况给予合理的解释和安慰，消除不安情绪。必要时便盆置于易取处，方便患者取用；及时更换被粪便污染的衣裤、床单、被套，以维持患者自尊，使患者感到舒适。

2. 去除病因 停止食用可能被污染的食物，有肠道感染时遵医嘱给予药物治疗。

3. 卧床休息 减少患者体力消耗，减少肠蠕动，同时注意腹部保暖。

4. 膳食调理 鼓励患者多饮水,酌情给予清淡的流质或半流质食物,严重腹泻时可暂禁食。

5. 防治水、电解质的紊乱 按医嘱给予止泻剂、口服补盐液或静脉输液,补充水、电解质。

6. 维持皮肤完整性 对婴幼儿、老年人、身体衰弱者,每次便后用软纸轻擦肛门,温水清洗,并在肛门周围涂油膏保护局部皮肤。

7. 观察病情 记录排便的性质、次数等,必要时留取标本送检。病情危重者,注意生命体征变化。疑为传染病者,应按肠道隔离原则护理。

8. 健康教育 向患者讲解有关腹泻的知识,指导患者注意饮食卫生,养成良好的卫生习惯。

(二) 便秘患者的护理

1. 心理护理 根据患者紧张的情绪,给予解释、指导,稳定患者情绪。

2. 提供适当的排便环境 提供患者单独隐蔽的排便环境及充裕的排便时间。如用屏风遮挡并避开查房、治疗护理和进餐时间,保持精神松弛,安心排便。

3. 选取适宜的排便姿势 病情允许时鼓励并协助患者下床排便。对于手术患者,在手术前应有计划地训练其在床上使用便器,以逐渐适应卧床排便的需要。床上使用便盆时,如果没有特别禁忌,最好采取坐姿或抬高床头,利用重力作用增加腹内压促进排便。

4. 腹部环形按摩 患者排便时腹部可按升结肠、横结肠、降结肠的顺序做环行按摩,以促使降结肠的内容物向下移动,并可增加腹内压,促进排便。

5. 遵医嘱给予缓泻剂 缓泻剂可使粪便中的水分含量增加,刺激肠蠕动,加速肠内容物的运行而起导泻作用。应根据患者特点及病情选用缓泻剂,慢性便秘患者可选用蓖麻油、番泻叶、酚酞(果导片)、大黄等。使用缓泻剂可暂时缓解便秘,但长期使用可使个体养成对缓泻剂的依赖,易导致慢性便秘。

6. 简易通便法 适用于老年人、体弱和久病卧床便秘者。

7. 灌肠 以上方法均无效时,遵医嘱进行灌肠。

8. 健康教育 告知患者及家属维持正常排便习惯的意义,学会有关正常排便的知识。

(1) 重建正常的排便习惯 指导患者选择适合自身排便的时间,理想的是饭后(早餐后最佳),因此时胃结肠反射最强。每天定时排便,不随意使用缓泻剂及灌肠等方法。

(2) 合理安排膳食 多食用蔬菜、水果、粗粮等高纤维食物;多饮水,病情许可时每天液体摄入量不少于 2000 mL;适当食用油脂类的食物。

(3) 鼓励患者适当运动 根据身体状况拟订适宜的活动计划并协助患者进行运动,如做操、散步、打太极拳等。卧床患者进行床上活动,指导患者进行增强腹肌和骨盆底部肌肉的运动,增加肠蠕动和肌张力,促进排便。

(三) 粪便嵌塞患者的护理

(1) 心理护理:粪便嵌塞的患者往往会产生恐惧心理,护士应给予心理安慰与支持,帮助其树立信心。

(2) 早期可用栓剂、口服缓泻剂来润肠通便。

(3) 必要时先行油类保留灌肠,2~3 h 后再做清洁灌肠。

(4) 人工取便:在清洁灌肠无效后按医嘱执行。术者戴上手套,将涂有润滑剂的示指缓慢插入患者直肠内,触到硬物时注意大小、硬度,然后机械地破碎粪块,一块一块地取出。操作者注意动作轻柔,避免损伤直肠黏膜。患者如有头晕、心悸等不适,立即停止操作。用人工取便,易刺激迷走神经,故心脏病、脊椎受损的患者慎用。

（四）排便失禁患者的护理

1. 心理护理　排便失禁的患者常感到自卑和忧郁,期望得到理解和帮助。护士应尊重理解患者,给予心理安慰与支持,帮助其树立信心,配合治疗和护理。

2. 保护皮肤　床上铺一次性中单或尿垫,每次便后用温水洗净肛门周围及臀部皮肤,保持皮肤清洁、干燥。必要时,肛门周围涂搽软膏以保护皮肤,避免破损感染。观察骶尾部皮肤变化,定时翻身,预防压疮的发生。

3. 帮助患者重建正常排便的控制能力　根据患者排便时间的规律,定时给予便器,促使患者按时排便;与医生协调定时应用导泻栓剂或灌肠,以刺激定时排便;教会患者进行肛门括约肌及骨盆底部肌肉收缩锻炼。指导患者取立位、坐位或卧位,试做排便动作,先慢慢收缩肌肉,然后再慢慢放松,每次 10 s 左右,连续 10 遍,每次锻炼 10～20 min,每天数次。

4. 保持室内空气清新　定时开窗通风,保持床褥、衣服清洁,除去不良气味。

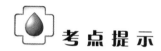
考 点 提 示

异常粪便的判断,排便异常的护理措施。

三、灌肠术

灌肠术是将一定量的液体由肛门经直肠灌入结肠,以帮助患者清洁肠道、排便、排气或由肠道供给药物或营养,达到确定诊断和治疗目的的方法。

根据灌肠的目的,可分为保留灌肠和不保留灌肠两大类。根据灌入的液体量又可将不保留灌肠分为大量不保留灌肠、小量不保留灌肠和清洁灌肠。

（一）大量不保留灌肠

【目的】

（1）软化和清除粪便解除便秘,清除肠内积气解除肠胀气。

（2）清洁肠道,为盆腔、腹腔手术,肠道检查或分娩做准备。

（3）清除肠道内的有害物质,减轻中毒。

（4）为高热患者降温。

【评估】

（1）患者的病情、意识状态、心理状况、自理能力、合作及耐受程度、排便情况和肛周皮肤黏膜情况。

（2）患者有无灌肠的禁忌证,如妊娠、急腹症及消化道出血。

（3）病室温度和环境的隐蔽情况。

【计划】

1. 护士准备　着装规范、整洁,备齐物品,洗手、戴口罩。

2. 患者准备　了解大量不保留灌肠的目的、过程、注意事项,能配合操作。

3. 用物准备

（1）一次性灌肠器包(包内有灌肠袋、引流管、肛管一套、孔巾、垫巾、肥皂冻、纸巾、手套)、水温计、弯盘、一次性垫巾、速干手消毒剂、便盆及便盆巾、医疗废物桶、输液架。

（2）灌肠液:常用0.1%～0.2%的肥皂液、0.9%氯化钠溶液。成人每次用量为500～1000 mL,小儿200～500 mL。溶液温度一般为39～41 ℃,降温时用28～32 ℃,中暑时用4 ℃的0.9%氯化钠溶液。

（3）其他:酌情准备屏风。

4. 环境准备 合适的室温,光线充足,关闭门窗,遮挡患者。

【实施】 大量不保留灌肠的操作步骤和要点说明见表14-4。

表14-4 大量不保留灌肠

程序	操作步骤	要点说明
◆核对检查	* 备齐用物,推至床旁	
	* 核对患者、解释并嘱患者排空膀胱	• 确认患者,减轻患者的压力,取得合作
◆安置卧位	* 患者取左侧卧位,双膝屈曲,脱裤至膝,移臀至床沿,盖好被子,暴露臀部,铺一次性垫巾于臀下,置弯盘于臀边	• 该姿势使降结肠、乙状结肠处于下方,利用重力作用使灌肠液顺利流入降结肠和乙状结肠 • 不能自我控制排便的患者可取仰卧位,臀下垫便盆 • 避免床单污染
◆排气插管	* 挂灌肠液于输液架上,液面距肛门40～60 cm	• 避免挂液过高,压力过大,流速过快,患者不易保留且易造成肠道损伤
	* 戴手套,润滑肛管前段,排尽肛管内气体,夹管	
	* 左手垫纸巾分开臀部,暴露肛门,嘱患者做深呼吸,右手将肛管轻轻插入直肠7～10 cm(小儿4～7 cm、婴儿2.5～3 cm),固定肛管。开放管夹,使液体缓缓流入(图14-6)	• 嘱患者深呼吸,使患者放松便于插管 • 插管轻柔,以防损伤肠黏膜 • 如插入受阻,可退出少许,旋转后缓缓插入
◆灌液观察	* 液体灌注过程中要密切观察袋内液面下降情况和患者的反应	
	* 液体流入受阻可稍移动或挤捏肛管	• 挤压使堵塞管孔的粪便脱落
	* 患者感觉腹胀或有便意,应降低灌肠袋的高度,以减慢流速,并嘱患者张口深呼吸	• 张口深呼吸,转移患者注意力并减低腹压
	* 患者出现脉速、面色苍白、出冷汗、剧烈腹痛、心慌气促,应立即停止灌肠,与医生联系,给予及时处理	
◆拔出肛管	* 待灌肠液即将流尽时夹管,用纸巾包裹肛管轻轻拔出放入弯盘内,擦净肛门	
	* 协助取舒适卧位,嘱患者尽量保留5～10 min后排便	• 充分软化粪便利于排出
	* 扶助能下床的患者移至卫生间排便;对不能下床的患者,给予便器,将纸巾、呼叫器放在患者易取处	

续表

程序	操作步骤	要点说明
	* 排便后,及时协助虚弱患者擦净肛门,取出便盆,撤去一次性垫巾,安置患者	
◆整理记录	* 整理床单位,开窗通风,观察大便性状,必要时留取标本送检	
	* 分类清理用物,洗手,在体温单大便栏目处记录	• 如灌肠后排便1次记为1/E,灌肠后未排便为0/E

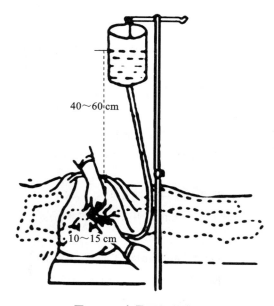

图 14-6 大量不保留灌肠

【评价】

(1) 护患沟通有效,患者主动配合操作。

(2) 患者已恢复正常排便功能或高热者体温有所下降。

(3) 操作规范,患者感觉安全、舒适。

【注意事项】

(1) 保护患者的自尊,尽量减少患者的肢体暴露,防止受凉。

(2) 根据医嘱及评估结果,选择灌肠液,并准确掌握溶液的浓度、温度、速度和量。肝性脑病患者禁用肥皂液灌肠,以减少氨的产生和吸收;充血性心力衰竭和水钠潴留患者禁用生理盐水灌肠;伤寒患者灌肠时灌肠袋内液面不得高于肛门30 cm,液体量不得超过500 mL。

(3) 灌肠过程中随时注意观察病情,发现脉速、面色苍白、出冷汗、剧烈腹痛、心慌气促,应立即停止灌肠,联系报告医生,采取急救措施。

(4) 降温灌肠时应嘱患者保留30 min后再排便,排便后30 min测量体温,并做好记录。

(5) 妊娠、急腹症、严重心血管疾病、消化道出血患者禁忌灌肠。

【健康教育】

(1) 向患者及家属讲解维持正常排便习惯的重要性。

(2) 指导患者及家属保持健康的生活习惯以维持正常排便,不随意使用缓泻剂等方法。

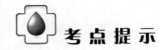

考点提示

大量不保留灌肠的目的、操作方法及注意事项,灌肠液的选择。

(二) 小量不保留灌肠

【目的】
(1) 为年老体弱、小儿、腹部或盆腔手术后的患者及孕妇软化粪便,解除便秘。
(2) 排出肠道内气体,减轻腹胀。

【评估】
(1) 患者的病情、意识状态、心理状况、自理能力、合作及耐受程度、排便情况和肛周皮肤黏膜情况。
(2) 病室温度和环境的隐蔽情况。

【计划】
1. **护士准备** 着装规范、整洁,备齐物品,洗手、戴口罩。
2. **患者准备** 了解小量不保留灌肠的目的、过程、注意事项,能配合操作。
3. **用物准备**
(1) 小容量灌肠袋一套或注洗器(或一次性注射器)、肛管(20~22号)、水温计、棉签、润滑剂、温开水5~10 mL、卫生纸、弯盘、一次性垫巾、一次性手套、手消毒剂、便盆及便盆巾、医疗废物桶。
(2) 灌肠液:"123"溶液(50%硫酸镁30 mL、甘油60 mL、温开水90 mL)、甘油或液体石蜡50 mL加等量温开水,各种植物油120~180 mL。溶液温度为38 ℃。
(3) 其他:酌情准备屏风。
4. **环境准备** 合适的室温,光线充足,关闭门窗,遮挡患者。

【实施】 小量不保留灌肠的操作步骤和要点说明见表14-5。

表14-5 小量不保留灌肠

程序	操作步骤	要点说明
◆核对检查	* 备齐用物,推至床旁 * 核对患者、解释并嘱患者排空膀胱	• 确认患者,减轻患者的压力,取得合作
◆安置卧位	* 患者取左侧卧位,双膝屈曲,脱裤至膝,移臀至床沿(不能自我控制排便的患者可取仰卧位,臀下垫便盆),盖好被子,暴露臀部,铺一次性垫巾于臀下,置弯盘于臀边	• 避免床单污染
◆排气插管	* 戴手套,润滑肛管前端,用注洗器(或一次性注射器)抽取溶液,连接肛管,排气后夹管	
	* 分开臀部,暴露肛门,嘱患者做深呼吸,右手将肛管轻轻插入直肠7~10 cm(图14-7),固定肛管	• 深呼吸使患者放松便于插管 • 小容量灌肠袋灌肠,液面低于肛门平面30 cm

续表

程序	操作步骤	要点说明
◆灌入溶液	* 放开管夹,缓缓注入灌肠液。注毕夹管,取下注射器再抽取溶液,放开管夹后再行灌注,如此反复直至灌肠液注完。然后注温开水 5～10 mL,抬高肛管末端,使管内溶液全部灌入	• 注入速度不得过快过猛,以免刺激肠黏膜引起排便反射 • 注意观察患者反应
◆拔出肛管	* 夹闭肛管末端或反折肛管末端,用卫生纸包住肛管轻轻拔出,放入弯盘内	• 避免直肠内液体反流
	* 协助患者取舒适卧位,嘱其尽量保留溶液10～20 min 再排便	• 充分软化粪便
◆整理记录	* 整理床单位,开窗通风,清理用物,洗手,记录	

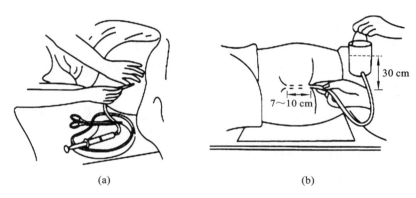

图 14-7 小量不保留灌肠

【评价】
(1) 护患沟通有效,患者主动配合操作。
(2) 患者已恢复正常排便功能。
(3) 操作规范,患者感觉安全、舒适。

【注意事项】
(1) 插管时插管深度为 7～10 cm,压力宜低,灌肠液灌注的速度不得过快。如为小容量灌肠袋(筒)灌肠,液面低于肛门平面 30 cm。
(2) 每次抽吸灌肠液时反折肛管末端,防止空气进入肠道,引起腹胀。
(3) 为保胎孕妇解除便秘,灌肠液以油剂为宜。
(4) 指导患者及家属保持健康生活习惯,维持正常的排便习惯;指导患者多食蔬菜、水果,多饮水与加强运动等。

【健康教育】
1. 向患者及家属讲解灌肠的意义、维持正常排便习惯的重要性。
2. 指导患者及家属保持健康的生活习惯以维持正常排便。

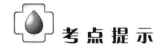

小量不保留灌肠的目的、操作方法及注意事项。

(三)清洁灌肠

【目的】 彻底清除肠道内粪便,为直肠、结肠 X 线检查和手术前做肠道准备。

【评估】

(1)患者的病情、意识状态、心理状况、自理能力、合作及耐受程度、排便情况和肛周皮肤黏膜情况。

(2)病室温度和环境的隐蔽情况。

【计划】 同大量不保留灌肠。

【实施】 同大量不保留灌肠法,即反复多次进行大量不保留灌肠。首次用 0.1%～0.2% 肥皂液灌肠,进行排便。然后用 0.9% 氯化钠溶液灌肠多次,直至排出液无粪质为止。

【评价】

(1)护患沟通有效,患者主动配合操作。

(2)患者已恢复正常排便功能。

(3)操作规范,患者感觉安全、舒适。

【注意事项】 灌肠时压力要低,液面距肛门高度不超过 40 cm,每次灌肠后嘱患者休息片刻,观察患者反应,防止虚脱。禁忌用清水反复灌洗,以防水、电解质紊乱。

(四)保留灌肠

保留灌肠是将药液自肛门灌入到直肠或结肠内,通过肠黏膜吸收,达到治疗目的的一种方法。

【目的】 用于镇静、催眠和治疗肠道感染。

【评估】 同大量不保留灌肠。

【计划】

1. 护士准备 着装规范、整洁,备齐物品,洗手、戴口罩。

2. 患者准备 了解保留灌肠的目的、过程、注意事项,能配合操作,排尽大便。

3. 用物准备

(1)治疗盘内备注洗器(或一次性注射器)、量杯、肛管(20 号以下)、温开水 5～10 mL、血管钳或液体调节开关、水温计、棉签、润滑剂、卫生纸、弯盘、一次性垫巾、一次性手套、小垫枕、速干手消毒剂、便盆及便盆巾、医疗废物桶。

(2)灌肠液:镇静催眠用 10% 水合氯醛溶液;肠道抗感染用 2% 小檗碱溶液、0.5%～1% 新霉素或其他抗生素溶液。灌肠液量不超过 200 mL,溶液温度 38 ℃。

(3)其他:酌情准备屏风。

4. 环境准备 合适的室温,光线充足,关闭门窗,遮挡患者。

【实施】 保留灌肠的操作步骤和要点说明见表 14-6。

表 14-6 保留灌肠

操作流程	操作步骤	要点说明
◆核对检查	∗ 备齐用物,推至床旁 ∗ 核对患者、解释并嘱患者排尿、排便	• 减轻腹压、清洁肠道,便于药物保留及吸收

续表

操作流程	操作步骤	要点说明
◆安置卧位	* 根据病情选择左侧或右侧卧位	• 慢性细菌性痢疾病变部位多在直肠或乙状结肠,取左侧卧位;阿米巴痢疾病变多在回盲部,取右侧卧位,以提高疗效
	* 双膝屈曲,臀部移至床沿,臀部垫高 10 cm,置弯盘于臀边	• 防止药液溢出,利于药物保留
◆排气插管	* 戴手套,润滑肛管前端,用注洗器(或一次性注射器)抽取溶液,连接肛管,排气后夹管	
	* 分开臀部,暴露肛门,嘱患者做深呼吸,右手将肛管轻轻插入直肠 15~20 cm,固定肛管	• 嘱患者深呼吸,使患者放松便于插管 • 液面低于肛门平面 30 cm,以便药液保留
◆灌入溶液	* 缓缓注入灌肠液,注入完毕后,再注入温开水 5~10 mL,抬高肛管末端,使管内溶液全部灌入	
◆拔出肛管	* 反折肛管末端,用卫生纸包住肛管轻轻拔出,放入弯盘内	
	* 擦净肛门,用卫生纸在肛门处轻轻按揉,嘱患者尽量忍耐,嘱其尽量保留药液 1 h 以上	• 使药液充分被吸收,达到治疗目的
◆整理记录	* 协助患者取舒适卧位,整理床单位,分类清理用物,开窗通风,洗手,记录	• 记录灌肠时间,灌肠液的种类、量及患者的反应

【评价】
(1) 护患沟通有效,患者主动配合操作。
(2) 患者肠道感染减轻或痊愈。
(3) 患者安静或正常入眠。
(4) 操作规范,患者感觉安全、舒适。

【注意事项】
(1) 灌肠前了解灌肠目的及病变部位,以便确定合适卧位和肛管插入深度。
(2) 肠道抗感染以晚上睡眠前灌肠为宜,因为此时活动减少,药液易于保留吸收,达到治疗的目的。
(3) 肛管要细、插入要深,注入药液的速度要慢、量要少、保留时间要长。
(4) 直肠、结肠和肛门等手术后及排便失禁的患者不宜保留灌肠。

【健康教育】
(1) 向患者及家属说明保留灌肠的目的和意义。
(2) 讲解有关疾病的知识和保留灌肠的方法,指导患者正确配合治疗。

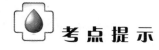

保留灌肠的目的、操作方法及注意事项。

(五) 简易通便法

简易通便法的目的是通过简便、经济、有效的措施,帮助患者解除便秘。适用于老年人,体弱、久病卧床便秘者。其作用机理是软化粪便,润滑肠壁,刺激肠蠕动以促进排便。

1. 开塞露法 开塞露用甘油或山梨醇制成,装在塑料容器内,使用时先打开容器盖,封口处剪开后应修剪光滑,挤出少许液体润滑开口处,患者左侧卧位,放松肛门外括约肌,将开塞露的前端轻轻插入肛门后再将药液全部挤入直肠内,保留 5~10 min 后排便(图 14-8)。

2. 甘油栓法 甘油栓是用甘油和明胶制成的栓剂。使用时戴手套,捏住甘油栓底部轻轻插入肛门至直肠内,抵住肛门处轻轻按摩,保留 5~10 min 排便(图 14-9)。

3. 肥皂栓法 将普通肥皂削成圆锥形(底部直径约为 1 cm、长为 3~4 cm),使用时戴手套将肥皂栓蘸热水后轻轻插入肛门。有肛门黏膜溃疡、肛裂及肛门剧烈疼痛者,不宜使用肥皂栓通便。

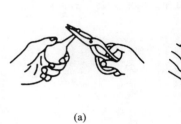
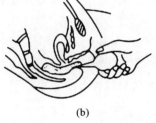
(a) (b)
图 14-8 开塞露法

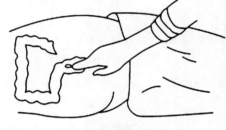
图 14-9 甘油栓法

知识链接

口服高渗溶液清洁肠道

高渗溶液,在肠道内造成高渗环境,使肠道内水分大量增加,从而软化粪便,刺激肠蠕动,加速排便,达到清洁肠道的目的。适用于直肠、结肠检查和手术前肠道准备。

【常用溶液】 硫酸镁、甘露醇溶液。

【方法】

1. 甘露醇法 患者术前 3 天进半流质饮食,术前 1 天进流质饮食,术前 1 天下午 2:00—4:00 口服甘露醇溶液 1500 mL(20% 甘露醇溶液 500 mL+5% 葡萄糖溶液 1000 mL 混匀)。一般服用后 15~20 min 即反复自行排便。

2. 硫酸镁法 患者术前 3 天进半流质饮食,每晚口服 50% 硫酸镁溶液 10~30 mL。术前 1 天进流质饮食,术前 1 天下午 2:00—4:00,口服 25% 硫酸镁溶液 200 mL(50% 硫酸镁溶液 100 mL+5% 葡萄糖氯化钠溶液 100 mL),然后再口服温开水 1000 mL。一般服后 15~30 min,即可反复自行排便,2~3 h 内可排便 2~5 次。护士应观察患者的一般情况,注意排便次数及粪便性质,确定是否达到清洁肠道的目的并记录。

任务三 排气护理

案例引导

杨某,女,45岁,股骨干骨折,卧床一月有余,近3天患者出现腹胀、腹痛,腹部叩诊为鼓音,并有嗳气、失气现象。问题:
1. 患者出现了什么情况?
2. 针对患者出现的问题可采取哪些护理措施?
3. 如何对患者进行健康教育?

一、肠胀气患者的护理

1. 做好心理护理 向患者解释肠胀气的原因,缓解其紧张的情绪。

2. 去除引起肠胀气的原因 为患者制订营养合理、易消化的饮食;少食或勿食产气食物和饮料,积极治疗肠道疾病。

3. 鼓励患者适当活动 如病情允许可协助患者下床活动。卧床患者可做床上活动或变换体位,以促进肠蠕动,减轻肠胀气。

4. 促进排气 轻微胀气时,可行腹部热敷或腹部按摩、针刺疗法。严重胀气时,遵医嘱给予药物治疗或行肛管排气。

5. 健康教育 指导患者养成细嚼慢咽的良好饮食习惯。

二、肛管排气法

【目的】 将肛管从肛门插入直肠,以达到排除肠腔内积气的目的。

【评估】

(1) 患者的腹胀情况、临床诊断。

(2) 患者的意识状态、生命体征、心理状况。

(3) 患者合作、理解程度。

(4) 病室温度和环境的隐蔽情况。

【计划】

1. 护士准备 着装规范、整洁,备齐物品,洗手、戴口罩。

2. 患者准备 了解肛管排气的目的、过程、注意事项,能配合操作。

3. 用物准备 治疗盘内备肛管(26号)、玻璃接头、橡胶管、玻璃瓶(内盛水3/4满,瓶口系带)、棉签、手套、润滑油、胶布、别针、卫生纸、弯盘、屏风等。

4. 环境准备 合适的室温，光线充足，关闭门窗，遮挡患者。

【实施】
（1）洗手，将备齐的用物携带至患者床旁。
（2）查对、解释操作的目的和过程。调节室温，酌情关闭门窗，屏风遮挡。
（3）协助患者取左侧卧位或平卧位，注意保护患者。
（4）将玻璃瓶系于床边，橡胶管一端插入玻璃瓶液面下，便于观察气体排出量的情况，另一端与肛管相连。
（5）润滑肛管前端，嘱患者张口呼吸，将肛管轻轻插入直肠15～18 cm，用胶布将肛管固定于臀部，橡胶管留出足够长度用别针固定在床单上（图14-10）。

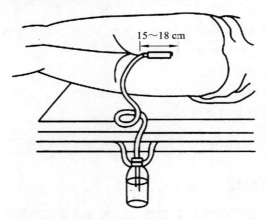

图14-10 肛管排气法

（6）观察排气情况，若有气体排出，可见瓶内液面下有气泡自管端逸出；如排气不畅，帮助患者更换体位或按摩腹部。
（7）协助患者取舒适的体位，询问患者腹胀情况。
（8）排气后拔出肛管，擦净肛门。整理床单位，清理用物，记录。

【注意事项】 保留肛管不超过20 min，因为长时间留置肛管，会减弱肛门括约肌的反应，甚至导致肛门括约肌永久性松弛。需要重复排气时，应间隔2～3 h后再行肛管排气。

【健康教育】
（1）向患者讲解避免腹胀的方法，如少食产气食物、增加运动等。
（2）指导患者保持健康的生活习惯。

考点提示

为什么肛管排气时间不超过20 min？

直通护考

一、选择题
A1/A2型题（以下每一道考题下面有A、B、C、D、E五个备选答案，请从中选择一个最佳答案）
1. 患者排出的尿液含有烂苹果味提示（　　）。

A. 前列腺炎 B. 尿道炎 C. 膀胱炎
D. 糖尿病酮症酸中毒 E. 急性肾炎
2. 膀胱刺激征的表现是( )。
   A. 尿频、尿急、尿多 B. 尿多、尿痛、尿急 C. 尿少、尿频、尿急
   D. 尿急、腰痛、尿频 E. 尿频、尿急、尿痛
3. 下列不可能影响患者排尿的因素是( )。
   A. 环境温度 B. 长期卧床腹部及会阴部肌肉无力
   C. 高热 D. 患者以往的排尿习惯
   E. 饮食中富含胡萝卜素
4. 对尿失禁描述正确的是( )。
   A. 咳嗽或大笑时出现不自觉排尿属于真性尿失禁
   B. 当膀胱压力减轻时，排尿即停止，而膀胱仍呈胀满状态称为充溢性尿失禁
   C. 出现持续滴尿使膀胱完全排空的现象属于假性尿失禁
   D. 尿失禁的原因是括约肌的控制受到干扰
   E. 当膀胱内的尿液充盈达到一定压力时，即排出少量尿液属于压力性尿失禁
5. 解除产后尿潴留首选的护理措施是( )。
   A. 温水冲洗会阴 B. 热敷、按摩下腹部 C. 让患者听流水声
   D. 协助患者调整姿势和体位 E. 导尿术
6. 预防长期留置导尿管造成泌尿系统感染的正确护理措施是( )。
   A. 注意倾听患者的主诉并观察尿液情况 B. 经常更换卧位
   C. 膀胱内滴药 D. 热敷下腹部
   E. 保持尿道口清洁
7. 长期尿失禁患者预防泌尿系统感染的护理措施是( )。
   A. 留置导尿管引流尿液 B. 设法接尿
   C. 指导骨盆底部肌肉锻炼 D. 注意室内环境
   E. 嘱患者每天饮水 2000~3000 mL
8. 上消化道出血患者的粪便颜色是( )。
   A. 鲜红色 B. 陶土色 C. 果酱样便 D. 柏油样便 E. 暗红色
9. 下列关于腹泻患者的护理措施中，不正确的是( )。
   A. 避免高纤维饮食 B. 禁食禁水 C. 卧床休息
   D. 排便后用软纸擦净 E. 肛门周围涂油膏
10. 下消化道出血的患者其粪便呈( )。
    A. 鲜红色 B. 暗红色 C. 柏油样便 D. 陶土色 E. 果酱样便
11. 患者，女性，30岁，诊断为急性肾功能衰竭，留置导尿管24 h后仅引流出尿液80 mL，该患者的排尿状况是( )。
    A. 正常 B. 多尿 C. 尿潴留 D. 少尿 E. 无尿
12. 患者，女性，24岁，宫外孕破裂大出血入院，输血时发生溶血反应，其尿液可呈( )。
    A. 酱油色 B. 洗肉水色 C. 黄褐色 D. 乳白色 E. 深黄色
13. 患者，女性，35岁，子宫肌瘤，拟行子宫切除术。术前留置导尿管的目的是( )。
    A. 收集尿液做细菌培养 B. 避免术中误伤膀胱 C. 测定残余尿量

D. 保持会阴部清洁　　　　　E. 放出尿液减轻痛苦

14. 患者,女性,38 岁,尿毒症,留置导尿管 12 h 引流出尿液 130 mL,该患者的排尿状况是(　　)。

　　A. 正常　　　B. 无尿　　　C. 少尿　　　D. 尿潴留　　　E. 多尿

15. 患者,女性,45 岁,膀胱高度膨胀且又极度虚弱,第一次放尿过多可致血尿的原因是(　　)。

　　A. 使腹腔压力突然降低,血液大量滞留在腹腔血管中
　　B. 膀胱内压力突然降低,引起膀胱内黏膜急剧充血
　　C. 尿道黏膜发生损伤
　　D. 操作中损伤膀胱
　　E. 操作中损伤尿道内口

16. 患者,男性,伤寒,遵医嘱大量不保留灌肠,为患者灌肠的液量及液面与肛门平面的距离是(　　)。

　　A. 1000 mL,不超过 50 cm　　　　　B. 1000 mL,不超过 30 cm
　　C. 500 mL,不超过 20 cm　　　　　D. 500 mL 以内,不超过 30 cm
　　E. 500 mL 以内,不超过 4 cm

17. 患者,男性,阿米巴痢疾,遵医嘱保留灌肠,正确的操作是(　　)。

　　A. 液面距肛门 40～60 cm　　　B. 取左侧卧位　　　C. 臀部抬高 10 cm
　　D. 轻轻插入肛管 7 cm　　　　　E. 尽量保留 5～10 min 后再排便

18. 患者,男性,49 岁,慢性痢疾,医嘱给予 0.5% 新霉素溶液保留灌肠,灌肠前护士嘱患者先排便、排尿,其原因是(　　)。

　　A. 清洁肠道　　　　　　B. 软化粪便　　　　　　C. 排除肠腔内积气
　　D. 防止药液溢出　　　　E. 以利于药物的保留和吸收

19. 患者,女性,每 2～3 天排便一次,粪便干燥,排便困难,伴腹胀,食欲不振,护士为患者进行健康教育,内容不正确的是(　　)。

　　A. 建立正常的排便习惯　　　　　B. 每天摄水量不少于 2000 mL
　　C. 多食含纤维多的食物　　　　　D. 限制油脂类食物
　　E. 正确指导使用简易通便剂

20. 患者,男性,60 岁,失眠,遵医嘱给予 10% 水合氯醛溶液保留灌肠,错误的操作是(　　)。

　　A. 嘱患者先排便　　　B. 抬高臀部约 10 cm　　　C. 左侧卧位
　　D. 保留药液在 1 h 以内　　　E. 轻轻插入肛管 10～15 cm

21. 患者,男性,65 岁,肝硬化伴肝性脑病,禁用碱性溶液灌肠的原因是(　　)。

　　A. 减少氨的产生和吸收　　　B. 易发生腹胀　　　C. 刺激肠黏膜
　　D. 引起电解质平衡紊乱　　　E. 出现腹泻

22. 患者,男性,肠胀气,护士对其进行健康指导正确的是(　　)。

　　A. 多食糖类食物　　　B. 多食豆类　　　C. 可饮碳酸饮料
　　D. 可进行腹部按摩和热敷　　　E. 多卧床休息

23. 患者,男性,慢性结肠炎,护士为其进行保留灌肠时,选择的时间为(　　)。

　　A. 上午护理治疗前　　　B. 晚饭前　　　C. 午饭前

D. 临睡前　　　　　　　　　　E. 任何时间都可以

24. 患者,女性,妊娠 3 个月,便秘,遵医嘱灌肠,护士应采用的方法是(　　)。
A. 大量不保留灌肠　　　　B. 小量不保留灌肠　　　　C. 清洁灌肠
D. 保留灌肠　　　　　　　E. 肛管排气

25. 为患者实施大量不保留灌肠术,如患者有便意时,正确的处理方法为(　　)。
A. 转动肛管　　　　　　　B. 挤压肛管　　　　　　　C. 降低灌肠袋
D. 抬高灌肠袋　　　　　　E. 立即停止灌肠,通知医生

二、病例分析题

1. 患者,女性,43 岁,因车祸导致机体多处骨折,因失血过多而出现神志不清,大小便失禁,遵医嘱为患者实施导尿管留置术。问题:
(1) 留置导尿管的目的是什么?
(2) 留置导尿管插管的长度是多少?
(3) 如何预防泌尿系统逆行感染?

2. 患者,男性,35 岁,在高温环境下工作 4 h 后,感到全身软弱、乏力、头晕、头痛、出汗减少,检查:T 41 ℃,面色潮红,P 120 次/分,R 26 次/分,诊断为轻度中暑,遵医嘱给大量不保留灌肠。问题:
(1) 灌肠的目的是什么? 选择何种灌肠液? 其温度和液量为多少?
(2) 灌肠时需注意哪些问题?

(王晓燕)

项目十五 冷热疗法

学习目标

1. 掌握冷、热疗法的作用、禁忌证及冷、热疗技术。
2. 熟悉冷、热疗法的效应和影响因素。
3. 了解化学致冷袋、化学加热袋的使用。
4. 能正确完成冷湿敷、乙醇拭浴、热湿敷、热水坐浴的操作,并学会热水袋、烤灯、冰袋、冰帽、冰槽的操作方法。
5. 具有严谨的工作态度,体现以人为本的护理理念。

冷和热对人体都是温度刺激,无论用于局部或全身,均可通过神经传导引起皮肤和内脏器官、血管的收缩和扩张,从而改变机体各系统体液循环和新陈代谢,以达到治疗目的。因此,冷、热疗法是临床上常用的物理治疗方法,操作简单、易行,应用安全,不但适用于医院治疗,也适合于社会和家庭,如局部软组织损伤早期、鼻出血的冷敷,高热或中暑患者的降温和解痉等,它的疗效是药物所不能替代的。作为冷、热疗法的实施者,护士应及时、有效地评估患者局部和全身状况,正确应用冷、热疗法,满足患者的身心需求,防止不良反应发生,确保患者安全,并对治疗效果及时评价。

任务一 冷疗技术

案例引导

吴某,男,56岁,因两天前淋雨受凉致感冒,体温持续在39.0~40.0 ℃,以发热待查入院。患者情绪紧张、不安;体格检查:面色潮红、皮肤灼热,体温39.8 ℃,脉搏106次/分,呼吸24次/分,血压120/80 mmHg。问题:

1. 该患者出现的护理问题是什么?
2. 针对患者这些问题应采取哪些护理措施?操作中应注意什么?
3. 如何向患者及家属进行健康教育?

冷疗法是一种利用低于人体体温的物质,作用于机体的局部和全身,以达到止血、止痛、消炎、退热的治疗作用,分为局部和全身两大类。局部冷疗法有冰袋、冰囊、冰槽、冰帽、冷湿敷等;全身冷疗法有乙醇拭浴、温水拭浴等。

一、冷疗法的效应

冷疗法虽然作用于机体表面,但会引起机体局部和全身的反应,包括生理效应和继发效应。

1. 生理效应 冷疗法的应用使机体产生不同的生理效应,详见表15-1。

表15-1 冷疗法的生理效应

项目	生理效应	项目	生理效应
血管	收缩	血液流动速度	减慢
需氧量	减少	淋巴流动速度	减慢
细胞代谢	减少	神经传导速度	减慢
血液黏滞性	增加	结缔组织伸展性	减弱
毛细血管通透性	减少	体温	下降

2. 继发效应 继发效应是指用冷或用热超过一定时间,将产生与生理效应相反的作用,这种现象称为继发效应。如用冷可使血管收缩,但持续用冷 1 h 后,则血管扩张;同样持续用热 1 h 后,则血管收缩。这是机体避免组织损伤而产生的防御反应。因此,应注意用冷和用热的时间,以 20~30 min 为宜,如需反复使用,给予 1 h 复原时间,防止发生继发效应。

二、冷疗法的作用

1. 控制炎症扩散 冷疗法可使局部血管收缩,血流速度减慢,细胞的新陈代谢和细菌的活力降低,从而限制炎症的扩散,适用于炎症早期。

2. 减轻局部充血或出血 冷疗法可使局部血管收缩,毛细血管通透性降低,减轻局部充血和水肿;同时冷疗法还可使血液流动速度减慢,血液的黏稠度增加,促进血液凝固而控制出血。适用于鼻出血、扁桃体摘除术后、局部软组织损伤的初期等。

3. 减轻疼痛 冷疗法可抑制组织细胞的活动,减慢神经冲动的传导速度,减弱神经末梢的敏感性而减轻疼痛;同时冷疗法使血管收缩,血管壁的通透性降低,渗出减少,减轻由于组织肿胀压迫神经末梢引起的疼痛。其适用于急性损伤初期、牙痛、烫伤等。

4. 降低体温 冷直接与皮肤接触,通过传导与蒸发的物理作用,使体温降低,患者舒适,适用于高热、中暑患者;头部用冷可降低脑细胞的代谢,提高脑组织对缺氧的耐受性,有利于脑细胞功能的恢复,常用于脑外伤、脑缺血的患者。

三、影响冷疗法的因素

1. 方式 冷疗法分湿冷法和干冷法,应用方式不同效果也不同。水是一种良好的导体,其传导能力及渗透力比空气强,所以湿冷法的效果优于干冷法。在临床应用中应根据病变部位和治疗要求选择适当的方法,同时注意防止冻伤。

2. 面积 冷效应与用冷面积成正比。应用面积较大,则冷疗法的效果就较强;反之,则较弱。但须注意使用面积越大,患者的耐受性越差,且会引起全身反应,如大面积应用冷疗法,可导致血管收缩,并且周围皮肤的血液分流至内脏血管,使患者血压升高。

3. 时间 冷疗法应用的时间对治疗效果有直接影响,在一定时间内其效应是随着时间的延长而增强。一般用冷时间为 15～30 min,如果时间过长,则会产生继发效应而抵消治疗效应,甚至还可引起不良反应,如皮肤苍白、疼痛、冻伤等。

4. 温度 用冷的温度与体表的温度相差越大,机体对冷刺激的反应越强;反之,则越弱。环境温度也可影响冷效应,如在冷环境中用冷,散热会增加,冷效应会增强。

5. 部位 冷疗作用部位不同,产生的效应也不同。皮肤较厚的区域,如手心、脚底,对冷的耐受性大,冷疗效果较差;而皮肤较薄的区域,如颈部、前臂内侧,对冷的敏感性强,冷疗效果较好。并且皮下冷觉感受器较温觉感受器多 8～10 倍,故浅层皮肤对冷刺激较敏感。同样,血液循环也会影响冷疗的效果。因此,临床上为高热患者物理降温时,将冰袋、冰囊置于颈部、腋下、腹股沟等体表大血管流经处,以增加散热。

6. 个体差异 年龄、性别、身体状况、居住习惯等影响冷疗法的效应。老年人由于其功能减退,对冷刺激的反应较迟钝;婴幼儿由于神经系统发育尚未成熟,对冷的适应能力有限;女性对冷刺激较男性敏感;对血液循环障碍、昏迷、感觉迟钝等患者,因其对冷的敏感性降低,应注意防止冻伤;长期居住寒冷地区者对冷的耐受性较高。

四、冷疗法的禁忌证

1. 局部血液循环障碍 用冷可进一步使血管收缩,加重血液循环障碍,导致局部组织缺血缺氧而变性坏死。常见于大面积组织受损、全身微循环障碍、休克、糖尿病、神经病变、水肿等患者。

2. 慢性炎症或深部有化脓病灶 用冷可使微血管收缩,局部血流减少,妨碍炎症的吸收。

3. 组织损伤、破裂 用冷可降低血液循环,增加组织损伤,且影响伤口愈合。尤其大范围组织损伤,应禁止用冷。

4. 对冷过敏 对冷过敏者用冷后可出现红斑、荨麻疹、关节疼痛、肌肉痉挛等症状。

5. 冷疗的禁忌部位

(1) 枕后、耳廓、阴囊处:用冷易引起冻伤。

(2) 心前区:用冷可导致反射性心率减慢、心房纤颤或心室纤颤及房室传导阻滞。

(3) 腹部:用冷易引起腹痛、腹泻。

(4) 足底:用冷可导致反射性末梢血管收缩而影响散热或引起一过性冠状动脉收缩。

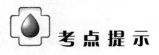

冷疗法的作用、影响因素及禁忌证。

五、局部冷疗法

(一) 冰袋、冰囊的使用

【目的】 降温、镇痛、止血、消炎。

【评估】

(1) 患者年龄、病情、体温、意识状态及治疗情况。

(2) 患者自理能力、活动能力、对冷疗知识的认识、心理状态及合作程度。

(3) 患者局部皮肤状况,如有无硬结、淤斑、感觉障碍及冷过敏等。

【计划】

1. **护士准备**　着装整洁,举止大方,剪指甲、洗手、戴口罩。
2. **用物准备**　冰袋或冰囊(图 15-1)、布套、毛巾、冰块、帆布袋、木槌、勺、脸盆及冷水。
3. **患者准备**　了解使用冰袋或冰囊的目的、方法、注意事项及配合要点,体位舒适、愿意合作。
4. **环境准备**　整洁、安静、室温适宜,酌情关闭门窗,避免对流风直吹患者。

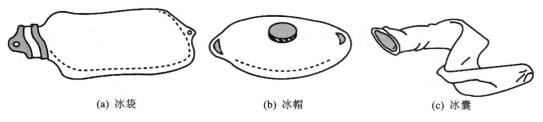

(a) 冰袋　　　　　　　(b) 冰帽　　　　　　　(c) 冰囊

图 15-1　冰袋、冰帽、冰囊

【实施】　冰袋、冰囊使用的操作步骤和要点说明见表 15-2。

表 15-2　冰袋、冰囊的使用

程序	操作步骤	要点说明
◆准备冰袋或冰囊	*检查冰袋或冰囊有无破损,夹子能否加紧 *备冰:将冰块装入帆布袋、木槌敲碎成小块,放入脸盆内用冷水冲去棱角 *装袋:将小冰块装入冰袋或冰囊 1/2~2/3 满 *驱气:排尽空气并夹紧袋口 *检查:用毛巾擦干,倒提,检查有无漏水 *加套:将冰袋装入布套	·避免棱角引起患者不适及损坏冰袋或冰囊发生漏水 ·便于冰袋或冰囊与皮肤接触 ·空气可加速冰的融化 ·检查冰袋或冰囊有无破损、漏水 ·避免冰袋或冰囊与患者皮肤直接接触,也可吸收冷凝水气
◆核对解释	*将用物携至床旁,核对、解释	·确认患者,取得配合
◆放置冰袋至所需部位	*高热降温置冰袋于前额(图 15-2)、头顶部和体表大血管经过处,冰囊一般用于身体皮肤薄而有大血管分布处,如颈部两侧、腋窝、腹股沟等处 *扁桃体摘除术后将冰囊置于颈前颌下(图 15-3),必要时用三角巾两端在颈部系好 *鼻部冷敷时,将冰囊吊起,使其底部接触鼻根,以减轻压力	·放置前额时,应将冰袋悬吊在支架上,以减轻局部压力,但冰袋与前额皮肤必须接触 ·防止局部出血
◆观察	*观察用冷期间局部皮肤颜色及冰袋或冰囊情况,询问患者感受	·局部皮肤出现青紫、麻木感,则停止使用
◆用冷时间	*不超过 30 min	·以防产生继发效应
◆用物处理	*敷毕,取下冰袋或冰囊,协助患者取舒适卧位,整理床单位	

续表

程序	操作步骤	要点说明
	＊将冰袋倒空,倒挂晾干,吹入空气夹紧,放于阴凉处备用 ＊布套清洁后晾干备用	
◆洗手、记录	＊洗手,记录使用部位、时间、效果、反应等	

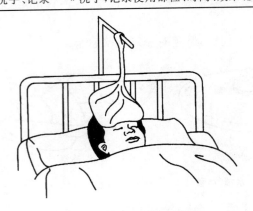

图15-2　前额冰袋的放置

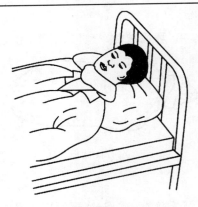

图15-3　颈前颌下冰囊的放置

【评价】

(1) 患者了解冰袋或冰囊的使用目的及相关知识,主动配合。

(2) 护士操作规范,患者无局部、全身不适和不良反应。

【注意事项】

(1) 随时观察冰袋或冰囊有无漏水,是否夹紧。冰块融化后应及时更换或添加。

(2) 观察用冷部位血液循环情况,如有皮肤苍白、青紫或有麻木感,立即停止用冷。

(3) 如为物理降温,冰袋使用30 min后测体温,当体温降至39 ℃以下,应取下冰袋,并在体温单上做好记录。

(4) 用冷时间要准确,最长不超过30 min,长时间使用者,需间隔1 h后再用。

【健康教育】

(1) 向患者和家属讲解使用冰袋或冰囊的方法和注意事项。

(2) 向患者和家属说明禁用冷疗法的部位和应达到的治疗效果。

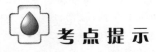

考点提示

高热降温、扁桃体摘除术后患者冰袋、冰囊放置的部位。

知识链接

化学致冷袋

化学致冷袋是一种无味、无毒,内装有凝胶或其他冰冻介质的冷袋。使用前,将其放入冰箱内吸冷4 h,由凝胶状态变为固态,使用时取出放在所需部位,在常温下吸热,又由固态变为凝胶状态,可维持时间2 h。使用过程中每10～15 min更换一次用冷部位,以防冻伤发生。使用后,冷袋外壁用消毒液擦拭,置冰箱内,可重复使用。

（二）冰帽、冰槽的使用

【目的】 头部降温,预防脑水肿,并可降低脑细胞代谢,减少其需氧量,提高脑细胞对缺氧的耐受性,减轻脑细胞的损害。

【评估】
（1）患者年龄、病情、体温、治疗情况及头部状况。
（2）患者意识状况、活动能力及合作程度。

【计划】
1. 护士准备 着装整洁,举止大方,剪指甲、洗手、戴口罩。
2. 用物准备 冰帽或冰槽（图15-4）、冰块、木槌、帆布袋、盆及冷水、勺、水桶、小垫枕、排水管、水桶、海绵、肛表、橡胶单及中单等。若冰槽降温备不脱脂棉球及凡士林纱布。
3. 患者准备 了解使用冰帽或冰槽的目的、方法、注意事项及配合要点,体位舒适、愿意合作。
4. 环境准备 整洁、安静、室温适宜,酌情关闭门窗,避免对流风直吹患者。

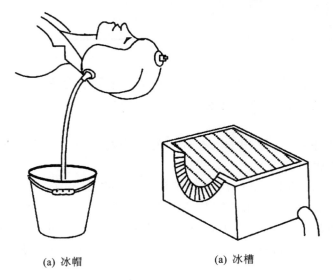

(a) 冰帽　　　　　　(a) 冰槽

图15-4 冰帽、冰槽

【实施】 冰帽、冰槽使用的操作步骤和要点说明见表15-3。

表15-3 冰帽、冰槽的使用

程序	操作步骤	要点说明
◆准备冰帽或冰槽	* 检查冰帽或冰槽有无破损 * 备冰:将冰块装入帆布袋,用木槌敲碎成小块,放入盆内用冷水冲去棱角,将冰块装入冰帽或冰槽内,擦干水迹	• 避免棱角引起患者不适及损坏冰帽或冰槽发生漏水
◆核对解释	* 将用物携至床旁,核对床号、姓名,向患者或家属解释	• 确认患者,取得配合

续表

程序	操作步骤	要点说明
◆放置冰帽	*去枕,铺橡胶单及中单于患者头下 *冰帽降温:将患者头部置冰帽中,后颈部、双耳廓垫海绵,小垫枕置于肩下,排水管放水桶内 *冰槽降温:头部置冰槽中,双耳塞不脱脂棉球,双眼覆盖凡士林纱布	·防止枕后、外耳冻伤 ·防止冰水流入耳内,保护角膜
◆观察	*用冷期间观察患者生命体征、局部皮肤情况及全身反应,每30 min测量一次肛温	·维持肛温在33 ℃左右,不可低于30 ℃,防止并发症
◆记录	*记录用冷部位、时间、效果、反应等,每次体温的测量结果记录在特护记录单上	·便于评价
◆用物处理	*敷毕,取下冰帽或冰槽 *协助患者取舒适卧位,整理床单位 *冰帽处理同冰袋,将冰槽内冰水倒空后消毒备用	

【评价】
(1) 患者和家属了解冰帽或冰槽使用的目的及相关知识,主动配合。
(2) 护士操作规范,患者未发生不良反应,感觉舒适、安全。

【注意事项】
(1) 观察头部皮肤变化,每10 min查看一次局部皮肤颜色,特别注意患者耳廓部位应无青紫、麻木及冻伤发生。
(2) 观察患者体温,每30 min为患者测肛温一次,使之维持在33 ℃左右,不可低于30 ℃,防止心房、心室纤颤或房室传导阻滞等并发症发生。用冷时间不超过30 min,以防产生继发效应。若要重复,需休息60 min后再使用,给予局部组织复原时间。
(3) 观察冰帽有无破损、漏水,冰帽或冰槽内的冰块融化后,应及时更换或添加。

【健康教育】
(1) 向患者和家属说明使用冰帽或冰槽的目的、作用和方法。
(2) 向患者和家属讲解冰帽或冰槽的注意事项和治疗效果。

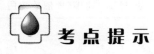

使用冰帽、冰槽的目的、方法及注意事项。

(三) 冷湿敷

【目的】 降温、止痛、止血,早期扭伤、挫伤的消肿。
【评估】 同冰袋使用法,同时注意有无伤口。
【计划】
1. 护士准备 着装整洁,举止大方,剪指甲,洗手,戴口罩。
2. 用物准备 小盆内盛冰水、敷布2块、敷钳2把、毛巾、棉签、橡胶单及治疗巾、凡士林、纱布等。

3. 患者准备 了解冷湿敷的目的、方法、注意事项及配合要点,体位舒适、愿意合作。

4. 环境准备 整洁、安静、室温适宜,酌情关闭门窗,避免对流风直吹患者。

【实施】 冷湿敷的操作步骤和要点说明见表15-4。

表15-4 冷湿敷

程序	操作步骤	要点说明
◆核对解释	* 备齐用物携至床旁,核对床号、姓名,向患者或家属解释	• 确认患者,取得配合
◆患处准备	* 暴露患处(必要时屏风遮挡),在冷敷部位下垫橡胶单、治疗巾,冷敷部位涂凡士林,上盖一层纱布	• 保护皮肤及床单位
◆湿敷患处	* 将敷布浸入冰水中,用敷钳夹起敷布拧至半干,抖开敷布敷于患处	• 敷布要浸透,拧至不滴水为宜
	* 每3~5 min更换一次敷布,持续15~20 min	• 确保冷疗效果,以防发生继发效应
◆观察	* 用冷期间观察患者局部皮肤情况,并询问患者感觉	
◆整理	* 冷湿敷完毕,撤去敷布和纱布,擦去凡士林	• 若冷湿敷部位有伤口,须按无菌技术处理伤口
	* 协助患者取舒适卧位,整理床单位,分类清理用物	• 消毒后备用
◆记录	* 洗手,记录冷湿敷部位、时间、效果及反应等	• 便于评价

【评价】 冷湿敷时间正确,达到用冷目的,患者无不适感。

【注意事项】

(1) 注意观察局部皮肤情况及患者全身反应。

(2) 敷布湿度得当,以不滴水为宜,并及时更换敷布。

(3) 若为降温,则冷湿敷30 min后应测量体温,并将体温绘制在体温单上。

【健康教育】

(1) 使用前,向患者和家属解释冷湿敷的目的、作用和方法。

(2) 向患者和家属讲明使用冷湿敷的注意事项和应达到的治疗效果。

六、全身冷疗法

(一) 乙醇拭浴

【目的】 为高热患者降温。

【评估】

(1) 患者年龄、病情、体温、意识状况、治疗情况、活动能力及合作程度。

(2) 患者有无乙醇过敏史。

【计划】

1. 护士准备 着装整洁,举止大方,剪指甲、洗手、戴口罩。

2. 用物准备

(1) 治疗盘内备:大毛巾、小毛巾 2 块、热水袋及套、冰袋及套等。

(2) 治疗盘外备:容器内盛放 25%～35% 乙醇 200～300 mL(温度为 32～34 ℃),衣裤等。必要时备大单、被套、屏风、便器。

3. 患者准备 了解乙醇拭浴目的、方法、注意事项及配合要点,体位舒适、愿意合作,需要时协助患者排尿。

4. 环境准备 整洁、安静、室温适宜,酌情关闭门窗或遮挡患者,避免对流风直吹患者。

【实施】 乙醇拭浴的操作步骤和要点说明见表 15-5。

表 15-5 乙醇拭浴

程序	操作步骤	要点说明
◆核对解释	*备齐用物携至床旁,核对床号、姓名,向患者或家属解释	·确认患者,取得配合
◆松被尾、脱衣	*松开床尾盖被,协助患者脱去上衣,松解腰带	·便于擦拭
◆置冰袋、热水袋	*冰袋置头部,热水袋置足底	·头部置冰袋,以助降温并防止头部充血而致头痛;热水袋置足底,促进足底血管扩张而减轻头部充血,并使患者感觉舒适
◆拭浴方法	*将大毛巾垫于擦拭部位下,小毛巾浸入乙醇温水中,拧至半干,缠于手上成手套状,以离心方向拍拭,拭浴毕,用大毛巾擦干皮肤	·尽量减少暴露患者 ·保护床单位,用毛巾拭浴有舒适感
◆拭浴顺序	*双上肢:患者取仰卧位,按先近侧后对侧顺序擦拭 ①颈外侧→肩→上臂外侧→前臂外侧→手背; ②侧胸→腋窝→上臂内侧→肘窝→前臂内侧→掌心;同法擦拭对侧上肢 *腰背部:患者取侧卧位,拍拭颈下肩部→腰部→臀部,拭浴毕,穿好上衣 *双下肢:患者取仰卧位,脱裤,拭浴毕穿好裤子 ①外侧:髂部→大腿外侧→足背。②内侧:腹股沟→大腿内侧→内踝。③后侧:臀下→大腿后侧→腘窝→足跟	·擦至腋窝、肘窝、手心处稍用力并延长停留时间,以促进散热 ·拭擦至腋窝、腹股沟、腘窝处稍用力并延长停留时间,以促进散热
◆拭浴时间	*拍拭每侧(四肢、背腰部)3 min,全过程 20 min 以内	·以防发生继发效应
◆观察	*有无出现寒战、面色苍白、脉搏、呼吸异常	·如有异常,停止拭浴,及时处理
◆用物处理	*拭浴毕,取下热水袋 *协助患者取舒适卧位,整理床单位,分类清理用物	·用物消毒后备用
◆洗手、记录	*洗手,记录拭浴时间、效果、反应 *拭浴后 30 min 测量体温,降温后的体温记录在体温单上	·若低于 39 ℃,取下头部冰袋

【评价】
（1）患者或者家属了解拭浴的目的及相关知识,主动配合。
（2）护士操作规范,用冷时间正确,达到冷疗效果;患者未发生不良反应,感觉舒适。
【注意事项】
（1）拭浴过程中,注意观察患者反应,如出现寒战、面色苍白、脉搏及呼吸异常时,应立即停止,并及时通知医生。
（2）胸前区、腹部、后颈、足底等部位禁忌拭浴,以免引起不良反应。
（3）乙醇过敏者、新生儿及血液病高热患者禁用乙醇拭浴。
（4）拭浴时,以拍拭(轻拍)方式进行,避免摩擦方式,因摩擦易生热。
【健康教育】 向患者及家属介绍全身降温的目的及方法,并解释全身降温达到的治疗效果。

（二）温水拭浴

温水无刺激性,一般用于小儿、老年人和体质虚弱患者的降温。温水拭浴时,除在盆内盛放 32～34 ℃温水,2/3 满,其目的、用物、操作程序及注意事项同乙醇拭浴。

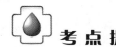
考 点 提 示

乙醇或温水拭浴,为什么头部置冰袋、足底放热水袋?禁忌拭浴的部位有哪些?

任务二　热疗技术

案例引导

李某,女,27 岁。因分娩需要行会阴部侧切,现切口局部出现红、肿、热、痛,进一步查体:体温 39.2 ℃,脉搏 106 次/分,呼吸 23 次/分。问题:
1. 作为护士,应如何正确实施红外线灯局部照射?
2. 在照射过程中,如发现局部皮肤出现紫红色,如何处理?
3. 为该患者降温,最适合采取何种物理降温措施?

热疗法是一种利用高于人体体温的物质,作用于机体的局部和全身,以达到促进血液循环、解痉、消炎和解除疲劳目的的一种方法。热疗法分干热疗法和湿热疗法两种。干热疗法有热水袋、烤灯等;湿热疗法有热湿敷、热水坐浴、温水浸泡等。

一、热疗法的生理效应

热疗法的生理效应见表 15-6。

表 15-6 热疗法的生理效应

项　目	生理效应	项　目	生理效应
血管	扩张	血液流动速度	增快
需氧量	增加	淋巴流动速度	增快
细胞代谢	增加	神经传导速度	增快
血液黏滞性	降低	结缔组织伸展性	增强
毛细血管通透性	增加	体温	上升

二、热疗法的作用

1. 促进炎症的消散和局限 热疗法可使局部血管扩张,血液循环速度加快,促进组织中毒素、废物的排出;同时血流量增多,白细胞数量增加,吞噬能力增强和新陈代谢加快。炎症早期用热疗法,可促进炎性渗出物吸收与消散;炎症后期用热疗法,可促进白细胞释放蛋白溶解酶,溶解坏死组织,使炎症局限。

2. 减轻深部组织充血 热疗法使皮肤血管扩张,使平时大量呈闭锁状态的动静脉吻合支开放,皮肤血流量增多。由于全身循环血量的重新分布,深部组织的充血减轻。

3. 减轻疼痛 热疗法可降低痛觉神经的兴奋性,改善血液循环,加速炎性渗出物吸收和致痛物质排出,解除对神经末梢的刺激和压迫,因而可减轻疼痛。同时热疗法可使肌肉松弛,增强结缔组织伸展性,增加关节的活动范围,减少肌肉痉挛、僵硬和关节强直所致的疼痛。

4. 保暖与舒适 热疗法可使局部血管扩张,促进血液循环,将热带至全身,可使体温升高,使患者感到温暖舒适。适用于年老体弱、早产儿、末梢循环不良、危重患者。

三、影响热疗法的因素

1. 方式 热疗法分湿热疗法和干热疗法,用热方式不同,效果也不同。水是良导体,传导快,且渗透力强,因此湿热疗法效果优于干热疗法。在临床应用中应根据病变部位和治疗要求选择用热方式,使用湿热疗法时,温度应比干热疗法低,同时注意防止烫伤。

2. 面积 热效应与用热面积成正比。应用面积较大,则热疗法的效果就较强;反之,则较弱。但须注意使用面积越大,患者的耐受性越差,且会引起全身反应。

3. 时间 热疗法应用的时间对治疗效果有直接影响,在一定时间内其效应是随着时间的延长而增强。一般用热时间为 10～30 min,如果时间过长,则会产生继发效应而抵消治疗效应,同时,机体对热的耐受性增强,敏感性降低,甚至引起不良反应。

4. 温度 用热的温度与体表的温度相差越大,机体对热刺激的反应越强;反之,则越弱。环境温度也可影响热效应,如室温过低,则散热过快,热效应降低。

5. 部位 热疗法作用部位不同,产生的效应也不同。身体皮肤有厚有薄,如手和脚的皮肤较厚,对热的耐受性强,热疗法效果就差;而躯干的皮肤较薄,对冷的敏感性强,热疗法效果较好。同样,血液循环也会影响热疗法的效果。

6. 个体差异 不同的个体对热疗法的敏感性不同,所以,用同一强度的温度刺激,会产生不同的效应,老年人对热刺激的反应较迟钝;婴幼儿对热的适应能力有限;女性对热刺激较男性敏感;对昏迷、感觉迟钝、血液循环障碍等患者,因其对热的敏感性降低,应注意防止烫伤。

四、热疗法的禁忌证

1. 未明确诊断的急性腹痛　热疗法虽能缓解疼痛,但易掩盖病情真相,贻误诊断和治疗。

2. 面部危险三角区感染　该处血管丰富,面部静脉无静脉瓣,且与颅内海绵窦相通,用热可使血管扩张,血流增多,导致细菌和毒素进入血液循环,促进炎症扩散,造成颅内感染和败血症。

3. 各种脏器内出血　热疗法可使局部血管扩张,增加脏器血流量和血管通透性而加重出血。

4. 软组织损伤或扭伤早期　软组织损伤或扭伤 48 h 内禁用热,因用热可促进局部血管扩张,通透性增加,加重皮下出血、肿胀和疼痛。

5. 其他

(1) 心、肝、肾功能不全者:大面积使用热疗法使皮肤血管扩张,减少对内脏器官的血液供应,加重病情。

(2) 皮肤湿疹:热疗法可加重皮肤受损,使患者增加痒感而不适。

(3) 急性炎症:热疗法可使局部温度升高,有利于细菌繁殖及分泌物增多,加重病情,如会使结膜炎、中耳炎病情加重。

(4) 孕妇:热疗法可影响胎儿的生长。

(5) 金属移植物部位:金属是热的良好导体,用热容易造成烫伤。

(6) 麻痹、感觉异常者慎用。

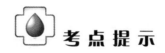

热疗的作用、影响因素及禁忌证。

五、干热疗法

(一) 热水袋的使用

【目的】　保暖、舒适、解痉、镇痛。

【评估】

(1) 患者年龄、病情、治疗情况、意识状况、活动能力及合作程度。

(2) 患者局部皮肤状况,如颜色、温度,有无硬结、淤血及开放性伤口等。

【计划】

1. 护士准备　着装整洁,举止大方,剪指甲、洗手、戴口罩。

2. 用物准备　热水袋及布套、水壶或量杯、水温计、热水(60～70 ℃)、毛巾等。

3. 患者准备　了解使用热水袋的目的、部位、方法及注意事项,体位舒适、愿意合作。

4. 环境准备　整洁、安静、室温适宜,酌情关闭门窗,避免对流风直吹患者。

【实施】　热水袋使用的步骤和要点说明见表 15-7。

表 15-7 热水袋的使用

程序	操作步骤	要点说明
◆准备热水袋	* 检查热水袋有无破损,以防漏水 * 测量、调节水温,水温 60～70 ℃	• 一般成人水温 60～70 ℃,对婴幼儿、老年人、昏迷、末梢循环不良、麻醉未清醒、感觉障碍等患者,热水袋的水温应调至 50 ℃以内
	* 放平热水袋、去塞、一手持袋口边缘,一手灌水(图 15-5)至 1/2～2/3 满 * 将热水袋逐渐放平,驱尽袋内空气并拧紧塞子 * 用毛巾擦干热水袋,倒提检查无漏水后,装入布套	• 边灌边抬高热水袋以防热水溢出 • 驱尽空气防止影响热的传导 • 套布套避免热水袋与患者皮肤直接接触,增进舒适
◆核对解释	* 备齐用物携至床旁,核对床号、姓名,向患者或家属解释	• 确认患者,取得配合
◆放置热水袋	* 放置所需部位,袋口朝身体外侧 * 用于治疗一般不超过 30 min,用于保暖可持续使用	• 谨慎小心,避免烫伤 • 以防产生继发效应
◆观察	* 用热期间观察患者局部皮肤及热水袋情况,并询问其感觉	
◆整理	* 用毕,撤去热水袋 * 协助患者取舒适卧位,整理床单位 * 热水倒空,倒挂,晾干后吹气旋紧塞子,放阴凉处;布袋清洁后晾干备用	• 以防热水袋的两层橡胶粘连
◆记录	* 洗手,记录用冷部位、时间、效果、反应等	• 便于评价

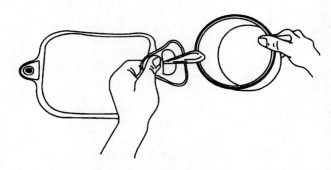

图 15-5 灌热水袋法

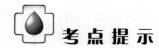

使用热水袋热敷时,哪些患者水温应调至 50 ℃以内?

【评价】

(1)患者或者家属了解热水袋使用的目的、作用和方法,能主动配合。

(2) 护士操作规范,患者未发生不良反应,感觉舒适、安全。

【注意事项】

(1) 对婴幼儿,老年人,昏迷、末梢循环不良、麻醉未清醒、感觉障碍等患者,热水袋的水温应调至 50 ℃以内。

(2) 热水袋使用过程中,应经常观察局部皮肤的颜色。如发现皮肤潮红应立即停止使用,并在局部涂凡士林保护皮肤。

(3) 连续使用热水袋保暖者,每 30 min 检查水温一次,及时更换热水。

(4) 炎症部位热敷,热水袋灌水 1/3 满,以免压力过大,引起疼痛。

(5) 严格执行交接班制度。

【健康教育】

(1) 向患者和家属讲解使用热水袋的目的、方法及注意事项。

(2) 教会患者及家属正确使用热水袋及异常问题的处理。

知识链接

化学加热袋

化学加热袋是大小不等且密封的塑料袋,内盛两种不同的化学物质,使用时,将袋内的两种化学物质充分混合后发生反应而产热。化学加热袋最高温度可达 76 ℃,平均温度为 56 ℃,并可持续 2 h 左右。具有解痉、镇痛、保暖作用。使用方法与热水袋相同,袋外一定要加布套或包裹,必要时可加双层包裹。因化学加热袋内的化学物质反应初期热度不足,以后逐渐加热并有一高峰期,用热时应严防烫伤。小儿,老年人,昏迷、感觉障碍等患者不宜使用化学加热袋。

(二) 烤灯的使用

烤灯主要是利用红外线及可见光、电磁波的热辐射产生热效应而起到治疗作用,临床上常用的烤灯有鹅颈灯、红外线灯及电磁波治疗仪等。

【目的】 消炎、解痉、镇痛、促进创面干燥结痂、保护肉芽组织生长。

【评估】

(1) 患者年龄、病情、治疗情况、意识状况、活动能力及合作程度。

(2) 局部皮肤及开放伤口情况,有无感觉障碍等。

【计划】

1. 护士准备 着装整洁,举止大方,剪指甲、洗手、戴口罩。

2. 用物准备 烤灯等,必要时备有色眼镜、屏风。

3. 患者准备 患者了解使用烤灯的目的、部位、方法及注意事项,体位舒适、愿意合作。

4. 环境准备 整洁、安静,调节室温,酌情关闭门窗,必要时屏风遮挡。

【实施】 烤灯使用的步骤和要点说明见表 15-8。

表 15-8 烤灯的使用

程序	操作步骤	要点说明
◆准备烤灯	＊检查烤灯的性能	• 确认烤灯功能正常

续表

程序	操作步骤	要点说明
◆核对解释	＊备齐用物携至床旁，核对床号、姓名，向患者或家属解释	·确认患者，取得配合
◆暴露治疗部位	＊协助患者取舒适体位，暴露患处	·注意保暖，必要时屏风遮挡，以维护患者隐私
◆调节	＊连接电源，打开电源开关	
	＊将烤灯对准患处的上方或侧方，一般灯距为30～50 cm，如有灯头保护罩可垂直照射（图15-6）	·用手试温，以患者感觉温热为宜
◆照射	＊照射时间一般为20～30 min，注意保护	·以防发生继发效应
◆观察	＊用热期间观察患者局部皮肤情况，并询问患者感觉	·观察有无过热、心慌、头晕感觉及皮肤反应，皮肤出现桃红色为合适
◆整理	＊照射完毕，关闭开关	
	＊协助患者穿好衣服，躺卧舒适，整理床单位，分类清理用物	·嘱患者休息15 min后方可外出，防止感冒
	＊切断电源，将烤灯放回原处备用	
◆记录	＊洗手，记录照射部位、时间、效果及反应等	·便于评价

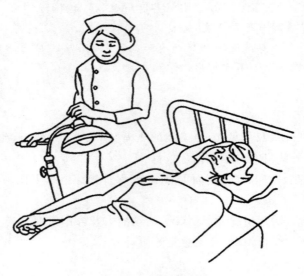

图 15-6 烤灯的使用

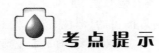

使用烤灯的灯距、时间及皮肤颜色的判断。

【评价】
(1) 患者或者家属了解烤灯使用的目的、作用和方法，能主动配合。
(2) 护士操作规范，患者未发生不良反应，感觉舒适、安全。

【注意事项】
（1）根据治疗部位选择不同功率灯泡：手、足部 250 W（鹅颈灯 40～60 W），胸、腹、腰、背 500～1000 W。
（2）前胸、面颈照射时应戴有色眼镜或用纱布遮盖，以保护眼睛。
（3）照射过程中使患者保持舒适体位，嘱咐如有过热、心慌、头晕等情况时，及时告知。
（4）照射过程中观察局部反应，以皮肤出现桃红色的均匀红斑为合适，如皮肤出现紫红色，应立即停止照射，涂凡士林保护皮肤。
（5）意识不清、血液循环障碍、局部感觉障碍、瘢痕者，治疗时应加大灯距，防止烫伤。

【健康教育】
向患者及家属介绍使用烤灯的目的、方法及注意事项，说明使用烤灯的治疗效果。

六、湿热疗法

（一）热湿敷

【目的】 解痉、消炎、消肿、止痛。

【评估】
（1）患者年龄、病情、治疗情况、意识状况、活动能力及合作程度。
（2）患者局部皮肤状况，如颜色、温度、有无硬结、淤血及开放性伤口等。

【计划】
1. 护士准备 着装整洁，举止大方，剪指甲、洗手、戴口罩。
2. 用物准备
（1）治疗盘内备：敷钳 2 把、敷布 2 块、凡士林、纱布、棉签、橡胶单、治疗巾、棉垫、水温计、大毛巾、脸盆内盛放热水等。
（2）治疗盘外备：热水瓶或水源，必要时备热水袋、屏风、换药用物。
3. 患者准备 患者了解使用热水袋的目的、部位、方法及注意事项，体位舒适、愿意合作。
4. 环境准备 整洁、安静，调节室温，酌情关闭门窗，必要时屏风遮挡。

【实施】 热湿敷的操作步骤和要点说明见表 15-9。

表 15-9 热湿敷

程序	操作步骤	要点说明
◆核对解释	*备齐用物携至床旁，核对床号、姓名，向患者或家属解释	·确认患者，取得配合
◆患处准备	*暴露患处（必要时屏风遮挡），垫橡胶单和治疗巾于热湿敷部位下，热湿敷部位涂凡士林，上盖一层纱布	·凡士林可减缓热传导，防止烫伤，并起持久热疗效果
◆热湿敷	*将敷布浸入热水中，用敷钳夹起敷布拧至不滴水（图 15-7），抖开，用手腕掌侧试温，折叠敷布敷于患处，上面置热水袋并盖棉垫或用大毛巾包裹，以保持温度	·注意水温在 50～60 ℃，水温维持可用热源或及时更换盆内热水
	*每 3～5 min 更换一次敷布，持续 15～20 min	

续表

程序	操作步骤	要点说明
◆观察	∗用热期间观察患者局部皮肤颜色及全身情况，并询问患者感觉	·若患者感觉过热，可掀起敷布一角散热
◆整理	∗热湿敷完毕，撤去敷布和纱布，擦去凡士林 ∗协助患者取舒适卧位，整理床单位，分类清理用物	·清洁、消毒后备用
◆记录	∗洗手，记录热湿敷部位、时间、效果及反应等	·便于评价

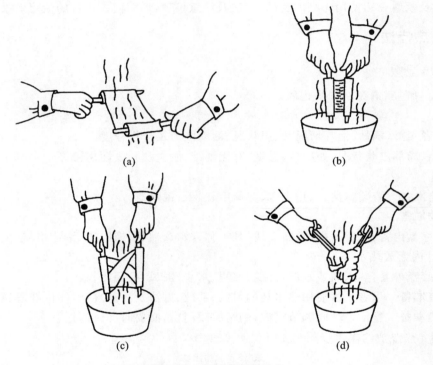

图 15-7　热湿敷拧敷布法

【评价】
(1) 患者或者家属了解热湿敷目的、作用和方法，能主动配合。
(2) 护士操作规范，患者无不适感觉，无烫伤发生。

【注意事项】
(1) 热湿敷过程中注意观察局部皮肤状况，每 3～5 min 更换敷布一次，以保持适当温度。
(2) 如在有伤口部位做热湿敷，须按无菌技术操作，热敷后按外科换药处理伤口。
(3) 面部热敷者，应间隔 15 min 方可外出，以防感冒。

【健康教育】
(1) 向患者及家属解释热湿敷的目的和方法。
(2) 向患者及家属讲解热湿敷的注意事项及治疗效果。

（二）热水坐浴

【目的】 清洁、消炎、消肿、止痛,用于会阴部、肛门疾病及手术后。

【评估】

（1）患者年龄、病情、治疗情况、意识状况、活动能力及合作程度。

（2）患者局部皮肤及伤口状况。

【计划】

1. 护士准备 着装整洁,举止大方,剪指甲、洗手、戴口罩。

2. 用物准备 坐浴椅（图15-8）、消毒坐浴盆、热水瓶、水温计、药液（遵医嘱）、大毛巾、纸巾、无菌纱布。必要时备屏风、换药用物。

3. 患者准备 患者清楚热水坐浴的目的、方法、注意事项及配合要点;嘱患者坐浴前排尿、排便,并清洗局部皮肤。

4. 环境准备 整洁、安静,调节室温,酌情关闭门窗,必要时屏风遮挡。

【实施】 热水坐浴的操作步骤和要点说明见表15-10。

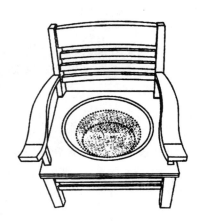

图 15-8 坐浴椅、坐浴盆

表 15-10 热水坐浴

程序	操作步骤	要点说明
◆核对解释	*备齐用物携至床旁,核对床号、姓名,向患者或家属解释	·确认患者,取得配合
◆配药调温	*将配制的药液放入盆内1/2满,调节水温,坐浴盆置于坐浴椅上	·水温40～45 ℃
◆坐浴	*协助患者脱裤至膝部,露出臀部,必要时屏风遮挡 *嘱患者用纱布蘸药液清洗外阴部皮肤,适应药液温度后再坐入盆中 *必要时用大毛巾遮盖腿部,随时调节药液温度 *持续15～20 min	·臀部完全泡入药液中 ·添加热水时嘱患者偏离坐浴盆,避免烫伤
◆观察	*热水坐浴期间观察患者的反应及局部皮肤情况,并询问患者感觉	
◆整理	*坐浴完毕,用纸巾或无菌纱布擦干臀部 *协助患者穿好裤子,安置舒适卧位,整理床单位,分类清理用物	·清洁、消毒后备用
◆记录	*洗手,记录用热部位、时间、效果及反应等	·便于评价

【评价】

（1）患者或者家属了解热水坐浴的目的和方法,能主动配合。

（2）护士操作规范,患者无不适感觉,无烫伤发生。

【注意事项】

(1) 热水坐浴前先排尿、排便,因热水可刺激会阴部、肛门,易引起排尿、排便反射。

(2) 坐浴部位若有伤口,则坐浴盆、溶液及用物必须无菌,坐浴后按外科换药法处理伤口。

(3) 女性月经期、妊娠后期、产后2周内,阴道出血和盆腔急性炎症患者均不宜坐浴,以免引起和加重感染。

(4) 坐浴过程中密切观察患者面色、脉搏和呼吸,如有头晕、心慌、乏力等不适,应立即停止坐浴,扶患者上床休息。

【健康教育】

(1) 向患者及家属解释热水坐浴的目的、方法和作用。

(2) 向患者及家属讲解热水坐浴的注意事项和治疗效果。

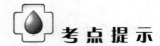

热水坐浴的目的是什么?哪些患者不宜热水坐浴?

(三) 温水浸泡

【目的】 消炎、镇痛,清洁、消毒创口,适用于手、足、前臂及小腿部位的感染。

【评估】

(1) 患者年龄、病情、治疗情况、意识状况、活动能力及合作程度。

(2) 患者局部皮肤及伤口状况,有无损伤、创面及溃疡。

【计划】

1. 护士准备 着装整洁,举止大方,剪指甲、洗手、戴口罩。

2. 用物准备 热水瓶、药液(遵医嘱)、浸泡盆(根据浸泡部位选用)、长镊子、纱布等。必要时备换药用物。

3. 患者准备 清楚温水浸泡法的目的、方法、注意事项及配合要点,排空膀胱。

4. 环境准备 整洁、安静,调节室温,酌情关闭门窗,必要时屏风遮挡。

【实施】 温水浸泡的操作步骤和要点说明见表15-11。

表15-11 温水浸泡

程序	操作步骤	要点说明
◆核对解释	*备齐用物携至床旁,核对床号、姓名,向患者或家属解释	·确认患者,取得配合
◆配药、调温	*将配制的药液放入浸泡盆内1/2满,调节水温	·水温40~45 ℃
◆浸泡	*暴露患处,协助患者取舒适卧位 *将肢体慢慢放入浸泡盆,必要时用长镊子夹纱布反复轻擦创面,使之清洁 *浸泡30 min	·必要时屏风遮挡,维护患者隐私 ·使患者逐渐适应 ·以防发生继发效应
◆观察	*用热期间观察患者的反应及局部皮肤情况,并询问患者感觉	·局部皮肤有无发红、疼痛等

续表

程序	操作步骤	要点说明
◆整理	* 浸泡完毕,用纱布擦干浸泡部位 * 协助患者取舒适卧位,整理床单位,分类清理用物	• 清洁、消毒后备用
◆记录	* 洗手,记录浸泡部位、时间、效果及反应等	• 便于评价

【评价】
(1) 患者或者家属了解温水浸泡的目的和方法,能主动配合。
(2) 护士操作规范,护患沟通有效,患者感觉舒适,无烫伤发生。

【注意事项】
(1) 浸泡部位若有伤口,浸泡盆、药液及用物必须无菌,浸泡后按外科换药法处理伤口。长镊子尖端不可接触创面。
(2) 浸泡过程中,注意观察局部皮肤情况,倾听患者主诉,如发现发红、疼痛反应时应及时处理;随时调节水温,添加热水或药液时应先移开肢体,以免烫伤。

【健康教育】
(1) 向患者及家属解释温水浸泡的目的和方法。
(2) 向患者及家属说明温水浸泡的注意事项、治疗效果。

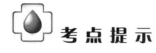
考点提示

温水浸泡的目的、方法和注意事项。

知识链接

冰毯机的使用

医用冰毯全身降温仪,简称冰毯机。冰毯机有单纯降温法和亚低温治疗法两种,前者用于高热患者,后者用于重型颅脑损伤患者。冰毯机是利用半导体制冷原理,将水箱内蒸馏水冷却后,通过主机与冰毯内的水进行循环交换,促进与毯面接触的皮肤进行散热,从而达到降温目的。冰毯机上连有肛温传感器,可设置肛温上下限,根据肛温变化自动切换"制冷"开关,将肛温控制在设定范围内。使用时,协助患者脱去上衣,在毯面上覆盖中单,将冰毯置于患者整个背部。使用过程中应注意观察患者的病情变化及水槽内水量是否足够等。

直通护考

一、选择题
A1/A2 型题(以下每一道考题下面有 A、B、C、D、E 五个备选答案,请从中选择一个最佳答案)
1. 不宜使用冷疗法的是( )。

A. 鼻出血患者 B. 高热患者
C. 扁桃体摘除术后患者 D. 慢性炎症患者
E. 牙痛患者

2. 乙醇拭浴时禁止拭浴的部位不包括( )。
A. 后颈 B. 腹股沟 C. 胸前区 D. 腹部 E. 足底

3. 持续用冷1 h后,可产生与生理效应相反的作用,称为( )。
A. 后续效应 B. 继发效应 C. 协同效应 D. 病理效应 E. 副效应

4. 浅表性炎症后期用热的主要目的是( )。
A. 减轻组织水肿 B. 缓解肌肉痉挛 C. 改善血液循环
D. 溶解坏死组织 E. 降低神经兴奋性

5. 可以使用热水坐浴的是( )。
A. 妊娠8个月的孕妇 B. 会阴部充血者 C. 月经量过多者
D. 阴道出血者 E. 盆腔炎急性期者

6. 炎症早期用热的主要目的是( )。
A. 使血管扩张充血 B. 降低神经兴奋性 C. 促进渗出物吸收
D. 解除肌肉痉挛 E. 促进炎症局限

7. 干热疗法的用热温度一般为( )。
A. 40～45 ℃ B. 45～70 ℃ C. 45～60 ℃ D. 50～70 ℃ E. 60～70 ℃

8. 湿热的用热温度一般为( )。
A. 40～45 ℃ B. 45～70 ℃ C. 45～60 ℃ D. 50～70 ℃ E. 60～70 ℃

9. 面部危险三角区感染时禁忌用热的原因是有可能( )。
A. 加重患者的疼痛 B. 加重局部出血 C. 造成面部烫伤
D. 导致颅内感染 E. 促使炎症扩散

10. 红外线灯局部照射治疗时适宜的时间和距离是( )。
A. 10～20 min,30～50 cm B. 20～30 min,30～50 cm
C. 20～30 min,40～60 cm D. 10～20 min,40～60 cm
E. 15～20 min,40～50 cm

11. 足底用冷易引起( )。
A. 冻伤 B. 心率减慢 C. 传导阻滞
D. 一过性冠状动脉收缩 E. 末梢循环不良

12. 下列哪项不是应用冰槽的主要目的?( )
A. 防止脑水肿 B. 有利于脑细胞功能的恢复 C. 降低脑细胞的代谢
D. 减轻头痛 E. 减少耗氧量

13. 乙醇拭头部置冰袋的目的是( )。
A. 防止反射性心律失常 B. 防止脑水肿 C. 防止头部充血
D. 提高脑细胞对缺氧的耐受性 E. 降温

14. 高热患者乙醇拭浴后,体温降至多少度以下时应取下头部冰袋?( )
A. 38 ℃ B. 38.5 ℃ C. 39 ℃ D. 39.5 ℃ E. 39.9 ℃

15. 乙醇拭浴降温的作用原理主要是( )。
A. 蒸发 B. 传导 C. 辐射 D. 对流 E. 抑制产热中枢

16. 患者,女性,32岁,局部用冷缓解牙痛,其机理是( )。
   A. 降低神经末梢的敏感性　　B. 降低痛觉神经的兴奋性　　C. 减轻局部肿胀
   D. 降低细胞的新陈代谢　　　E. 使炎症局限

17. 患者,男性,31岁,鼻翼旁有一疖肿,此处禁忌热敷的原因是( )。
   A. 易烫伤面部　　　　　　　B. 可造成颅内感染　　　　C. 加重疼痛
   D. 加重局部出血　　　　　　E. 掩盖病情,贻误确诊

18. 患者,男性,26岁,跑步时不慎扭伤脚踝,2 h后到医院就诊,正确的处理方法是( )。
   A. 冷热敷交替使用　　　　　B. 热水泡脚　　　　　　　C. 红外线灯照射
   D. 局部冷敷　　　　　　　　E. 局部按摩

19. 患者,女性,45岁,因关节疼痛每天用红外线灯照射辅助治疗,照射过程中患者局部皮肤出现桃红色均匀红斑,说明( )。
   A. 照射剂量过大　　　　　　　　　　B. 照射剂量合适
   C. 照射剂量过小　　　　　　　　　　D. 照射时间过长,应立即停止照射
   E. 应延长照射时间

20. 患者,男性,38岁,因支气管炎住院,体温38.6 ℃,适宜的降温方式是( )。
   A. 额头冰袋冷敷　　　　　　B. 冰帽　　　　　　　　　C. 乙醇拭浴
   D. 温水拭浴　　　　　　　　E. 冰槽

21. 患者,男性,26岁,因腹痛难忍来医院就诊,面色苍白,大汗淋漓,未确诊之前护士不应采取的措施是( )。
   A. 询问病史　　　　　　　　B. 通知医生　　　　　　　C. 测量生命体征
   D. 备好急救物品　　　　　　E. 热敷止痛

22. 患者,女性,29岁,胃痉挛,腹痛难忍,为缓解疼痛可首选( )。
   A. 腹部放置热水袋　　　　　B. 热湿敷　　　　　　　　C. 红外线灯照射腹部
   D. 局部按摩　　　　　　　　E. 腹部放置冰袋

23. 患儿,10岁,扁桃体摘除术后,为了减轻局部出血,护士最好采用的措施是( )。
   A. 局部用止血药　　　　　　B. 肌内注射酚磺乙胺　　　C. 颈部放置冰袋
   D. 取半坐卧位　　　　　　　E. 颈部用热水袋

24. 患者,女性,78岁,末梢循环不良,四肢冰冷,用热水袋保暖时水温应调至( )。
   A. 46 ℃　　　B. 58 ℃　　　C. 60 ℃　　　D. 62 ℃　　　E. 65 ℃

25. 患者,女性,35岁,因输液出现静脉炎,进行局部热湿敷,治疗时操作不正确的是( )。
   A. 水温60～70 ℃　　　　　　　　　　B. 患处涂凡士林,以防烫伤
   C. 3～5 min更换一次敷布　　　　　　D. 持续热敷15～20 min
   E. 可在患处上方放置热水袋保温

26. 患者,男性,37岁,体温39.5 ℃,不正确的降温方式为( )。
   A. 温水拭浴　　　　　　　　B. 前额放置冰袋　　　　　C. 乙醇拭浴
   D. 头部用冰帽　　　　　　　E. 足底置冰袋

27. 患儿,10岁,高热行温水拭浴,禁忌拭浴的部位是( )。
   A. 肘窝、掌心、腹股沟　　　B. 腘窝、腋窝、腹股沟　　C. 胸前区、阴囊、足底

D. 面部、腹部、足底　　　　　E. 面部、腋窝、背部

28. 患者,男性,65岁,全身微循环障碍,禁忌冷疗的理由是(　　)。
A. 可引起腹泻　　　　　　　　B. 可发生冻伤
C. 可降低血液循环,影响伤口愈合　　D. 导致局部缺血缺氧而发生变性坏死
E. 引起一过性冠状动脉收缩

29. 患者,女性,48岁,痔疮手术后,热水坐浴的目的是(　　)。
A. 消肿、镇痛　　B. 消毒伤口　　C. 减少出血　　D. 治疗炎症　　E. 减轻充血

30. 患者,男性,30岁,脑外伤,持续高热,体温41 ℃,遵医嘱给予冰帽以防止脑水肿,其机理是(　　)。
A. 降低颅内压　　　　　　　　B. 溶解坏死组织,使炎症局限
C. 提高脑细胞的防御能力　　　D. 降低脑细胞的代谢水平,减少脑细胞的耗氧量
E. 降低毛细血管的通透性

31. 患者,女性,56岁,风湿性关节炎,每天用红外线灯照射,不正确的是(　　)。
A. 灯距一般为30～50 cm　　　　　B. 每次照射时间一般为20～30 min
C. 皮肤出现紫红色的均匀红斑为合适　　D. 照射过程中密切观察局部皮肤反应
E. 照射完毕,患者卧床休息15 min

32. 患者,女性,29岁,右前臂Ⅱ度烧伤,创面湿润、疼痛,可在局部进行的处理是(　　)。
A. 放置冰袋,缓解疼痛　　　　　　B. 冷湿敷,促进炎症吸收
C. 放置热水袋,水温60～70 ℃　　　D. 湿热敷,水温50～60 ℃
E. 红外线照射,每次20～30 min

33. 患者,男性,26岁,急性白血病,近期持续发热,体温39.5 ℃以上,适合的降温措施是(　　)。
A. 冷敷　　　　B. 冰袋　　　　C. 乙醇拭浴　　　D. 温水拭浴　　　E. 冰帽

二、病例分析题

学生刘某,男性,18岁。在体育课上打篮球时不慎脚踝扭伤,急送医院救治。经检查:皮肤完整,无骨折,但软组织损伤,局部肿胀、疼痛。问题:
(1)目前选用何种方法为患者处理?
(2)48 h后如何指导患者进行处理?

(王晓燕)

项目十六　标本采集

学习目标

1. 掌握标本采集的原则,各种标本的采集方法及注意事项。
2. 熟悉标本采集的用物。
3. 了解标本采集的意义。
4. 能正确规范地完成血、尿、粪便、痰、咽拭子等标本采集操作。
5. 具有认真严谨的工作态度,并体现人文关怀。

标本是指采集患者少许的血液、排泄物(尿液、粪便)、分泌物(痰、鼻分泌物)、呕吐物、体液(胸水、腹水)和脱落细胞(食管、阴道)等样品,经物理、化学和生物学的实验室技术和方法对其检验。虽然随着现代医学的发展,诊断疾病的方法日益增多,但是采集标本进行检验仍是最基本的诊断方法之一。

任务一　标本采集的意义和原则

案例引导

张某,男性,37岁,因饱餐并大量饮酒后出现上腹部持续疼痛6 h来院就诊,疼痛剧烈而持续,阵发性加剧,疑为急性胰腺炎。医生开具检验申请单,申请血清淀粉酶、血常规测定。问题:
1. 本案例中医生测定血清淀粉酶和血常规有哪些意义?
2. 护士看到该患者的检验申请单应如何留取血标本?

一、标本采集的意义

标本的检验结果能反映机体功能状态、病理变化或病因等客观资料,作为判断患者有无异常存在的依据。主要意义有:①协助明确疾病诊断;②推测病程进展;③制订治疗措施;④观察病情。标本检验结果的正确与否直接影响到对患者疾病的诊断、治疗和抢救,而高质量的检验标本是获得准确而可靠的检验结果的首要环节,因此,掌握正确的标本采集方法是极为重要的,是护士应该掌握的基本知识和基本技能之一。

二、标本采集的原则

采集各种标本时,应严格遵循以下基本原则。

(一) 遵医嘱采集

采集各种标本均应按医嘱执行。医生填写检验申请单,要求字迹清楚、目的明确、医生签全名。如果护士对检验申请单有疑问,应及时核对,核实后才能执行。

(二) 充分准备

(1) 采集标本前护士应明确检验项目、检验目的、采集标本量、采集方法以及注意事项。

(2) 采集标本前护士应认真评估患者病情、心理反应、合作程度,向患者耐心解释留取标本的目的和要求,消除患者顾虑,以取得信任和合作。

(3) 护士应根据检验目的准备好所需的物品,选择适当的容器,容器外按要求贴上标签,注明患者的姓名、科别、床号、住院号、检查目的和送检日期时间(具体可以参照当地医院的检验申请单)。

(4) 护士操作前做好自身准备,如修剪指甲、洗手、戴口罩,必要时准备护目镜等。

(三) 严格查对

严格执行查对制度,以确保标本采集的准确性。采集前、中、后及送检前认真核对医嘱、检验申请单、患者等情况,以防发生差错。

(四) 确保标本质量

(1) 采集标本要做到四个正确:采集时间正确、采集方法正确、采集的量正确、选用容器正确。

(2) 采集标本后要做到及时送检。标本不应放置过久,避免标本污染或变质,从而影响检验结果的准确性,特殊标本还应注明采集时间。

(五) 培养标本的采集

培养标本的采集目的是检验标本中的致病菌。采集培养标本应在患者使用抗生素之前,如已用药,应在血药浓度最低时采集,并在检验单上注明。采集时严格执行无菌操作,标本应放入无菌容器内,且容器无裂缝,瓶塞干燥,不可混入防腐剂、消毒剂或其他药物,培养液应足量,无混浊、变质,以免影响检验结果的准确度。

任务二　各种标本的采集

案例引导

患者,女性,68岁,发热待查。遵医嘱采集血标本查血糖、肝功能、血培养。问题：
1. 护士应备何种容器？为什么？
2. 采集标本时应注意什么？

一、血标本采集技术

血液检查是临床最常用的检验项目之一,它可反映机体各种功能及异常变化,为判断患者病情进展程度以及治疗疾病提供重要参考依据。临床血标本分为毛细血管血标本、静脉血标本和动脉血标本。

(一) 毛细血管血标本采集

毛细血管血标本采集目前由医学检验人员执行,具体方法略。

(二) 静脉血标本采集

静脉血标本包括全血标本、血清标本、血培养标本。

【目的】

1. 全血标本　用于血沉、血常规检查以及测定血液中某些物质的含量,如肌酐、尿素氮、尿酸、肌酸、血氨、血糖等。

2. 血清标本　用于测定血清酶、脂类、电解质、肝功能等。

3. 血培养标本　用于血液的细菌学检查。

【评估】

(1) 患者局部皮肤状况良好,无硬结、瘢痕等,血管充盈,肢体活动程度良好。

(2) 患者及家属了解采集血标本的目的及配合要点,并能积极配合。

【计划】

1. 护士准备　衣帽整洁,洗手、戴口罩；了解患者的一般情况以及诊断、治疗情况,明确患者的检查项目,决定采血量及是否需要特殊准备,明确做检查项目的注意事项,一切做到心中有数。

2. 用物准备　注射盘内备皮肤消毒液、无菌持物镊(根据实际情况备用)、无菌棉签、弯盘,另备止血带、检验单、真空采血针、真空采血管(按检验项目选用)。如没有真空采血针、真空采血管,则按采血量备注射器、标本容器(全血标本——抗凝管、血清标本——干燥试管、血培养标本——血培养瓶)。采集血培养标本时,备无菌手套、乙醇、火柴等。

3. 患者准备　采血局部清洁,患者明确采血目的和配合要点。

4. 环境准备 病室整洁、宽敞、明亮、安静。

【实施】 静脉血标本采集方法见表16-1。

表16-1 静脉血标本采集方法

程序	操作步骤	要点说明
◆操作前		
核对	*查对医嘱、检验单	·严格查对,防止发生差错事故
备好容器	*根据检验目的,选择合适的容器,将标签贴于标本容器上,注明科室、床号、姓名、性别、检验目的及送检日期	·根据不同的检验目的计算所需采血量
◆操作中		
核对解释	*洗手、戴口罩,携用物至床旁,核对患者床号、姓名,向患者及其家属解释采血目的、配合方法以及注意事项	·确认患者,操作前查对
选择合适静脉	*选择合适静脉,在穿刺点上方约6 cm处扎止血带	·嘱患者握拳,使静脉充盈
消毒	*常规消毒皮肤	·消毒直径大于5 cm
核对	*二次核对	·操作中查对
采集标本	真空采血器采血	
	*手持真空采血针,按静脉输液穿刺法穿刺静脉,见回血后将采血针另一端针头刺入真空采血管,血液迅速流入采血管内,达到所需血量时,取下真空采血管,如需继续采集,置换另一真空采血管	
	*当最后一支采血管采血即将完毕时,松开止血带,嘱患者松拳,以干棉签按压穿刺点,迅速拔出针头,使采血针内血液被采血管剩余负压吸入管内,嘱患者屈肘按压穿刺点片刻	
	注射器采血	
	*手持一次性注射器,按静脉注射法行静脉穿刺,见回血后,抽取所需血量,松开止血带,嘱患者松拳,干棉签按压穿刺点,迅速拔出针头,嘱患者屈肘按压穿刺点片刻	·穿刺时一旦出现局部血肿,立即拔出针头,按压局部,另选其他静脉重新穿刺
	*取下针头,将血液注入标本容器内,若同时抽取几个项目的标本时,注意注入血液的顺序	
	*血培养标本:临床常用的血培养瓶有两种。一种是密封瓶,瓶口除橡胶塞外另加铝盖密封,内盛培养基,经高压灭菌。使用时将铝盖剔去,用2%碘酊和70%乙醇消毒瓶盖,更换针头将抽出的血液注入瓶内,摇匀送检。另一种是三角烧瓶,瓶口以棉塞和封瓶纸严密包封。使用时先将封瓶纸松开,取血后将棉塞取出,并迅速在酒精灯火焰上消毒瓶口,将血液注入瓶内,轻轻摇匀,再将棉塞经火焰消毒后盖好,扎紧封瓶纸送检。严格无菌操作,以防标本污染	·同时抽取不同种类的血标本,应先将血液注入血培养瓶,然后注入抗凝管,最后注入干燥试管

续表

程序	操作步骤	要点说明
	* 全血标本:取下针头,将血液顺管壁缓缓注入抗凝管,立即轻轻旋转摇动抗凝管	• 轻轻旋转摇动抗凝管使血液和抗凝剂混匀,避免血液凝固
	* 血清标本:取下针头,将血液顺管壁缓缓注入干燥抗凝管内,勿注入泡沫,以防红细胞破坏造成溶血	• 防止溶血,勿将泡沫注入,避免振荡,以免红细胞破裂溶血
◆操作后		
核对	* 再次核对检验单、患者、标本	• 操作后查对
整理记录	* 协助患者取舒适卧位,整理床单位和用物,洗手,记录	
送检	* 及时送检	• 以免影响结果

【评价】
（1）护患沟通有效,患者了解采集标本的目的,能认真配合。
（2）严格按照无菌操作采集标本。
（3）所采集的血标本符合检查的项目要求。
（4）患者正确按压穿刺点,并保持穿刺点清洁、干燥,局部皮肤无淤血及皮下血肿,无感染。

【注意事项】
（1）根据检验目的的不同,选择标本容器,并计算所需的采血量。
（2）同时抽取几个种类的血标本,应注意注入顺序:先是血培养瓶,然后是抗凝管,最后注入干燥试管。
（3）做生化检验应在清晨,若空腹时采血,提前告知患者禁食,以免影响检验结果。
（4）采集血培养标本时,应防污染。除严格执行无菌技术操作外,抽血前应检查培养基是否符合要求,瓶塞是否干燥,培养液是否足够。一般血培养采血5 mL;亚急性细菌性心内膜炎患者,为提高细菌培养阳性率,采血量可增至10~15 mL。
（5）严禁在输液、输血的针头或皮管处抽取血标本,应在对侧肢体采集,防止血液稀释后影响检验结果。
（6）真空管采血时,不可在穿刺之前连接采血针和采血管,以防负压消失而影响采血。

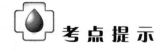
考点提示

静脉采血操作步骤、要点说明和注意事项。

【健康教育】
（1）向患者或家属解释采集静脉血的目的与配合要求。
（2）向患者解释空腹采血的意义,嘱其在采血前空腹。采血后,压迫止血的时间不宜过短。

知识链接

静脉血标本采集的相关知识

检验项目	真空采血管	管盖颜色	采血量/mL
血清生化、免疫检测、分子生物	分离胶促凝管	黄色	4
凝血试验	枸橼酸钠凝血试管	浅蓝	2.7
血沉试验	枸橼酸钠血沉试管	黑色	2.4
生化：血黏度、血氨等	肝素抗凝管	绿色	5
生化：电解质、肾功能、肝功能、血糖等	乙二胺四乙酸抗凝管	紫色	2
常规血清生化、血库和血清学相关检验	普通血清管	红色	2~7
急诊血清生化	快速血清管	橘红色	2

（三）动脉血标本采集

动脉血标本采集是自动脉抽取动脉血标本的方法，常用动脉有股动脉、桡动脉。

【目的】 用于血液气体分析。

【评估】

（1）患者的病情、治疗情况、意识状态及肢体活动能力，用氧或呼吸机使用情况。

（2）患者穿刺部位皮肤及血管状况，患者对动脉血标本采集的认识和合作程度。

【计划】

1. 护士准备 衣帽整洁，洗手、戴口罩；了解患者的一般情况以及诊断、治疗情况，明确患者的检查项目，决定采血量及是否需要特殊准备，明确需做检查项目的注意事项，一切做到心中有数。

2. 用物准备 注射盘内备皮肤消毒液、无菌持物镊（根据实际情况备用）、无菌棉签、弯盘，另备检验单、无菌手套、无菌治疗巾、无菌纱布、小沙袋、软木塞、动脉血气针等。如果没有动脉血气针，根据采血量备普通一次性注射器、抗凝剂（肝素）。

3. 患者准备 采血局部清洁，患者明确采血目的和配合要点。

4. 环境准备 病室整洁、宽敞、明亮、安静。

【实施】 动脉血标本采集方法见表16-2。

表16-2 动脉血标本采集方法

程序	操作步骤	要点说明
◆操作前		
核对	*查对医嘱，检验单	• 严格查对，防止发生差错事故
备好容器	*根据检验目的，选择合适的容器，将标签贴于标本容器上，注明科室、床号、姓名、性别、检验目的及送检日期	
◆操作中		
核对解释	*洗手、戴口罩，携用物至床旁，核对患者床号、姓名，向患者及其家属解释采血目的、配合方法以及注意事项	• 确认患者，操作前查对

续表

程序	操作步骤	要点说明
选择合适动脉	*一般选用股动脉或桡动脉,以动脉波动最明显处作为穿刺点	• 股动脉穿刺点位于髂前上棘与耻骨结节连线中点,穿刺时患者取仰卧位,下肢稍屈膝外展,可垫沙袋于腹股沟下,以充分显露穿刺部位 • 桡动脉穿刺点位于前臂掌侧腕关节上 2 cm
消毒	*常规消毒皮肤,戴无菌手套	• 消毒直径大于 5 cm
核对	*二次核对	• 操作中查对
采集标本	动脉血气针采血 *取出并检查动脉血气针,将血气针活塞拉至所需的血量刻度,血气针筒自动形成吸引等量的液体负压。右手持血气针,在两指之间垂直或与动脉走向呈 40°角刺入动脉,见有鲜红色回血,固定血气针,血气针会自动抽取所需血量 普通注射器采血 *取出一次性注射器并检查,抽吸抗凝剂(肝素)0.5 mL 湿润注射器内壁后,弃去余液,以防止血液凝固,穿刺方法同动脉血气针,穿刺后右手固定注射器,左手抽取所需血量	• 采血过程中保持针尖固定 • 血气分析采血量一般为 0.1~1 mL
拔针处理	*采血毕,拔出针头,局部用无菌纱布垂直加压止血 5~10 min,必要时用沙袋压迫止血 *拔出针头后立即刺入软木塞以隔绝空气,并用手轻轻搓动注射器使血液与抗凝剂混匀,避免凝血	• 按压至不出血为止,凝血功能障碍患者拔针后按压时间延长 • 注射器内不可有空气,以免影响检验结果;混匀可防止血标本凝固
◆操作后		
核对	*再次核对检验单、患者、标本	• 操作后查对
整理记录	*协助患者取舒适卧位,整理床单位和用物,洗手,记录	
送检	*及时送检	• 以免影响结果

【评价】
(1) 护患沟通有效,患者了解采集标本的目的,能认真配合。
(2) 严格按照无菌操作采集标本。
(3) 所采集的血标本符合检查的项目要求。

【注意事项】
(1) 有出血倾向的患者慎用动脉穿刺法采集动脉血标本。
(2) 严格执行无菌操作,以防感染。
(3) 注射器与针头连接紧密,注射器内不可留有空气,防止空气混入标本,影响检验结果。

（4）如果做二氧化碳结合力测定，抽取血液后，应立即注入有液体石蜡的抗凝试管。注入时针头（长针头）应插在液体石蜡液面以下，以隔绝空气；或将血液注入抗凝管后，立即盖紧橡胶盖送检，否则血液中二氧化碳逸出，使测定值降低。

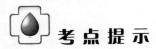

动脉采血操作步骤、要点说明、注意事项。

【健康教育】 向患者说明动脉血标本采集的目的、方法、注意事项及配合要点。

二、尿标本采集技术

尿标本分为三种：尿常规标本、尿培养标本及12 h或24 h尿标本。

【目的】

1. 尿常规标本 用于检查尿液的色泽、透明度、测量比重、检查有无细胞和管型，并做尿蛋白和尿糖定性检测等。

2. 尿培养标本 用于细菌培养或细菌敏感试验，以了解病情，协助临床诊断和治疗。

3. 12 h或24 h尿标本 用于各种尿生化检查或尿浓缩查结核杆菌等检查。

【评估】

（1）患者的病情、临床诊断、治疗情况。

（2）患者的心理状态和合作程度。

【计划】

1. 护士准备 衣帽整洁，修剪指甲，洗手，戴口罩。

2. 用物准备 除检验单、手消毒液、垃圾桶以外，根据检验目的的不同，另备以下物品。

（1）尿常规标本：一次性标本容器、必要时备便盆或便壶。

（2）尿培养标本：无菌标本试管、无菌手套、无菌棉球、消毒液、长柄试管夹、火柴、酒精灯、便器、屏风，必要时备无菌导尿包。

（3）12 h或24 h尿标本：集尿瓶（容量3000～5000 L）、防腐剂。

3. 患者准备 了解收集标本的目的和方法，并协作配合。

4. 环境准备 安静、隐蔽。

【实施】 尿标本采集方法见表16-3。

表16-3　尿标本采集方法

程序	操作步骤	要点说明
◆操作前		
核对	*查对医嘱，检验单	• 严格查对，防止发生差错事故
备好容器	*根据检验目的，选择合适的容器，将标签贴于标本容器上，注明科室、床号、姓名、性别、检验目的及送检日期	• 保证检验结果准确
核对解释	*携用物至床旁，核对患者床号、姓名，向患者及其家属解释留取尿标本的目的、配合方法以及注意事项	• 确认患者，操作前查对

续表

程序	操作步骤	要点说明
◆操作中		
收集尿标本	尿常规标本	
	* 能自理者,给予标本容器,嘱其将晨起第一次尿留于容器内,除测尿比重需要留取 100 mL 以外,其余留取 30~50 mL 尿液即可	• 晨尿浓度较高,未受饮食影响,所得检验结果较准确
	* 行动不便的患者,协助在床上使用便器或尿壶,收集尿液于标本容器中	• 注意使用屏风遮挡,保护患者隐私
	* 留置导尿管的患者,于集尿袋下方引流孔处打开橡胶塞收集尿液	• 婴儿或尿失禁患者可用尿套或尿袋协助收集
	尿培养标本	
	* 能自行留尿者留取中段尿,嘱患者将前段尿排在便器内,用在酒精灯上消毒试管口后的试管,接取中段尿液 10 mL,盖紧试管,余尿排在便器内	• 应于患者膀胱充盈时留取,前段尿起到冲洗尿道的作用
	* 不能自行留尿者行导尿术留取无菌尿标本	
	12 h 或 24 h 尿标本	
	* 留取 12 h 尿标本　嘱患者于 7 pm 排空膀胱后开始留取尿液,至次日 7 am 留取最后一次尿液	• 必须在医嘱规定的时间内留取,不可多余或少于 12 h 或 24 h,以得到正确的检验结果
	* 留取 24 h 尿标本　嘱患者于 7 am 排空膀胱后,开始留取尿液,至次日 7 am 留取最后一次尿液	
	* 集尿瓶应放在阴凉处,根据检验要求在尿液中加防腐剂	
◆操作后		
核对	* 再次核对检验单、患者、标本	• 操作后查对
整理记录	* 协助患者取舒适卧位,整理床单位和用物,洗手,记录	• 记录尿液总量、颜色、气味等
送检	* 及时送检	• 以免影响结果的准确性

【评价】
(1) 护患沟通有效,患者了解采集标本的目的,能认真配合。
(2) 所采集的尿标本符合检查项目的要求。

【注意事项】
(1) 女患者月经期不宜留取尿标本。
(2) 做早孕诊断试验应留晨尿。
(3) 会阴部分泌物过多时,应先清洁或冲洗,再收集尿液。
(4) 留取尿培养标本时,应严格执行无菌操作,防止标本污染,影响检验结果。
(5) 留取 12 h 或 24 h 尿标本,集尿瓶应放在阴凉处,根据检验要求在瓶内加入合适的防腐剂。

【常用防腐剂】
1. 甲醛　每 30 mL 尿液加 40% 甲醛 1 滴,防腐和固定尿中有机成分,用于尿细胞计数

(12 h尿细胞计数)等。

2. 浓盐酸 24 h尿中共加5~10 mL,保持尿液在酸性环境中,防止尿液中激素被氧化。用于内分泌系统的检验,如17-酮类固醇、17-羟类固醇等。

3. 甲苯 第一次倒尿液后,每100 mL尿液加0.5%~1%甲苯2 mL,形成一薄膜于尿液表面,防止细菌污染和保持尿液中的化学成分不变。甲苯常用作尿蛋白定量、尿糖定量检查。如果测定尿中钠、钾、氯、肌酐、肌酸等则需加10 mL。

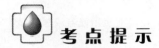

采集尿标本的操作方法、要点说明、注意事项、常用防腐剂。

【健康教育】
(1) 留取前根据检验目的的不同向患者介绍尿标本留取的方法及注意事项。
(2) 向患者说明正确留取尿标本对检验结果的重要性,教会留取方法,确保检验结果的准确性。

三、粪便标本采集

粪便标本分四种:粪便常规标本、培养标本、隐血标本和寄生虫或虫卵标本。

【目的】
1. 常规标本 用于检查粪便性状、颜色、细胞等。
2. 培养标本 用于检查粪便中的致病菌。
3. 隐血标本 常用于查粪便内肉眼不能观察到的微量血液。
4. 寄生虫或虫卵标本 用于粪便中的寄生虫、幼虫以及虫卵数的检查。

【评估】
(1) 患者的病情、临床诊断、治疗情况。
(2) 患者的心理反应、合作程度。

【计划】
1. 护士准备 衣帽整洁,修剪指甲,洗手,戴口罩。
2. 用物准备 清洁便器、标本容器(培养试管或检便盒,内附无菌棉签或检便匙)、检便匙、透明胶带、便盆、检验单(标明病室、床号、姓名)等。
3. 患者准备 了解收集标本的目的和方法。
4. 环境准备 安静、安全、隐蔽。

【实施】粪便标本采集方法见表16-4。

表16-4 粪便标本采集方法

程序	操作步骤	要点说明
◆操作前		
核对	*查对医嘱、检验单	• 严格查对,防止发生差错事故
备好容器	*根据检验目的,选择合适的容器,将标签贴于标本容器上,注明科室、床号、姓名、性别、检验目的及送检日期	• 保证检验结果准确

续表

程序	操作步骤	要点说明
核对解释	*携用物至床旁,核对患者床号、姓名,向患者及其家属解释留取粪便标本目的、配合方法以及注意事项	• 确认患者,操作前查对
排尿	*遮挡屏风,请患者排空膀胱	• 避免排便时尿液排出,大小便混合,影响检验结果
◆操作中		
收集粪便标本	常规标本 *嘱患者排便于清洁便器内,用检便匙取中央部分或黏液脓血部分约5 g,置于检便盒内	• 防止粪便干燥
	培养标本 *嘱患者排便于清洁便器内,用无菌棉签取中央部分粪便或脓血黏液部分粪便2~5 g置于培养试管内,塞紧瓶塞	• 尽量多处取标本,以提高检验阳性率
	隐血标本 *按隐血试验饮食要求患者,采集方法同常规标本	
	寄生虫及虫卵标本 *嘱患者排便于清洁便器内 *检查寄生虫卵,用检便匙在粪便不同部位取带血或黏液部分5~10 g置于检便盒内 *检查蛲虫,嘱患者睡觉前或清晨未起床前,将透明胶带贴在肛门周围处,取下粘有虫卵的透明胶带,粘贴在载玻片上或将透明胶带对合,立即送检验室做显微镜检查	• 蛲虫常在午夜或清晨时爬到肛门处产卵
	*检查阿米巴原虫,将便盆加温至接近人体的体温。排便后标本连同便盆立即送检	• 保持阿米巴原虫的活动状态,阿米巴原虫在低温环境中失去活力而难以观察到
◆操作后		
核对	*再次核对检验单、患者、标本	• 操作后查对
整理记录	*协助患者取舒适卧位,整理床单位和用物,洗手,记录	• 记录粪便量、颜色、气味等
送检	*及时送检	• 以免影响结果的准确性

【评价】

(1) 护患沟通有效,患者了解采集标本的目的,能认真配合。

(2) 所采集的尿标本符合检查的项目要求。

【注意事项】

(1) 采集培养标本时,如患者无便意时,用长无菌棉签蘸0.9%氯化钠溶液,由肛门插入6~7 cm,顺一方向轻轻旋转后退出,将棉签置于培养管内,盖紧瓶塞。

(2) 采集隐血标本时,嘱患者检查前三天禁食肉类、肝脏、血、绿色蔬菜和含铁丰富的食物、药物,三天后收集标本,以免造成假阳性。

(3) 采集寄生虫标本时,若患者服用过驱虫药或做血吸虫孵化检查,应留取全部的粪便。

(4) 检查阿米巴原虫时,采集标本前几天,不应给患者服用钡剂、油剂或含金属的泻剂,以免影响阿米巴虫卵或包囊的显露。

(5) 患者腹泻时,水样便应盛于容器中送检。

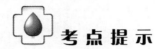

采集粪便标本的操作方法、要点说明、注意事项。

【健康教育】
(1) 留取标本前根据检验目的不同向患者介绍粪便标本留取的方法及注意事项。
(2) 向患者说明正确留取标本对检验结果的重要性。
(3) 教会患者留取标本的正确方法,确保检验结果的准确性。

四、痰标本采集

痰标本采集分三类:常规痰标本、痰培养标本和 24 h 痰标本。

【目的】

1. 常规痰标本 检查痰液的一般性状,涂片查细胞、细菌、虫卵等,协助诊断某些呼吸系统疾病。

2. 痰培养标本 检查痰液中的致病菌,为选择抗生素提供依据。

3. 24 h 痰标本 检查 24 h 痰液的量及性状,协助诊断。

【评估】
(1) 患者的年龄、病情、治疗情况。
(2) 患者的理解能力、心理反应、合作程度。

【准备】

1. 护士准备 衣帽整洁,修剪指甲,洗手,戴口罩。

2. 用物准备 检验单(标明病室、床号、姓名),常规痰标本备集痰盒、24 h 痰标本备广口集痰器、痰培养标本备无菌集痰器和漱口液,需要时备吸痰器、吸痰管、特殊集痰器、一次性手套等。

3. 患者准备 了解收集痰液的目的、方法、注意事项等,漱口。

4. 环境准备 病室整洁、宽敞、明亮、安静。

【实施】 痰标本采集方法见表 16-5。

表 16-5 痰标本采集方法

程序	操作步骤	要点说明
◆操作前		
核对	* 查对医嘱、检验单	• 严格查对,防止发生差错事故
备好容器	* 根据检验目的,选择合适的容器,将标签贴于标本容器上,注明科室、床号、姓名、性别、检验目的及送检日期	• 保证检验结果准确

续表

程序	操作步骤	要点说明
核对解释	*携用物至床旁,核对患者床号、姓名,向患者及其家属解释留取痰标本的目的、配合方法以及注意事项	·确认患者,操作前查对
◆操作中		
收集痰标本	常规痰标本	
	*能自行留取痰液者,清晨醒来未进食前先清水漱口,数次深呼吸后用力咳出气管深处的痰液置于痰盒内,盖好痰盒	·用清水漱口,去除口腔中杂质
	*无法咳痰或不合作者,协助患者取合适体位,由下向上叩击背部数次,戴好手套,集痰盒分别连接吸痰器和无菌吸痰管。将痰吸入集痰盒内,加盖	·叩背使痰液松动
	痰培养标本	
	*能自行留取痰液者,清晨起床后未进食前用漱口液漱口,再用清水漱口数次,深呼吸后用力咳出气管深处的痰液于无菌集痰器内,盖好瓶盖	·无菌操作,防止污染
	*无法咳痰或不合作的患者,可用无菌方法吸痰	
	24 h痰标本	
	*清晨醒来(7am)未进食前漱口后第一口痰开始留取,至次日晨(7am)未进食前漱口后第一口痰为止,将24 h的全部痰液收集在广口集痰器内	·正常人痰量很少,24 h约25 mL或无痰液
◆操作后		
核对	*再次核对检验单、患者、标本	·操作后查对
整理记录	*协助患者取舒适卧位,整理床单位和用物,洗手,记录	·记录痰液总量、颜色、气味等
送检	*及时送检	·以免影响结果的准确性

【评价】
(1) 护患沟通有效,患者了解采集标本的目的,能认真配合。
(2) 所采集的痰标本符合检查的项目要求。

【注意事项】
(1) 如查癌细胞,应用10%甲醛溶液或95%乙醇溶液固定后立即送检。
(2) 收集痰液时间宜选择在清晨,因此时痰量较多,痰内细菌也较多,可提高阳性率。
(3) 嘱患者不可将唾液、漱口水、鼻涕混入痰标本中。

【健康教育】
(1) 向患者及家属解释痰标本收集的重要性。
(2) 指导痰标本收集的方法及注意事项。

五、咽拭子标本采集

咽拭子细菌培养能分离出致病菌,有助于白喉、化脓性扁桃体炎、急性咽喉炎等的诊断。

【目的】 取咽部和扁桃体分泌物做细菌培养或病毒分离,协助诊断。

【评估】

(1)患者的年龄、病情、治疗情况。

(2)患者的理解能力、心理反应、合作程度。

【计划】

1. 护士准备 衣帽整洁,修剪指甲,洗手,戴口罩。

2. 用物准备 咽拭子培养管、酒精灯、火柴、压舌板、手电筒、检签、检验单(标明病室、床号、姓名)等。

3. 患者准备 了解咽拭子标本采集的目的、方法、注意事项及配合要点。患者体位舒适,愿意配合,进食2 h后再留取标本。

4. 环境准备 病室整洁、宽敞、明亮、安静。

【实施】咽拭子标本采集方法见表16-6。

表16-6 咽拭子标本采集方法

程序	操作步骤	要点说明
◆操作前		
核对	*查对医嘱、检验单	·严格查对,防止发生差错事故
备好容器	*根据检验目的,选择合适的容器,将标签贴于标本容器上,注明科室、床号、姓名、性别、检验目的及送检日期	·保证检验结果准确
核对解释	*携用物至床旁,核对患者床号、姓名,向患者及其家属解释留取咽拭子标本的目的、配合方法以及注意事项	·确认患者,操作前查对
◆操作中		
收集咽拭子标本	*点燃酒精灯 *嘱患者张口发"啊"音,暴露咽喉,用培养管内的无菌长棉签擦拭两侧腭弓、咽及扁桃体的分泌物 *培养管口在酒精灯火焰上消毒,棉签插入培养管,塞紧棉塞	·必要时用压舌板轻压舌部 ·动作敏捷而轻柔 ·注意棉签不要触及其他部位,保证所取标本的准确性
◆操作后		
核对	*再次核对检验单、患者、标本	·操作后查对
整理记录	*协助患者取舒适卧位,整理床单位和用物,洗手,记录	·防止交叉感染
送检	*及时送检	·以免影响结果的准确性

【评价】

(1)患者了解咽拭子标本采集的目的及采集标本的方法,能够积极配合。

(2)患者没有恶心、呕吐等反应发生。

【注意事项】
(1) 做真菌培养时,须在口腔溃疡面采集分泌物。
(2) 避免交叉感染。
(3) 避免在进食后 2 h 内留取标本,以防呕吐。

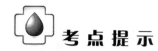

采集咽拭子标本的操作方法、要点说明、注意事项。

【健康教育】
(1) 向患者及家属解释咽拭子标本采集的重要性。
(2) 指导咽拭子标本采集的方法及注意事项。

六、呕吐物标本采集技术

留取呕吐物标本可用于观察呕吐物的性质、颜色、气味、次数及数量,以协助诊断,也可用于明确中毒患者毒物的性质和种类。可在患者呕吐时(或中毒患者洗胃时),用弯盘或痰杯接取呕吐物后,在容器外贴好标签,立即送检。

直通护考

一、选择题

A1/A2 型题(以下每一道考题下面有 A、B、C、D、E 五个备选答案,请从中选择一个最佳答案)

1. 同时抽取多项血标本时,应将血液最先注入(　　)。
　A. 抗凝管　　B. 干燥管　　C. 血培养管　　D. 生化管　　E. 随意注入一管
2. 为亚急性细菌性心内膜炎患者采集血培养标本的最佳时间是(　　)。
　A. 发热时,抗生素应用前　　　　B. 发热后,抗生素应用后
　C. 发热时,抗生素应用后　　　　D. 发热前,抗生素应用后
　E. 任何时间均可
3. 做生化检验的血标本采集最佳时间是(　　)。
　A. 饭前　　B. 早饭后　　C. 清晨空腹　　D. 傍晚　　E. 随时
4. 做尿蛋白及尿糖定性检查用(　　)。
　A. 尿常规标本　　　　B. 12 h 尿标本　　　　C. 24 h 尿标本
　D. 晨起尿标本　　　　E. 尿培养标本
5. 留 24 h 尿标本时加入甲苯的作用是(　　)。
　A. 固定尿中有机成分　　　　B. 防止尿液中的激素被氧化
　C. 防止尿液被污染变质　　　　D. 保持尿液中的化学成分不变
　E. 防止尿液颜色改变
6. 采集粪便查寄生虫虫卵时应采集(　　)。
　A. 边缘部分　　B. 不同部分　　C. 中间部分　　D. 脓血部分　　E. 黏液部分
7. 患者,男性,45 岁,因尿急、尿频、尿痛,遵医嘱做尿培养,患者神志清楚,一般情况尚好,

护士留尿标本的方法是(　　)。

A. 随机留尿　　　　　B. 收集 12 h 尿　　　　　C. 留取中段尿

D. 收集 24 h 尿　　　　E. 留晨起第一次尿

8. 患者,男性,17 岁,因血尿、蛋白尿入院,诊断为急性肾小球肾炎。现遵医嘱行尿细胞计数检查。护士在患者的尿液中应加入的防腐剂是(　　)。

A. 10％过氧乙酸　　　B. 40％甲醛　　　　　　C. 浓盐酸

D. 40％硫酸　　　　　E. 1％～2％甲苯

9. 患者,女性,60 岁,疑诊为肺癌。若留取痰标本查找癌细胞,则固定标本的溶液宜选用(　　)。

A. 90％乙醇　　B. 75％乙醇　　C. 10％甲醛　　D. 40％甲醛　　E. 稀盐酸

10. 为阿米巴痢疾患者留取粪便标本时,应使用(　　)。

A. 防水的蜡纸盒　　　B. 保温容器　　　　　　C. 无菌容器

D. 玻璃瓶　　　　　　E. 普通硬纸盒

二、病例分析题

患者,男性,20 岁,疲乏无力、恶心、厌食 1 周,医师下医嘱查谷氨酸氨基转移酶。问题:

(1) 最佳的采血时间是什么?

(2) 护士要做好哪些准备工作?

(王星歌)

项目十七　护理相关文件的记录

学习目标

1. 掌握护理文件的记录原则,医嘱种类及处理原则,特别护理记录、病室报告及护理病历的书写规范。
2. 熟悉医疗护理文件的保管要求。
3. 了解护理文件记录的重要意义。
4. 能正确进行医嘱处理。
5. 具有认真严谨的工作态度,确保护理文件正确、完整。

护理相关文件是医院和患者的重要档案资料,它记录了患者在住院期间疾病发展和转归过程及诊断、治疗、护理措施的落实情况等,在医疗、护理、教学、科研、管理及法律上均有重要意义,同时也是评价医院护理工作质量与护理管理水平的重要依据之一。

任务一　护理相关文件的管理

案例引导

患者王某,经过一段时间的住院治疗,顺利康复,准备出院。护士热情地为患者办理了各项出院手续,并将患者的住院病历重新整理后送到了医院病案室进行保管。

问题:
1. 患者的病历中哪些文件是需要护士填写的?
2. 护理相关文件如何管理?
3. 如何规范书写护理相关文件?

护理相关文件主要包括体温单、医嘱单、护理记录单、病室报告、护理病历等。为保证临床资料的原始性、正确性和完整性,护士应明确护理相关文件的重要意义,认真做好记录和管理工作。

一、护理相关文件的意义

1. 提供信息 医疗与护理文件记录了患者的病情变化、诊断治疗及护理的全过程,是最原始的文件记录,可以帮助医护人员及时、动态地了解患者的准确信息,是诊断、治疗、护理的重要依据,既保证了诊疗、护理工作的连续性和完整性,也加强了医护间的合作与协调。

2. 提供教学资料 规范、完整的医疗护理记录是教学的最佳教材,一些特殊病例还是个案分析与讨论的良好素材。

3. 提供科研资料 完整的医疗护理记录是科研的重要资料,对追溯性的研究具有重要参考价值,同时也为流行病学研究、传染病管理、疾病调查等提供了统计学方面的原始资料,是卫生机构制定施政方针的重要依据。

4. 提供法律依据 医疗护理记录属法律相关性文件,具有重要的法律意义。涉及医疗纠纷、人身伤害、保险索赔、刑事犯罪案件及遗嘱查验等的诉讼案件,在调查处理时,都将相应的医疗护理文件作为依据进行判断。

5. 提供评价依据 医疗与护理记录在一定程度上反映出医院的医疗护理服务质量、管理水平及医护人员的业务素质,它既是医院护理管理的重要信息资料,又是医院等级评定和护理人员考核的参考资料。

二、护理相关文件记录的原则

医疗护理文件记录的基本原则是及时、客观、真实、准确、完整、清晰、简明扼要。

1. 及时 记录必须及时,不得拖延或提早,更不能漏记,要保证记录时效性,使记录资料保持最新。对患者进行评估和实施措施后应立刻记录,如因抢救患者或实施手术未能及时记录的,有关医护人员应当在抢救结束后 6 h 内据实补记。

2. 客观、真实、准确 要实事求是地记录各种医疗护理信息,记录的内容应是医护人员观察和测量到的客观信息,而不是主观看法和解释。记录主观资料时,应将患者的自述内容用引号标明,同时补充相应的客观资料。如"患者自诉:'我腹痛、恶心,很热。'测量体温38 ℃,脉搏 90 次/分"。

3. 完整 各项记录,特别是护理表格应按要求逐项填写,避免遗漏。每项记录后都要签全名,做到谁执行,谁签名,谁负责。

4. 清晰 书写时按要求使用红、蓝(黑)色钢笔,使用准确的医学术语和通用的符号、计量单位。字迹清楚,字体端正,表述准确,语句通顺,保持页面整洁,不得滥用简化字。出现书写错误时,应在相应文字上划双横线,就近书写正确文字并签全名,不得采用刮、涂、粘等方式掩盖或去除原来字迹。

5. 简明扼要 记录内容应简洁、流畅、重点突出,避免含糊不清或过多修辞,以方便医护人员迅速获得准确信息。

三、护理相关文件管理的要求

(1)各种护理文件应按规定放置,记录和使用后必须放回原处。

(2)保持护理文件的清洁、整齐、完整,防止污染、破损、拆散、丢失。

(3) 患者及其家属不得随意翻阅护理相关文件,不得擅自将医疗护理文件带出病区。因医疗活动需要带出病区时,应由病区指定专门人员负责携带和保管。

(4) 医疗护理文件应妥善保存。住院期间由病区负责管理,患者出院或死亡后将其整理好交病案室保存,保存时间为:①住院病案在患者出院或死亡后送病案室长期保存。②门(急)诊病历档案的保存自患者最后一次就诊之日起不少于15年。③病室报告由病区保存一年,以备需要时查阅。

(5) 医疗机构有义务受理患者本人、患者的代理人或保险机构复印或复制护理相关文件的申请。应在申请人在场的情况下复印或复制,并由医疗机构加盖证明印记。发生医疗纠纷时,应在医患双方同时在场的情况下封存或启封文件,封存的文件由医疗机构保管。

(6) 严禁任何人涂改、伪造、隐匿、销毁、抢夺、窃取病历。

四、病案排列顺序

患者的病案通常按规定的顺序排列,独立分放,按标准保存,便于管理和查阅。

1. 住院期间病历排列顺序

(1) 体温单。

(2) 医嘱单。

(3) 入院记录。

(4) 病史及体格检查。

(5) 病程记录(包括查房记录、病情记录、手术记录、分娩记录等)。

(6) 会诊记录。

(7) 各种检验和检查报告单。

(8) 护理病历。

(9) 住院病历首页。

(10) 住院证。

(11) 门诊或急诊病历。

2. 出院(转院、死亡)病历排列顺序

(1) 住院病历首页。

(2) 住院证。

(3) 出院或死亡记录。

(4) 入院记录。

(5) 病史及体格检查。

(6) 病程记录。

(7) 会诊记录。

(8) 各种检验和检查报告单。

(9) 护理病历。

(10) 医嘱单。

(11) 体温单。

知识链接

病案(病历)的法律意义

病案具有如下法律效力：①病案是决定公民民事权利的证据。②一些病案是判断患者具有行为能力的一个重要证据，如是否有承担自己民事责任的能力，是不是精神病，有无家族遗传史、既往史等。③为处理意外伤害类事件，鉴定伤者受伤程度及身体恢复情况，为民事纠纷提供不可缺少的依据。④病历记录是司法鉴定、劳动力鉴定、保险公司赔偿等重要的依据。《最高人民法院关于民事诉讼证据的若干规定》中明确规定了患者只需对医疗纠纷中受损害的事实进行举证，而不必对是否由医院造成进行举证。该规定第七十条指出，有其他证据佐证，并以合法手段得到的，无疑点的视听资料或者与视听资料核对无误的复印件，人民法院应当确认其证明力。同时规定，医院必须对院方的医疗行为无过错和医疗行为与损害后果之间无因果关系进行举证。

因此，病案记录的准确性、一致性和真实性对于司法正确、公正具有非常重要的意义。病案书写和管理的规范性也以法律法规的形式公示于众，使其得到了充分的重视和发展，这对加强病案质量管理、提高医护服务质量、防止医疗事故的发生起到了积极作用。

任务二　护理相关文件的书写

 案例引导

患者，男，46岁，高热39℃、咳嗽、咳少量白色黏液痰3天，入院接受治疗。医嘱"二级护理、半流质饮食，血常规、胸部X线、心电图、青霉素皮试(一)、0.9%氯化钠注射液200 mL＋青霉素400万U ivgtt bid"。问题：

1. 请判断哪些是长期医嘱？如何执行？
2. 请判断哪些是临时医嘱？如何执行？

一、体温单

体温单具体内容详见项目三任务五"生命体征的记录"。

二、医嘱单

医嘱是医生根据患者病情的需要,为了达到诊治的目的而拟订的书面嘱咐,即医生在医疗活动中下达的医学指令。医嘱单为医生直接开写医嘱所用,是护士执行医嘱的重要依据,也是护士完成医嘱前后的查核依据。

(一)医嘱的内容

医嘱的内容包括日期、时间、床号、姓名、护理常规、护理级别、隔离种类、饮食、卧位、药物(如名称、剂量、浓度、用法、时间等)、各种检查及治疗、术前准备、医生和护士的签名等。

(二)医嘱的种类

1. 长期医嘱 写在长期医嘱单上,有效时间在24 h以上。当医生在开始栏内注明开始日期、时间并签名后生效,在停止栏内注明停止日期、时间并签名后失效(项目十七附表1)。

2. 临时医嘱 写在临时医嘱单上,当医生注明日期、时间并签名后生效。临时医嘱的有效时间在24 h以内,一般只执行一次。有的临时医嘱须立即执行,如"0.1%盐酸肾上腺素1 mL H st";有的需在限定时间内执行,如检查、手术、会诊等(项目十七附表2)。

3. 备用医嘱 根据病情需要执行的医嘱,分为如下两种。

(1)长期备用医嘱(prn) 医生写在长期医嘱单上,需注明间隔时间,病情需要时才执行。有效时间在24 h以上,当医生注明停止时间并签名后失效,如"哌替啶50 mg im q6h prn"。

(2)临时备用医嘱(sos) 医生写在临时医嘱单上,病情需要时才执行,只执行一次。有效期在12 h内,过期未执行则自动失效,如"地西泮5 mg po sos"。

(三)医嘱的处理

1. 长期医嘱

(1)护士将长期医嘱栏内的医嘱分别转抄至各种长期执行单上(如服药单、注射卡、治疗单、饮食单等),并在开始栏内签全名。

(2)医嘱停止时,护士应注销长期执行单上的有关项目,并在停止栏内签全名。

(3)重整医嘱:医嘱调整项目较多时需重整医嘱。在原长期医嘱最后一行下画一红线,在红线下写"重整医嘱"四字,将需要继续执行的长期医嘱按原来日期顺序排列,抄录在红线以下的医嘱单上,核对无误后签名。医生重整医嘱后,护士核对各长期执行单后在开始栏内签名。

当患者手术、分娩或转科后,医生也会重整医嘱,即在原医嘱最后一行下画一红线,在线下写"术后医嘱""分娩医嘱""转科医嘱",然后再开写新医嘱,红线以上的医嘱自行停止。

2. 临时医嘱 需要立即执行的临时医嘱,护士执行后,注明执行时间并签名。有限定执行时间的临时医嘱,护士应转抄到临时治疗本或交班记录本上并进行交接。

3. 备用医嘱

(1)长期备用医嘱:按长期医嘱处理,转抄到长期执行单上须注明"prn"字样,以与长期医嘱区别。每当必要时执行后,在临时医嘱记录单内记录一次,注明执行时间并签全名,供下一班参考。每次执行前须先了解上一次的执行时间。

(2)临时备用医嘱:根据患者病情需要执行后,注明执行时间并签全名。如过时未执行,护士在该项医嘱后用红笔注明"未用"二字,并在执行者栏内签名。

(四)处理医嘱的原则及注意事项

1. 先急后缓 处理多项医嘱时,应首先判断需执行医嘱的轻重缓急,合理安排执行顺序。

2. 先临时后长期 须即刻执行的临时医嘱,应立即安排执行。

3. 先核查后执行 在处理医嘱时,护士有责任核查医嘱的正确性。对有疑问的医嘱,不得盲目执行或擅自修改,必须及时进行查证或询问,明确无误后方能执行。

4. 执行后及时签名 护士每次执行医嘱后,都必须在医嘱单上记录执行时间、签全名。

5. 口头医嘱的执行 医嘱必须经医生签名后方为有效,一般情况下不执行口头医嘱,仅在抢救或手术过程中医生可以提出口头医嘱。护士在执行时应先复诵一遍,双方确认无误后方可执行,抢救或手术结束后医生应及时补写医嘱。

6. 严格执行医嘱查对制度 医嘱须每班、每日核对,每周总查对,查对后在登记本上记录查对时间并签名。

7. 交下一班执行的医嘱 凡需下一班执行的临时医嘱和临时备用医嘱要交班,并在交班记录上注明。

知识链接

临床信息系统(CIS)医嘱的处理

目前,许多医院开始使用 CIS 对患者的诊疗和护理信息进行管理。医生凭个人账号和密码登录医生工作站系统,将医嘱按照长期医嘱、临时医嘱、辅助检查、化验等分类录入系统,由护士登陆护士工作站系统进行处理。主要包括:

1. 审核医嘱　审核医嘱录入的正确性、规范性,无误后方可进入执行医嘱环节。

2. 执行医嘱　护士凭个人账号和密码登录 CIS 中医嘱处理系统,浏览审核通过的医嘱,点击"医嘱执行"按钮,完成医嘱的生成执行,同时向各相关科室发送出有关请求。医嘱执行后,生成各种相关的汇总表单和执行表单,如输液卡、输血卡、服药卡、治疗卡、长期或临时用药单等。

3. 打印表单和医嘱单　护士打印各种执行表单,以指导护士执行医嘱。护士执行后,在相应的表单上签上名字和时间。

使用 CIS 处理医嘱,避免了纸质医嘱处理时存在的手工转抄各种执行单、查对转抄的准确性及填写各种医嘱报表等繁琐工作,更重要的是通过规范化的录入界面、格式化的数据形式以及系统内部的质量控制,设置错误提示警告,保证了医嘱录入以及医嘱处理的正确性、及时性、完整性,有利于提高医疗护理质量,防止差错事故的发生。

三、特别护理记录单

特别护理记录常用于危重、抢救、大手术后、特殊治疗后需严密观察病情变化的患者,便于及时了解病情的动态变化和治疗、护理效果。

(一) 记录内容

记录内容包括生命体征、出入液量、用药情况、病情动态变化、各种治疗和护理措施及抢救后效果等(项目十七附表 3)。

(二) 记录要求

(1) 眉栏各项用蓝(黑)色钢笔填写。晨 7 时至下午 7 时用蓝(黑)色钢笔记录,下午 7 时至次晨7时用红色钢笔记录。

(2) 护理记录的间隔时间按护理常规和级别执行,如病情发生变化,要随时记录。

(3) 首次护理记录应书写疾病诊断、目前病情,手术者应记录何种麻醉、手术名称、术中简况、术后病情、伤口及引流情况等。停止特别护理记录应有病情说明。

(4) 及时准确地记录患者的病情动态,治疗、护理措施及效果,时间要具体到分钟,每次记录后应签全名。

(5) 详细记录24 h出入液量。

四、病室报告

病室报告是由值班护士书写的书面交班报告,其内容为值班期间病室的情况及患者病情的动态变化(项目十七附表4)。接班护士通过阅读病室报告,可迅速掌握患者情况,明确工作重点,便于开展护理工作。

(一) 书写要求

(1) 护士应在经常巡视和了解病情的基础上书写,于各班交班前完成。

(2) 书写内容应全面、真实、简明扼要、重点突出。

(3) 日间用蓝色或蓝(黑)色钢笔书写,夜间用红色钢笔书写(也有医疗机构采取全部蓝色钢笔书写的方式)。

(4) 填写时,先写床号、姓名、诊断,再简要记录病情、治疗和护理。

(5) 对新入院、转入、手术、分娩患者,在诊断的下方用红笔分别注明"新""转入""手术""分娩",危重患者用红色"※"表示。

(6) 要求字迹清楚,不得随意涂改,书写护士签名,护士长检查质量合格后签名。

(二) 书写顺序

1. 填写眉栏各项　包括病室、日期、时间、患者总数和入院、出院、转出、转入、死亡、手术、分娩、病危人数等。

2. 按床号先后顺序书写报告

(1) 离开病室(区)的患者:即出院、转出、死亡的患者。

(2) 进入病室的患者:即新入院、转入的患者。

(3) 重点护理患者:即手术、分娩、病危、病重、病情发生变化、特殊治疗等患者。

(4) 下一班待完成的工作:如手术、检查、留取标本等。

(三) 书写内容

1. 出院、转出、死亡患者　写明床号、姓名、诊断及离开科室的时间。

2. 新入院及转入患者　书写入科时间、入科方式、一般情况、主诉、主要症状、体征、心理状态、治疗与护理措施及效果、需要重点观察的项目及注意事项等。

3. 危重患者和有异常情况、特殊检查治疗的患者　书写生命体征、神志、病情动态、特殊的治疗、抢救与护理措施及效果、需要重点观察的项目及注意事项等。

4. 手术患者　书写麻醉与手术方式、手术经过、返回病室时间、麻醉苏醒时间、回病室后情况,包括生命体征,切口敷料有无渗血,是否排气、排尿,各种引流管是否通畅,引流液的性质及量,输液、输血情况,需要重点观察项目及注意事项等。

5. 产妇　应书写胎次、产式、产程、分娩时间、会阴切口及恶露情况等。

6. 预手术,待行特殊检查、治疗的患者 书写术前用药、准备情况及应注意的事项等。

7. 其他 夜间值班应增加书写患者的睡眠情况。对于老年人、小儿及生活不能自理的患者,还应交待生活护理情况,如口腔护理、压疮护理、饮食护理等。

五、护理病历

护理人员在运用护理程序为服务对象解决健康问题的过程中,有关护理对象的资料、护理诊断、预期目标、护理措施和效果评价,均应书面记录,构成护理病历,具有法律效力,并有保存价值。护理病历包括患者入院护理评估单、护理计划单、护理记录单、出院护理评估单等。

(一) 入院护理评估单

入院护理评估单排在护理病历的首页,是患者入院后首次进行的初步的、系统的护理评估记录。主要内容为患者的一般情况、简要病史、护理体检、生活状况及自理程度、心理、社会方面的状态等。使用时在留有空白处填写,在符合的项目上打"√"即可,既省时又完整,不易遗漏(见模块一项目六入院护理评估)。

(二) 护理计划单

护理计划单是护理人员使用护理程序对患者实施护理的具体方案。在入院护理评估的基础上,将患者存在的护理问题排序后列于计划单上,并制订各自的预期目标,选择相应的护理措施,及时评价(项目十七附表5)。

临床科室多编制各种疾病的"标准护理计划",护士可参照它为自己负责的患者实施护理,这样就可以使护士将更多的时间和精力投入到对患者的直接护理上。需要注意的是,护士在使用"标准护理计划"时,一定要根据不同患者的具体情况进行选择和必要的补充。

(三) PIO 护理记录单

PIO 护理记录单是护理人员应用护理程序为患者解决问题过程的记录。护理记录单记载着患者的护理问题、护理人员针对护理问题实施的护理措施和实施护理措施后的效果(项目十七附表6)。

(四) 出院护理评估单

护理人员在患者出院前要对其进行出院评估,并填写出院护理评估单。出院护理评估单主要包括出院小结和出院指导两项内容(项目十七附表7)。

1. 出院小结 是患者在住院期间,护理人员按护理程序对患者进行护理活动的概括记录。出院小结包括:护理措施是否落实,护理问题是否解决,预期目标是否达到,护理效果是否满意等。

2. 出院指导 出院前要针对患者现状,提出出院后在饮食、服药、休息、功能锻炼和定期复查等方面的注意事项,必要时可为患者或其家属提供有关的书面材料,护理人员要帮助不同患者在各自原有的基础上,达到更高水平的身心健康。

直通护考

一、选择题

A1/A2 型题(以下每一道考题下面有 A、B、C、D、E 五个备选答案,请从中选择一个最佳答案)

1. 患者,女性,45 岁,因发热待查住院,输液后出现不良反应,患者认为是医院的责任,要求复印病历,不正确的处理方法是(　　)。

　　A. 提出申请

　　B. 提供身份证

　　C. 将病案交给家属到复印部复印

　　D. 医院应与申请人共同将病案复印好后交给患者

　　E. 复印件要加盖医院证明印记

　　2. 护士在上班过程中,对住院病案管理中不符合要求的是(　　)。

　　A. 住院病案放在病案柜中

　　B. 保持病案清洁和完整

　　C. 不允许与病案无关人员将病案擅自带出病区

　　D. 为满足患者的知情权,允许家属借阅病案

　　E. 记录使用后放回原处

　　3. 患者,男性,56岁,诊断为急性胃肠炎,入院后护士填写入院护理评估单时,对患者所述的"恶心,吃不下饭"的正确记录方法为(　　)。

　　A. "恶心,吃不下饭",一天进食量2两　　　B. 恶心、食欲减退

　　C. 恶心,拒食　　　　　　　　　　　　　　D. 恶心,吃不下饭

　　E. 恶心,不想吃饭

　　4. 患者,男性,在某医院手术后出现了并发症,患者认为是医院的责任,与之发生了医疗纠纷并要求转诊,医院对病历的正确处理方法是(　　)。

　　A. 按出院患者对待,将病历保存在病案室

　　B. 当着患者的面,将病历封存在病案袋内,处理医疗纠纷时再启封

　　C. 将患者的病历复印后交给患者

　　D. 将病历修改后单独保存起来

　　E. 将病历存留在科室,以便处理医疗纠纷时作为证据

　　5. 值班护士在抢救一危重患者时执行了多项口头医嘱,未及时记录在护理记录单上,抢救结束后,据实补记的时间是(　　)。

　　A. 1 h内　　　B. 2 h内　　　C. 3 h内　　　D. 5 h内　　　E. 6 h内

　　6. 患者,男性,68岁,因心绞痛入院,医嘱"吸氧 prn",此医嘱属于(　　)。

　　A. 长期医嘱　　　　　　B. 定期医嘱　　　　　　C. 长期备用医嘱

　　D. 临时备用医嘱　　　　E. 立即执行医嘱

　　7. 患者,女性,40岁,头疼待查。医嘱"索米痛 0.5 g q6h po prn",处理措施中不正确的是(　　)。

　　A. 抄写在长期医嘱栏内

　　B. 每次执行后立即在临时医嘱栏内记录

　　C. 患者需要时可随时给其服用

　　D. 医生注明停止后医嘱方可取消

　　E. 停止使用时应该写明停止日期

　　8. 患者,男性,68岁,胆囊切除术后。医嘱"哌替啶 5 mg im st",处理医嘱时,护士查对医嘱有误,正确的方法是(　　)。

　　A. 凭经验执行　　　　　　　　　　　　　B. 与另一护士核对执行

C. 询问医生,核实医嘱内容　　　　　　　D. 与同组护士商量后执行

E. 更改医嘱后执行

9. 患者,女性,55 岁,慢性胃炎发作,医生 10:00 时开出医嘱"克洛曲 1 片 po sos",此项医嘱的失效时间为（　　）。

　　A. 当日 18:00　　　　B. 当日 20:00　　　　C. 当日 22:00

　　D. 次日 10:00　　　　E. 次日 12:00

10. 患者,女性,35 岁,经常失眠,医嘱"地西泮 5 mg po sos",护士执行该医嘱的正确方法是（　　）。

　　A. 可执行多次　　　　B. 需立即执行　　　　C. 过期未执行即失效

　　D. 24 h 内都视为有效　　E. 在医生未注明失效时可随时执行

11. 患者,男性,急性胰腺炎伴意识模糊,入住 ICU,护士为其建立了特别护理记录单,记录的内容不包括（　　）。

　　A. 神志、瞳孔　　　　B. 生命体征　　　　C. 护理措施

　　D. 出入液量　　　　E. 患者的社会关系

12. 患者,男性,25 岁,急性肠胃炎经治疗已痊愈,准备出院。护士为其整理出院病案时,应该放在病案最后的是（　　）。

　　A. 入院记录　　　　B. 体温单　　　　C. 医嘱单

　　D. 住院病历首页　　E. 各种化验单

二、病例分析题

1. 患者,女,53 岁,行胃大部切除术后,于 11 时返回病房,一般情况尚可。下午 5 时诉伤口疼痛难忍,医嘱"哌替啶 50 mg im q6h prn",白班护士已执行。晚上 9 时患者又出现伤口疼痛,难以入眠。请思考：

（1）夜班护士如何处理？

（2）此医嘱属于何种医嘱？

2. 患者,男,48 岁,急性胰腺炎急诊入院,立即进行手术,于 15:30 回到病房。请问：

（1）护士交班报告应将该患者的哪些情况进行交班？

（2）交班报告的书写要求有哪些？

（吕月桂）

项目十七附表

附表1　长期医嘱单(范例)

姓名　武×　　　科别　内科　　　床号　1　　　诊断　冠心病　　　住院号　158124

开始					停止			
日期	时间	长期医嘱	签名		日期	时间	签名	
			医生	护士			医生	护士
2017-5-9	10:30	冠心病护理常规	支×	王×				
	10:30	一级护理	支×	王×	5-13	8:00	支×	丁×
	10:30	低盐、半流质饮食	支×	王×	5-13	8:00	支×	丁×
	10:30	吸氧	支×	王×	5-16	8:00	支×	王××
	10:30	地高辛 0.25 mg po qd	支×	王×				
	10:30	0.9% NS 500 mL	支×	王×				
	10:30	复方丹参 10 mg ivgtt qd	支×	王×				
5-13	8:00	二级护理	支×	丁×				
	8:00	低盐饮食	支×	丁×				

附表2　临时医嘱单(范例)

姓名　武×　　　科别　内科　　　床号　1　　　诊断　冠心病　　　住院号　158124

日期	时间	临时医嘱	医生签名	执行时间	执行者签名
2017-5-9	10:40	血常规	支×	10:45	王×
	10:40	尿常规	支×	10:45	王×
	10:40	大便常规	支×	10:45	王×
	10:40	查血钾、钠、氯	支×	10:45	王×
	10:40	心电图	支×	10:45	王×
	10:40	X胸片	支×	10:45	王×
2017-5-9	21:30	50% GS 20 mL	刘×	21:35	陈×
	21:30	去乙酰毛花苷丙 0.2 mg iv st	刘×	21:35	陈×

附表3 特别(危重患者)护理记录单(范例)

姓名	刘××	性别	女	年龄	45	科别	外科	诊断	胃窦癌	住院号	12345			2017年5月20日

日期	时间	体温/℃	脉搏/(次/分)	呼吸/(次/分)	血压/mmHg	SPO$_2$/(%)	入水量 名称	入水量 量/mL	出水量 名称	出水量 量/mL	病情摘要	签名
5-20	12:40	37.5	86	20	120/80	96	术中补液	1500	术中尿	400	患者于8:00进入手术室,在硬膜外麻醉下行胃窦癌根治术,手术进行顺利,现返回病房。胃管接减压器,保留导尿管。管道通畅,补液顺利	王×
	13:40	37.8	80	20	115/75	97	5%GS	500			安静,液体输入顺利	王×
	14:50	37.5	80	20	110/70	97	止血敏	4				王×
	16:00	37.2	76	18	120/70	98	10%GS	500	尿	500	生命体征平稳,胃管通畅,补液顺利	王×
	17:30	37.3	72	20	118/75	98	先锋霉素V	10			顺利	张×
	19:00	37.0	72	18	110/75	97	5%CNS	500	尿	500	补液顺利,安静入睡	赵××
							VitC	6				赵××
							10%KCl	40				赵××
	20:50	37.1	80	20	116/75	97						赵××
	22:10	37.2	80	20	110/70	98	5%GS	500	尿	500	补液顺利	赵××
	23:15	37.7	84	20	110/75	97	哌替啶	2			切口疼痛,肌内注射哌替啶 50 mg	赵××
	23:50										疼痛缓解,安静入睡	赵××

续表

日期	时间	体温/℃	脉搏/(次/分)	呼吸/(次/分)	血压/mmHg	SPO₂/(%)	入水量 名称	入水量 量/mL	出水量 名称	出水量 量/mL	病情摘要	签名
5-21	0:30	37.0	82	20	110/75	97			尿	500	液体顺利滴完,安静入睡	李×
	2:00	36.5	78	18	112/68	97						李×
	4:00	36.8	80	20	110/70	96			尿	500		李×
	5:30	36.7	80	20	116/72	97			尿	200	睡眠好,切口敷料干燥,持续胃肠减压,抽出棕色胃液约100 mL,尿管通畅,尿液澄清	李×
	7:00	37.0	80	20	110/70	97			胃液	100		李×
24 h总结							总入量	3562	总出量	3200		

附表 4 病室报告

2017 年 10 月 16 日

日夜班患者总报告

	8:00 时至 16:00 时				16:00 时至 24:00 时				24:00 时至 8:00 时	
接班时总人数	35	病危人数	1	接班时总人数	34	病危人数	1	接班时总人数	34	病危人数	1
入院人数	1	手术数	0	入院人数	0	手术数	0	入院人数	0	手术数	0
转入人数	0	婴儿数	0	转入人数	0	婴儿数	0	转入人数	0	婴儿数	0
出院人数	1	死亡人数	0	出院人数	0	死亡人数	0	出院人数	0	死亡人数	0
转出人数	1	生产数	0	转出人数	0	生产数	0	转出人数	0	生产数	0
交班时总人数	34	陪护数	34	交班时总人数	34	陪护数	34	交班时总人数	34	陪护数	34

床号	姓名及诊断	8:00 时至 16:00 时	16:00 时至 24:00 时	24:00 时至 8:00 时
3	常×× 冠心病	冠心病好转出院，于10:00离开病房		
18	赵×× 风心病	风心病，于11:00转心外科		
27	王×× 病毒性心肌炎 新※	患者以"心慌、胸闷，加重一天"为主诉于9:00急诊入院，平车推入。测T 37.5℃，P 92次/分，R 24次/分，BP 120/80 mmHg。神志清，精神萎靡，心电图显示频发室性早搏，ST段压低，T波倒置。遵医嘱给予一级护理，半流质饮食，吸氧，5% GS 500 mL加丹参静滴，输液已结束。患者较紧张，已做心理护理，心慌、胸闷稍有好转。请加强病情观察。明晨空腹抽血	22:00 患者诉心慌，对环境不适应，人睡困难。遵医嘱口服地西泮5 mg后逐渐入睡。现病情稳定。已告知明晨空腹抽血	7:00 测T 37℃，P 78次/分，R 19次/分，BP 110/75 mmHg。患者主诉心慌、胸闷稍缓解。睡眠好。已采集血标本
31	陆× 心肌梗死 ※	16:00 测T 37℃，P 86次/分，R 20次/分，BP 120/80 mmHg。诉胸闷、疼痛，今日为心肌梗死发作后第三天。15:00 遵医嘱含化硝酸甘油一片后缓解。患者仍需卧床休息，现输液顺利。请加强病情观察	患者病情平稳，无主诉不适，现已人睡。请继续加强观察	7:00 测T 37.2℃，P 84次/分，R 20次/分，BP 120/90 mmHg。患者夜间睡眠好，无主诉不适，病情稳定

签名 王× | 签名 张× | 签名 陆××

护士长签名 丁×

注："新"＝新人院患者；※＝病危。

附表 5　护理计划单（范例）

姓名 邓×× 　性别 男 　年龄 48岁 　科别 内科 　床号 6 　诊断 心肌梗死 　住院号 123456

开始日期	时间	护理诊断	预期目标	护理措施	签名	评价 日期时间	评价 结果	评价 签名
10-18	15:30	疼痛（胸痛）与心肌缺血、缺氧、坏死有关	2日内患者诉说疼痛减轻或消失，无呻吟，表情自然	(1)密切观察心前区疼痛的性质、部位、程度、持续时间及用药效果 (2)遵医嘱及时静脉注硝酸甘油等扩张血管药物、镇痛药哌替啶或吗啡，注意观察用药后止痛效果 (3)持续吸氧 2~4 L/min (4)急性期应绝对卧床休息，取舒适卧位，严格限制探视，保持情绪稳定，避免激动防止病情加重 (5)连接心电监护仪，持续监测心电图变化，定时抽血监测心肌酶，并及时了解胸痛有无缓解	宋××	10-20 8:00	目标完全实现	宋××
10-18	15:30	潜在并发症：心律失常	护士及时发现并报告医生处理	(1)持续心电监护，观察有无室性、室上性心律失常 (2)备齐抢救设备及药品。遵医嘱使用抗心律失常药物，监测药物的作用及副作用 (3)严密观察有无心力衰竭及心源性休克的发生 (4)监测血清电解质情况 (5)嘱患者身心休息、限制探视 (6)一旦发生室颤，立即除颤	宋××	10-28 8:00	目标完全实现	宋××
10-18	15:30	恐惧 与预感生命受到威胁有关	2日内患者的恐惧感减轻，能平静休息或入睡	(1)评估患者恐惧的原因、程度 (2)给患者讲解进行心电监护的必要性 (3)安慰患者，嘱多休息，尽量处于放松状态 (4)当患者胸痛剧烈时，尽量保持一名护士陪伴在他身旁 (5)向患者讲解心肌梗死患者入院及时治疗的预后情况 (6)向患者讲解积极配合治疗的意义 (7)关心患者的生活需求，消除顾虑	宋××	10-21 8:00	目标完全实现	宋××

续表

开始日期	时间	护理诊断	预期目标	护理措施	签名	评价 日期时间	评价 结果	评价 签名
10-18	15:30	自理缺陷：与绝对卧床休息有关	(1)1日内患者能描述出限制自行如厕和卫生的目的 (2)绝对卧床期间生活需求得到满足	(1)向患者及家属讲解绝对卧床的目的 (2)加强巡视,关心体贴患者,给予精神支持,解除思想顾虑,鼓励患者说出需求 (3)急性期患者绝对卧床休息,护士协助洗漱、进食、排便、翻身等生活护理,满足生活需求 (4)向患者讲明遵医嘱进食低热量、低盐、低脂、高纤维素饮食,记录患者的摄入量及个人饮食喜好 (5)鼓励患者排便困难时勿用力排便,可使用缓泻剂,防止因用力排便而诱发再次心肌梗死	宋××	10-20 8:00	目标完全实现	宋××
10-18	15:30	知识缺乏：缺乏冠心病、心绞痛的预防、治疗、饮食、运动等知识	(1)2日患者对急性心肌梗死的治疗过程表示理解,并积极配合 (2)3日内患者能复述有关急性心肌梗死的知识、药物、饮食、活动限度	(1)评估患者的学习态度、文化水平,鼓励患者提出问题及时予以解释,纠正患者的错误认识 (2)详细解释病情及疾病的危险因素,劝其改变不良习惯,告诉患者大量吸烟、饮酒及大量脂肪餐对病情的不良影响 (3)告知患者少量多餐,避免过饱,禁忌用力排便 (4)向患者讲解定时服药的重要性,讲解常用药的名称、剂量、用法、作用、不良反应和药物的保存方法 (5)解释疾病诱发因素,发作时的症状和应采取的自救措施 (6)告诉患者改变急躁易怒、争强好胜性格,保持心境平和有利于健康 (7)让患者知道自我控制活动量的标准	宋××	10-21 8:00	目标完全实现	宋××
10-21	8:00	焦虑：与不知如何应对疾病有关	患者在住院期间主诉紧张感减轻,舒适感增加	(1)评估患者的焦虑程度 (2)与患者多沟通,鼓励患者说出内心感受 (3)教给患者预防和处理心绞痛的方法 (4)教授患者放松术 (5)鼓励患者家属加入到照顾患者的护理计划中来	宋××	10-26 8:00	目标完全实现	宋××

续表

开始日期	时间	护理诊断	预期目标	护理措施	签名	评价 日期时间	评价 结果	签名
10-26	8:00	活动无耐力与心肌缺血致全身组织器官供血不足有关	出院时日常生活能够自理	(1)制订活动及恢复计划,活动量由轻微逐渐过渡到能够自理。开始由床上坐起,逐渐过渡到坐在床边椅子上,在床边洗漱,到卫生间如厕或个人卫生活动,根据病情可到室外走廊活动等 (2)逐渐增加活动量,监测不同阶段的耐受力。开始由床上坐起,逐渐过渡到坐在床边椅子上,在床边洗漱,到卫生间如厕或个人卫生活动,根据病情可到室外走廊活动等 (3)教授患者在活动前、后3min测脉搏的方法 (4)嘱患者在活动时动作要缓慢,活动中进行短暂多次的休息,以免过度劳累 (5)告知患者在进行自理活动如出现头晕、心悸、呼吸困难、心前区疼痛或安静时心率增加20～30次/分时,应立即停止活动,卧床休息 (6)指导患者活动之间保持休息	宋××	10-30 8:00	目标完全实现	宋××

附表6 PIO护理记录单

姓名 邓×× 科别 内科 床号 6 诊断 心肌梗死 住院号 123456

日期	时间	护理记录（PIO）	护士签名
10-18	15:30	P_1 疼痛（胸痛）：与心肌缺血、缺氧、坏死有关	宋××
10-18	15:30	I_1 (1)哌替啶1支，肌内注射 (2)持续吸氧24 L/min (3)绝对卧床休息	宋××
10-18	15:30	P_2 PC：心律失常	宋××
10-18	15:30	I_2 (1)持续心电监护 (2)备齐抢救设备及药品	宋××
10-18	15:30	P_3 恐惧 与预感生命受到威胁有关	宋××
10-18	15:30	I_3 (1)评估患者恐惧的原因、程度 (2)给患者讲解进行心电监护的必要性 (3)向患者讲解心肌梗死患者入院及时治疗的预后情况	宋××
10-18	16:00	O_1 疼痛缓解	宋××
10-19	8:00	O_2 未发生并发症	宋××
10-19	8:00	P_4 自理缺陷 与绝对卧床休息有关	宋××
10-19	8:00	I_4 护士协助完成进食、排便、洗漱、翻身等活动	宋××
10-19	8:00	P_5 知识缺乏：缺乏冠心病、心绞痛的预防、治疗、饮食、运动等知识	宋××
10-19	8:00	I_5 (1)评估患者的学习态度、文化水平，鼓励患者提出问题，并做出正确的解释，纠正患者的错误观念 (2)详细解释病情及疾病的危险因素，劝其改变不良习惯。告诉患者大量吸烟、饮酒及大量脂肪餐对病情的不良影响 (3)告知患者少量多餐，避免过饱，禁忌用力排便 (4)向患者讲解定时服药的重要性。讲解常用药的名称、剂量、用法、作用、不良反应及药物的保存方法 (5)解释疾病诱发因素，发作时的症状及应采取的自救措施 (6)告诉患者保持心境平和，改变急躁易怒、争强好胜的性格有利于健康 (7)让患者知道自我控制活动量的标准	宋××
10-19	9:00	I_1 吗啡1支，肌内注射	宋××
10-19	9:30	O_1 疼痛缓解	宋××
10-19	11:00	I_4 开塞露1支，直肠给药	宋××
10-19	12:00	O_4 排便一次，干硬便	宋××
10-19	22:00	O_3 恐惧感减轻，安静入睡	宋××

续表

日期	时间	护理记录(PIO)	护士签名
10-20	8:00	O_2　未发生并发症	宋××
10-21	8:00	P_6　焦虑　与不知如何应对疾病有关	宋××
10-21	8:00	I_6　(1)评估患者焦虑的程度 　　(2)与患者多沟通,鼓励患者说出心理感受 　　(3)教会患者预防和处理心绞痛的方法 　　(4)教会患者放松术	宋××
10-21	8:00	O_2　未发生并发症	宋××
10-21	8:00	O_3　患者对急性心肌梗死的治疗过程表示理解,并能配合治疗	宋××
10-23	8:00	O_6　主诉紧张感减轻,舒适感增加	宋××
10-26	8:00	P_7　活动无耐力　与心肌缺血致全身组织器官供血不足有关	宋××
10-26	8:00	I_7　由床上坐起开始,逐渐过渡到坐在床边或椅子上,在床边完成洗漱等个人卫生活动	宋××
10-28	8:00	O_7　床边活动不气短	宋××

附表7　出院护理评估单

姓名　邓×× 　性别　男 　年龄　48岁 　科别　内科 　床号　6 　疾病诊断　心肌梗死
住院号　123456 　入院日期　2017-10-18 　出院日期　2017-10-30 　住院天数　12

出院小结(护理过程与效果评价):
　　患者邓××,男,48岁,以"心肌梗死"于2017年10月18日15:00入院,神志清,心前区持续疼痛2 h,表情痛苦。经入院评估,存在护理诊断有:①疼痛(胸痛)　与心肌缺血、缺氧、坏死有关;②潜在并发症:心律失常;③恐惧　与预感生命受到威胁有关;④自理缺陷　与绝对卧床休息有关;⑤知识缺乏:缺乏冠心病、心绞痛的预防、治疗、饮食、运动等知识。
　　护理措施:遵医嘱给予哌替啶或吗啡镇痛,持续心电监护,持续吸氧2~4 L/min,急性期绝对卧床休息,入院2日后疼痛缓解,未发生潜在并发症。向患者讲解心肌梗死患者入院及时治疗的预后情况及积极配合医生治疗的意义,告知患者常用药的名称、剂量、用法及药物的保存方法,解释大量吸烟、饮酒及大量脂肪餐对病情的影响。嘱患者排便困难时勿用力,教会患者放松术,制订活动及恢复计划,使患者在缓解期活动量由轻微逐渐过渡到能够自理。

出院指导:
　　(1) 保持情绪稳定,生活有规律。
　　(2) 戒烟酒,低盐、低脂饮食,少量多餐,避免过饱。
　　(3) 保持大便通畅,避免用力排便。
　　(4) 适量活动,控制体重。
　　(5) 定期复查,病情变化及时就诊。

特殊指导:
　　(1) 按时口服用药,循序渐进锻炼,避免过度劳累。
　　(2) 出现胸痛、胸闷或胃部胀痛、恶心、呕吐症状,舌下含服硝酸甘油,5 min服1片,最大限量3片,若不缓解,呼叫急救车。

复诊时间:　2次/月

评价(由护士长全面了解情况后负责评价)
　　1. 患者评价　　　　　　优√　　良　　中　　差
　　2. 整体护理效果评价　　优√　　良　　中　　差

　　　　　　　　　　　　　　　　　　护士长签名　马×　　　护士签名　宋××

2017年10月30日

模块四 危重患者的护理

WEIZHONG HUANZHE DE HULI

项目十八　危重患者的抢救和护理

学习目标

1. 掌握危重患者病情评估的内容、方法和危重患者的支持性护理措施,掌握氧气吸入疗法、吸痰法、洗胃法、心电监护、人工呼吸器的目的和注意事项。
2. 熟悉抢救室的设备、氧疗的副作用、洗胃常用溶液。
3. 了解抢救室工作的组织管理。
4. 能以正确的方法完成氧气吸入疗法、吸痰法、洗胃法、心电监护、人工呼吸器使用法的操作。
5. 具有认真严谨的工作态度,并做到关爱患者,操作规范,确保患者的安全。

任务一　危重患者的病情评估及支持性护理

案例引导

王某,男,48岁,肝硬化腹水5年,于上午10时,自觉恶心,随即呕出鲜红色液约800 mL急诊入院,患者面色苍白、皮肤湿冷、躁动,查体:T 35.7 ℃,P 126次/分,BP 70/40 mmHg,R 22次/分。问题:

1. 该患者出现了什么情况?
2. 对该患者病情观察的要点有哪些?

病情评估通过询问病史、体格检查、临床实验室检查、医技部门辅助检查等途径,对患者的心理、生理、病情严重程度、全身状况等做出综合评估。对于护士而言,即在护理工作中积极启动感觉器官以及应用辅助工具,有目的、有计划地了解、观察患者的生理、病情变化和心理反应的知觉过程。

一、危重患者的病情评估

(一)病情评估的方法

1. 问诊 问诊是病情评估的重要手段,是发生在评估者与评估对象之间的,目标明确且有序的交谈过程。问诊的主要目的不仅在于了解疾病的发生、发展情况,诊疗经过,既往健康状况等,以收集诊断疾病所需的病史资料;还在于了解评估对象的健康观念、功能状况、社会背景以及其他与健康、治疗和疾病相关的因素等,以收集诊断评估对象对健康状态、健康问题现存的或潜在的反应的病史资料。

2. 视诊 视诊是以视觉来观察患者的全身或局部状态的检查方法。通过视诊可以观察到许多全身及局部的体征。视诊可观察到全身一般状态如年龄、性别、发育、营养、面容、表情、步态、姿势等;局部视诊可了解患者身体各部分的改变,如皮肤、黏膜颜色,头颅大小,胸廓、腹部、骨骼、关节外形等。但对特殊部位(如鼓膜、眼底、胃肠黏膜等)则需用某些仪器(如耳镜、眼底镜、内镜等)辅助检查。

3. 触诊 触诊是检查者通过手与被检查者体表局部接触后的感觉或被检查者的反应发现其身体某部位有无异常的检查方法。手的不同部位对触觉的敏感度不同,其中以指腹和掌指关节的掌面最为敏感,触诊时多用这两个部位。而对于温度的分辨则以手背较为敏感。触诊的适用范围很广,可遍及全身各部,尤以腹部检查最常用。

4. 叩诊 叩诊是指用手指叩击或手掌拍击被检查部位体表,使之振动而产生音响,根据听到的振动和音响特点判断所在脏器有无异常的检查方法。叩诊可用于分辨被检查部位组织或器官的位置、大小、形状及密度,如确定肺下界、心界大小、腹水的有无及量等,在胸、腹部检查方面尤为重要。

5. 听诊 听诊是以听觉听取发自身体各部的声音,并判断其正常与否的检查方法。在心、肺检查中尤为重要,常用以听取正常与异常呼吸音、心音、杂音及心律失常。

6. 嗅诊 嗅诊是以嗅觉来辨别发自患者的异常气味及与疾病之间的关系的检查方法。这些异常气味多来自皮肤、黏膜、呼吸道、胃肠道呕吐物和排泄物,以及脓液或血液等。

对患者病情的评估除了以上的方法外,还可以通过与医生、家属、亲友的交流,床边和书面交接班,阅读病历、检验报告、会诊报告及其他相关资料,获取有关病情的信息,达到对患者疾病全面、细致观察的目的。

(二)病情评估的内容

1. 一般情况的评估

(1)面容与表情 疾病可以使患者出现痛苦、忧虑、疲惫等表情的变化。某些疾病呈现特征性面容,是评估的重要的线索,如:①急性病容:患者面颊潮红、兴奋不安、呼吸急促、鼻翼扇动、痛苦呻吟等,见于急性感染性疾病患者。②慢性病容:患者面容憔悴,面色苍白或灰暗,精神萎靡、瘦弱无力,见于慢性消耗性疾病患者。③病危面容:患者面容枯槁,面色灰白或发绀,表情淡漠、眼眶凹陷、目光无神、皮肤湿冷,甚至大汗淋漓,见于严重脱水、出血、休克等患者。④二尖瓣面容:患者面容晦暗、口唇微绀、两面颊发红,见于风湿性心脏病二尖瓣狭窄患者。⑤甲状腺功能亢进面容:患者面容惊愕、眼裂增宽、眼球凸出、目光闪烁、表情兴奋激动易变,见于甲状腺功能亢进症患者。⑥满月面容:患者面容圆如满月、皮肤发红,常伴痤疮,见于肾上腺皮质增生和长期应用糖皮质激素的患者。⑦肢端肥大症面容：患者头颅增大、面部变长、眉弓及两侧颧部隆起，耳鼻增大、唇舌肥厚、下颌增大向前突出，见于肢端肥大症患者。⑧贫血面容：患者面色苍白、唇舌及结膜色淡、表情疲惫乏力，见于各种类型的贫血患者。

(2) 发育与体型　发育是否正常，应以年龄、智力、体格成长变化状态（包括身高、体重、肌肉和脂肪量、肢体长短、头颈和躯干形态及第二性征）及其相互间的关系来综合判断。发育正常时，年龄、智力和体格成长变化应该是相称的，它们之间的关系应该是彼此协调和相互适应的。正常成人一般是头长为身高的1/7，胸围约等于身高的一半，两上肢水平展开的指间距离约等于身高，身体上部量（指头顶至耻骨联合上缘的距离）与下部量（指身高减去上部量或耻骨联合上缘至足底距离）之比约为1∶1。正常人各年龄组的身高与体重之间有一定关系。发育与地区、种族遗传、年龄、性别、内分泌、营养代谢、生活条件、环境状况及体育锻炼等多种因素密切相关。正常人随年龄的增长，体格也不断成长变化。

体型是身体各部位发育的外观表现，包括骨骼肌肉的成长与脂肪分布状态等。临床上成人体型有三种：①无力型（瘦长型）：体高肌瘦，颈、躯干、四肢细长，肩窄下垂，胸廓扁平，腹上角小于90°。②超力型（矮胖型）：体格粗壮，颈、四肢粗短，肌肉发达，肩宽平，胸围大，腹上角大于90°。③正力型（匀称型）：身高与体重比例适中，躯干、四肢及身体各部分匀称，正常人多为此型。异常体型是指与同一地区、种族、年龄、性别的群体相比有显著差异者。临床常见的几种异常体型有两种：①矮小体型：指成年男性身高低于145 cm，女性低于135 cm。青春期延迟、遗传因素、内分泌疾病（如垂体性侏儒、呆小症、性早熟等）、营养不良、代谢紊乱、全身性疾病（如结核、肿瘤、心脏病、血吸虫病、先天性或获得性骨病、下丘脑病变）等，均可导致体格发育迟缓或停滞，形成矮小体型。②高大体型：可分为体质性高身材、青春期提前和疾病所致的高大体型。a.体质性高身材特点是身高和体重明显高于常人，身体各部比例正常，骨龄与年龄相符，体力良好，生育能力正常，无内分泌腺功能异常和青春期提前的临床表现。属于正常变异，可能与家族遗传有关。b.青春期提前：女孩7岁以前，男孩10岁以前开始性发育称为青春期提前，常伴有生长加速，而成为同龄儿童中的高大体型。生理性青春期提前的特点是性发育很少早于7岁，身体各部比例正常，无内分泌腺功能异常表现，成年后身高与正常人相当；病理性青春期提前常见于性早熟等。c.疾病所致的高大体型：可见于内分泌疾病，如巨人症和肢端肥大症等。性腺功能减退使骨骺融合推迟，骨骼生长过度也可出现高大体型。

(3) 饮食与营养状态　饮食在疾病的诊断和治疗中发挥一定作用，应注意观察患者的食欲、食量、进食后反应、饮食习惯、有无特殊嗜好或偏食等情况。营养状态与食物的摄入、消化、吸收和代谢密切相关，其好坏可作为鉴定健康和疾病程度的标准之一，可根据皮肤的光泽度、弹性、毛发指甲的润泽程度、皮下脂肪的丰满程度、肌肉的发育状况等综合判断，通常采用肥胖和消瘦进行描述。临床上通常用良好、中等、不良三个等级对营养状态进行描述。①营养良好：黏膜红润、皮肤光泽、弹性良好，皮下脂肪丰满而有弹性，肌肉结实，指甲、毛发润泽，肋间隙及锁骨上窝深浅适中，肩胛部和股部肌肉丰满。②营养不良：皮肤黏膜干燥、弹性降低，皮下脂肪菲薄，肌肉松弛无力，指甲粗糙无光泽，毛发稀疏，肋间隙、锁骨上窝凹陷，肩胛骨和髂骨嶙峋突出。③营养中等：介于两者之间。

(4) 姿势与步态　姿势的异常与身体的健康、个人习惯有密切关系。患病时可出现特殊的姿势，如腹痛时患者常捧腹而行；腰部扭伤时身体的活动受限，患者保持特定的姿势。步态是指患者步行时的姿势，是一种复杂的运动过程，要求神经系统和肌肉的高度协调，同时涉及许多的脊髓反射和大、小脑的调节，以及各种姿势反射的完整、感觉系统和运动系统的相互协调。观察步态常可提供重要的神经系统疾病线索。不同的疾病可有不同的特殊步态,但是步态并非是确诊的依据,而是对诊断有参考意义。常见的异常步态有醉汉步态、感觉性共济失调步态、痉挛性偏瘫步态、痉挛性截瘫步态、跨阈步态、摇摆步态、舞蹈步态、星迹步态、脊髓性间歇性跛行等。

(5) 体位 临床常见体位有主动体位、被动体位、被迫体位。患者的体位与疾病有着密切的联系,不同的疾病可使患者采取不同的体位,有时对某些疾病的诊断具有一定意义。如昏迷或极度衰竭的患者,由于不能自行调整或变换肢体的位置,呈被动体位;胆石症、肠绞痛的患者,在腹痛发作时,常辗转反侧,坐卧不宁,患者常常采用强迫体位。

(6) 皮肤与黏膜 皮肤与黏膜可反映某些全身疾病的状况,应观察其颜色、温度、湿度、弹性及有无出血、水肿、皮疹、皮下结节、囊肿等情况。①颜色:皮肤苍白可由贫血、末梢毛细血管痉挛或充盈不足所致。皮肤发红是由于毛细血管扩张充血、血流加速及红细胞量增多所致。发绀皮肤呈青紫色,皮肤黏膜发黄称为黄染。②湿度与弹性:皮肤湿度与汗腺分泌功能有关。皮肤弹性与年龄、营养状态、皮下脂肪及组织间隙所含液体量有关。③皮下出血:根据其直径大小及伴随情况来分,小于 2 mm 称为淤点,3～5 mm 称为紫癜,大于 5 mm 称为淤斑,片状出血并伴有皮肤显著隆起称为血肿。④皮疹:皮疹种类很多,应仔细观察和记录其出现与消失的时间、发展顺序、分布部位、形态大小、颜色、压之是否褪色、平坦或隆起,有无瘙痒及脱屑等。斑疹表现为局部皮肤发红,一般不凸出皮肤表面。丘疹除局部颜色改变外,还凸出皮肤表面,见于药疹、麻疹及湿疹等。在丘疹周围有皮肤发红的底盘称为斑丘疹,见于风疹和药疹等。荨麻疹为稍隆起皮肤表面的苍白色或红色的局限性水肿,为速发性皮肤变态反应所致。⑤水肿:皮下组织的细胞内及组织间隙内液体积聚过多称为水肿。轻度水肿仅见于眼睑、眶下软组织、胫骨前、踝部皮下组织,指压后可见组织轻度下陷,平复较快。中度水肿表现为全身组织均见明显水肿,指压后可出现明显的或较深的组织下陷,平复缓慢。重度水肿表现为全身组织严重水肿,身体低位皮肤张紧发亮,甚至有液体渗出。

2. 生命体征的评估 生命体征是体温、脉搏、呼吸和血压的总称。生命体征受大脑皮质控制,是机体内在活动的一种客观反映,是衡量机体身心状况的可靠指标。正常人生命体征在一定范围内相对稳定,变化很小。而在病理情况下,其变化极其敏感。护理人员通过认真仔细地观察生命体征,可了解机体重要脏器的功能活动情况,了解疾病的发生、发展及转归,为预防、诊断、治疗、护理提供依据。(详细内容见模块一项目三)

3. 意识状态的评估 意识状态是指人对周围环境和自身状态的认知与觉察能力,是大脑高级神经中枢功能活动的综合表现。意识活动主要包括认知、思维、情感、记忆和定向力五个方面。正常人意识清晰,反应敏锐精确,思维活动正常,语言流畅,字音清楚,表达准确、到位。清晰的意识活动有赖于大脑皮层、脑干网状激活系统的兴奋。清醒是指对外界各种刺激有正常的反应,对周围环境有良好的定向力,对事物有正确的判断力。凡能影响大脑功能活动的疾病均会引起不同程度的意识改变,称为意识障碍,可表现为兴奋不安、思维紊乱、语言表达能力减退或失常,情感活动异常,无意识动作增加等。意识障碍可根据意识清晰程度、意识障碍范围、意识障碍内容的不同而有不同表现。临床上常见的意识障碍有嗜睡、意识模糊、昏睡、昏迷和谵妄等。

(1) 嗜睡 呼之能应答,刺激能唤醒,醒后能正确回答问题。反应迟钝,刺激停止后很快又入睡。

(2) 意识模糊 意识模糊是一种较嗜睡更重的意识障碍。患者对周围人、事、物有反应,但定向力差,能回答问题,但不一定准确。

(3) 昏睡　昏睡是一种较严重的意识障碍。患者不能自动觉醒,但在强烈刺激下能睁眼、呻吟、躲避,可做简短而模糊的回答,但反应时间持续很短,很快又进入昏睡状态。

(4) 昏迷　患者意识丧失,是一种严重的意识障碍。根据昏迷的程度可分为:

①浅昏迷:浅昏迷患者意识大部分丧失,生命体征无明显改变,无自主活动,对光、声刺激无反应,生理反射存在,对疼痛刺激有保护性反应,如痛苦表情、肢体退缩等。大小便可出现潴留或失禁。

②中度昏迷:中度昏迷患者意识完全丧失,生命体征可有改变,对疼痛刺激反应迟钝。压迫眶上神经,可有皱眉或肢体抗拒动作;咳嗽和吞咽反射存在;有或无动眼神经麻痹,瞳孔对光反射存在、角膜反射存在;有大小便失禁或潴留;腱反射可亢进或减退。

③深昏迷:深昏迷患者对一切刺激均无反应,全身肌肉松弛,深浅反射、吞咽反应及咳嗽反射均消失,生命体征有明显改变,呼吸不规则,血压下降。肢体无自主活动,深反射亢进或病理反射出现,常有大小便失禁或潴留。

(5) 谵妄　谵妄是一种以兴奋性增高为主的急性脑功能活动失调状态,其特点为意识模糊,定向力丧失伴有错觉和幻觉,烦躁不安,言语紊乱。可见于急性感染的发热期、颠茄类药物中毒、肝性脑病及中枢神经系统疾病等。

目前,国际上常用 Glasgow 昏迷量表根据患者睁眼、语言和运动情况综合评定其意识状态。按积分大小划分昏迷程度,最低 3 分,最高 15 分,正常人 15 分。积分越低,意识障碍越重,昏迷越深。一般规定 7～9 分为浅昏迷,5～6 分为中度昏迷,3～4 分为深昏迷。尽管 Glasgow 评分法量化了意识障碍的程度,便于同一个体不同时期或不同个体间意识障碍的比较,但因其没有包括瞳孔大小及对光反射、眼球运动、脑干反射和生命体征等重要资料,因而尚显片面。不过,它仍然是目前广泛应用的一种评估方法,只是在应用的时候不要忽略了更重要的瞳孔、生命体征及脑干反射的检查,其具体内容见表 18-1。

表 18-1　Glasgow 昏迷量表

项　　目	患者反应	分　　数
睁眼反应	任何刺激不睁眼	1
	疼痛刺激时睁眼	2
	声音刺激时睁眼	3
	自己睁眼	4
言语反应	无言语	1
	难以理解	2
	能理解,不连贯	3
	对话含糊	4
	正常	5
非偏瘫侧运动反应	对任何疼痛无运动反应	1
	痛刺激时有伸展反应	2
	痛刺激时有屈曲反应	3
	痛刺激时有逃避反应	4
	痛刺激时能拨开医生的手	5
	正常(执行指令)	6

4. 瞳孔的评估 瞳孔大小、形态及其反应的改变，除见于眼科本身的疾病（如虹膜炎等）外，尚可反应全身性疾病，尤其是对神经科、脑外科和其他内科疾病的诊断、鉴别和护理治疗等方面也很有价值。

正常瞳孔，呈圆形，对光反应灵敏，其正常成人瞳孔直径为 2～5 mm，两眼对称，通常差异不超过 0.25 mm。但如果相差不超过 0.5 mm，而瞳孔反应及药物试验都无异常，也可以认为是正常的差异。影响正常瞳孔大小的因素为年龄、屈光状态、光线强度及其适应情况等。幼儿和老年人瞳孔较小，儿童较大。近视眼瞳孔较大，远视眼瞳孔较小。在阳光下瞳孔缩小，在暗处瞳孔扩大。正常睡眠时瞳孔显著缩小，可用于鉴别睡眠或受其他原因引起的知觉丧失，但吗啡中毒性小瞳孔属例外。正常瞳孔对光反应灵敏，并于光亮处瞳孔收缩，昏暗处瞳孔扩大。当瞳孔大小不随光线刺激而变化时，称瞳孔对光反应消失，常见于危重或深昏迷患者。

病理情况下，瞳孔的大小可出现变化：①瞳孔缩小指的是瞳孔直径小于 2 mm，如果瞳孔直径小于 1mm 称为针尖样瞳孔。单侧瞳孔缩小常提示同侧小脑幕裂孔疝早期；双侧瞳孔缩小，常见于有机磷农药、氯丙嗪、吗啡等中毒。②瞳孔散大指的是瞳孔直径大于 5 mm。一侧瞳孔扩大、固定，常提示同侧颅内病变（如颅内血肿、脑肿瘤等）所致的小脑幕裂孔疝的发生；双侧瞳孔散大，常见于颅内压增高、颅脑损伤、颠茄类药物中毒及濒死状态。

异常瞳孔，多属病态，往往是眼病的一种病症，常可由瞳孔形态推断出某些眼病。例如：①梨形瞳孔为虹膜前粘连引起，多伴有粘连性角膜白斑；②花瓣状瞳孔为虹膜炎或眼外伤后虹膜后层与晶体粘连引起，用扩瞳剂后最为明显，在瞳孔缘或晶体前面可能还有灰白色陈旧性渗出物；③D 形瞳孔为外伤后虹膜根部离断，相应的瞳孔缘无固定牵引力所致；④长圆形瞳孔见于原发性闭角青光眼发作时，此时瞳孔散大，呈长圆形，对光反应消失；⑤钥匙状瞳孔见于虹膜手术切除后，或先天性虹膜缺损者；⑥瞳孔较大见于瞳孔缘有细小的缺凹，为瞳孔括约肌破裂的症状。

5. 心理状态的评估 危重患者由于病情危重、采取多种急救措施等，常会产生多种心理反应。护士可通过患者的语言表达、面部表情、情绪状态、饮食及睡眠等方面的变化，了解患者的心理活动。危重患者常见的心理反应包括紧张、焦虑、悲伤、抑郁、恐惧、猜疑、绝望等。

6. 特殊检查或药物治疗的评估 为了进一步明确疾病的诊断，常常要做各种特殊检查。护士不仅是许多诊疗操作的执行者，而且应该对可能出现的结果、不良反应等进行严密的观察。如胸腔穿刺的患者，应注意有无呼吸困难、面色苍白、皮下气肿等情况。肝穿刺的患者，应注意有无内出血的现象，须密切观察其脉搏及血压的变化。乙状结肠镜检查后的患者，应注意有无便血或脉搏细速等情况。

用特殊药物治疗的患者，应注意观察治疗效果及毒性反应。如心脏病患者用洋地黄类药物治疗时，应观察有无头痛、黄视、绿视、心律失常等中毒反应。用胰岛素治疗的患者，应注意观察有无乏力、出汗、头昏、脉速、饥饿及神志不清等低血糖反应。用利尿药者，注意尿量，若尿量多，应警惕患者体内水及电解质紊乱。使用易产生过敏反应的血清类及青霉素类等药物之前应了解患者有无过敏史，做过敏试验，用药时及用药后应严密观察病情，以防发生意外。

二、危重患者的支持性护理

危重患者是指病情严重随时可能发生生命危险的患者。危重患者的病情随时可能变化，如果抢救及时，护理得当，患者可能转危为安，反之，即可发生生命危险。因此对危重患者的护理是一项非常重要而严肃的工作，需要争分夺秒，护士应全面、仔细、缜密地观察病情，判断疾病的转归情况。必要时设专人护理,做好详细的病情记录。

(一)危重患者的病情监测

护士需密切监测患者的生命体征、意识、瞳孔及其他情况,随时了解心、肺、脑、肝、肾等重要脏器的功能及治疗反应与效果,及时、正确地采取有效的救治措施。

(二)保持患者良好的个人卫生

按要求为患者进行晨晚间护理,必要时行床上擦浴,及时更换床单。保持口腔卫生,根据需要进行口腔护理,增进食欲。对不能经口腔进食者,更应做好口腔护理,防止并发症的发生。对眼睑不能闭合的患者应注意眼睛护理,涂敷眼药膏或用盐水纱布覆盖患者双眼,以防角膜干燥而引起的溃疡、结膜炎。排便后清洁会阴部,定时会阴冲洗以保持会阴部清洁。

(三)皮肤护理

由于长期卧床、大小便失禁、大量出汗、营养不良及应激等因素,患者有发生皮肤完整性受损的危险。故应加强皮肤护理,做到"六勤一注意",即勤观察、勤翻身、勤擦洗、勤按摩、勤更换、勤整理,注意交接班。通过规律翻身变换体位,保持床单位清洁,使用缓解局部压力的装置来避免患者发生压疮。

(四)维持排泄功能

排便护理,协助患者大小便,必要时给予人工通便;留置导尿管者应执行留置导尿管护理常规。

(五)保持肢体功能

经常为患者翻身,做四肢的主动或被动运动。患者病情平稳时,应尽早协助其进行被动肢体运动,每天2或3次,轮流将患者的肢体进行伸屈、内收、外展、内旋、外旋等活动,同时做按摩,以促进血液循环,增加肌肉张力,帮助恢复功能,预防肌腱及韧带退化、肌肉萎缩、关节僵直、静脉血栓形成和足下垂的发生,必要时可给予矫形装置。

知识链接

预防足下垂的护理

足下垂,也叫尖足,是指由于胫骨前肌群肌力低、小腿三头肌痉挛、足跟腱挛缩等原因而使踝关节不能背伸的症状。临床表现为不能背屈足部,行走时拖拉病足或将该侧下肢举得较高,落地时总是足尖触地面。因此,在步行周期的摆动相,患者不能完成踝背屈动作,而形成特征性的足下垂步态。

预防足下垂的护理措施:

(1)卧床期 保持肢体功能位,不能让足悬空。改换体位,2h更换一遍,卧床时调整下肢保持轻度屈曲位。在足部放置软垫,平卧时患侧髋、膝屈曲,并使足踏于软垫上,使其蹬实。侧卧位时患侧足下应垫软垫,背部要有依靠,偏瘫侧的膝下垫起,以保持下肢处于功能体位,保证偏瘫侧下肢不外旋。睡眠时可采取布鞋疗法,即将患侧的布鞋垂直固定于患者的床栏杆上,每晚临睡时将患侧的足放进鞋内,每2~3h从鞋内脱出一阵进行按摩。

(2) 四肢运动　瘫痪侧的上、下肢各关节做被动屈伸运动,对足关节行背屈运动,每天做2次,每套动作15次。为促进瘫痪侧的被动运动,健侧自动运动也做同样的运动,如果被动运动不够充分,可运用健侧带动患侧做被动运动。

(3) 离床期　轮椅乘车训练一般从过了急性期,经医生许可后开始坐轮椅乘车训练,每天一次,一次5 min,如果坐轮椅稳定可延长时间,增加次数。坐轮椅时两脚必须放在踏板上。必须考虑到患者的安全,用安全带固定躯干。

(4) 坐位训练　以能坐轮椅的患者为对象,每天进行2次,此时脚底要着轮椅的踏板,保持功能体位。

(5) 步行期　坐轮椅或是坐位时足底着地面做背屈训练。将5～6 cm的海绵放在足底与地面之间,进行背屈训练,每套动作10次,一天2次。

(六) 保持呼吸道通畅

清醒患者应鼓励其定时做深呼吸或轻拍背部,以助分泌物咳出;昏迷患者常因咳嗽、吞咽反射减弱或消失、呼吸道分泌物及唾液等积聚喉头,而引起呼吸困难甚至窒息,故应使患者头偏向一侧,及时吸出呼吸道分泌物,保持呼吸道通畅。通过呼吸咳嗽训练、肺部物理治疗、吸痰等,来预防呼吸道分泌物淤积、肺炎、肺不张等。

(七) 注意患者安全

使用床档或其他保护用具约束患者,防止坠床或自行拔管等。对谵妄、躁动和意识障碍的患者,要注意安全,合理使用保护具,防止意外发生。牙关紧闭、抽搐的患者,可用牙垫、开口器,防止舌咬伤,同时室内光线宜暗,工作人员动作要轻,避免因外界刺激而引起抽搐。准确执行医嘱,确保患者的医疗安全。

(八) 保持导管通畅

危重患者身上有时会有多根引流管,应注意妥善固定、安全放置,防止扭曲、受压、堵塞、脱落,保持通畅,发挥其应有的作用。同时注意严格执行无菌操作技术,防止逆行感染。

(九) 做好心理护理

不良的心理反应会使患者丧失战胜疾病的信心,良好的心理护理可以控制应激情绪,克服消极的心理反应,使患者平稳地接受救治。因此,做好危重患者的心理护理,可以提高患者对疾病的耐受性。

1. 影响患者心理反应的因素

(1) 疾病因素　循环系统疾病与神经系统疾病往往有脑供血不足,使患者发生不同程度的精神神志改变。电解质紊乱以及有毒的中间代谢产物蓄积,也能引起情绪不稳定、忧郁、疲倦、萎靡、乏力等症状。

(2) 个体因素　个体对疾病信息的敏感性、患者对疾病所造成痛苦的耐受性及社会因素也会影响患者对疾病的心理反应。

(3) 环境因素　患者对监护室环境陌生,加上监护室气氛严肃,各种医疗仪器发出的警报声,医务人员的频繁走动,其他患者的呻吟声,以及与家人隔离和缺乏心理交流,均增加了患者的不安全感和孤独感。患者目睹其他患者的挣扎甚至死亡,更加重了恐惧心理。

(4) 治疗因素　镇静药物和肌松药等影响肌力或脑功能,产生不良心理反应。人工气道的建立,使患者失去语言交流能力,产生恐惧感。各种引流管、有创导管的置入,约束带的应用,强迫体位等都给患者带来痛苦,造成患者不同程度的感觉阻断,从而诱发不良心理反应。

2. 危重患者常见的心理反应

(1) 紧张与恐惧　危重患者多是突然起病或突然遭意外,或者在原有疾病的基础上病情加重,往往危在旦夕,进入监护室。身体上的痛苦、精神上的失落,以及后悔、恐惧交织在一起,表现出紧张不安,甚至不配合治疗。

(2) 焦虑　危重患者由于对所患疾病的病因不明确,常表现为对入院后的陌生环境缺乏心理准备,患者烦躁不安、敏感多疑,常担心自己能否好转,产生焦虑心理。

(3) 孤独与忧郁　患者与外界隔离,因家属对其疾病转归的担心、探视时间受限制、对疗效的不肯定,以及医护人员与其交流不多,而产生孤独感。尤其是急诊入院,患者担心工作、家庭与生活,从而产生忧郁心理。

(4) 依赖　危重患者身体虚弱失去生活自理能力,生存目标受挫,对他人尤其是医护人员及家属的依赖性增强,期待得到更多的照顾。有些患者适应了监护室医护人员治疗与护理,对监护室产生依赖,病情稳定后也不愿意离开监护室。

(5) 绝望感　危重患者由于生理功能受损,渴望生存,甚至期望迅速康复,感觉到自己疾病的危重,产生无助和绝望。

(6) 矛盾　长期慢性疾病、病情常反复发作而住院时,患者往往既惧怕死亡,又怕连累家属,从而产生求生不能、求死不成的矛盾心理。

3. 危重患者的心理护理

(1) 帮助患者稳定情绪　危重患者比一般患者更多地面对不良疾病预后,甚至受到死亡的威胁,因而容易心浮气躁、情绪变化不定。护理人员应尽可能稳定患者的情绪,使患者保持心平气和。当患者一时失去理智,情绪难以自控而言行不当时,护理人员最好保持沉默,等患者情绪反应基本稳定后,再进行耐心、细致地宣教。

(2) 保持严谨的工作态度　危重患者大多数对所遭受突然的意外伤害或病情急剧恶化缺乏足够的思想准备,表现出惊惶失措、恐惧万分。因此,在抢救过程中,要始终保持沉着、机智、果断、严谨的工作态度;严禁谈笑或议论与抢救无关的事宜,并向患者及家属多做解释和安慰,使他们尽快摆脱惊慌和恐惧,使情绪安定下来,积极配合治疗和护理。

(3) 创造良好的环境　环境的改善从生理、心理、社会三方面的因素考虑,给患者营造一个安静、安全、整洁、舒适的休息环境。室内悬挂时钟,增加患者的时空感,减轻患者的紧张恐惧情绪。

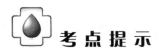

危重患者的评估以及支持性护理措施。

任务二 抢救室的管理和抢救设备

案例引导

张某,男,40岁,因车祸被送至医院急诊,右侧下肢伤口出血,右侧头部有血迹,患者意识不清,呼吸急促,心跳微弱。问题:
1. 应如何组织抢救?
2. 在医生未到之前,接诊护士应做些什么?

危重患者的抢救是医疗护理工作中一项重要而严肃的任务,抢救的质量直接关系到患者的生命和生存质量。抢救工作应有严密的组织、合理的分工和必要而完善的设备。

一、抢救室工作的组织管理

1. 立即指定抢救负责人,组成抢救小组　一般可分为全院性和科室(病区)性抢救两种。全院性抢救常用于大型灾难等突发情况,由院长组织实施,各科室均参与抢救工作。科室性抢救一般由科主任和护士长负责组织指挥,科室领导不在时可由在场工作人员中职务最高者负责指挥。护士是抢救小组的重要成员,在医生未到达之前,护士应根据病情需要,给予适当及时的紧急处理,如给氧、吸痰、监测生命体征、止血、配血、人工呼吸、胸外心脏按压、建立静脉通道等。

2. 参与制订抢救方案　护士应参与制订抢救方案,明确抢救方案的重点,并负责抢救方案的有效实施,使危重患者能及时、迅速得到抢救。

3. 制订抢救护理计划　护士应及时、准确地找出主要护理问题,明确预期目标,并采取正确、有效的护理措施,解决患者现存的或潜在的健康问题。

4. 配合医生进行抢救　在抢救中应做到态度严肃认真,动作迅速准确。抢救中各级人员应听从指挥,争分夺秒,既要分工明确,又要互相协作配合。一切抢救用品均应定点放置,保证应急使用。

5. 做好抢救记录和查对工作　严密观察病情变化,抢救记录要求字迹清晰、及时准确、详细全面,且须注明执行时间。各种急救药物须经两人核对后方可使用。口头医嘱须向医生复述一遍,尤其是药名、浓度、剂量、给药途径和时间等,双方确认无误后方可执行,抢救完毕后,请医生及时补写医嘱和处方。抢救中的空安瓿、输液空瓶(袋)、输血空袋等均应集中放置,以便统计查对。

6. 抢救器械和药品管理　每天核对抢救物品,班班交接,做到账物相符。各种急救药品、器材及物品应做到"五定"(定数量品种,定点放置,定专人管理,定期消毒、灭菌,定期检查维修）。抢救物品不准任意挪用或外借，必须处于应急状态。无菌物品须注明灭菌日期，保证在有效期内使用。

7. 安排护士随医生参加查房、会诊和病例讨论 熟悉危重患者的病情、重点监测项目及抢救过程，做到心中有数、配合得当。

二、抢救室的设备

1. 抢救室 急诊室和病区应设抢救室。病区抢救室宜设在靠近护士办公室的房间内。要求宽敞、整洁、安静、光线充足。室内应备有"五机"（心电图机、洗胃机、呼吸机、除颤仪、吸引器）、"八包"（腰穿包、心穿包、胸穿包、腹穿包、静脉切开包、气管切开包、缝合包、导尿包），以及各种急救药品及抢救床。在抢救室内应设计环形输液轨道并备有各种急救设备。

2. 抢救床 抢救床应为多功能可升降的活动床，另备木板一块，以备胸外心脏按压时使用。

3. 抢救车 应按照要求配置各种常用急救药品（表18-2）、急救用物品以及其他急救用物。治疗盘一套：包括安尔碘1瓶、无菌持物钳1把、消毒棉签（有消毒日期）、止血带、污物缸、锯片。一次性物品：输液器（含穿刺针）、注射器（50 mL、20 mL、10 mL、5 mL至少各两套）、吸氧管、压舌板、敷贴、吸痰管。急救包及其他：环夹膜穿刺针（可用12~16号穿刺针代替）、开口器、舌钳包、听诊器、血压计、电筒、吸引器、插线板、复苏板（可根据医院病床硬度及实际需要情况配备）、呼吸气囊、面罩。急诊科、ICU要求增加气管插管导管、导丝、喉镜等紧急气管插管用物。

表18-2 常用急救药品

类　别	药　物
中枢兴奋药	尼可刹米、洛贝林等
升压药	去甲肾上腺素、肾上腺素、异丙肾上腺素、间羟胺、多巴胺等
降压药	利血平、硫酸镁等
强心药	毒毛旋花子苷K、毛花苷丙（西地兰）等
抗心律失常药	利多卡因、普鲁卡因酰胺、维拉帕米等
血管扩张药	硝普钠、硝酸甘油、酚妥拉明等
止血药	酚磺乙胺（止血敏）、维生素K_1、氨甲苯酸（止血芳酸）、鱼精蛋白等
镇痛镇静药	吗啡、哌替啶（杜冷丁）、苯巴比妥（鲁米那）、氯丙嗪（冬眠灵）等
解毒药	碘解磷定、氯解磷定、阿托品、亚甲蓝（美蓝）、硫代硫酸钠等
抗过敏药	异丙嗪、马来酸氯苯那敏（扑尔敏）、苯海拉明、阿司咪唑等
抗惊厥药	地西泮（安定）、苯巴比妥、阿米妥钠、苯妥英钠等
脱水利尿药	20%甘露醇、呋塞米（速尿）、利尿酸钠等
碱性药	5%碳酸氢钠、11.2%乳酸钠等
其他	氢化可的松、地塞米松、生理盐水、各种浓度的葡萄糖溶液、右旋糖酐-40葡萄糖溶液、右旋糖酐-70葡萄糖溶液、平衡盐、10%葡萄糖酸钙溶液、氯化钾、氯化钙、代血浆等

4. 急救器械　应保证各种急救器械的完好,包括心脏除颤器、简易呼吸器、心脏按压泵、负压骨折固定装置、氧气瓶、负压吸引器、全自动洗胃机、微量注射泵、定量输液泵等。

知识链接

自动体外除颤器

自动体外除颤器(AED)又称自动体外电击器、自动电击器、自动除颤器、心脏除颤器等,是一种便携式的医疗设备,它可以诊断特定的心律失常,并且给予电击除颤,是可被非专业人员使用的用于抢救心源性猝死患者的医疗设备。自动除颤器通常配置于有大量人群聚集的地方,如购物中心、机场、车站、饭店、体育馆、学校等处。

自动体外除颤器是针对以下两种患者而设计的,包括心室颤动(或心室扑动)和无脉性室性心动过速患者。这两种患者和无心率患者一样不会有脉搏,在这两种心律失常时,心肌虽有一定的运动但却无法有效将血液送至全身,因此须紧急以电击矫正。在发生心室颤动时,心脏的电活动处于严重混乱的状态,心室无法有效泵出血液。在心动过速时,心脏则是因为跳动太快而无法有效泵出充足的血液,通常心动过速最终会变成心室颤动。若不矫正,这两种心律失常会迅速导致脑部损伤和死亡。每拖延 1 min,患者的生存率即降低 10%。

自动体外除颤器,是一种便携、易于操作,稍加培训即能熟练使用,专为现场急救设计的急救设备,从某种意义上讲,AED 不仅是种急救设备,更是一种急救新观念,一种由现场目击者最早进行有效急救的观念。除颤过程中,AED 的语音提示和屏幕显示使操作更为简便易行。自动体外除颤器对多数人来说,只需几小时的培训便能操作。美国心脏病协会(AHA)认为,学用 AED 比学心肺复苏(CPR)更为简单。

任务三　常用抢救技术

案例引导

李某,女,36 岁,因家庭矛盾口服大量安眠药后 1 h 被人发现,急诊送入院,入院时意识不清。问题:

1. 护士应用什么方法洗胃?
2. 应选用何种洗胃溶液?
3. 洗胃的注意事项有哪些?

抢救的目的是挽救生命，护士在抢救工作中具有举足轻重的作用，应熟练掌握吸氧、吸痰、洗胃、心电监护等常用抢救技术，熟悉相应的抢救程序，全面细致地做好危重患者的护理工作。

一、氧气吸入疗法

氧气吸入疗法（简称氧疗）是指通过给患者吸氧，提高动脉氧分压，改善因血氧下降造成的组织缺氧，使脑、心、肾等重要脏器功能得以维持；也可减轻缺氧时因心率、呼吸加快所增加的心、肺工作负担。其对呼吸系统疾病因动脉血氧分压下降引起的缺氧疗效较好，对循环功能不良或贫血者只能部分改善缺氧状况。氧疗只能预防低氧血症所致的并发症，如缺氧的精神症状、肺性脑病、心律失常、乳酸中毒和组织坏死等，故氧疗只是防止组织低氧的一种的暂时性措施，绝不能取代对病因的治疗。

（一）缺氧的分类

1. 低张性缺氧 主要特点为动脉血氧分压降低，使动脉血氧含量减少，组织供氧不足。由于吸入气体氧分压过低，外呼吸功能障碍，静脉血分流入动脉血所致。常见于高山病、慢性阻塞性肺疾病、先天性心脏病等。

2. 血液性缺氧 由于血红蛋白数量减少或性质改变，造成血氧含量降低或血红蛋白结合的氧不易释放所致。常见于贫血、一氧化碳中毒、高血红蛋白血症、输入大量库存血等。

3. 循环性缺氧 由于组织血流量减少使组织供氧量减少所致。其原因为全身性循环性缺氧和局部性循环性缺氧。常见于休克、心力衰竭、栓塞等。

4. 组织性缺氧 由于组织细胞利用氧异常所致。其原因为组织中毒、细胞损伤、呼吸酶合成障碍。常见于氰化物、硫化物、磷等引起的中毒，大量放射线照射，维生素的严重缺乏等。

（二）缺氧的程度

缺氧程度判断根据临床表现及动脉血氧分压（PaO_2）和动脉血氧饱和度（SaO_2）来确定。

1. 轻度低氧血症 $PaO_2>6.67$ kPa（50 mmHg），$SaO_2>80\%$，无发绀，一般不需氧疗。如有呼吸困难，可给予低流量低浓度氧气（氧流量 1~2 L/min）。

2. 中度低氧血症 PaO_2 4~6.67 kPa（30~50 mmHg），SaO_2 60%~80%，有发绀、呼吸困难，需氧疗。若有 CO_2 潴留，吸入氧浓度应控制在 28% 左右。

3. 重度低氧血症 $PaO_2<4$ kPa（30 mmHg），$SaO_2<60\%$，显著发绀、呼吸极度困难、出现"三凹征"，是氧疗的绝对适应证。这类患者常有 CO_2 潴留，氧疗过程中会发生渐进性通气量不足，宜选用控制性氧疗，吸入氧浓度尽可能从 24% 开始，然后逐步提高吸入氧浓度，若治疗过程中 $PaCO_2$ 下降至正常水平，便可改吸较高浓度的氧气。

血气分析检查是监测用氧效果的客观指标，当患者 PaO_2 低于 50 mmHg（6.67 kPa）时，应给予吸氧。

（三）氧气吸入的适应证

（1）有呼吸系统疾病影响肺活量者，如有哮喘、支气管肺炎或气胸等。

（2）心脏功能不全，使肺部充血致呼吸困难者，如心力衰竭时出现的呼吸困难。

（3）中毒使氧不能由毛细血管渗入组织而产生缺氧者，如巴比妥类药物中毒、麻醉剂中毒或一氧化碳中毒等。

（4）昏迷患者，如脑血管意外或颅脑损伤患者等。

（5）某些外科手术后患者，大出血休克或颅脑疾病患者、分娩时产程过长或胎儿心音不良患者等。

> **知识链接**
>
> **长期家庭氧疗**
>
> 长期家庭氧疗(LTOT)是患者在日常生活中需要长期/终生低流量(1～2 L/min)吸氧,常用于慢性阻塞性肺疾病(COPD)、睡眠性低氧血症和运动性低氧血症的患者,一般采用制氧器、小型氧气瓶及氧气枕等方法,COPD患者每天连续使用氧气不得少于15 h,家庭氧疗对改善患者的健康状况,提高患者的生活质量和运动耐力有显著的疗效。
>
> 家庭氧疗一定要在医护人员指导下进行,其中的氧气供应来源、给氧方式、氧气流量、每天吸氧时间、疗程等都要有严格的规定。家庭氧疗应该是长期性的,患者需要坚持吸氧至少6个月以上,才能获得较好的氧疗效果。家庭氧疗应为低流量吸氧,吸氧浓度应低于29%,每分钟吸氧1～2 L,但每天吸氧时间至少15 h。患者切不可自行缩短吸氧时间,因为短期吸氧非但不能持久纠正缺氧,而且会因吸氧间歇期间的氧分压下降使得缺氧更为严重,对控制病情反而不利。吸氧期间要注意保持鼻导管的通畅,每天吸氧完毕,要注意及时清洗鼻导管、湿化瓶,同时往湿化瓶加入一半冷开水。每天都记录氧疗时间、氧流量及氧疗后的病情变化,定期去医院复查血气分析。学会自我观察,如果在吸氧后发绀减轻、呼吸减慢、平稳,心率减慢或精神好转,表示吸氧有效,应继续坚持;反之则说明家庭氧疗效果差或无效,必须去医院进行治疗,以免病情加重。

（四）供氧装置

1. 中心供氧系统 中心供氧系统是由气源、控制装置、供氧管道、用氧终端和报警装置等部分组成。中心供氧系统是将氧气气源集中于一处,气源的高压氧气经减压后,通过管道输送到各个用气终端,在各个用气终端处设有快速插接的密封插座,插上用气设备即可供气(图18-1)。主要用于医院病房、急救室、观察室和手术室等处的氧气供给。

2. 氧气筒供氧装置（图18-2）

(1) 氧气筒 柱形无缝钢筒,可耐高压达14.71 MPa,容纳氧约6000 L。

①总开关:用来控制氧气的放出,在氧气筒的顶部。使用时,将总开关沿逆时针方向旋转1/4周,即可放出足够的氧气,不用时将其沿顺时针方向旋紧即可。

②气门:是氧气自筒中输出的途径,与氧气表相连,在氧气筒顶部的侧面。

(2) 氧气表 由压力表、减压器、流量表、湿化瓶及安全阀组成。

①压力表:显示筒内氧气的压力或量。从表上的指针能测知筒内氧气的压力,以1 MPa或 kg/cm^2 表示。压力越大说明氧气贮存量越多。

②减压器:是一种弹簧自动减压装置,将来自氧气筒内的压力减至2～3 kg/cm^2,使流量平稳,保证安全,便于使用。

③流量表:用来测量每分钟氧气的流出量。流量表内有浮标,当氧气通过流量表时,即将浮标吹起,从浮标上端平面所指刻度,可以测知每分钟氧气的流出量。

④湿化瓶:常用蒸馏水或灭菌水来湿化氧气。急性肺水肿患者可选用20%～30%乙醇作

项目十八　危重患者的抢救和护理

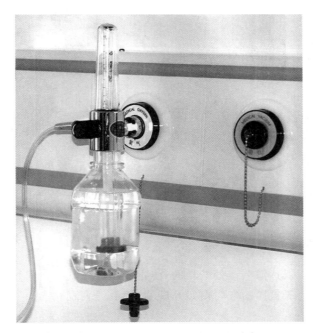

图 18-1　湿化瓶及导管与中心供氧管道的连接

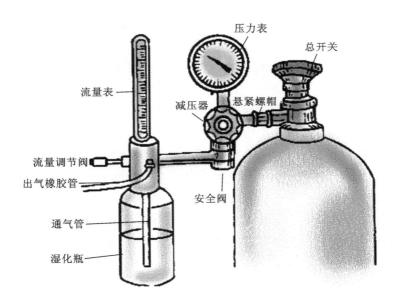

图 18-2　氧气筒及氧气表

为湿化液,以降低肺泡内泡沫表面张力,扩大气体与肺泡壁接触面积而使气体易于弥散,改善气体交换。

⑤安全阀:当氧气流量过大、压力过高时,安全阀的内部活塞即自行上推,将过多的氧气由四周的小孔排出,以保证安全。

(3) 氧气筒架　用于搬运和固定氧气筒,以防止氧气筒倾倒(图 18-3)。

(4) 装表法　氧气筒在存放时,应将氧气表装上,以备急用。

①吹尘:将氧气筒置于架上,将总开关逆时针旋转打开,使少量氧气从气门冲出,随即迅速

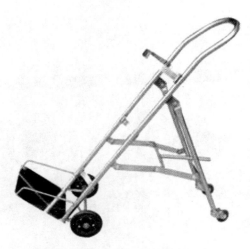

图 18-3 氧气筒架

顺时针旋转关好总开关,以达清洁该处的目的,防止灰尘进入氧气表内。

②装表:将氧气表与氧气筒的气门衔接并旋紧,使氧气表直立。

③将湿化瓶接好。

④检查:先打开总开关,再打开流量开关,检查氧气流出是否通畅、各连接部位有无漏气,检查结果正常即可关上流量开关备用。

装表法可归纳为:一吹(尘)、二上(表)、三紧(拧紧)、四查(检查)。

(5)卸表法

①将总开关旋紧,打开流量调节阀开关,放出余气,再关流量调节阀,卸下湿化瓶。

②一手拿表,一手用扳手将表的螺帽以逆时针方向旋转,然后再用手放松,将表卸下。

卸表可归纳为:一关(总开关)、二扶(压力表)、三松(氧气筒气门与氧气表连接处)、四卸(表)。

(五)氧浓度与氧流量的换算

1. 氧流量 氧流量指调节的供患者使用的氧气的流量,单位为 L/min。根据患者状况和用氧途径调节氧流量的大小。由于氧气的渗漏及与大气的混合,氧流量并不完全等于患者实际吸入的氧的浓度。描述氧气用量的方法可用吸入气体的百分比表示,即吸氧浓度。

2. 给氧浓度 氧浓度即在空气中的百分比。氧气在空气中的浓度为 20.93%。根据给氧浓度的高低,可分为:低浓度给氧,吸入氧浓度低于 35%;中浓度给氧,吸入氧浓度为 35%~60%;高浓度给氧,吸入氧浓度高于 60%。

3. 氧浓度与氧流量的换算

(1)鼻导管、鼻塞给氧 吸氧浓度(%)=21+4×氧流量(L/min)

(2)面罩给氧 面罩给氧时氧流量与氧浓度的关系如表 18-3。

表 18-3 面罩给氧时氧流量和氧浓度的关系

给氧方法	氧流量/(L/min)	吸氧浓度近似值/(%)
开放式面罩	5~6	40
	6~7	50
	7~8	60

续表

给氧方法	氧流量/(L/min)	吸氧浓度近似值/(%)
密闭式(加贮气囊)	6	60
	7	70
	8	80
	9	90
	10	99

(3) 简易呼吸器给氧　若氧流量为 6 L/min 时,吸入气中的氧浓度为 40%～60%。

(4) 呼吸机(定容型)

$$吸氧浓度 = \frac{80 \times 氧流量(L/min)}{氧流量(L/min)} + 20$$

(5) 氧气帐给氧　氧流量为 10～20 L/min,氧浓度可达到 60%～70%。

(6) 高压氧　利用特殊的加压舱,使患者处于高于一个大气压的环境中吸入高浓度氧气。

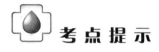

考点提示

缺氧的类型、程度,吸氧浓度的计算。

(六) 氧气吸入疗法的种类

1. 鼻导管和鼻塞法

(1) 单侧鼻导管法　连接鼻导管于玻璃接头上,打开流量表开关,调节氧气流量;将鼻导管插入冷开水药杯中,检查导管是否通畅,并润滑鼻导管;断开鼻导管与玻璃接头,测量导管插入长度(约为鼻尖到外耳道口长度的 2/3),将鼻导管轻轻插入;用胶布将鼻导管固定于鼻梁和面颊部,连接鼻导管与玻璃接头,观察吸氧情况。

(2) 双侧鼻导管法　用特制双侧鼻导管插入鼻孔内吸氧的方法。使用时将双侧鼻导管连接到氧气筒,调节好氧流量,清洁鼻腔,将导管插入鼻孔内约 1 cm 后固定(图 18-4)。

(3) 鼻塞法　将鼻塞连接好,调节氧流量,清洁鼻腔,将鼻塞塞于鼻孔内,鼻塞大小以恰能塞住鼻孔为宜,勿深入鼻腔。

2. 面罩法　将面罩置于患者的口鼻部给氧,氧气自下端输入,呼出的气体从面罩的侧孔排出(图 18-5)。面罩给氧对气道黏膜刺激小,给氧效果好,患者感觉舒适,但会影响患者饮水、进食、服药、谈话等活动,且翻身易移位。适用于张口呼吸及病情较重的患者。面罩给氧法有如下两种给氧面罩。

(1) 开放式面罩　无活瓣装置,利用高流量氧气持续喷射所产生的负压,吸入周围空气以稀释氧气,面罩底部连接一中空管,管上有一阀门,可通过阀门,调节空气进入量,从而调节吸氧浓度,呼出气体可由面罩上呼气口排出。

(2) 密闭式面罩　面罩上设有单向活瓣,将吸气与呼气通道分开,给氧浓度可达 60% 以上。

3. 氧气帐法　用特制的氧气帐或透明塑料薄膜制成帐篷,其大小为病床的一半,下面塞

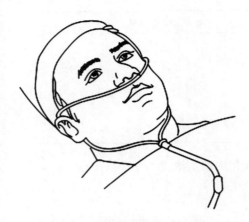

图 18-4 双侧鼻导管给氧法

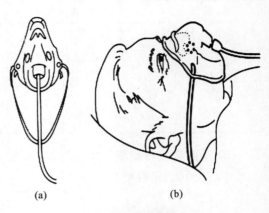

图 18-5 面罩给氧法

于床褥下,将帐幕封严。使用时患者头胸部在帐内,氧气经过湿化瓶由橡胶导管进入帐内,氧气流量为 10～20 L/min,帐内浓度可达 60%～70%,每次打开帐幕后,应将氧流速加大至12～14 L/min,持续 3 min,以恢复帐内原来浓度。

4. 氧气头罩法 患者头部置于头罩里,罩面上有多个孔,可以保持罩内一定的氧浓度、温度和湿度(图 18-6),主要用于小儿。

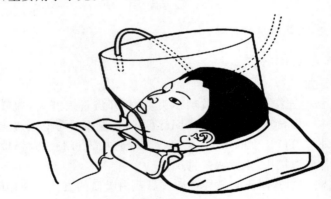

图 18-6 氧气头罩法

5. 氧气枕法 氧气枕为一长方形橡胶枕,枕的一角有橡胶管,上有调节夹以调节流量(图 18-7)。在家庭氧疗、危重患者的抢救或转运途中,氧气枕可替代氧气装置。

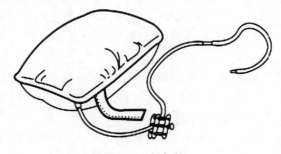

图 18-7 氧气枕

(七)氧疗副作用及预防

1. 氧中毒 其特点是肺实质的改变。主要症状包括胸骨下不适、疼痛、灼热感,继而出现呼吸增快、恶心、呕吐、烦躁、干咳。导致的原因是长时间、高浓度的氧气吸入导致肺实质的改变。预防措施:避免长时间、高浓度氧疗,经常做血气分析,动态观察氧疗的治疗效果。

2. 肺不张 主要症状包括烦躁、呼吸及心率增快、血压上升,继而出现呼吸困难、发绀、昏迷。导致的原因是吸入高浓度氧气后,肺泡内氧气被大量置换,一旦支气管有阻塞,其所属肺泡内的氧气被肺循环血液迅速吸收,引起吸入性肺不张。预防措施:鼓励患者做深呼吸,多咳嗽和经常改变卧位、姿势,防止分泌物阻塞。

3. 呼吸道分泌物干燥 主要症状包括呼吸道分泌物黏稠,不易咳出。导致的原因是氧气是一种干燥气体,长期吸入后可导致呼吸道黏膜干燥,分泌物黏稠,不易咳出,且有损纤毛运动。预防措施:氧气吸入前一定要先湿化再吸入,定期给予雾化吸入,以此减轻刺激作用。

4. 晶状体后纤维组织增生 主要症状包括视网膜血管收缩、视网膜纤维化,最后出现不可逆转的失明。导致的原因是施用高浓度氧后,过高的动脉氧分压(PaO_2 达到 140 mmHg 以上)使得透明的晶状体后血管增生,最后纤维化,导致不可逆转的失明。高浓度氧疗是引起新生儿(特别是早产儿)晶状体后纤维组织增生的主要危险因素。预防措施:应控制新生儿给氧浓度在 40% 以下,并控制吸氧时间。

5. 呼吸抑制 低氧血症时,PaO_2 的降低可刺激周围化学感受器,反射性兴奋呼吸中枢,增加肺部通气。如果患者长期靠这一反射性兴奋维持呼吸时,如肺源性心脏病、Ⅱ型呼吸衰竭的患者,在吸入高浓度的氧气后,PaO_2 的升高可使这一反射机制消除,抑制患者的自主呼吸,甚至出现呼吸停止。预防措施:对低氧血症伴二氧化碳潴留的患者应低浓度、低流量(1~2 L/min)给氧,并监测 PaO_2 的变化,维持 PaO_2 在 60 mmHg 即可。

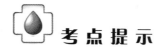

氧疗的副作用及预防措施。

(八)吸氧法

【目的】

(1) 纠正各种原因造成的缺氧状态,提高动脉血氧分压和动脉血氧饱和度,增加动脉血氧含量。

(2) 促进组织的新陈代谢,维持机体生命活动。

【评估】

(1) 患者年龄、病情、意识、治疗等情况。

(2) 患者的缺氧程度、血气分析结果。

(3) 患者心理状态、合作程度。

【计划】

1. 护士准备 着装整洁,举止大方,剪指甲、洗手、戴口罩。

2. 患者准备 理解目的,愿意合作,有安全感,体位舒适,情绪稳定。

3. 用物准备 ①治疗盘内备:鼻导管、纱布、弯盘、棉签、小药杯(内盛冷开水)、扳手(必要时备)等。②治疗盘外备:管道氧气装置或氧气筒及氧气压力表装置、用氧记录单、笔、标识等。

4. 环境准备 室温适宜、光线充足、环境安静、远离火源。

【实施】 吸氧法的操作步骤与要点说明见表18-4。

表18-4 吸氧法

程序	操作步骤	要点说明
核对、解释	* 携用物至患者床旁,核对患者床号、姓名 * 向患者解释操作目的和方法,告知患者及周围的人安全用氧的有关知识	• 确认患者 • 降低患者的焦虑,取得良好的合作
清洁检查	* 用湿棉签清洁双侧鼻腔并检查	• 检查鼻腔有无分泌物堵塞及异常
装表		
◆氧气筒	* 先打开氧气筒上总开关,放出少量氧气,以冲掉气门上的灰尘,立即关好。接上氧气表,并旋紧(拧时先用手,后用扳手)	• 装表口诀:一吹(尘)、二上(表)、三紧(拧紧)、四查(检查) • 使氧气表直立于氧气筒旁
◆中心供氧	* 将流量表接头用力推进墙上氧气出口,向外轻轻下拉接头,证实已接紧,查看接头是否漏气,若有氧气逸出,拔出接头后重新插入	• 护士应熟悉医院所用的墙壁氧气出口系统,以便在紧急情况下迅速正确使用而不会接错
连接	* 将湿化瓶连接到流量表上 * 将鼻导管与湿化瓶的出口相连接	
调节	* 氧流量	• 根据病情调节
湿润	* 鼻导管	• 鼻导管前端放入小药杯冷开水中湿润,并检查鼻导管是否通畅
插管	* 将鼻导管插入患者鼻孔1 cm	• 动作轻柔,以免引起黏膜损伤
固定	* 将鼻导管环绕患者耳部向下放置并调节松紧度	• 松紧适宜,防止因鼻导管太紧引起皮肤受损
记录	* 记录给氧时间、氧流量、患者反应	• 有利于评价及保证护理的连续性
观察	* 观察缺氧症状、实验室指标、氧气装置无漏气并通畅、有无氧疗不良反应	• 有异常及时处理
停止用氧	* 先取下鼻导管	• 防止操作不当,引起组织损伤
安置患者	* 体位舒适	• 整理床单位
卸表		
◆氧气筒	* 关闭总开关,放出余气后,关闭流量开关,再卸表	• 卸表口诀:一关(总开关)、二扶(压力表)、三松(氧气筒气门与氧气表连接处)、四卸(表)
◆中心供氧	* 关流量开关,取下流量表	
用物处理		• 一次性用物消毒后集中处理 • 氧气筒悬挂"满"或"空"标志
记录		• 停止用氧时间及效果

【评价】

(1) 患者愿意配合,有安全感,了解有关用氧知识。

(2) 患者缺氧症状改善。

(3) 安全用氧，未发生呼吸道损伤及其他意外。

【注意事项】

(1) 用氧前，检查氧气装置有无漏气，是否通畅。

(2) 使用氧气时，应先调节流量后应用。停用氧气时，应先拔出导管，再关闭氧气开关。中途改变流量，先分离鼻导管与湿化瓶连接处，调好流量再接上。

(3) 氧气筒内氧勿用尽，压力表上指针降至 0.5 MPa(5 kg/cm^2)时，即不可再用，以防灰尘进入筒内，再次充氧时可能引发爆炸。

(4) 对未用完或已用尽的氧气筒，应分别悬挂"满"或"空"标志，平时应有固定放置地点，切不可与其他气体钢筒放在一起，以防急用时搬错。

(5) 用氧过程中，应加强监测。

(6) 严格遵守操作规程，注意用氧安全，做好"四防"：防震、防火、防热、防油。氧气筒搬运时避免倾倒和震动，以防引起爆炸；氧气筒应放于阴凉处，周围严禁烟火及易燃品，距明火至少 5 m，距暖气至少 1 m，以防引起燃烧，指导患者及探视者用氧时禁止吸烟；确保电器正常工作状态，以防产生短路火花而引起火灾；氧气表旋口勿上油，勿用带油的手装卸。

【健康教育】

(1) 患者和家属认识氧疗的重要性。

(2) 患者和家属了解氧气装置、氧疗的方法及注意事项。

(3) 积极宣传呼吸道疾病的预防保健知识。

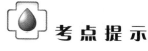

吸氧法的操作要点及注意事项。

二、吸痰法

吸痰法是指经口腔、鼻腔、人工气道（气管切开术）将呼吸道的分泌物吸出，以保持呼吸道通畅，预防吸入性肺炎、肺不张、窒息等并发症的一种方法。

【目的】

(1) 清除呼吸道分泌物，保持呼吸道通畅。

(2) 促进呼吸功能，改善肺通气。

(3) 预防肺不张、坠积性肺炎等并发症。

【评估】

(1) 患者的情绪状态、对吸痰的认识情况、心理反应及合作程度。

(2) 患者的年龄、诊断、目前的生命体征、意识状态、呼吸困难的程度、是否人工气道、口鼻黏膜情况、有无痰鸣音及痰液的性质。

【计划】

1. 护士准备 着装整洁，举止大方，剪指甲、洗手、戴口罩。

2. 患者准备 理解目的，愿意合作，有安全感，体位舒适，情绪稳定。

3. 用物准备 ①治疗盘内备：有盖罐 2 只（试吸罐和冲洗罐，内盛无菌生理盐水）、一次性无菌吸痰管数根、无菌纱布、无菌持物钳或镊子、无菌手套、弯盘等。②治疗盘外备：电动吸引器或中心吸引器。必要时备压舌板、张口器、舌钳、插线板等。

4. 环境准备 室温适宜、光线充足、环境安静。

【实施】 吸痰法的操作步骤和要点说明见表18-5。

表18-5 吸痰法

程序	操作步骤	要点说明
核对、解释	*携用物至患者床旁，核对患者床号、姓名 *解释吸痰的目的、方法及可引起的不适，如恶心、咳嗽和喷嚏等	·确认患者 ·消除患者紧张情绪，以取得良好的合作
调节	*接通电源，打开开关，检查吸引器性能，调节负压	·一般成人 300～400 mmHg，儿童 250～300 mmHg，负压过大可引起呼吸道黏膜的损伤
检查	*检查患者口、鼻腔，取下活动义齿	·若口腔吸痰有困难，可由鼻腔吸引；昏迷患者可用压舌板或张口器帮助张口
体位	*患者头部转向一侧，面向操作者	
试吸	*连接吸痰管，在试吸罐中试吸少量生理盐水	·检查吸痰管是否通畅，同时润滑导管前端
吸痰		
◆口咽吸引	*一手反折吸痰管末端，另一手用无菌持物钳（镊）或者戴手套持吸痰管前端，从口腔的一侧插入口咽部（10～15 cm），同时鼓励患者咳嗽 *放松导管末端，先吸口咽部分泌物，再吸气管内分泌物	·插管时不可有负压，以免引起呼吸道黏膜损伤 ·保持无菌，减少微生物的传播 ·从口腔的一侧插入导管可预防恶心 ·咳嗽可使下呼吸道的分泌物进入口腔或上呼吸道，便于吸出 ·若气管切开吸痰，注意无菌操作，先吸气管切开处，再吸口（鼻）部 ·采取左右旋转并向上提管的手法，以利于呼吸道分泌物的充分吸尽 ·每次吸痰时间＜15 s，以免造成缺氧 ·如痰液黏稠，可叩拍胸背部或经雾化吸入后再吸痰
◆鼻咽和经鼻气管吸引	*用拇指和示指将吸痰管轻而快地插入鼻腔，并在患者吸气时沿着鼻腔壁向深处插入	·鼻咽吸引插入导管长度：成人约为16 cm，儿童 8～12 cm，婴幼儿 4～8 cm ·经鼻气管内吸引时，插入导管的长度：成人约为 20 cm，儿童 14～20 cm，婴幼儿 8～14 cm
◆经气管内插管或气管切开套管吸引	*吸引前给患者予以高流量吸氧 3～5 min *移开给氧或湿化装置，不带负压将吸痰管插入人工气道，遇到阻力或患者咳嗽时，往外提出 1 cm *间歇使用负压吸引，手法同口咽吸引，鼓励患者咳嗽，观察患者有无呼吸窘迫的情况	·减轻吸引可导致的低氧血症和肺不张 ·往回提出导管可刺激患者咳嗽，并可使导管口离开气管壁

续表

程序	操作步骤	要点说明
抽吸	*吸引后用上吸氧装置,给予高流量吸氧 3~5 min,如果可能,鼓励患者深呼吸 *吸痰管退出时,在冲洗罐中用生理盐水抽吸,根据患者情况必要时重复吸引	• 以免分泌物堵塞吸痰导管 • 一根吸痰管只使用一次,不可反复上下提插 • 如一次未吸尽,隔 3~5 min 重吸,反复吸引,应每次更换吸痰管
观察	*观察气道是否通畅;患者的反应,如面色、呼吸、心率、血压等;吸出液的色、质、量	• 动态评估患者
安置患者	*拭净脸部分泌物,体位舒适	• 整理床单位,使患者舒适
整理用物	吸痰管按一次性用物处理	• 吸痰用物根据吸痰操作性质每班更换或每天更换 1~2 次
记录	*洗手后记录	

【评价】

(1) 患者愿意配合,有安全感。

(2) 患者呼吸道分泌物及时吸出,气道通畅,呼吸功能改善,缺氧得以缓解。

(3) 患者痛苦减轻,康复信心增强。

(4) 呼吸道未发生机械性损伤。

【注意事项】

(1) 严格无菌操作,避免感染。

(2) 选择适当型号的吸痰管。

(3) 动作轻柔,吸痰管不宜插入过深,以防引起剧烈咳嗽。

(4) 吸引过口、鼻分泌物的吸痰管禁止进入气道。

(5) 一次吸痰时间不超过 15 s,每次更换吸痰管。

(6) 使用注射器进行气管内滴药时,防止针头误入气道。

(7) 吸引过程中,要注意观察病情变化和吸出物的性质、量等。

(8) 如痰液黏稠可配合背部叩击、雾化吸入等,提高吸痰效果。

(9) 电动吸引器连续使用时间不宜过久;贮液瓶内液体达 2/3 满时,应及时倾倒,以免液体过多吸入马达内损坏仪器;贮液瓶内应放少量消毒液,使吸出液不致黏附于瓶底,便于清洗消毒。

【健康教育】

(1) 教会清醒患者吸痰时正确配合的方法,向患者及家属讲解呼吸道疾病的预防保健知识。

(2) 指导患者呼吸道有分泌物时应及时咳出,确保气道通畅,改善呼吸,纠正缺氧。

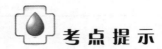

吸痰法的操作要点及注意事项。

三、洗胃法

洗胃法是将胃管插入患者胃内,反复注入和吸出一定量的溶液,以冲洗并排出胃内容物,减轻或避免吸收中毒的胃灌洗方法。

【目的】

(1) 解毒,用于抢救食物或服用药物中毒的患者,避免毒物吸收。服毒后 6 h 内洗胃最佳。

(2) 减轻胃黏膜水肿,用于幽门梗阻的患者,洗胃可缓解因食物滞留而造成的恶心、呕吐、腹胀等症状,以减轻患者痛苦。

(3) 为某些手术或检查做准备。

【评估】

(1) 患者中毒情况,如摄入毒物的种类、剂型、浓度、量、中毒时间、途径等,来院前的处理措施,是否曾经呕吐过,有无洗胃禁忌。如遇病情危重者,应首先进行维持呼吸循环的抢救,然后再洗胃。

(2) 患者的生命体征、意识状态及瞳孔的变化、口腔黏膜情况等。

(3) 患者的心理状态及合作程度。

【计划】

1. 护士准备 着装整洁,举止大方,剪指甲、洗手、戴口罩。

2. 患者准备 了解洗胃的目的、方法、注意事项及配合要点,有活动义齿应先取出。

3. 用物准备 根据不同的洗胃方法准备用物。

(1) 口服催吐法 ①治疗盘内放置:量杯、压舌板、水温计、弯盘、塑料围裙或橡胶单(防水布)。②洗胃溶液:根据毒物性质准备洗胃溶液(表 18-6)。毒物性质不明时,可备温开水或等渗盐水,量 10000～20000 mL,温度 25～38 ℃。③水桶 2 只(一只盛洗胃液,一只盛污水)。④必要时备洗漱用物(取自患者处)。

(2) 胃管洗胃法 ①治疗盘内放置:无菌洗胃包(内有胃管、镊子、纱布、塑料围裙或橡胶单)、治疗巾、棉签、弯盘、胶布、水温计、液体石蜡、量杯、50 mL 注射器、听诊器、手电筒,必要时备无菌压舌板、张口器、牙垫、舌钳放于治疗碗内,检验标本容器或试管、毛巾。②洗胃溶液:同口服催吐法。③水桶 2 只(一只盛洗胃液,一只盛污物)。④洗胃设备:电动吸引器洗胃法备电动吸引器、Y 形三通管、调节夹或止血钳、输液架、输液器、输液导管。全自动洗胃机洗胃法另备全自动洗胃机。

4. 环境准备 患者床单位周围要宽阔,便于操作。

表 18-6 各种药物中毒的灌洗溶液和禁忌药物

毒 物 种 类	灌 洗 溶 液	禁 忌 药 物
灭鼠药		
①抗凝血类(敌鼠钠等)	催吐、温水洗胃、硫酸钠导泻	碳酸氢钠溶液

续表

毒物种类	灌洗溶液	禁忌药物
②有机氟类(氟乙酰胺)	0.2%～0.5%氯化钙溶液或淡石灰水洗胃、硫酸钠溶液导泻,饮用豆浆、蛋白水、牛奶等	
③磷化锌	(1∶15000)～(1∶20000)高锰酸钾溶液、0.1%硫酸铜溶液洗胃 0.5%～1%硫酸铜溶液每次 10 mL,每 5～10 min 口服一次,并用压舌板刺激舌根催吐	鸡蛋、牛奶、脂肪及其他油类食物
巴比妥类(安眠药)	(1∶15000)～(1∶20000)高锰酸钾溶液洗胃、硫酸钠溶液导泻	硫酸镁
异烟肼(雷米封)	(1∶15000)～(1∶20000)高锰酸钾溶液洗胃、硫酸钠溶液导泻	
1605、1059、4049(乐果)	2%～4%碳酸氢钠溶液洗胃	高锰酸钾溶液
敌百虫	1%盐水或清水、(1∶15000)～(1∶20000)高锰酸钾溶液洗胃	碱性泻药
敌敌畏	2%～4%碳酸氢钠溶液、(1∶15000)～(1∶20000)高锰酸钾溶液、1%盐水洗胃	
发芽马铃薯、毒蕈	1%～3%鞣酸溶液	
河豚、生物碱	1%活性炭悬浮液	
煤酚皂、苯酚(石炭酸)	用温水、植物油洗胃至无酚味为止,洗胃后多次服用牛奶、蛋清保护胃黏膜	液体石蜡
酸性物	服用镁乳、蛋清水、牛奶	强酸药物
碱性物	服用5%乙酸溶液、白醋、蛋清水、牛奶	强碱药物
氰化物	(1∶15000)～(1∶20000)高锰酸钾溶液洗胃	

考点提示

常用的洗胃溶液、禁忌药物。

【实施】 洗胃法的操作步骤和要点说明见表18-7。

表18-7 洗胃法

程序	操作步骤	要点说明
核对、解释	* 携用物至患者床旁,核对患者床号、姓名 * 向患者解释操作目的和方法	• 确认患者 • 降低患者的焦虑,取得良好的合作
洗胃 ◆ 口服催吐法	* 协助患者取坐位 * 围好塑料围裙,取下义齿,污物桶置患者坐位前或床旁 * 指导患者自饮灌洗溶液,每次饮用量为300～500 mL	• 用于服毒量少的清醒合作者 • 洗胃液温度适宜:过高血管扩张,促进毒物吸收;过低可导致胃痉挛

续表

程序	操作步骤	要点说明
	* 自呕或(和)用压舌板刺激舌根催吐 * 反复进行,直至吐出的液体澄清无味为止	· 提示毒物已基本洗净
◆电动吸引器洗胃法	* 接通电源,检查吸引器功能 * 安装灌洗装置:输液管与Y形三通管主管相连,洗胃管末端及吸引器贮液瓶的引流管分别与Y形三通管两分支相连,夹紧输液管,检查各连接处有无漏气。将灌洗溶液导入输液瓶内,挂于输液架上(图18-8)	· 利用负压吸引作用,吸出胃内容物 · 能迅速有效地清除毒物,节省人力,并能准确计算洗胃的液体量
	* 润滑洗胃管前端,插管,并证实在胃内后固定 * 开动吸引器,吸出胃内容物 * 关闭吸引器,夹紧贮液瓶上的引流管,开放输液管,使溶液流入胃内300~500 mL * 夹紧输液管,开放贮液瓶上的引流管,开动吸引器,吸出灌入的液体 * 反复灌洗直至洗出液澄清无味为止	· 吸引器负压保持在13.3 kPa左右,过高易损伤胃黏膜 · 一次灌洗量不得超过500 mL · 必要时将吸出物送检
◆全自动洗胃机洗胃(图18-9)	* 接通电源,检查全自动洗胃机,连接各种管道	· 利用电磁泵作为动力源,通过自控电路的控制,使电磁阀自动转换动作,分别完成向胃内冲洗药液和吸出胃内容物的过程
	* 润滑洗胃管前端,插管,并证实在胃内后固定 * 连接洗胃管,将已配好的洗胃液倒入水桶内,药管的另一端放入盛洗胃液的桶内,污水管的另一端放入污物桶内,胃管的另一端与已插好的患者胃管相连,调节流速 * 按"手吸"键,吸出胃内容物,再按"自动"键,机器开始对胃进行自动冲洗,直至洗出液澄清无味为止	· 自动、迅速、彻底清除胃内容物 · 药管口必须始终浸没在洗胃液的液面下 · 若发现有食物堵塞管道,水流减慢、不流或发生故障时,可交替按"手冲"和"手吸"键重复冲吸数次,直至管路通畅,再按"手吸"键将胃内残留液体吸出后,按"自动"键,恢复自动洗胃
观察	* 洗胃过程中,随时观察洗出液的性质、颜色、气味、量及患者面色、脉搏、呼吸和血压的变化,有无洗胃并发症的发生	· 洗胃并发症:急性胃扩张、大量低渗液洗胃致水中毒、水电解质紊乱、酸碱平衡失调、昏迷患者误吸或过量胃内液体反流致窒息、迷走神经兴奋致反射性心搏骤停 · 如患者出现腹痛、休克、洗出液呈血性,应立即停止洗胃,采取相应的急救措施
拔管	* 洗胃完毕,反折胃管,拔出	· 防止管内液体误入气管

续表

程序	操作步骤	要点说明
整理	*协助患者漱口、洗脸、取舒适卧位,整理床单位,清理用物	• 促进患者舒适
清洁	*全自动洗胃机药管、胃管和污水管同时放入清水中,按"清洗"键,清洗各管腔后,将各管同时取出,待仪器内水完全排尽后,按"停机"键关机	• 以免各管道被污物堵塞或腐蚀
记录	*记录洗胃液名称、量,洗出液的颜色、气味、性质、量,患者的反应	• 幽门梗阻患者洗胃,可在饭后4~6 h或空腹进行,记录胃内潴留量,便于了解梗阻程度。胃内潴留量＝洗出量－灌入量

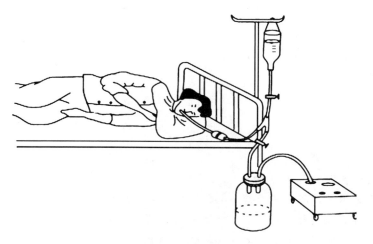

图18-8 电动吸引器洗胃

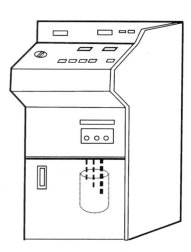

图18-9 全自动洗胃机

【评价】
(1) 患者胃内毒物得到最大程度的清除。
(2) 患者能配合操作,无误吸发生。
(3) 患者中毒症状得以缓解或控制,康复信心增强。

【注意事项】
(1) 准确掌握洗胃适应证和禁忌证。适应证:非腐蚀性毒物中毒,如有机磷、安眠药、重金属类、生物碱及食物中毒等。禁忌证:强腐蚀性毒物(如强酸、强碱)中毒、肝硬化伴食管底静脉曲张、胸主动脉瘤、近期内有上消化道出血及胃穿孔、胃癌等。患者吞服强酸、强碱禁忌洗胃,以免造成穿孔。可按医嘱给予药物或迅速给予物理对抗剂,如牛奶、豆浆、蛋清、米汤等以保护胃黏膜。
(2) 急性中毒者应先迅速采用口服催吐法,必要时进行洗胃,以减少毒物被吸收。
(3) 毒物不明时,可选用温开水或等渗盐水洗胃,待毒物性质明确后,再采用对抗剂洗胃。
(4) 使用电动吸引器洗胃时,压力应保持在13.3 kPa,以免损伤胃黏膜。
(5) 洗胃液一次灌入量以300~500 mL为宜。灌入量与洗出量应平衡,以防胃内压上升致急性胃扩张及毒物快速进入肠道,增加毒物的吸收量,或因胃扩张刺激迷走神经兴奋,引起反射性心搏骤停。

(6) 为幽门梗阻患者洗胃宜在饭后 4~6 h 或空腹进行。洗毕需记录胃内潴留量，以了解梗阻情况。

(7) 洗胃过程中应密切观察患者的呼吸、脉搏、血压、抽出液的性质及有无腹痛的情况。如患者出现腹痛、流出血性灌洗溶液或出现休克症状时，应停止灌洗，并通知医生进行处理。

(8) 洗胃并发症：急性胃扩张、大量低渗液洗胃致水中毒、电解质紊乱、酸碱平衡失调、昏迷患者误吸或过量胃内液体反流致窒息、迷走神经兴奋致反射性心搏骤停等。

【健康教育】

(1) 向患者讲述操作过程及操作过程中会出现恶心等不适，会有误吸的可能，取得患者的合作。

(2) 向患者及家属介绍洗胃后的注意事项。

(3) 对自服毒物的患者应耐心有效地劝导，积极鼓励，给予心理护理，并为患者保守秘密和隐私，减轻患者心理负担。

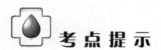

洗胃法的操作要点及注意事项。

知识链接

新生儿洗胃法

新生儿洗胃常见于尚未进食即开始呕吐的患儿，给予其彻底洗胃能清除胃内潴留物，使新生儿及早开奶，加速胎便排泄和黄疸消退，使生理性体重下降期平稳度过。

临床洗胃管插入深度应为前额发际至脐部，此长度可使洗胃管头端到达胃底或胃窦部。每次灌入胃内的液体都能均匀吸出，液体引流快而通畅，故而缩短了时间，减少了毒物吸收。新生儿经鼻孔插入胃管的长度以 18~22 cm 为宜，从口腔插入胃管的长度以 15~17 cm 为宜，胃管的直径不能大于 4.0 mm。操作时采用头高位，用 10 mL 或 20 mL 的注射器将胃管缓缓送至胃底部，然后取左侧卧位，洗胃溶液一般为生理盐水，每次 10~15 mL，然后等量回抽，直至洗出液清亮为止。

四、心电监护

心电监护是监测心脏电活动的一种手段。心电监护通过显示屏连续观察、监测心脏电活动情况，是一种无创的监测方法，可适时观察病情，提供可靠的有价值的心电活动指标，并指导实时处理。因此心电监护对于有心电活动异常的患者，如急性心肌梗死、各种心律失常等有重要的实用价值。

【目的】

(1) 对危重患者进行动态心电图观察，及时发现和诊断致命性心律失常，指导临床抗心律失常的治疗。

(2) 监测血氧饱和度的目的是监测患者机体组织缺氧状况。

(3) 预设报警装置,将危重患者的心率、呼吸频率、血压、末梢循环血氧饱和度等及时、准确地向医护人员进行汇报,提高危重患者的抢救成功率。

【评估】
(1) 患者病情、意识状态、皮肤情况、指甲情况。
(2) 患者有无过敏史、有无起搏器。
(3) 患者周围环境、光照情况及有无电磁波干扰。

【计划】
1. **护士准备** 着装整洁,举止大方,剪指甲、洗手、戴口罩。
2. **患者准备** 理解目的,愿意合作。
3. **用物准备** ①治疗盘内备:电极片、75%乙醇棉球、清洁纱布等。②弯盘、心电监护仪、导联线、配套血压计袖带、血氧饱和度传感器、电源及插座、护理记录单等。
4. **环境准备** 环境安静、整洁,光线适宜,无电磁波干扰。

【实施】 心电监护的操作步骤和要点说明见表 18-8。

表 18-8 心电监护

程序	操作步骤	要点说明
核对、解释	* 携用物至患者床旁,核对患者床号、姓名 * 向患者解释操作目的和方法	• 确认患者 • 降低患者的焦虑,取得良好的合作
体位	* 协助患者采取舒适的仰卧位	
连接电源	* 连接监护仪电源 * 打开主机开关 * 检查监护仪功能是否完好	• 地线连接时应把带有铜片套的一端,接在主机后面板的接地端子上(方法是旋开接地端子旋钮帽,把铜片套套上,然后旋紧钮帽)。地线另一端带有夹子,夹在建筑设施的公共接地端,切不可随随便便地把地线夹在与接地无关的病床或其他金属上,那样如同没有连接地线。如果不接地线或地线连接不好可能会造成心电波形干扰较大,同时可能对仪器操作人的人身安全带来伤害
连接导联和插件	* 连接心电导联线,五电极连接正确 * 连接血氧饱和度插件 * 连接血压计袖带	• 各导线留出适当长度,确保患者翻身时不受牵拉
心电监测	* 暴露胸部,正确定位,清洁皮肤	• 五个电极的安放位置:①右上(RA):胸骨右缘锁骨中线第一肋间。②左上(LA):胸骨左缘锁骨中线第一肋间。③右下(RL):右锁骨中线剑突水平处。④左下(LL):左锁骨中线剑突水平处。⑤胸导(C):胸骨左缘第四肋间
	* 为患者系好衣扣	• 指导患者学会观察电极片周围皮肤情况,如有痒痛感及时告诉医护人员

续表

程序	操作步骤	要点说明
SpO₂监测	*将血氧饱和度传感器安放在患者身体的合适部位 *红点照指甲,与血压计袖带相反肢体	•要求患者指甲不能过长,不能有任何染色物、污垢或是灰指甲。如果血氧监测很长一段时间后,患者手指会感到不适,应更换另一个手指进行监护 •血氧探头放置位置应与测血压手臂分开,因为在测血压时,阻断血流,而此时测不出血氧,且屏幕显示"血氧探头脱落"字样
血压监测	*使被测肢体与心脏处于同一水平 *伸肘并稍外展,将袖带平整地缠于上臂中部 *袖带下缘应距肘窝2~3 cm *松紧以能放入一到两指为宜	•指导患者监护过程中监测血压时,手臂伸直并放松
调节波形	*选择标准Ⅱ导联,清晰显示P波 *调节波形大小	
设定参数	*打开报警系统 *根据患者情况,设定各报警上下限参数	
整理记录	*告知注意事项 *安置患者于舒适体位,放呼叫器于易取处 *整理床单位 *六步洗手 *在护理记录单上记录心率、血压、血氧饱和度	•告知患者不要自行移动或者摘除电极片,指导患者监护时不要紧张,以使监护结果更为准确。指导患者监护过程中若有不适,随时告诉护理人员。告知患者和家属避免在监测仪附近使用手机,以免干扰监测波形
停止监测	*向患者解释 *关闭监护仪 *撤除血氧饱和度传感器,撤除血压计袖带,撤除心前区导联线、电极片 *清洁皮肤 *协助患者穿好衣服 *安置患者于舒适体位,询问需要	•促进患者舒适
整理	*整理床单位、仪器	
用物处理	*处理用物	•按医用垃圾分类
记录	*洗手、脱口罩 *记录	

【评价】
(1) 各监测参数和波形在心电监护仪主屏幕均能清晰显示。
(2) 操作规范,保护患者隐私。

【注意事项】
(1) 根据患者病情,协助患者取平卧位或者半卧位。

(2) 密切观察心电图波形,及时处理干扰和电极脱落。

(3) 每天定时回顾患者24 h心电监测情况,必要时记录。

(4) 正确设定报警界限,不能关闭报警声音。

(5) 定期观察患者粘贴电极片处的皮肤,定时更换电极片,观察患者局部皮肤及指(趾)甲情况,定时更换传感器位置。

(6) 对躁动患者,应当固定好电极和导线,避免电极脱位以及导线打折缠绕。

(7) 下列情况可以影响血氧饱和度结果:患者发生休克、体温过低、使用血管活性药物及贫血等。周围环境光照太强、电磁干扰及涂抹指甲油等,清洁患者局部皮肤及指(趾)甲。

(8) 原则上,袖带应缠扎在裸露的上臂上,隔衣测量会有误差,也可隔单薄衣服测量,数值会略有误差,但不影响临床医学判断。

(9) 停机时,先向患者说明,取得合作后关机,断开电源。

【健康教育】

(1) 告知患者不要自行移动或者摘除电极片,指导患者监护时不要紧张,以使监护结果更为准确。

(2) 指导患者监护过程中监测血压时,手臂伸直并放松。

(3) 指导患者学会观察电极片周围皮肤情况,如有痒痛感及时告诉医护人员。

(4) 告知患者和家属避免在监测仪附近使用手机,以免干扰监测波形。

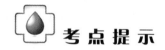

心电监护的方法及注意事项。

五、人工呼吸器使用法

人工呼吸器是抢救危重患者不可缺少的设备,它是用机械的方法维持和辅助患者呼吸的一种装置,临床使用人工呼吸器比较普遍,常用于各种病因所致的呼吸停止或呼吸衰竭的抢救及麻醉期间的呼吸管理。

【目的】

(1) 维持和增加机体通气量。

(2) 纠正威胁生命的低氧血症。

【评估】

(1) 患者有无自主呼吸、呼吸型态如何、呼吸道是否通畅。

(2) 患者的意识、脉搏、血压、血气分析等情况。

(3) 患者及家属对人工呼吸器的了解程度。

【计划】

1. 护士准备　着装整洁,举止大方,剪指甲、洗手、戴口罩。

2. 患者准备　理解目的,愿意合作;患者取仰卧位于床上,去枕、头后仰,如有活动义齿应取下;解开领扣、领带及腰带等束缚物;清除上呼吸道分泌物或呕吐物,保持呼吸道通畅。

3. 用物准备　①简易呼吸器(图18-10):由呼吸囊、呼吸活瓣、面罩及衔接管组成。②人工呼吸机:分定压型、定容型、混合型。③必要时备氧气装置。④棉签等其他。

4. 环境准备 环境安静、整洁,定期进行空气消毒。

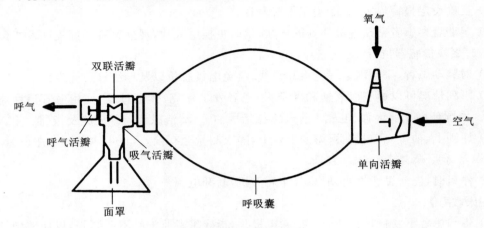

图 18-10 简易呼吸器

【实施】 人工呼吸器使用法的操作步骤和要点说明见表 18-9。

表 18-9 人工呼吸器使用法

程序	操作步骤	要点说明
核对、解释	*携用物至患者床旁,核对患者床号、姓名 *向患者解释操作目的和方法	·确认患者 ·降低患者的焦虑,取得良好的合作 ·检查鼻腔有无分泌物堵塞及异常
使用辅助呼吸装置		
◆简易呼吸器	*协助患者采用适当体位 *抢救者站于患者头顶处	
	*使患者头后仰,托起患者下颌,扣紧面罩 *有规律地挤压气囊 *挤压频率:16~20 次/分 *用湿棉签清洁患者双侧鼻腔并检查	·面罩紧扣口、鼻部,避免漏气 ·一次挤压可有 500 mL 左右的空气进入肺内 ·患者若有自主呼吸,应与之同步,即患者吸气初顺势挤压呼吸囊,达到一定潮气量便完全松开气囊,让患者自行完成呼吸动作
◆人工呼吸器	*调节呼吸机各预置参数,开机 *使呼吸机与患者气道相连	·主要参数选择见表 18-10 ·使氧气表直立于氧气筒旁
	(1)面罩连接:将面罩盖住患者口鼻后,与呼吸机相连	·适用于神志清醒、能合作并间断使用呼吸机的患者
	(2)气管内插管连接:气管内插管后与呼吸机连接	·适用于神志不清的患者
	(3)气管套管连接:气管切开放置气管套管后与呼吸机连接	·适用于长期使用呼吸机的患者

续表

程序	操作步骤	要点说明
	*观察病情及呼吸机运转情况	• 患者两侧胸廓运动对称,呼吸音一致,机器与患者同步呼吸,提示呼吸机正常运行 • 观察患者神志、脉搏、呼吸、血压等变化及患者面色、口唇等缺氧症状有无改善,定期进行血气分析和电解质测定 • 注意呼吸机工作是否正常,有无漏气、管路连接处有无脱落
	*根据需要调节各参数	• 观察各参数是否符合病情需要 • 通气量不足时,患者可出现烦躁不安、多汗、血压升高、脉搏加速;通气适宜时,患者安静、呼吸合拍,血压、脉搏正常;通气过度时,患者出现昏迷、抽搐等碱中毒的症状
	*湿化、排痰:采用加温湿化器将水加温后产生蒸汽,混进吸入气体,气道加温加湿	• 充分湿化呼吸道,防止患者气道干燥、分泌物堵塞,诱发肺部感染;鼓励患者咳嗽、深呼吸,采用翻身、叩背等方法促进痰液排出,必要时吸痰 • 湿化罐内放蒸馏水,减少杂质
使用呼吸机中记录		• 患者反应、呼吸机参数、时间、效果及特殊处理
呼吸机撤离	*氧流量	• 指征:神志清楚,引起呼吸困难的原因解除,缺氧完全纠正,内环境正常,肺功能良好,血气分析基本正常,新功能良好,循环稳定,无严重心律失常,无威胁生命的并发症
记录		
用物处理	*做好呼吸机保养工作 *用物消毒	

表 18-10　呼吸机主要参数的设置

项　目	数　值
呼吸频率(R)	10~16 次/分
每分通气量(VE)	8~10 L/min
潮气量(Vr)	10~15 mL/kg(通常在 600~800 mL)
呼吸比值(I/E)	1:(1.5~2.0)
呼气压力(EPAP)	0.147~1.96 kPa(一般应<2.94 kPa)
呼气末正压(PEEP)	0.49~0.98 kPa(渐增)
吸入氧浓度(FiO_2)	30%~40%(一般应<60%)

【评价】

(1) 患者能适应所选用的辅助呼吸的方法,各检测数据支持通气功能良好,气体交换有效。

(2) 患者呼吸道通畅,无并发症发生。

【注意事项】

1. 密切观察病情变化 观察患者的生命体征、尿量、意识状态、原发病情况、心肺功能、是否有自主呼吸及呼吸机是否与之同步等,了解通气量是否合适。①通气量合适:吸气时能看到胸廓起伏,肺部呼吸音清晰,生命体征较平稳。②通气量不足:因二氧化碳潴留,患者皮肤潮红、多汗、烦躁、血压升高、脉搏加快、表浅静脉充盈消失。③通气过度:患者出现昏迷、抽搐等碱中毒的症状。

2. 保持呼吸道通畅 充分湿化吸入的气体,防止呼吸道干燥、分泌物黏稠堵塞;鼓励患者咳嗽、深呼吸,协助危重患者及时翻身、拍背,促进痰液的排出;必要时吸痰。

3. 观察呼吸机工作情况 检查呼吸机各管路连接是否紧密,有无脱落,有无漏气,各参数是否符合患者需要。定期监测患者血气分析及电解质的变化。

4. 预防和控制感染 每天更换呼吸机管道,更换集水瓶、螺纹管及呼吸机过滤装置,定期进行空气消毒,严格无菌吸痰技术,常规做痰培养。

【健康教育】

(1) 对清醒患者和家属介绍使用呼吸机的作用、目的及其必要性,克服其焦虑、恐惧心理。

(2) 向患者讲解呼吸机报警的常见原因,以免增加患者及家属的心理负担。

考点提示

人工呼吸器的使用方法及注意事项。

直通护考

一、选择题

A1/A2型题(以下每一道考题下面有 A、B、C、D、E 五个备选答案,请从中选择一个最佳答案)

1. 意识完全丧失,对各种刺激均无反应及生命体征不稳定属于意识状态中的(   )。
   A. 嗜睡   B. 意识模糊   C. 昏睡   D. 浅昏迷   E. 深昏迷

2. 严重外伤患者的观察重点不包括(   )。
   A. 神志   B. 瞳孔   C. 生命体征   D. 发育和营养 E. 尿量

3. 双侧瞳孔散大常见于(   )。
   A. 有机磷农药中毒   B. 吗啡类中毒   C. 巴比妥类中毒
   D. 颠茄类中毒   E. 脑疝早期

4. 抢救物品管理的"五定"不包括(   )。
   A. 定数量   B. 定位置   C. 定期更换
   D. 定人保管   E. 定期检查维修

5. 护士在抢救患者时,操作不正确的是(   )。
A. 口头医嘱必须向医生复诵一次,双方确认无误后方可执行
B. 用完的空安瓿应及时处理
C. 抢救后应及时请医生补写医嘱
D. 输液瓶、输液袋等用后要统一放置
E. 医生未到时可先建立静脉通道

6. 最适宜婴幼儿给氧的方法是(   )。
A. 面罩式　　　　　　　B. 头罩式　　　　　　　C. 鼻塞法
D. 单侧鼻导管法　　　　E. 双侧鼻导管法

7. 氧疗法中,氧流量为 3 L/min,其氧浓度为(   )。
A. 27%　　B. 30%　　C. 33%　　D. 36%　　E. 39%

8. 有关用氧注意事项,不正确的是(   )。
A. 氧气应距明火 3 m,距暖气 1 m　　　　B. 调节氧流量时,应先分离鼻导管
C. 注意观察呼吸频率、发绀等情况　　　　D. 压力表显示 5 kg/cm²,应停用
E. 长期鼻导管用氧者,每天更换导管 2 次

9. 氧气筒内氧气不可用尽,其目的是(   )。
A. 便于再次充气　　　B. 便于检查氧气装置有无漏气　　C. 便于调节氧流量
D. 使流量平稳　　　　E. 防止再充气时引起爆炸

10. 错误的吸痰操作方法是(   )。
A. 若口腔吸痰有困难可经由鼻腔吸痰　　B. 若需反复吸引,每次不必更换吸痰管
C. 应观察吸痰前后呼吸频率的改变　　　D. 严格无菌技术操作
E. 贮液瓶内液体应及时倒掉

11. 电动吸引器吸痰的原理是(   )。
A. 负压原理　　　　　B. 虹吸原理　　　　　C. 电动原理
D. 空吸原理　　　　　E. 液体静压原理

12. 为中毒患者洗胃时,先吸后灌的目的是(   )。
A. 防止胃扩张　　　　B. 鉴定毒物　　　　　C. 防止灌入气管
D. 防止毒物的吸收　　E. 防止胃管堵塞

13. 洗胃的目的不包括(   )。
A. 清除毒物　　　　　B. 减轻胃黏膜水肿　　C. 为手术做准备
D. 为检查做准备　　　E. 清除积血

14. 在使用人工呼吸机时,若通气过度可出现(   )。
A. 皮肤潮红、出汗　　B. 表浅静脉充盈消失　　C. 呼吸浅快
D. 呼吸性酸中毒　　　E. 呼吸性碱中毒

15. 简易呼吸器使用中,错误的操作是(   )。
A. 先清理呼吸道分泌物　　B. 解开患者衣领、腰带
C. 患者平卧头向后仰　　　D. 一次挤压 300~400 mL 空气进入肺内
E. 挤压频率为 16~20 次/分

16. 患者,女性,45 岁。近 1 月余咳嗽,食欲差,四肢乏力,结核菌素检查结果为阳性,诊断为肺结核。入院时面色晦暗,身形消瘦,其面容属于(   )。

A. 贫血面容　　B. 慢性病容　　C. 肝病病容　　D. 腺样体面容　　E. 急性病容

17. 患者,女性,47岁。因脑栓塞急诊入院。患者呈睡眠状态2天,可以唤醒,随后入睡,可以回答问题,但有时不正确。判断患者的意识状态是(　　)。

　　A. 清醒　　　　B. 昏睡　　　　C. 嗜睡　　　　D. 精神错乱　　E. 浅昏迷

18. 患者,女性,31岁。车祸导致开放性骨折、大出血,送急诊救治。测血压 71/49 mmHg。医生未到之前,护士应首先(　　)。

　　A. 观察患者的生命体征变化

　　B. 询问受伤经过

　　C. 止血、测量血压、配血、建立静脉输液通道

　　D. 给予镇痛药

　　E. 请患者家属再抢救室外等候

19. 患者,男性,52岁。吸烟25年,全麻下行直肠癌根治术后,已拔除气管插管,患者意识未完全恢复,护士目前采取的最重要的护理措施是(　　)。

　　A. 保持呼吸道通畅　　　　B. 防坠床　　　　C. 观察神志的变化

　　D. 密切观察生命体征的变化　　E. 保暖

20. 患者,昏迷3天,眼睑不能闭合,护理眼部首选的措施是(　　)。

　　A. 按摩双眼睑　　　　B. 热敷眼部　　　　C. 干纱布遮盖

　　D. 滴眼药水　　　　　E. 用生理盐水纱布遮盖

21. 患者,男性,65岁,脑出血。医嘱给予20％甘露醇静脉滴注,其主要作用是(　　)。

　　A. 降低血压　　B. 降低颅内压　　C. 止血　　D. 利尿　　E. 预防感染

22. 患者,男性,72岁。慢性阻塞性肺疾病10年,肺炎2天入院。上午9时静脉输入10％葡萄糖溶液500 mL＋0.9％氯化钠溶液500 mL,滴速70滴/分。10时患者突然出现呛咳、呼吸急促、大汗淋漓、咳粉红色泡沫痰。给患者吸氧,在湿化瓶中加入的乙醇浓度为(　　)。

　　A. 10％～15％　　　　B. 20％～30％　　　　C. 40％～50％

　　D. 50％～60％　　　　E. 70％～80％

23. 患者,男性,48岁,慢性呼吸衰竭。血气分析 PaO_2 50 mmHg, $PaCO_2$ 70 mmHg,为患者吸氧,宜选择的浓度为(　　)。

　　A. 18％～24％　　　　B. 25％～29％　　　　C. 30％～36％

　　D. 36％～42％　　　　E. 46％～53％

24. 患者,男性,65岁,因患肺心病、咳嗽、气短、发绀,用鼻塞法持续给氧,鼻塞应更换时间为(　　)。

　　A. 每4～6 h　　B. 每7～8 h　　C. 每9～10 h　　D. 每班　　E. 每天

25. 患者,女性,42岁。因车祸入院,吸氧时家属自行将氧流量调至10 L/min,6 h后患者出现恶心、烦躁不安、面色苍白、干咳、胸痛、进行性呼吸困难。该患者最可能发生的情况是(　　)。

　　A. 急性左心衰竭　　　　B. 肺水肿　　　　C. 肺气肿

　　D. 氧中毒　　　　　　　E. 气胸

26. 患者,女性,63岁。诊断脑出血,处于昏迷状态,经口气管插管,由于患者咳嗽反射迟钝,长期卧床,痰液沉积较深,需要为其进行气管内吸痰,下列方法正确的是(　　)。

A. 动作轻柔,由外向内,边插入边抽吸 B. 插管时打开负压吸引
C. 动作宜慢,上下提拉,左右旋转 D. 吸痰时自深部向上提拉,左右旋转
E. 动作迅速,由深到浅,每处至少停留5 s,以保证充分吸痰

27. 患者,女性,30岁。服敌百虫中毒,急诊抢救。护士为其洗胃清除毒物,禁用的洗胃溶液是( )。
  A. 清水 B.1∶15000～1∶20000 高锰酸钾溶液
  C.2%～4%碳酸氢钠溶液 D.1%盐水
  E.0.9%生理盐水

28. 患者,男性,25岁。劳动后口渴厉害,随手将窗台上的"矿泉水"一饮而尽。饮后感觉口腔有刺鼻气味,腹部烧灼样剧痛,发现将过氧乙酸误服,故来急诊。护士为其洗胃,不宜选择的液体是( )。
  A. 生理盐水 B. 镁乳 C.5%乙酸溶液
  D. 米汤 E. 牛奶

29. 患者,男性,32岁。因误服急诊入院洗胃,下列禁忌洗胃的情况是( )。
  A. 误服敌敌畏 B. 误服硫酸 C. 安眠药中毒
  D. 氰化物中毒 E. 误服亚硝酸盐

30. 患儿,男,10岁。因家人用饮料瓶装敌敌畏,患儿误服,以有机磷中毒急诊入院。护士采取的护理措施中错误的是( )。
  A. 反复洗胃 B. 建立静脉通道
  C. 保持呼吸道通畅 D. 密切观察生命体征和瞳孔、皮肤变化
  E. 给予吗啡镇静

二、病例分析题

1. 患者,赵某,女性,70岁,因脑外伤而入院。查体:体温38.6 ℃,脉搏90次/分,呼吸18次/分,血压140/90 mmHg,意识不清,并有痰鸣音且无力咳出。请思考:
  (1)可采用哪项护理措施帮助患者去除分泌物?
  (2)此护理措施的目的是什么?
  (3)实施时应注意哪些问题?

2. 患者,李某,女性,45岁,自感胸闷不适,嘴唇青紫,呼吸困难,查 PaO_2 40 mmHg,SaO_2 65%。请思考:
  (1)此患者的缺氧程度。
  (2)氧疗的注意事项是什么?

(刘晓慧)

模块五 出院护理
CHUYUAN HULI

项目十九　出院护理及临终护理

学习目标

1. 掌握出院护理的主要内容，掌握脑死亡的诊断标准、死亡过程的分期，掌握临终患者生理、心理变化及护理，掌握尸体护理的注意事项。
2. 熟悉出院程序、临终关怀的概念，濒死及死亡的概念。
3. 了解临终关怀的发展过程及临终患者家属的护理。
4. 能正确完成尸体护理的操作。
5. 具有高度的同情心，并做到操作中认真严肃、尊重死者、安慰家属。

任务一　出院护理

案例引导

患者，男，50岁，有糖尿病病史10年。因高热3天来医院就诊，门诊医生以"发热待查"收住消化内科，住院治疗3周后，病情稳定，遵医嘱出院。问题：

1. 护士如何做好出院当日护理？
2. 护士可以为该患者提供哪些出院指导？

出院护理是指患者出院前后护士所进行的一系列的护理活动。当患者经过住院治疗和护理，病情好转至痊愈，需要出院或者转院（科），同时部分患者不接受医生的建议提出自动出院时，护士都要遵医嘱为患者做好出院护理。出院护理的内容主要包括：出院前的健康指导，以提高患者的身心健康，协助患者恢复社会功能；出院当日指导患者办理出院手续，整理医疗文件；出院后做好终末处理，准备迎接新患者。

一、出院前护理工作

(一) 通知患者及家属

护士根据医生开具的出院医嘱,提前通知患者及家属,并协助做好出院准备。

(二) 评估患者的身心需要

患者出院前,护士应评估其身心状况并根据患者的康复情况,有针对性地给予健康教育,指导患者出院后在饮食、休息、用药和活动等方面的注意事项,适时为患者或家属提供疾病有关的资料。同时,做好患者出院前的心理护理,特别是病情未完全好转或自动出院的患者,应观察其心理变化并给予安慰和鼓励,以减少出院导致的不安和焦虑。

(三) 征求患者及家属意见

在患者出院前,护士应征求患者及家属对医院医疗和护理等各项工作的意见及建议,以便改善不足,提高医疗护理的工作质量。

二、出院时护理工作

(一) 执行出院医嘱

(1) 停止一切医嘱,注销所有的治疗及护理执行单,如服药单、注射单、治疗单等。撤去诊断卡和床头(尾)卡。

(2) 填写出院通知单,并通知患者及家属到出院处办理出院手续,填写出院患者登记本。

(3) 在体温单 40~42 ℃ 相应时间栏内,用红色钢笔纵行填写出院时间。

(4) 遵医嘱领取患者出院后需要继续服用的药物,将药物及时发给患者或家属,并给予用药指导。

(二) 协助整理用物

护士应归还患者住院期间寄存的用物,并收回患者所借的物品,做好消毒工作。

(三) 护送患者出院

根据患者的病情选用轮椅、平车或步行护送其出病区。

三、出院后护理工作

(一) 整理出院病历,交病案室保存

出院病历按以下顺序进行排列:住院病历首页、入院证、出院或死亡记录、入院记录、病史及体格检查、病程记录、会诊记录、各种检验和检查记录单、护理病历、医嘱单和体温单。

(二) 床单位及病室终末处理

护士待患者及家属离开病室后,应对患者床单位和病室进行终末处理。

1. 床单位

(1) 撤去床上的污被服,放入污物袋,送洗衣房清洗。传染病患者的床单位按照终末消毒法处理。

(2) 用紫外线灯照射、消毒床垫、床褥、棉胎及枕芯,或在日光下暴晒 6 h,定时翻动以保证消毒效果。

(3)用消毒液擦拭病床、床旁桌椅及地面。

2. 病室终末处理

(1)病室开窗通风,更新室内空气,传染病患者的病室按传染病终末消毒处理。

(2)铺备用床,准备迎接新患者。

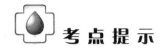

出院病历排列顺序、出院时间的填写、床单位消毒。

任务二 临终护理

  案例引导

患者,男,40 岁,既往嗜好烟、酒,肝硬化 10 年。近期因出现体乏、食欲不振、面色萎黄等不适入院,入院后诊断为肝硬化晚期。患者常常抱怨老天不公平,这么倒霉的事情为什么发生在自己身上,对医护治疗也不满意,甚至无缘无故地摔打东西。

问题:

1. 患者此时的心理反应处于哪一个阶段?
2. 针对该阶段患者的心理特点,护士应采取哪些可行的护理措施?

生老病死是人类发展的自然过程,死亡是生命旅途的终点站,也是人类无法避免的最后阶段。在生命即将结束时,患者难免会产生对生的渴望和对死亡的恐惧,患者家属也承受即将失去亲人的痛苦,临终患者及其家属最需要的是医护人员的关爱和帮助。因此,护士应掌握相关的理论和技能,了解患者的身心变化,帮助临终患者减轻痛苦,提高生命质量,平静地走完人生最后的阶段,同时护士要对临终患者的家属给予安慰,帮助家属走出悲伤的情绪。

一、临终关怀

(一)临终关怀的概念

临终关怀又称善终服务、安息护理等,是由护士、医生、社会工作者、志愿者以及政府、慈善团体人士等组成的团队,为生命处于临终阶段的患者及其家属提供生理、心理、社会、文化及精神等方面的一种全面性支持和照料,满足临终患者身心的需要,使其能舒适、安详、有尊严地度过人生的最后时期。

(二) 临终关怀的发展史

1. 古代临终关怀　古代西方的临终关怀可以追溯到中世纪西欧的修道院和济贫院,当时是为危重患者和濒死的朝圣者、旅游者提供照料的场所,使其得到最后的安宁。在中国可以追溯到两千多年前春秋战国时期人们对濒死者、年老者的关怀和照顾。

2. 现代临终关怀　现代临终关怀始于20世纪60年代,1967年由桑德斯博士首创的现代化的临终关怀医院"圣克里斯多福临终关怀院"在英国伦敦成立,被誉为"点燃了世界临终关怀运动的灯塔"。在此之后,美国、法国、日本、加拿大、荷兰等60多个国家先后建立了临终关怀医院和相关机构。

3. 我国临终关怀　1988年8月我国天津医学院(现更名为天津医科大学)成立了中国第一个临终关怀研究中心,研究中心主任崔以泰被誉为"中国临终关怀之父"。同年10月,上海诞生了我国第一家临终关怀医院——南汇护理院。1993年成立了"中国心理卫生协会临终关怀专业委员会",并于1996年正式创办《临终关怀杂志》。此后全国各省份也都陆续开展临终关怀服务,建立了临终关怀机构。

(三) 临终关怀的内容

临终关怀既是一种服务,也是一门探讨临终患者生理、心理特征和为临终患者及其家属提供全面照料的新兴学科。其研究的主要内容如下。

1. 临终患者　了解临终患者生理、心理、精神等方面的需求,并尽最大可能地满足其医疗护理需求,减轻临终患者疼痛和不适,提供医疗护理、心理护理等。

2. 临终患者家属　了解患者家属对临终患者治疗、护理的要求和心理需求,进行心理疏导和提供情感支持,为临终患者提供优质护理照护,减少家属的疑虑。

3. 死亡教育　帮助临终患者树立正确的生死观、生命价值观,使受教育者更加珍爱生命、减少盲目的轻生和不必要的死亡。

4. 其他　包括临终关怀的模式和特点,临终关怀机构所采用的医疗体系,临终医疗护理原则等。

(四) 临终关怀的组织形式和理念

1. 临终关怀的组织形式

(1) 独立的临终关怀医院　隶属于任何医疗护理或其他医疗保健服务机构的临终关怀服务基地,具有比较完善的医疗、护理设备,人员配备比较齐全,有科学的组织管理和专业化、规范化的照护技术,建立合适的临终关怀陪护制度,为临终患者提供服务。

(2) 综合性医院内设临终关怀病房　有条件的综合性医院、护理院、养老院等建立临终关怀病区或专科病房,提供临终关怀服务。

(3) 家庭临终关怀病房　以社区为基础,以家庭为单位开展临终关怀服务,患者住在家中,由家属提供基本的日常照料,由临终关怀组织和社区保健机构共同协作为患者提供各种临终关怀服务。

2. 临终关怀的理念

(1) 以照料患者为中心　对于临终患者应从以治愈为主的治疗转变为以对症为主的照料,提供姑息性治疗,控制患者的症状,减轻痛苦,使临终患者消除焦虑、恐惧,获得心理、社会的支持,使其得到最后的安宁。

(2) 提高患者的生命质量　临终关怀不以延长临终患者的生命时间为目的,而是以提高患者临终阶段的生命质量为宗旨,让患者在最后的阶段,能有清醒的头脑,在可以控制的疼痛中,接受关怀,平静地享受最后的时光。

(3) 维护临终患者的尊严和权利　患者尚未死亡,仍有个人的尊严和权利,医护人员应注意维护和保持患者的价值和尊严,在临终照料中尊重患者的生活方式,尽量满足患者合理的要求,保留个人隐私权利,让患者参与制订医护方案。

(4) 注重临终患者家属的心理支持　对临终患者进行全面照料的同时,应对临终患者家属提供心理、社会支持,使其获得接受亲人死亡事实的力量,从而坦然地面对亲人的死亡。

(五) 濒死与死亡的概念

1. 濒死　濒死即临终,是指患者已接受治疗性和姑息性的治疗后,虽然意识清楚,但是病情加速恶化,各种迹象显示生命即将结束。濒死是生命活动的最后阶段。

2. 死亡　死亡是指个体生命活动和新陈代谢的永久性停止。

传统死亡的概念是指心肺功能的死亡。在临床上,当患者呼吸、心跳停止,瞳孔散大固定,所有反射消失,心电波平直,即可宣布死亡。但随着现代医学的发展,传统的死亡观念受到冲击,患者心跳、呼吸停止时,人的大脑、肾脏、肝脏并没有死亡,特别是人工维持心肺功能技术与药物的应用开展,在临床上可以通过及时、有效心脏起搏、心内注射药物和心肺复苏使部分患者恢复心跳而使其生命得以挽救。因此,传统的死亡标准被摒弃,医学界提出了新的死亡标准,即脑死亡标准。

脑死亡是包括脑干在内全脑机能不可逆停止,是生命活动结束的象征。目前医学界基本沿用美国哈佛大学在1968年提出的脑死亡诊断标准:

(1) 不可逆的深度昏迷。

(2) 自主呼吸停止。

(3) 脑干反射消失。

(4) 脑电波消失(平坦)。

凡符合以上标准,并在24 h内反复测试、多次检查,结果无变化,并排除体温过低(<32.2 ℃)及中枢神经系统抑制剂的影响,即可判断脑死亡。

3. 死亡过程的分期　死亡不是生命的骤然结束,而是一个逐渐进展的过程。一般分为三个阶段:濒死期、临床死亡期、生物学死亡期。

(1) 濒死期　又称临终期,是临床死亡前主要生命器官功能极度衰弱、逐渐趋向停止的时期。此期患者机体各系统的功能严重紊乱,脑干以上中枢神经系统功能处于抑制状态,表现为意识模糊或丧失,心搏减弱,血压下降,呼吸微弱或出现间断呼吸,各种反射减弱或逐渐消失,肌张力减退或消失。此期持续的时间与死因、年龄、健康状况等密切相关。此阶段为可逆阶段,若得到及时有效的救治,生命仍可复苏。

(2) 临床死亡期　又称躯体死亡期或个体死亡期,是临床上判断死亡的标准时期。此期延髓处于深度抑制状态。表现为心跳、呼吸停止,瞳孔散大,各种反射消失,但各种组织细胞仍有短暂而微弱的活动,持续时间极短,一般5~6 min。如果使用人工呼吸机、心外按压、心脏起搏器等急救措施,生命尚有复苏的可能。若在低温条件或耗氧量低的条件下,此期可延长达1 h或更长,超过这个时期大脑将出现不可逆的变化。

(3) 生物学死亡期　又称全脑死亡期或细胞死亡期,全身器官、组织、细胞生命活动停止,是死亡的最后阶段。此期主要特点为神经系统以及各器官的新陈代谢相继停止,并出现不可逆的变化,机体不能复活,相继出现尸冷、尸斑、尸僵、尸体腐败等现象。

①尸冷：又称尸体冷却，指死亡后体温降低，直至接近或略低于外界温度，是死亡后最先发生的改变。一般死亡后 24 h 左右与环境温度接近，测温以直肠温度为标准。

②尸斑：死亡后血液循环停止，由于地心引力作用，尸体皮肤出现暗红色到暗紫色斑块或条纹。一般死亡后 2～4 h 出现尸斑。

③尸僵：尸体出现肌肉逐渐僵硬、关节固定现象。尸僵从咬肌、颈肌开始，向下至躯干、上肢和下肢，一般于死后 1～3 h 出现在下颌部，4～6 h 扩延至全身，12～16 h 达到最大僵硬程度，24 h 后尸僵开始减弱，肌肉逐渐变软。

④尸体腐败：死亡后组织蛋白质、脂肪、碳水化合物因腐败细菌的作用而分解的过程，通常在死亡后 24 h 出现。尸体腐败常见的表现有尸臭、尸绿现象。一般在死亡后 24 h 先在右下腹出现，逐渐扩展至全腹，最后波及全身。

（六）安乐死

安乐死一词来源于希腊文，原意是无痛苦幸福地死亡。安乐死有两层基本含义：其一，是一种无痛苦的死亡的状态；其二，是一种死亡方法，指为结束不治之症患者的痛苦所采取的无痛致死术。其形式可分为主动与被动两种。主动安乐死指由医护人员或其他人采取措施，以结束患者的痛苦或加速死亡过程；被动安乐死是指停止对患者采用的一切医疗措施，任其自然死亡。

安乐死是否正当，目前仍然是一个争论不休的问题。2001 年 4 月，荷兰通过"安乐死法案"，成为世界上第一个把安乐死合法化的国家。比利时会议院于 2002 年 5 月 16 日通过法案，允许医生在特殊情况下对患者实施安乐死，从而成为第二个使安乐死合法化的国家。在中国实施安乐死是违法的，有可能被追究刑事责任。

知识链接

临终关怀与安乐死

英国于 1936 年、美国于 1938 年建立了自愿安乐死协会，如今，73% 的美国人同意安乐死，荷兰 85% 居民同意安乐死。我国自改革开放以来，似乎很陌生的安乐死，随着文化输入被人们所关注。1984 年 7 月 6 日宏志在《北京日报》发表了《浅谈实行安乐死》。1988 年，对上海卢湾区 200 余不同文化程度的人，做了安乐死意愿调查，赞成安乐死的人占总数的 72.8%。期间不少有关安乐死的文章不断发表，特别是 1986 年 6 月 28 日至 1992 年 6 月 25 日，我国发生首例"安乐死"案，经过 6 年的诉讼，最后医生及死者儿子被判无罪，引起民众的广泛关注。

二、临终患者和家属的护理

（一）临终患者的生理变化和护理

1. 临终患者的生理变化

（1）肌张力丧失　患者吞咽困难，大小便失禁或便秘，无法维持舒适的体位，肢体软弱无力，不能进行自主躯体活动，患者出现希氏面容（面部呈铅灰色、眼球内陷、双眼半睁半滞、下颌下垂、嘴微张）。

（2）胃肠功能减退　表现为恶心、呕吐、食欲不振、便秘或腹泻等。

(3) 循环功能减退　表现为皮肤苍白或发绀、湿冷、有斑点，口唇指甲呈灰白或青紫色，大量出汗，脉搏快而微弱，血压下降，心音低弱，少尿等。

(4) 呼吸功能减退　表现为呼吸频率不规则，呼吸深度由深变浅，呼吸带有鼾声、痰鸣音或鼻翼扇动，出现潮式呼吸、张口呼吸等，最终出现呼吸停止。

(5) 感知觉与意识的改变　表现为视觉的减退，由视物模糊到只有光感，最后视力消失。听觉常为人体最后消失的感觉，意识改变表现为嗜睡、意识模糊、昏睡或昏迷。

(6) 疼痛　表现为烦躁不安、血压及心率改变、瞳孔散大、大声呻吟、出现疼痛面容，即五官扭曲、眉头紧锁、眼睛睁大或紧闭、双眼无神、咬牙等。

2. 临终患者的身体护理

1) 促进患者舒适

(1) 保持环境舒适　病室安静，空气新鲜，通风良好，湿度和温度适宜。

(2) 加强皮肤护理　维持舒适体位，勤翻身，预防压疮的发生，大量出汗时，应勤擦身、勤换衣裤，对于大小便失禁的患者，应注意会阴部及肛周皮肤清洁、干燥。床单位应保持整洁、干净。

(3) 做好口腔护理　在晨起、餐后、睡前协助患者漱口。保持口腔清洁卫生，有口腔溃疡或真菌感染者应给予相应药物处理，口唇干裂者适量喂食温水，涂擦润唇膏等。

(4) 减轻患者疼痛　观察患者疼痛的性质、部位、程度、持续的时间及发作的规律，采用同情、安慰、鼓励等方法与患者进行沟通，稳定患者的情绪，并适当引导使患者转移注意力，从而减轻疼痛。若患者选择药物止痛，可采用WHO推荐的三步阶梯疗法控制疼痛，注意观察用药后的反应，把握好用药的阶段，选择恰当的剂量和给药方式，达到控制疼痛的目的。还可以使用其他止痛方法，如音乐疗法、按摩、放松术、外周神经阻断术等。

2) 改善患者营养状况

(1) 增进食欲　护士应主动向患者及家属解释食欲下降、恶心、呕吐的原因，使其减少焦虑。了解患者的饮食习惯，尽量提供色、香、味适中的饮食，少量多餐，增进患者食欲，呕吐剧烈者可遵医嘱给予止吐剂。

(2) 加强营养　给予高蛋白、高热量、易于消化的饮食。进食困难者给予流质或半流质饮食，利于其吞咽。对于不能经口进食的患者可采用鼻饲或完全胃肠外营养，保证患者的营养供应。

3) 改善患者的循环功能　密切观察患者生命体征及末梢循环状况（皮肤色泽、温湿度）、尿量变化状况，注意皮肤清洁、干燥，加强保暖，四肢冰冷时给予热水袋保暖。保证急救物品完好，以利于随时抢救。

4) 改善患者呼吸功能

(1) 保持室内空气新鲜，定时通风换气。

(2) 意识清醒的患者可取半坐卧位，扩大胸腔容量，减轻回心血量，改善呼吸困难。昏迷的患者可采取侧卧位或仰卧位头偏向一侧，以利于呼吸道分泌物引流，防止窒息及肺部并发症。

(3) 视呼吸困难程度给予吸氧，纠正缺氧状况，改善呼吸功能。

(4) 协助患者排痰，也可使用雾化吸入，稀释痰液利于痰液排出。必要时利用吸引器吸痰，保持呼吸道通畅。

5）减轻感知觉改变的影响

（1）提供安静、明亮的环境，空气新鲜，通风良好，有一定的保暖设施，适当照明。

（2）加强眼部护理，患者眼部有分泌物时，可使用湿纱布拭去眼周分泌物。如患者眼睑不能闭合，可涂金霉素、红霉素眼膏或覆盖凡士林纱布，以保护角膜，防止角膜干燥发生溃疡或结膜炎。

（3）听觉是患者最后消失的感觉，护士应避免在患者周围窃窃私语，与患者交谈时语言要清晰柔和，可采用触摸患者的非语言沟通方式，减少患者临终前的恐惧和孤独。

（二）临终患者的心理变化和护理

1. 临终患者的心理变化　临终患者的心理反应是十分复杂的，美籍心理学家库伯勒·罗斯观察了数百位临终患者，将临终患者的心理过程概念化为五个阶段，即否认期、愤怒期、协议期、忧郁期、接受期。

（1）否认期　多数患者得知自己病重且将面临死亡时，最初的反应是震惊和否认。心理反应是"不，不可能是我，他们一定搞错了"。极力地否认，拒绝接受事实，不听取他人的任何解释，四处求医希望该诊断错误。该反应是患者面临突然降临的不幸的一种正常的心理防御机制，是为了暂时逃避现实的压力，不同的患者这一阶段持续的时间有所不同。

（2）愤怒期　当对疾病事实无法否认时，患者常表现为生气或愤怒，产生"为什么是我，这不公平"的心理，继而常常将这种情绪迁怒于家人或医护人员，抱怨他人不够关心自己，对医护治疗不满意等。

（3）协议期　随着疾病的发展，患者的愤怒渐渐消失，开始接受临终的事实。为了延长生命，有些患者会做出许多承诺作为交换条件，出现"请让我好起来，我一定……"的心理，此期患者变得和善，对自己的病情抱有希望，能积极配合治疗护理。

（4）忧郁期　当患者发现身体状况日益恶化，无法阻挡死亡来临时，会产生很强烈的失落感，出现"好吧，不幸的人就是我"的心理反应，表现为对周围事物淡漠、话语减少、极度伤感，甚至有自杀的想法，希望家人、朋友在身边照顾。

（5）接受期　经历一段忧郁后，患者的心情得到了抒发，开始接受死亡即将到来的现实，产生"好吧，既然是我，那就去面对吧"的心理反应，表现为情绪平静坦然，喜欢独处和睡觉，平静等待死亡的到来。

2. 临终患者的心理护理

1）否认期

（1）护士态度真诚，既不要揭穿患者的防卫机制，又不要欺骗患者。应坦诚温和地回答患者对病情的询问，并注意保持与其他医护人员及家属对患者病情说法的一致性。

（2）经常陪伴在患者身边，注意非语言交流技巧的使用，尽量满足患者的心理需要，使患者感受到医护人员的关心。

（3）在与患者进行沟通时，要维持患者适当的希望，顺势诱导，实施正确的人生观、死亡观教育，帮助患者逐步面对现实。

2）愤怒期

（1）护理人员应正确对待此期患者的"愤怒"，应认识到这是正常的适应性反应，不应回避，要耐心倾听患者的倾诉，允许患者发泄其内心的不满。

（2）密切观察患者的情绪，注意预防意外事件的发生。

（3）做好患者家属和朋友的工作，给予患者关爱、理解、宽容。

3) 协议期

(1) 护理人员应主动关心和指导患者,加强护理,尽量满足患者的要求,使其更好地配合治疗,以减轻痛苦,控制症状。

(2) 护理人员应鼓励患者说出内心的真实感受,尽早发现患者内心的协议心理,尊重患者的信仰,积极教育和引导患者,减轻患者的心理压力。

4) 忧郁期

(1) 护士应多给予患者同情和照顾,经常陪伴身旁,允许患者以不同的方式发泄情感,如忧伤、哭泣等。

(2) 帮助患者获得良好的社会支持,安排亲朋好友相聚,尽量让家属陪伴身旁,注意安全,预防患者自杀。

(3) 创造舒适环境,鼓励患者保持自我形象和尊严。

5) 接受期

(1) 给临终患者安静、舒适的环境,减少外界的干扰。

(2) 加强生活护理,保证患者临终前的生活质量。

(3) 尊重患者,不要强迫与其交谈,保持适度的陪伴和支持,积极主动地帮助患者了却未完成的心愿。

(三) 临终患者家属的护理

临终患者的家属在此期间不仅要照顾患者,而且心理上也承受着即将失去亲人、承担沉重的经济负担等各种压力。医护人员在做好临终患者护理的同时,也要做好对临终患者家属的安抚和照顾工作。

1) 临终患者家属的心理反应

(1) 个人需要的推迟或放弃　患者家属面临亲人的病情状况和沉重的经济负担时,他们的心情会极度悲伤,家庭成员在考虑整个家庭的现状后,会对自我角色和承担的责任进行调整,产生个人需要的推迟或放弃。

(2) 家庭中角色、职务的调整与再适应　家庭重新调整有关成员的角色,以保持家庭的相对稳定。

(3) 压力增大,社会交往减少　家属在照料临终患者期间,因精神的悲伤,体力、财力的消耗,会感到心力交瘁。家属又是临终患者发泄情绪的主要对象,既要委曲求全,又要在患者面前掩饰内心真实的情感,抑制自己的悲伤,使得家属长时间处于委屈和悲观之中,心理压力进一步增大,社会交往明显减少。

2) 临终患者家属护理

(1) 满足家属照顾患者的需要　护士主动关心、理解家属,尽量满足其对临终患者的陪伴与照顾的需求。

(2) 鼓励家属表达感情　护士主动与家属进行沟通,取得家属的信任。与家属交流时,尽量提供安静、隐私的环境,耐心倾听,鼓励家属说出内心的感受和遇到的困难,积极解释临终患者生理、心理变化的原因和治疗、护理情况。

(3) 指导家属对患者进行生活照料　鼓励家属参与患者的照护活动,指导、解释、示范有关的护理技术,使家属在照料患者的过程中获得心理慰藉。

(4) 协助维持家庭的完整性　在医院环境中,鼓励家属安排日常的家庭活动,如与患者共进晚餐、看电视等,保持家庭的完整性。

(5) 加强对家属的生活关怀　护理人员对家属要多关心、体贴,帮助安排家属陪伴期间的生活,为其提供方便,帮助解决其实际困难。

三、死亡后护理

患者死亡后护理人员不仅需要实施尸体护理,还应该给予死者家属情感支持和心理疏导。因此,患者死亡后护理包括尸体护理和丧亲者护理。尸体护理是临终关怀的重要内容之一,不仅体现对死者人格的尊重,也是对死者家属的极大安慰。

（一）尸体护理

【目的】

(1) 使尸体整洁,位置良好,易于辨认。

(2) 尊重死者,安慰家属,减轻家属哀痛。

【评估】

(1) 患者诊断、治疗、抢救过程,死亡原因及时间。

(2) 患者的遗愿、民族及宗教信仰。

(3) 尸体清洁程度,有无伤口、引流管等。

(4) 死者家属对死亡的态度及合作程度。

【计划】

1. 护士准备　着装整洁,举止大方,剪指甲、洗手、戴口罩。

2. 用物准备

(1) 治疗车上层:治疗盘内备尸单(或尸袍)、干净的衣裤、尸体识别卡 3 张(表 19-1)、血管钳、不脱脂棉球、绷带、剪刀、梳子、松节油等。治疗盘外备擦洗用物、手消毒液,有伤口者需备换药敷料、胶布,必要时备隔离衣和手套等。

表 19-1　尸体识别卡

姓名_____　　住院号_____　　年龄_____　　性别_____
病室_____　　床　号_____　　籍贯_____　　诊断_____
住址_____
死亡时间_____年_____月_____日_____时_____
护士签名_____
_____医院

(2) 治疗车下层:生活垃圾桶、医用垃圾桶。

3. 环境准备　安静、严肃,安排单独房间或屏风遮挡。

【实施】尸体护理的操作步骤和要点说明见表 19-2。

表 19-2　尸体护理

程序	操作步骤	要点说明
填卡	*填写尸体识别卡,携用物至床旁,屏风遮挡	• 备齐用物,减少出入病房的次数
劝慰家属	*劝慰家属暂时离开病房	• 若家属不在,应尽快通知来院探望遗体

续表

程序	操作步骤	要点说明
撤去治疗用物安置体位	*撤去一切治疗用物,包括各种仪器设备及导管 *将床放平,尸体仰卧,脱去衣裤,头下垫一软枕,双臂放于身体两侧,大单遮盖尸体	• 撤去用物时,动作轻柔 • 防止面部淤血
处理伤口	*有伤口者更换敷料	• 有引流管应拔出后缝合创口,或用蝶形胶布封闭,再用纱布盖上包扎好
清洁尸体	*洗脸,协助闭合口眼。不能闭合眼睑者,用毛巾湿敷或于上眼睑下垫少许不脱脂棉,使得眼睑闭合;口不能闭合者,可轻揉下颌或用绷带托住,如有义齿,可代为装上,为死者梳理头发	• 眼、口闭合符合传统习俗,面容整洁,可安慰死者家属 • 装上义齿可避免脸形改变,使脸部稍显丰满
填塞孔道	*用血管钳夹取不脱脂棉球填塞于口、鼻、耳、肛门、阴道、造瘘口等孔道	• 以防液体外漏,棉球不可外露
包裹尸体	*给尸体穿上衣裤,将第一张识别卡系在尸体右手腕部,撤去大单,用尸单包裹尸体,用绷带在胸部、腰部、踝部固定,将第二张尸体识别卡系在尸体腰前的尸单上	• 便于转运和识别
转送尸体	*将尸体放于平车上,盖上大单,送往太平间置于停尸屉内或由太平间来人接走尸体,系第三张识别卡于停尸屉外	
整理文件	*洗手后,在体温单上记录死亡时间,注销各种治疗及护理执行单,整理病历,按出院手续办理结账	
移交遗物	*将遗物转交于家属	• 若家属不在,需两人共同清点记录,护士长保存
终末消毒	*按照终末消毒原则清洁消毒大单及死者其他被服,消毒床单位及用物	• 一般患者按照一般出院患者方法处理,传染病患者按照传染病患者终末消毒方法处理

【评价】

(1) 尸体整洁,外观良好,易于辨识。

(2) 操作规范,态度认真严肃,丧亲者表示满意。

(3) 运用恰当、真挚的语言劝慰死者家属。

【注意事项】

(1) 由医生开出死亡通知,得到家属的知情许可后,尽快进行尸体护理。

(2) 尸体识别卡放置正确。

(3) 维护死者的隐私,不可暴露尸体,操作过程中认真严肃,满足其家属的合理要求。

(4) 死者若为传染病患者,应用消毒液清洁尸体,孔道中应用浸有1%氯胺溶液的棉球填塞,用一次性的尸单或尸袍,并装入不透水的袋子中,外面应有传染标志。

(5) 床单位的处理,非传染病患者按一般出院患者方法处理,传染病患者按照传染病患者终末消毒方法处理。

【健康教育】
(1) 向死者家属表示同情、理解,在操作中争取家属的配合。
(2) 运用恰当的语言鼓励、安慰死者家属,避免家属过度伤心。

(二) 丧亲者护理

丧亲者即死者家属,主要是指失去直系家属者。失去亲人是一个重大的负性事件,死者家属在居丧期的痛苦是巨大的,这种痛苦在患者逝去后相当长的一段时间都持续存在,这对于丧亲者的身心健康、工作生活,乃至家庭的气氛都会产生很大的影响,因此做好丧亲者护理是十分必要的。

1. 丧亲者心理反应 丧亲者的悲伤心理是人体适应性的反应,其悲伤表现有着一定的发展过程,经研究发现居丧者悲伤过程可经历以下几个阶段。

(1) 冲击与怀疑期 主要表现为拒绝接受亲人逝去的事实,反应麻木,出现一些反常行为,或极力否认事实,特别是对于猝死、意外死亡者的家属。

(2) 逐渐承认期 随着时间的延长家属逐渐承认死者已离去,但内心仍然极度悲伤,常表现为哭泣。

(3) 恢复常态期 家属带着悲痛的心情着手处理死者的后事,暂时使自己平静。

(4) 克服失落感期 家属会产生孤独、压抑感,注意力难以集中,常常回忆过去。

(5) 理想化期 此阶段家属可能会产生想象,认为失去的人是完美的,会模仿已故亲人的某些习惯。

(6) 恢复期 死者家属一般在丧亲后6个月至1年左右的时间里,工作、生活、社交逐步恢复。丧偶者可能要经历2年或更久。

2. 丧亲者护理

(1) 做好尸体护理 体现对死者的尊重,给家属心灵上的安慰。

(2) 鼓励家属宣泄情感 护士应理解同情家属,尽量给予方便和帮助,鼓励家属哭泣、发泄内心的情感,认真倾听家属的诉说,针对不同心理反应给予相应的护理措施。

(3) 心理疏导,精神支持 提供有关知识,安慰家属面对现实,使其意识到安排好未来的工作和生活是对死者最好的悼念。

(4) 丧亲者随访 通过信件、电话、访视等方式与家属保持联系,了解丧亲者悲伤的症状与影响因素,以便及时给予心理辅导与社会支持。

考点提示

临终患者五个心理过程的特点及护理措施、尸体头下垫枕的目的、尸体识别卡放置的位置、传染病患者终末消毒的方法。

直通护考

一、选择题

A1/A2 型题(以下每一道考题下面有 A、B、C、D、E 五个备选答案,请从中选择一个最佳答案)

1. 现代医学已开始以下列哪项作为死亡的判断标准?( )

A. 心跳停止　　B. 呼吸停止　　C. 脑死亡　　D. 心电图平直　　E. 瞳孔散大

2. 尸斑出现在死亡后的（　　）。

A. 2~4 h　　B. 2~6 h　　C. 4~6 h　　D. 6~8 h　　E. 7~8 h

3. 现代的临终关怀始于20世纪60年代，其创始人是（　　）。

A. 桑巴斯　　B. 桑德斯　　C. 路易斯　　D. 黄中天　　E. 崔以泰

4. 中国第一个临终关怀研究中心成立于（　　）。

A. 上海　　B. 广州　　C. 天津　　D. 北京　　E. 四川

5. 临终患者最后消失的感觉是（　　）。

A. 视觉　　B. 听觉　　C. 触觉　　D. 嗅觉　　E. 味觉

6. 李先生，70岁，因车祸颅脑损伤紧急入院，经抢救无效，医生确定死亡后，护士进行尸体护理，下列操作哪项不正确？（　　）

A. 填写尸体识别卡

B. 给患者装上义齿，以避免脸部变形

C. 用不脱脂棉填塞身体孔道

D. 态度真诚严肃，表示同情理解

E. 尸体仰卧，取下枕头，洗脸闭合眼睑

7. 王女士，30岁，肝癌，入院时身体虚弱，抗癌治疗效果差，患者情绪不稳定，经常抱怨，与家属争吵，该期心理反应为（　　）。

A. 忧郁期　　B. 愤怒期　　C. 否认期　　D. 接受期　　E. 协议期

8. 李女士，60岁，乳腺癌肝转移，患者极度虚弱，治疗效果很差，对其护理的目标是（　　）。

A. 让患者有尊严地度过余生　　　　　B. 提供根治疗法

C. 放弃特殊治疗　　　　　　　　　　D. 延长生命过程

E. 实施安乐死

9. 王先生，80岁，脑出血，目前处于昏迷状态，反应迟钝，肌张力丧失，心跳减弱，血压降低，呼吸微弱，此患者属于（　　）。

A. 濒死期　　B. 愤怒期　　C. 临床死亡期　　D. 接受期　　E. 生物死亡期

10. 李先生，62岁，因肝癌入院，近期病情日趋恶化，患者常常感到悲哀，渴望见到一些亲朋好友，并急于交代后事，此时患者心理反应属于（　　）。

A. 接受期　　B. 愤怒期　　C. 否认期　　D. 忧郁期　　E. 协议期

11. 秦女士，56岁，肺癌骨转移第二次入院，疗效不佳，呼吸困难显著，疼痛剧烈，患者感到痛苦、悲哀，并试图自杀。此患者心理反应属于（　　）。

A. 否认期　　B. 愤怒期　　C. 协议期　　D. 忧郁期　　E. 接受期

二、病例分析题

1. 1床，王女士，69岁，肝癌晚期，治疗效果不佳，肝区疼痛剧烈，腹水，呼吸困难，患者感到痛苦、悲哀，护士在与之交谈中感受到患者有自杀的念头。

（1）该患者的心理状态处于临终前的哪一个阶段？

（2）针对这一阶段患者的心理特点，护士应采取哪些相应的护理措施？

2. 3床，李先生，32岁，因车祸而急诊入院，入院时查体：T 37.5 ℃、P 90次/分、R 16次/分、BP 80/50 mmHg，喉部有痰鸣音，瞳孔散大，对光反射消失，大小便失禁。入院第2天，呼吸停止，各种反射消失，仅有微弱的心跳。给予人工呼吸等抢救，但仍未恢复自主呼吸，后给予人工呼吸机辅助呼吸。入院第 6 天呼吸、心跳停止。

(1) 该患者死亡应是入院后的第几天？何时进行尸体护理比较合适？

(2) 患者突然死亡,其家属会产生哪些心理反应,如何护理？

（洪宝珍）

扫码看答案

参考文献 References

[1] 陈丽,张少羽.基础护理技术[M].武汉:华中科技大学出版社,2015.
[2] 雷巍峨,傅静.基础护理技术[M].西安:第四军医大学出版社,2015.
[3] 周春美,张连辉.基础护理学[M].3版.北京:人民卫生出版社,2014.
[4] 姜安丽.新编护理学基础[M].2版.北京:人民卫生出版社,2012.
[5] 陈士新.医院感染的管理与控制[J].中华医院感染学杂志,2009,19(20):2751-2752.
[6] 郭卫红.医学营养学[M].上海:复旦大学出版社,2002.
[7] 乔国芬,娄建石.药理学[M].2版.北京:北京大学医学出版社,2010.
[8] 马小琴,冯志仙.护理学基础[M].北京:高等教育出版社,2012.
[9] 黄一凡.护理学基础[M].北京:高等教育出版社,2011.
[10] 邢凤梅.基础护理学[M].北京:人民卫生出版社,2011.
[11] 卫锋.护理标识在医院安全管理中的效果初评[J].社区卫生保健,2010,09(3):224-225.
[12] 李小寒,尚少梅.基础护理学[M].5版.北京:人民卫生出版社,2015.
[13] 周更苏,高玲.基础护理学[M].2版.南京:江苏凤凰科学技术出版社,2014.
[14] 陈莉亚.医院护理安全标识文化之我见[J].医学信息,2013,(18):608.
[15] 张少羽.基础护理学[M].郑州:河南科学技术出版社,2014.
[16] 李小萍.基础护理学[M].2版.北京:人民卫生出版社,2007.
[17] 桑未心.基础护理学[M].北京:高等教育出版社,2011.
[18] 周春美,陈焕芬.基础护理技术[M].北京:人民卫生出版社,2016.
[19] 郑丽忠,高丹.基础护理技能实训与学习指导[M].北京:人民卫生出版社,2009.
[20] 陶莉,宋博,叶玲.护理学基础[M].北京.北京大学医学出版社,2011.
[21] 柏树令,应大君.系统解剖学[M].8版.北京.人民卫生出版社,2013.
[22] 2016全国护士执业资格考试用书编写专家委员会.全国护士职业资格考试指导要点精编[M].北京:人民卫生出版社,2015.
[23] 李乐之,路潜.外科护理学[M].5版.北京:人民卫生出版社,2012.
[24] 谢秀茹,王君华.基础护理学[M].3版.西安:第四军医大学出版社,2015.
[25] 王芳,陈荣凤,马锦萍.基础护理技术[M].武汉:华中科技大学出版社,2012.
[26] 左凤林,王艳兰,韩斗玲.基础护理学[M].2版.西安:第四军医大学出版社,2012.
[27] 张美琴.护理专业技术实训[M].北京:人民卫生出版社,2008.
[28] 崔焱.护理学基础[M].北京:人民卫生出版社,2005.

[29] 徐小兰.护理学基础[M].2版.北京:高等教育出版社,2010.
[30] 李晓松.护理学基础[M].2版.北京:人民卫生出版社,2010.
[31] 兰华,陈炼红,刘玲贞.护理学基础[M].北京:科学出版社,2017.
[32] 席淑华,卢根娣.急危重症护理[M].上海:复旦大学出版社,2015.
[33] 余剑珍,姚飞,殷翠.护理学基础实习实训教程[M].北京:科学出版社,2013.
[34] 殷磊,护理学基础[M].3版.北京:人民卫生出版社,2002.
[35] 钱晓路,桑未心.临床护理技术操作规程[M].北京:人民卫生出版社,2011.
[36] 江智霞,王万玲,张咏梅.护理技能实训与综合性设计性实验[M].北京:人民军医出版社,2010.
[37] 全国护士执业资格考试用书编写专家委员会.全国护士执业资格考试指导[M].北京:人民卫生出版社,2017.

彩　图

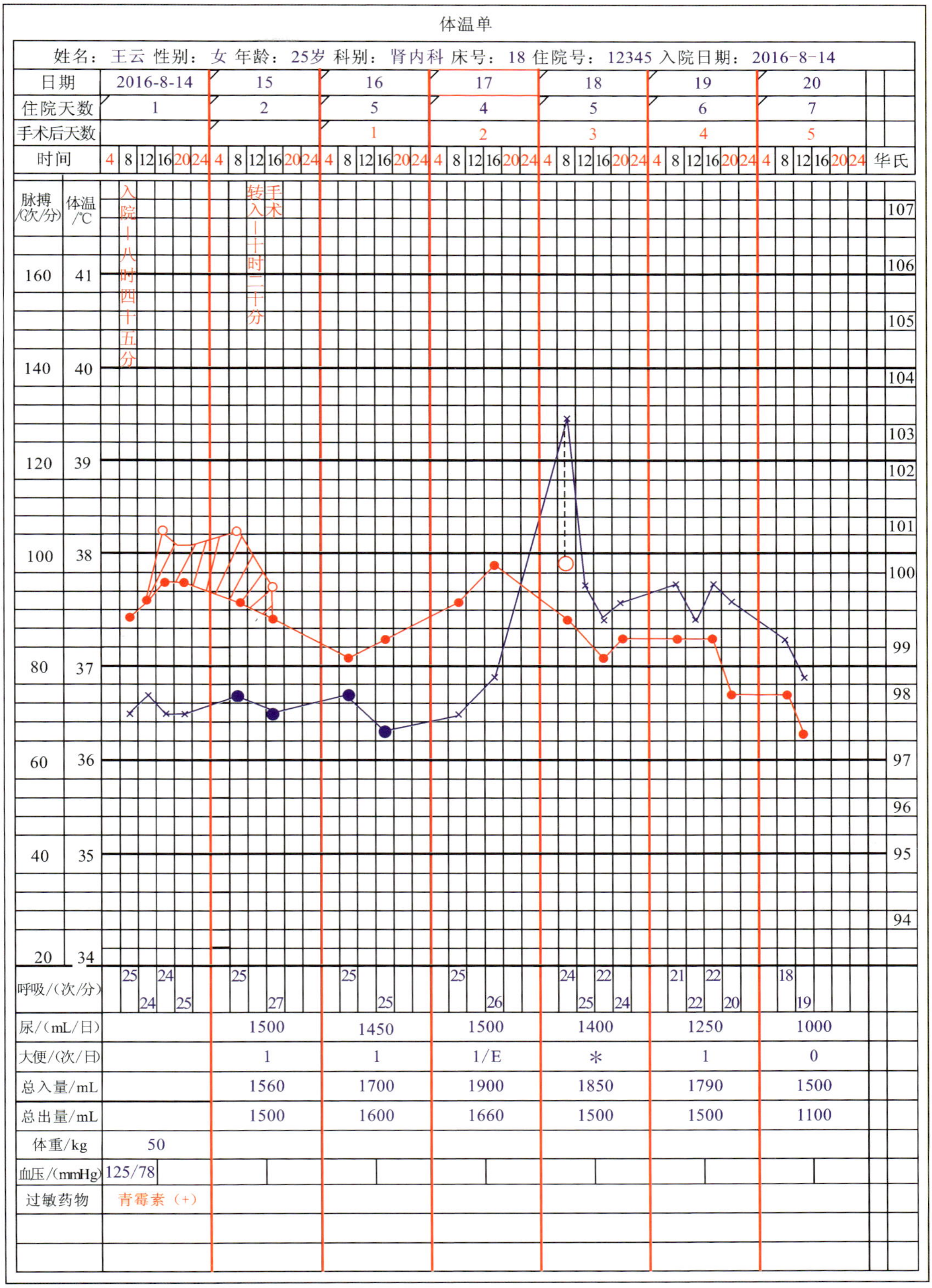
体温单
姓名：王云 性别：女 年龄：25岁 科别：肾内科 床号：18 住院号：12345 入院日期：2016-8-14
日期 2016-8-14 15 16 17 18 19 20
住院天数 1 2 3 4 5 6 7
手术后天数 1 2 3 4 5
时间 4 8 12 16 20 24
华氏
脉搏/(次/分)
体温/℃
入院一八时四十五分
转入一十时二十分
手术
160 41
140 40
120 39
100 38
80 37
60 36
40 35
20 34
107 106 105 104 103 102 101 100 99 98 97 96 95 94
呼吸/(次/分)
25 24 24 25 25 27 25 25 25 26 24 25 22 24 21 22 22 20 18 19
尿/(mL/日) 1500 1450 1500 1400 1250 1000
大便/(次/日) 1 1 1/E * 1 0
总入量/mL 1560 1700 1900 1850 1790 1500
总出量/mL 1500 1600 1660 1500 1500 1100
体重/kg 50
血压/(mmHg) 125/78
过敏药物 青霉素（+）

彩图 1　体温单